NURSINGRAPHICUS
ナーシング・グラフィカ

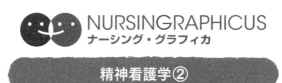
精神看護学②

精神障害と看護の実践

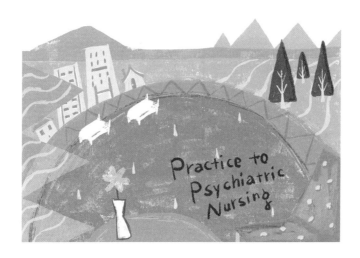

Practice to Psychiatric Nursing

MC メディカ出版

「メディカAR」の使い方

「メディカ AR」アプリを起動し，マークのある図をスマートフォンやタブレット端末で映すと，飛び出す画像や動画，アニメーションを見ることができます．

アプリのインストール方法

$\boxed{Q \quad \text{メディカ AR}}$ で検索

お手元のスマートフォンやタブレットで，App Store（iOS）もしくは Google Play（Android）から，「メディカ AR」を検索し，インストールしてください（アプリは無料です）．

アプリの使い方

①「メディカAR」アプリを起動する

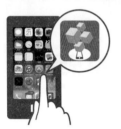

※カメラへのアクセスを求められたら，「許可」または「OK」を選択してください．

②カメラモードで，マークがついている **図表全体** を映す

↓

コンテンツが表示される

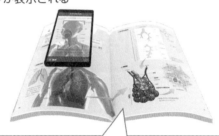

 正しい例　　✕ 誤った例

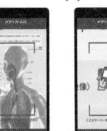

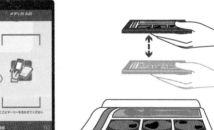

ページが平らになるように本を置き，マークのついた図表とカメラが平行になるようにしてください．

マークのついた図表全体を画面に収めてください．マークだけを映しても正しく再生されません．

読み取れないときは，カメラをマークのついた図表に近づけたり遠ざけたりしてください．

正しく再生されないときは
・連続してARコンテンツを再生しようとすると，正常に読み取れないことがあります．
・不具合が生じた場合は，一旦アプリを終了してください．
・アプリを終了しても不具合が解消されない場合は，端末を再起動してください．

※アプリを使用する際は，WiFi等，通信環境の整った場所でご利用ください．
※iOS，Android の機種が対象です．動作確認済みのバージョンについては，下記サイトでご確認ください．
※ARコンテンツの提供期間は，奥付にある最新の発行年月日から４年間です．

関連情報やお問い合わせ先等は，以下のサイトをご覧ください．
http://www.medica.co.jp/topcontents/ng_ar/

　日本では社会情勢や時代の変化を反映して，精神障害の分類，疾患の種類も徐々に変化しています．本書では，強迫神経症などの不安障害やパーソナリティ障害，摂食障害，心的外傷後ストレス障害のほか，近年注目されているギャンブル障害，ゲーム障害，買い物依存なども新たに追加し解説しました．これらは看護の面からはメンタルヘルスに関わる重要な問題として，不登校や家庭内暴力，虐待なども見逃すことのできない社会現象でしょう．

　時代とともに移り変わる精神病性の変化に伴って，治療方法も模索され続けてきました．薬物療法，精神療法，社会療法など多くの種類の治療方法があることも精神医療の特徴の一つですが，薬物療法か精神療法かなど，どれか一つだけでは限界があると考えられ，最近ではさまざまな治療法を組み合わせて効果的な治療が行われています．同時に，私たち看護者にもますます精神看護の専門性が問われるようになっています．

　このような精神医療の状況の中で，看護にはどのような役割が求められているのでしょうか．こころを病んだ人を前にして，その人を理解する過程そのものが看護であるといえます．そのための有効な手段の一つとして，日常生活行動の援助技術，傾聴や共感といったコミュニケーション技術などがあるといえるでしょう．ケアの場でこれらの技術をどのように展開するのかには，看護者の考え方や価値観が深く関わってきます．

　本書は，患者との出会いから始まる人間関係の確立とその関係性の発展を重視して編集しました．患者の療養生活に寄り添う看護師の専門的知識や日常生活行動の援助技術は何よりも重要な関わりの道具となります．一方で作業療法やプログラム活動，散歩や行事やゲームなどのレクリエーション，買い物など，日常生活のあらゆる場の支援が，治療施設内であるか地域社会であるかにかかわらず，回復へのきっかけになり得るということについて理解を深めてほしいと考えました．

　今回の改訂では，「病院から地域へ」の動向を踏まえ，精神科病院で長期の療養生活を経て地域へ戻る人への退院支援や，そこに関わる各専門職との連携について新たに加筆しました．地域社会で精神障害とともに生きていく人を支えるためには，医療だけでなく，社会福祉の視点からの援助も欠かせません．

　このような立場から日々看護実践を行っている臨床現場の看護師たちや退院支援・訪問看護に関わる地域連携部門の看護師が執筆に加わりました．

最後に，私たち援助者自身もまた，ケアの場のダイナミクスを通して，日々新たな学習をする看護者でありたいものです．

編者を代表して　出口禎子

コンテンツが視聴できます
（p.2参照）

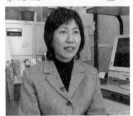

●精神科看護を学ぶにあたって
〈動画〉

::::::::::::::::::::::::::::::::::: 本書の特徴 :::::::::::::::::::::::::::::::::::

読者の自己学習を促す構成とし，必要最低限の知識を簡潔明瞭に記述しました．
全ページカラーで図表を多く配置し，視覚的に理解しやすいよう工夫しました．

学習目標

各章のはじめに学習目標を記載．ここで何を学ぶのか，何を理解すればよいのかを明示し，
主体的な学習のきっかけをつくります．

用語解説 ＊

本文に出てくる＊のついた用語について解説し，本文の理解を助けます．

plus α

知っておくとよい関連事項についてまとめています．

このマークのある図表や写真に，「メディカAR」アプリ（無料）をインストールした
スマートフォンやタブレット端末をかざすと，関連する動画や画像を見ることができます
（詳しくはp.2「メディカAR」の使い方をご覧ください）．

重要用語

これだけは覚えておいてほしい用語を記載しました．学内でのテストの前や国家試験に
むけて，ポイント学習のキーワードとして役立ててください．

学習参考文献

本書の内容をさらに詳しく調べたい読者のために，読んでほしい文献や関連ウェブサイト
を紹介しました．

看護師国家試験出題基準対照表

看護師国家試験出題基準（令和5年版）と本書の内容の対照表を掲載しました．国家試
験に即した学習に活用してください．

Contents

精神障害と看護の実践

第2部　精神科看護の実践

4　精神科看護における対象の理解

精神看護学① 情緒発達と精神看護の基本 Contents

編集・執筆

:::: **編　集**

出口　禎子　　でぐち さちこ　　東京医療学院大学保健医療学部看護学科教授

鷹野　朋実　　たかの ともみ　　日本赤十字看護大学看護学部教授

:::: **医学監修**

松島　英介　　まつしま えいすけ　　元 東京医科歯科大学大学院心療・緩和医療学分野教授

:::: **執　筆**（掲載順）

白石　弘巳　　しらいし ひろみ　　埼玉県済生会なでしこメンタルクリニック院長，東洋大学名誉教授
　　　　　　　　　　　　　　　　　　　　　　　……… 1章1・12節，7章6節

宇野　洋太　　うの ようた　　よこはま発達クリニック副院長 ……… 1章2節

髙梨　淑子　　たかなし よしこ　　よこはま発達クリニック児童精神科・精神科 ……… 1章2節

太田　克也　　おおた かつや　　恩田第二病院院長 ……… 1章3・13節

宮島　美穂　　みやじま みほ　　東京医科歯科大学大学院精神行動医科学分野講師 ……… 1章4・5節

鵜木　惠子　　うのき けいこ　　帝京平成大学健康メディカル学部心理学科教授 ……… 1章6・7節

大内　衆衛　　おおうち しゅうえ　　厚生労働大臣指定法人・一般社団法人いのち支える自殺対策推進センター自殺未遂者支援室室長 ……… 1章8節

木村　元紀　　きむら もとのり　　しろかねたかなわクリニック院長 ……… 1章8・9・11節

青木　藍　　あおき あい　　国立成育医療研究センター臨床研究センター研究員 ……… 1章10節

諏訪　浩　　すわ ひろし　　東京共済病院緩和ケア内科部長 ……… 1章10節，2章1節

野口　海　　のぐち わたる　　慶應義塾大学大学院政策メディア研究科特任准教授 ……… 1章14節

織田　健司　　おだ けんじ　　東京海上日動メディカルサービス株式会社第一医療部長 ……… 1章15節

渡邊　祐紀　　わたなべ ゆうき　　東海大学教育開発研究センター専任講師 ……… 2章1節

諏訪さゆり　　すわ さゆり　　千葉大学大学院看護学研究院教授 ……… 2章1節

竹内　愛　　たけうち あい　　國學院大學非常勤講師 ……… 2章2節

中村　満　　なかむら みつる　　成増厚生病院院長 ……… 3章1・2・5節

小林　未果　　こばやし みか　　しろかねたかなわクリニック公認心理師・臨床心理士 ……… 3章3節

竹林　裕直　　たけばやし ひろなお　　正慶会 栗田病院病院長 ……… 3章4節

松本　佳子　まつもと けいこ　日本赤十字看護大学さいたま看護学部准教授

　　　　　　　　　　　　　　　　　　　　　　　　…… 4章1・2節，9章1〜5節，10章

出口　禎子　でぐち さちこ　東京医療学院大学保健医療学部看護学科教授 …… 4章2節，5章2節，10章

鷹野　朋実　たかの ともみ　日本赤十字看護大学看護学部教授

　　　　　　　　　　　…… 4章2節，6章，7章2節3項，4節1〜3項，5節，7節1項，10章

上原　春粋　うえはら しゅんすい　東京都立広尾病院看護師 …… 4章2節，10章

妹尾　弘子　せのお ひろこ　東京工科大学医療保健学部看護学科教授 …… 5章1・3節

森田　牧子　もりた まきこ　埼玉県立大学保健医療福祉学部看護学科准教授

　　　　　　　　　　　　　　…… 7章1節，2節1・2項，3節1・3項，4節4項

木戸　　学　きど まなぶ　日本赤十字看護大学看護学部助教

　　　　　　　　　　…… 7章3節2項，7節5項（コラム：東日本大震災でのこころのケア活動）

内藤なづな　ないとう なづな　日本赤十字看護大学看護学部助教 …… 7章3節2・6項

原　　真衣　はら まい　特定非営利活動法人ヒューマンケアクラブストライド統括長 …… 7章3節4・5項

小林　伸匡　こばやし のぶまさ　社会福祉法人ふれあい福祉協会精神保健福祉士 …… 7章5節

杉原　玄一　すぎはら げんいち　東京医科歯科大学大学院医歯学総合研究科精神行動医科学分野准教授

　　　　　　　　　　　　　　　　　　　　　　　　……7章7節2〜5項

中野由紀子　なかの ゆきこ　北里大学病院救命救急・災害医療センター感染症看護専門看護師 …… 8章

郷良　淳子　ごうら じゅんこ　京都府立医科大学医学部看護学科教授・精神看護専門看護師 …… 9章6・7節

1 精神症状と精神疾患

学習目標

◗ 精神疾患や精神症状についての基本的知識および看護の視点を理解する.

1 精神疾患総論

1 精神疾患と精神症状

　精神機能の病的な状態が**精神疾患**である．米国精神医学会（APA：American Psychiatric Association）の診断基準であるDSM-5によれば，「精神疾患とは，精神機能の基盤となる心理学的，生物学的，または発達過程の機能不全を反映する個人の認知，情動制御，または行動における臨床的に意味のある障害によって特徴づけられる症候群」と定義される．

　精神疾患に罹患した人には，**精神症状**が見いだされる．精神機能は，意識，注意や知覚，記憶や知的能力（知能），思考，感情，意志や意欲などの要素から成っているため，精神症状は，意識の障害，注意の障害，記憶の障害，思考の障害，感情の障害，意欲の障害などとして現れる（図1.1-1）．

　人間は社会環境の中で生きており，精神機能が病的になると，程度の差はあれ，日常的な行動や対人関係に変化や支障を来す．したがって，精神症状は，本人による自己の精神内界に関する説明，本人や家族などからの日常生活の報告，面接時の表情，態度，身なりの観察などから総合的に確認される．

2 主な精神症状

1 意識の障害

　意識は精神活動の前提であり，舞台を照らす照明に例えられる．意識が障害されると，覚醒レベルが低下する（意識混濁）．その程度を示すために，日本ではジャパン・コーマ・スケール（JCS：Japan Coma Scale，3-3-9度方式）

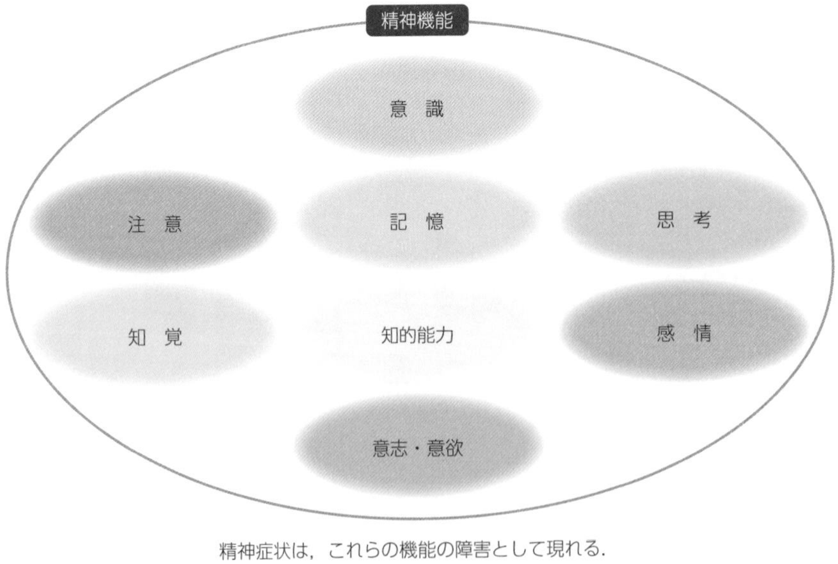

精神症状は，これらの機能の障害として現れる．

図1.1-1　精神機能の要素

が用いられる（表1.1-1）．最も重い昏睡状態では，痛み刺激に対して体動も示さない．

意識障害があるときは，開眼しても見当識や計算力などの機能低下がみられる．また，意識障害からの回復後，その間の出来事を記憶していないことが多い．意識混濁は軽度だが，意識の狭窄や変容を来し，異常な言動が生じる場合がある．**せん妄***やもうろう状態*がその代表的なものである．

2　注意の障害

注意とは，意識を内外の状況に向ける機能である．その障害には集中困難（注意散乱），あるいは逆に転導困難（固着）などの状態がある．

3　知覚の障害

知覚は，外界から取り入れた感覚情報を認識する機能である．十分な外部情報がないために誤った知覚が生じることを**錯覚**という．それに対し，その場にないものをあるように知覚し，間違いであると訂正ができない知覚の誤りを**幻覚**という．幻覚は，五感すべての領域で生じる（幻視，幻聴，幻触，幻味，幻嗅）．その他の知覚の障害として，過敏や鈍麻，ゆがみ（知覚変容．外界からの刺激がないのに刺激を感じる，外界からの刺激を別の刺激に感じる），生き生きとした感じの喪失（現実感喪失）などがある．

4　記憶の障害

記憶は，情報の記銘，保持，再認，再生という要素から成る機能である．記銘力が障害されると，新しいことが覚えられなくなる．一定期間や一定の事柄に対する記憶を失うことを**健忘**という．意識障害のあと，発症の少し前にさかのぼって健忘が生じることがある（逆向健忘）．また，自分の名前や年齢，家族など来歴に関する記憶が障害されるものを全生活史健忘という．

5　知能（知的能力）の障害

知能は，記憶，計算，言語などを駆使し，状況理解と問題解決を行うための総合的能力である．その程度は知能指数（IQ）によって示される．その測定法として，ウェクスラー成人用知能検査法（WAIS-Ⅳ），田中・ビネー式知能検査Ⅴなどが知られる．知能障害の重症度は，重度（おおむねIQ35以下），中等度（IQ36〜50），軽度（IQ51〜70）などに分類される．知能の障害は，発達段階で明らかになる**知的障害**と，獲得能力が病的に低下した**認知症**に分けられる．ガンザー症候群にみられる的はずれ応答は，真の知能障害とは考えられない．

表1.1-1　ジャパン・コーマ・スケール（JCS）

Ⅰ群（1桁）．刺激をしなくても覚醒している状態
　1．だいたい清明だが，今一つはっきりしない
　2．時・人・場所がわからない（見当識障害）
　3．名前，生年月日が言えない
Ⅱ群（2桁）．刺激により覚醒する状態
　10．呼びかけで容易に開眼する
　20．大きな声または体を揺さぶることにより開眼する
　30．痛み刺激を加えつつ呼びかけを繰り返すと，かろうじて開眼する
Ⅲ群（3桁）．刺激しても覚醒しない状態
　100．払いのける動作をする
　200．少し手足を動かしたり，顔をしかめる（除脳硬直を含む）
　300．全く動かない

（付）R：不穏
　　　I：糞尿失禁
　　　A：自発性喪失
（表記例）30-R，3-I，20-RI

太田富雄ほか．意識障害の新しい分類法試案：数量的表現（Ⅲ群3段階方式）の可能性について．脳神経外科．1974，2（9），p.623-627より一部表現を変更し掲載．

用語解説*

せん妄，もうろう状態

せん妄は，意識の混濁の上に意識の変容を来し，注意が障害されるとともに，幻視などの幻覚やまとまりのない興奮状態などの症状が加わった状態．もうろう状態は，意識の混濁は軽いが，著しい意識野の狭窄をきたし，外界の認知はある程度できるが，誤認や錯覚がみられ，何かに気を取られたように場にそぐわない行動をする状態（てんかん発作後など）．

➡ 知能検査については，2章2節1項p.124参照．

plus α

的はずれ応答とガンザー症候群

たとえば1＋1を即座に3と答えるなど，簡単な質問も少し間違えて回答するのが的はずれ応答である．ガンザー症候群は拘禁者などにみられる反応性の精神障害に分類される．

6 思考の障害

　思考の障害は，思路の障害，思考内容の異常，思考の制御困難に分けられる．思路の障害には，迂遠（回りくどい），散乱（あちこち飛ぶ），保続（ある話題から離れられない），途絶（突然途切れる），制止（進め方が非常に遅い），観念奔逸（考えが次々に湧いてきて飛躍する）などがある．

　思考内容の異常の代表的なものが**妄想**である．原則として，妄想をもつ人はその内容を訂正できない．その発生が了解できない妄想（一次妄想ないし真性妄想）と，その人の感情状態などからみて了解可能な妄想（二次妄想）に区別される．

　妄想はその内容から，被害的内容，微小的内容，誇大的内容をもつものに大別され，さらにそれぞれの中で，注察妄想，罪業妄想，血統妄想などと細かく命名されている．妄想があっても二重見当識*を獲得し，地域生活を送っている人もいる．

　思考の制御困難の中には，強迫観念（非合理であるとわかっているのにある考えが繰り返し浮かんで追い払えない），自生思考（自分の考えがひとりでに浮かび上がってくるように感じる），作為思考（自分の考えが外部の力で操られていると感じる）などがある．

7 感情の障害

　感情は，快・不快，安心・不安，喜び・悲しみなどを基本的要素とする精神機能である．比較的弱く，持続的な感情状態を気分（mood）といい，しばしば脈拍や呼吸などの自律神経症状を伴う激しい一過性の感情を情動（emotion）という．感情の量的な障害として，抑うつ気分と爽快気分がある．抑うつ気分は，悲哀，興味の喪失，自責感などを伴い，爽快気分では，気分高揚，意欲亢進，抑制困難などを呈する．感情の質的な異常として，統合失調症の際の感情の平板化，場にそぐわない感情，児戯的爽快感，両価性*など，器質性精神障害の際の感情失禁（情動失禁）や多幸などがある．不安は恐怖と異なり，明確な対象を欠く漠然とした恐れの感情であるが，その程度が不釣り合いに強く，生活に支障を来すような場合は病的となる．また，感情状態が安定しない状態を気分易変性といい，ささいな刺激で感情を爆発させるような状態を「易刺激性が高い」という．

8 意志や意欲の障害

　意志や**意欲**は，自らの欲求に従って行動し，かつその行動を適切に制御する精神機能である．例えば，意志や意欲が強すぎる場合には，活動性の亢進や行為促迫（躁状態）などの状態となり，逆に弱すぎると活動性低下，無為・自閉（統合失調症）や制止（うつ病）と表現される状態となる．無為とは，意志や欲動が病的に欠如して，周囲への関心や感情的な反応が乏しくなることをいう．意志の発動が極端に低下した状態を昏迷という．昏迷では意識障害である昏睡との鑑別が困難になることがあるが，周囲の状況を知覚できている点が昏

plus α

一次妄想，二次妄想

一次妄想の例として，統合失調症の際の妄想気分，妄想知覚，妄想着想がある．妄想気分は，何か不気味なことが起こりそうだという不安・恐怖感を伴う独特の気分．妄想知覚は，知覚に妄想的な意味付けをするもの．妄想着想は，突然ある考えが浮かび，それが事実であると確信するもの．二次妄想の例としては，うつ病の際の微小妄想や躁病の際の誇大妄想などがある．

用語解説*

二重見当識

自らの妄想体験を「非常識だが現実」などと称してその実在を信じる一方で，日常生活の場面では妄想に左右されずに行動できる状態を指す．

plus α

抑うつ気分，爽快気分

抑うつ気分は，うつ病，不安障害，神経認知障害，統合失調症などでみられる．爽快気分は，躁病，神経認知障害，物質関連障害などでみられる．時に，抑うつ気分と爽快気分が混在する混合状態が認められる．

用語解説*

両価性

アンビバレンツ．特定の対象に，愛情と憎しみなどの相反する感情や態度を同時に向ける状態．統合失調症や神経症で時に認められる．

睡と異なる.

9 自我意識の障害

自我意識とは，自我の単一性，同一性，境界性，能動性に関する意識を指す．統合失調症では，自我意識が障害され，自分が二人存在する（二重身），自分の思考や感情，行動が操られている（作為体験）などと感じる．このほか，思考や感情に伴う自己所属感が乏しくなることがある（離人症状）.

10 身体的訴えや行動面に現れる精神症状

失語，失認，失行*などは，特定部位の脳損傷に伴って発症するものである．一方，麻痺などの機能障害の訴えがあっても，身体的基盤が見いだされない場合もある．例として，失立，失歩，失声，手足の運動麻痺などがある．また，病的不安が発作的に生じる場合（不安発作），動悸や発汗，呼吸困難感などの身体症状として訴えられることが少なくない.

緊張病症候群では，意味不明の激しい興奮や，突発的な衝動行為がみられる興奮状態と，常同症*やカタレプシー（強硬症），相手の行動をまねる反響症状などの昏迷状態がみられ，時として交互に出現する.

過食や拒食などの摂食行動の異常，性に関する逸脱行動（性犯罪，性的露出），抜毛癖，特定の依存性物質への依存，ギャンブルや買い物への依存がみられる場合，背景には行動制御の障害があると考えられる．薬物の過量服用や自傷行為なども，不安定な精神機能の結果として生じた逸脱行動（行動化）と考えられる.

3 精神疾患の診断

1 診断の重要性

精神疾患では，通常，複数の精神症状が一定の組み合わせで出現する．精神症状の組み合わせの例として，幻覚妄想状態，緊張病状態，抑うつ状態，躁状態，不安緊張状態，神経衰弱状態などが区別される．そして，それぞれの状態像をさらに診断基準に照らして精査し，診断が下される．例えば，自我障害をはじめとする特徴ある幻覚妄想状態が一定期間持続し，意識障害がなく，ほかの疾患の可能性が除外された場合に統合失調症と診断される．診断が重要であるのは，同じようにみえる精神機能の障害でも，成因が異なることがあり，それによって治療法が異なるためである．例えば，記憶障害に属する健忘症候群（コルサコフ症候群）*はヘルペス脳炎など脳の器質的障害の結果生じるのに対し，全生活史健忘は強いストレス体験の後などに生じる心因性の症状である．この例に限らず，精神症状の見立てを誤ると，生命の危機を招くこともある.

急に暴れ出し，統合失調症と考えられたAさん

　Aさん（50歳）は，ある日飲酒後，就寝した．午後11時ごろになって急に起き上がり，見境なく周りのものを壊し始めた．驚いた家族が声を掛けても，聞く耳をもたなかったため，やむを得ず，押さえつけて救急病院に連れてきた．当初は統合失調症による興奮状態の可能性が疑われたが，実際は，くも膜下出血による意識障害（せん妄）であった．

また，身体的な訴えを心因性のものと誤って解釈してしまう場合もある．

介護福祉士が施設不適応と考えたBさん

　特別養護老人ホームに入所後間もないBさん（80歳）は，不機嫌なことが多く，ほかの入所者とも交わろうとしなかった．ある日の昼食後，介護福祉士が声を掛けたところ，急に今食べた食事をその人に向けて吐き出した．その行為がわざとのように見えたので，介護福祉士は，施設不適応による心因性嘔吐と考えた．しかし，検査により，進行胃癌による通過障害があることが判明した．

　診断を行うのは医師の役割であるが，看護師も，先入観を排して患者の話に耳を傾け，丁寧に身体の状況の観察を行うことを心掛ける必要がある．

2 精神疾患の分類

　精神疾患の分類には，WHOが公表している**国際疾病分類**（International Classification of Diseases；ICD分類法．現在はその第10版である**ICD-10**）や米国精神医学会の**DSM分類法**（精神疾患の診断・統計マニュアル第5版；DSM-5）などがあり，定期的に改訂が行われている．

　表1.1-2にICD分類法による精神疾患の分類を示す．

3 精神疾患の診断手順

| 1 | 精神疾患の診断

　身体疾患は，病因，病理，症状，臨床検査所見，経過，予後などによって，ほかとは明確に区別されることが多いが，精神疾患は，その病因が明らかでなく，臨床検査で診断確定できないものが多い．このため，精神疾患の診断には丁寧な問診が必要となる．

　診断のための問診では，①受診に至った動機（主訴），②これまでの経歴（生活史と既往歴），③本人と家族の病歴（既往歴，家族歴），④現在の症状の経過（現病歴）などの情報を得るようにする．問診によって精神症状を漏れなくチュックし，診断基準と照らし合わせることで診断が確定する．このために**構造化診断面接**が行われる．

　以下に，初診時の患者に対する診断面接の過程を要約して示す．

plus α
三大原因別分類

従来行われてきた精神疾患の便宜的分類法．脳の生物学的機能異常が想定されるものの，まだ十分に解明されていない**内因性精神疾患**（統合失調症やうつ病），明らかな脳の病変（器質性）や身体疾患の影響により生じた**外因性精神疾患**（認知症，頭部外傷，脳炎，アルコール使用，代謝疾患などによる精神症状），性格や環境の複雑な絡み合いの中で生じた心的葛藤などが契機となる**心因性精神疾患**（神経症が代表的）の三つに大別する．

plus α
構造化診断面接

一定の診断基準を念頭に置き，必要事項を漏れなく質問することによって診断をつける方法．構造化診断面接には，①診断者によらず同じ診断結果が得られる，②経験に左右されずに診断が可能となる，③医師以外の多職種が情報を共有しやすくなるなどの利点がある．

表1.1-2　ICD分類法による精神疾患の分類

F0	症状性を含む器質性精神障害	認知症をきたす疾患，せん妄など．
F1	精神作用物質使用による精神および行動の障害	アルコール，アヘン，大麻，鎮静薬あるいは睡眠薬，コカイン，カフェイン，幻覚剤，揮発性溶剤などによる精神障害
F2	統合失調症，統合失調型障害および妄想性障害	統合失調症など
F3	気分障害	躁病，うつ病，躁うつ病など
F4	神経症性障害，ストレス関連障害および身体表現性障害	パニック障害，強迫性障害，急性ストレス反応，外傷後ストレス障害，解離性障害，心気障害など
F5	生理的障害および身体的要因に関連した行動症候群	摂食障害，睡眠障害，性機能不全，産褥に伴う精神障害，依存を生じない薬物の乱用など
F6	成人のパーソナリティおよび行動の障害	情緒不安定性パーソナリティ障害，演技性パーソナリティ障害，不安性（回避性）パーソナリティ障害，性同一性障害など
F7	知的障害	知的障害
F8	心理的発達の障害	自閉症，アスペルガー症候群，その他の発達障害
F9	小児期および青年期に通常発症する行動および精神の障害	多動性障害，行為障害，チック障害など

ICD-11

2019年5月，WHOの年次総会で約30年ぶりの国際疾病分類の第11回改訂版（ICD-11）が承認され，2022年1月1日から発効することとなった．精神疾患関連では，第7章「睡眠・覚醒障害」や「ゲーム症/ゲーム障害」が新設され，従来の「性同一性障害」は「性別不合」として精神疾患から除外されるなどの変更が生じた．日本では厚生労働省や総務省などがICD-11の国内適用の作業を進めている．新しい病名の和訳などの確定後，国内での正式利用が開始される予定である．

医師：（まず，主訴を聞こう）どうされましたか？

患者：3カ月間床についても2時間くらい眠れない日が続いています．

医師：（症状が不眠だけなら原発性不眠症だが，そんなことはないだろう）ほかにつらいことはありませんか？

患者：疲れやすく，気持ちもゆううつで，食欲がなく，体重も減ってきているんです．仕事にも集中できません．

医師：（これはうつ病の症状だ．でも，ほかの症状がないことを確認しなくては）ほかにはいかがですか？

患者：会社で自分の悪口を言う声が聞こえるんです．みんなは聞こえないと言うのですが，私にははっきり聞こえるんです．

医師：（うつ症状に加えて幻聴があるなら，統合失調症感情障害かな．でも，幻聴がまず出現したのなら統合失調症だ）ゆううつを感じる前からそんな状態があったのですか？

患者：もう3年前からですね．

医師：（まず幻聴が出現したのなら，統合失調症だ．ただ，薬物等の影響を除外しておかないといけない）クスリなどをやっていませんよね．

患者：実は，幻聴が出現する前から覚醒剤を使っていました．

医師：（それなら統合失調症ではなく，精神刺激薬関連障害群だ）どうしてそれを早く言ってくれなかったんですか？

患者：だって先生が，困っていることは何かと聞かれたからです……．

（北村俊則　精神科構造化診断面接技術SCIDの理解と実践 第1巻総論編．ジエムコ出版，2002より著者改変．）

以上の面接では，①疾患特異的な精神症状を探索し，②現在認められる症状だけでなく，過去存在した症状も勘案し，③診断基準の統合失調症の症状の基準を満たしていても，覚醒剤使用時のものは統合失調症と診断しないとの除外規定に従って，精神刺激薬関連障害群との診断に至った．

しかし，いったん診断が確定した後は，不眠などの本人の生活に影響を与えている非特異的症状の訴えにも十分に耳を傾ける必要がある．

4 精神疾患の好発年齢と性差

1 精神疾患と好発年齢

精神疾患には，好発年齢がある．例えば，知的障害や発達障害は就学前に診断されることが多い．思春期になると不登校や思春期無食欲症，青年期には統合失調症，躁うつ病，境界性パーソナリティ障害など，成人期はパニック障害，アルコール依存症など，高齢期には認知症などが発症しやすい．

うつ病の発症は各年齢にわたっている．年代ごとに発症契機が異なるので，新型うつ病，逃避型うつ病，産後うつ病，職場結合型うつ病，昇進うつ病，退行期うつ病などと，発症契機を示唆する言葉と併せて呼ばれることがある．

心的外傷後ストレス障害（PTSD）では，事故や事件に遭遇することが発症の引き金になるので，発症年齢は本質的なものではない．

なお，統合失調症の好発年齢は青年期から成人期であるが，その後，治療を継続することが多く，2022（令和4）年の調査では，精神科病院に入院している患者数が最も多い年齢区分は40～64歳となっている．

2 精神疾患と性差

精神疾患の発症頻度に性差がみられるものがある．男性に多い疾患は，自閉症，アルコール依存症などで，女性に多いのは，うつ病，摂食障害などである．摂食障害が女性に多いのは，やせていることが女性としてもてはやされる社会的な風潮を反映していると考えられる．また，女性の場合，性周期と関係する月経前不快気分障害*や，女性に負荷がかかりやすい出産や育児に絡む産後うつ病が多くなっている．

一方，統合失調症の発症頻度には性差がないと考えられるが，精神科病院に入院している患者数は，20～39歳と40～64歳で男性が多く，それ以外の年齢で女性のほうが多くなっている（令和4年6月30日調査）．これは入院治療の必要性や平均寿命の性差などの要因によって修飾された結果と考えられる．

表1.1-3に，主な精神疾患の発症頻度，好発年齢，性差を示した．

5 精神疾患が身体疾患と異なる点

1 精神疾患は社会生活や対人関係の基盤を損なう

精神疾患は本来，身体疾患と同様の医学的不調の一つであるが，実生活への支障は一般に身体疾患よりも大きい．それは，精神活動が社会生活や対人関係

plus α

非特異的症状

治療中の統合失調症患者の場合，本来の統合失調症の症状が消退しても，不安や不眠のほか，二次的に生じた①タバコの本数の増加，②昼夜逆転の生活，③家庭内の人間関係のあつれき，④金銭管理の困難，⑤処方薬に対する依存，⑥多飲などの非特異的症状が前景に出て，生活上の一番の問題となっていることがある．

用語解説 *

月経前不快気分障害 PMDD

月経前緊張症候群などとも呼ばれた．月経前最終週に抑うつ，気分の不安定，怒り，集中困難や倦怠感などを感じ，社会機能に影響を及ぼす状態となるか，月経開始とともに快方に向かう状態が繰り返される．

表1.1-3　主な精神疾患の発症頻度，好発年齢，性差

	頻度（生涯有病率）	好発年齢	性　差
統合失調症	約1%	男性10〜25歳 女性25〜35歳	発症年齢は異なるものの頻度は同じ
うつ病	男性5〜12% 女性10〜25%	各年齢に及ぶ	女性が男性の約2倍
アルツハイマー型認知症	65歳以上の5% 85歳以上の15〜25%	65歳以上 それ以下の発症も少数ながらある	やや女性が多い
パニック障害	1.5〜5%	各年齢に及ぶ 平均25歳ごろ	女性は男性より2〜3倍多い
摂食障害	約4%	14〜18歳	女性が男性の10〜20倍
アルコール依存症	男性の10% 女性の3〜5%	成人期以降の各年齢に及ぶ	男性のほうが重度になりやすい
広汎性発達障害（自閉症）	人口の0.05%	3歳ごろ気付かれる	男性が女性より4〜5倍多い

井上令一ほか監訳. カプラン臨床精神医学テキスト. 第2版. メディカル・サイエンス・インターナショナル. 2004を参考に筆者作成.

全般にとって，必要で欠くことができないものだからである．がんや骨折などの身体疾患の場合も，日常生活動作が制約されることはあるが，支援者との関係は維持されるため，本人の希望を聞きながら治療やケアを行うことができる．特に，身体疾患では重症になるほど苦痛も大きくなり，支援を求めるようになるものだが，精神疾患の場合は必ずしもそうならない．

　例えば，妄想が活発な患者は，状態が悪化するほど，ますます病気であるとの自覚（病識）が乏しくなり，周囲の支援を拒む傾向が強くなる結果，治療を開始できないまま時間が経過することが生じる．このようなときには，支援者は一定の手続きを踏んで本人を強制的に入院させるなどして治療を開始せざるを得ないこととなる．

　たとえ治療のためとはいえ，本人の意に反する対応をすることは支援者にとってもつらいことである．過去には，強制的に治療された結果，本人が家族や支援者に対して恨みの感情や不信感を募らせ，それがのちのちまで尾を引いて本人の病状改善を遅らせたというような事例が少なからずみられた．こうした反省から，支援者は，本人が治療を受ける気持ちになるまでいたずらに待つのでも，本人の意に反して一方的に治療を強制するのでもない対応法を工夫する必要がある．そうした対応法の一つとして，近年，**オープンダイアローグ**が注目されている．

2　精神障害者は疾病と障害を併せもつ存在

　精神障害者という言葉は，身体疾患と同様の意味で「精神の病気を有する人」という意味合いで使われる場合と，福祉的概念としての身体障害や知的障害と同様の意味で「精神疾患があるため長期にわたり日常生活または社会生活に相当な制限を受ける状態にある人」，という意味合いで使われる場合がある．

　精神疾患には，統合失調症のように，再発性で徐々に症状が改善しにくくな

plus α

オープンダイアローグ（開かれた対話）

フィンランドで行われてきた統合失調症に対する治療的介入手法．一定のルールを意識しながら毎日患者と会話することを重視し，薬物療法にあまり頼らずに，高い回復効果を得ているとして，日本でも注目されるようになった．

る傾向があるものが少なくないため，たとえ症状が軽快しても治癒といわず，寛解（かんかい）という言葉が使われ，治療の継続が重視されてきた．

　障害者基本法（1993年）の成立に伴って，精神疾患患者が「障害者」としての側面をもつことが初めて法的に認定された．その結果，精神障害者は多くの場合，医学的な病気の治療やケア，リハビリテーションを受けながら，同時に生じた障害（生活のしづらさ）に対して，生活の維持や社会参加の実現に向けた福祉的な支援を必要としている人でもあると理解されるようになった．支援者は，精神疾患に罹患した人について，「患者」であるとともに「障害者」でもあるという二つの視点から支援していく必要がある．

❸ 「障害」の様相が身体疾患の場合と異なる

　精神疾患に罹患すると，どこが病気の症状で，どこが障害の部分であるのか区別がつきにくいという指摘や，家族などからは，そもそも病気や障害ではなく性格の問題とみるべきではないのか，などの指摘がなされることがある．確かに精神疾患やその結果生じた障害の場合，身体障害の人と比べて，機能は保たれているようにみえるのに実際にはやれない（やっていない）ことが多い傾向がある．支援者も，精神疾患の結果生じた障害とは何かについて，的確に理解することは容易ではない．

　一般に精神疾患に由来する障害の特徴とされることを表1.1-4に挙げた．この特徴について，以下の例で考えてみよう．

表1.1-4　**精神疾患に由来する障害の一般的な特徴**

- 精神機能の個々の要素の機能低下は大きくない
- 機能が不安定（機能障害の程度が変動する）
  刺激に弱く，負荷がかかると過剰に反応する
  疲れやすい（機能継続に制限がある）
- 環境の影響を受けやすい
- できれば変化を避けようとする傾向が生じる
  その結果，できるかもしれない行動も回避しがちとなる

事例❸

「やればできるのにやらない」と言われている統合失調症のCさん
　Cさん（女性）は，朝家族が声を掛けてようやく起床し，デイケアに出かけている．起きられないと言って欠席する日も少なくない．その一方で，ボーイフレンドと外出をするときには，前日から準備し，当日も早起きして約束の時間よりかなり前に家を出る．しかし，しばしば疲れたと言って早々に帰宅し，数日間は起床時間が遅くなる日が続くことが多い．家族は，Cさんの行動を見て，好きなことならちゃんと起きるのに，デイケアに毎日行かないのは怠けだと感じている．

　Cさんのような行動特徴は多くの患者で観察される．これは，自分の内的な動機であれ外的な圧力であれ，いつもと違う刺激には過大に反応し，日常的な刺激にはなかなか反応できない，という精神疾患に由来する障害の特性を反映したものと考えられる．そうした状態を無視して無理をさせると，再発のリスクが高まる．一方，疲れやすいのも特徴で，特に過大に反応した後には，その反動が強く出ることが一般的である．

　こうした前後の状況も含めて理解すると，「やればできるのにやらない」と

考えるだけでは何も改善しないことがわかる．支援者は，一人ひとりにとってちょうどよい刺激はどの程度で，それをどのように与えるべきなのか，本人とも話し合いながら支援計画を立てていくことになる．

このような精神疾患に由来する障害について，一般の人の理解を求めることは必ずしも容易ではないが，精神疾患に罹患した人は，周囲の人々の態度に大きな影響を受けることが多いため，心ない偏見や差別をなくすことが非常に重要である．

重要用語

精神疾患	知能（知的能力）の障害	国際疾病分類（ICD-10）
精神症状	思考の障害	緊張病症候群
意識の障害	感情の障害	DSM分類法（DSM-5）
注意の障害	意志や意欲の障害	構造化診断面接
知覚の障害	自我意識の障害	オープンダイアローグ
記憶の障害	失語，失認，失行	精神疾患に由来する障害

2 神経発達症：成人期の自閉スペクトラム症（ASD），注意欠如・多動症（ADHD），限局性学習症（SLD）

神経発達症群は，DSM-5で新たに設けられた．

- 自閉スペクトラム症（autism spectrum disorder：ASD）
- 注意欠如・多動症（attention-deficit / hyperactivity disorder：ADHD）
- 限局性学習症（specific learning disorder：SLD）
- 知的能力症群
- コミュニケーション症群
- 運動症群
- チック症群

などがこの分類に含まれ，発達期にその精神医学的特徴が明らかとなる一連の疾患群の総称である．

幼少期には，言葉の遅れなど，発達の問題に養育者が気付き，専門家の診察につながる．乳幼児健診などで保健師から発達相談を勧められる場合もある．発達の遅れが目立たない場合には，集団行動がとれないなどの行動面や，かんしゃくが多いなどの情緒面での問題を幼稚園・保育所などから指摘され，小児科・児童精神科を受診することもある．

学童期や思春期になってからは，学業不振，また抑うつ症状や不安症状などの精神症状，不登校，暴力などの二次的な問題で医療機関へつながり，神経発達症が明らかになるケースも少なくない．さらに，診断されないまま経過し，青年期以降に就労や結婚，子育てなどをきっかけに，社会生活に困難が生じて

plus α

DSM-5における疾病分類の改変

DSM-IV-TR（2000年）では，広汎性発達障害の中に，自閉症障害，アスペルガー障害，特定不能の広汎性発達障害などが分類されていたが，DSM-5では自閉性障害，アスペルガー障害，特定不能の広汎性発達障害は，自閉スペクトラム症としてまとめられた．

初めて精神科へたどり着く場合がある.

　診断の時期はさまざまだが，神経発達症の場合は，幼少期から発達の偏りは存在している．またほかの神経発達症の併存も少なくない（図1.2-1）.

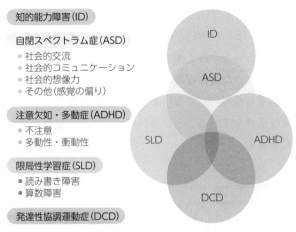

知的能力障害（ID）

自閉スペクトラム症（ASD）
- 社会的交流
- 社会的コミュニケーション
- 社会的想像力
- その他（感覚の偏り）

注意欠如・多動症（ADHD）
- 不注意
- 多動性・衝動性

限局性学習症（SLD）
- 読み書き障害
- 算数障害

発達性協調運動症（DCD）

図1.2-1　神経発達症群における疾患の併存関係

コラム　　発達障害

　日本においては発達障害という用語が浸透してきている．この用語は，発達障害者支援法（➡p.34 plus α 参照）で用いられていて，ASD，ADHD，SLDをまとめた用語である．同法が成立するまでの身体・知的・精神障害者福祉法の対象とならない疾患群を法的に支援するためにできたものであり，医学用語でないこと，また神経発達症の医学的定義と異なることに注意する.

1　（成人期の）自閉スペクトラム症（ASD）

1 診断

　自閉スペクトラム症は，基本的に①社会的コミュニケーションおよび対人的相互反応における持続的な欠陥，②行動，興味，または活動の限定された反復的な様式の2領域が，現在または病歴（つまりこれまで）に明らかである場合に診断される（DSM-5による）．DSM-5におけるASDを理解するためには，その背景になっているウィング（Wing, L.）が提唱しているASD概念を理解するとわかりやすい.

　ウィングはASDの特徴を**3つ組の特性**の連続体として定義している（**図1.2-2**）．3つ組とは①社会的交流，②社会的コミュニケーション，③社会的想像力のことで，その3領域が，いわゆる"一般"と異なることが特徴である（➡p.31「症状」参照）．これらと併せて，感覚の偏りもみられる場合がある.

　スペクトラムと表現されるのは，特性の表れ方や強さにおいて，境目があいまいで連続したものという意味をもつことによる．その特性はそれぞれ異なり，状況や環境においても

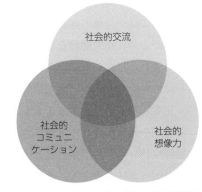

社会的交流

社会的
コミュニ
ケーション

社会的
想像力

図1.2-2　ウィングの「3つ組の特性」

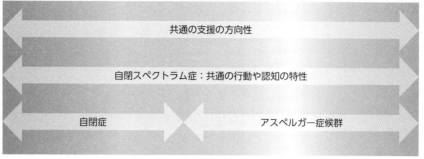

横軸に３つ組の特性をとった場合のイメージ．自閉症とアスペルガー症候群の間には境目はなく，ただ共通する特性があるため，支援の基本も共通する．

図1.2-3　「３つ組の特性」の表れ方の連続性

変化するためである．

　ASDの特性は，虹の帯のようにいろいろな見え方をする．かつてはその特性がより明確な人，特にカナー（Kanner, L.）の記述した症例に近い人たちを自閉症，他方，一見自閉症に見えないが自閉症の特性をもった，アスペルガー（Asperger, H.）の記述した症例に近い人たちをアスペルガー症候群と呼んでいた．ただどちらであっても，見え方が違うだけであり，本質的には同じ「３つ組の特性」をもつ連続的な群ということで，全体を包括してASDと呼んでいる（**図1.2-3**）．

　ASDの本質は，脳での情報処理のありかたがマイノリティー（少数派）であるとされる．その原因には遺伝的要因と，胎生時期等における環境的要因などが相互に関与している．ASDの有病率は，１～２％程度といわれ，性差は男女比で３～４：１程度である．ほかの神経発達症や抑うつ障害群，不安症群などの精神障害，てんかんなどの身体疾患との併存が多くみられる．

② 症状

|1| 社会的交流

　ASDでは，他者への関心が低く，マイペースである場合が多い．一方，他者に関心が高い場合は，関わり方が一方的となり，相手の心情を適切に察することが難しいことから，「空気が読めない」とみなされることもある．他方で，相手の気持ちの直感的な読み取りの難しさから，「敏感すぎる」と言われるほどに相手の気持ちを考え過ぎ，気遣いができるとみられる反面，疲労などにつながることもある．いずれも背景にはこのような社会性の特性，つまり他者の心情を直感的に読み取ることの困難さがある．

　神経心理学的視点からみると，これら社会性の障害の背景には，共同注意の問題やこころの理論の問題があると考える．共同注意とは他者と興味関心のあるものを共感し合おうとする力で，通常１歳ごろに芽生えてくる．子どもが親に，「ねえ，（○○を）見て」と○○を指差しするしぐさなどである．またこころの理論とは，他者には他者の信念があることを直感的に理解する力であ

る．当然，他者の頭，あるいはこころの中には自分とは異なる思いや考えがあるわけであるが，ASDではこのことの気付きや直感的理解に困難が生じる．

2 社会的コミュニケーション

コミュニケーションの特性では，特に幼児期には言語発達の遅れを伴う場合も多い．成人してからも，一見すると言葉が流暢に話せるようでも，一方的に興味関心のある内容を語るものも多く，テンポよくやりとりしたり，話題を膨らませて会話のキャッチボールを楽しんだりすることは苦手である．

また，言葉のやりとりでは理解しにくかったり，遠回しな言い方ではポイントをとらえにくく，冗談や建前を真に受けやすい特徴がある．

言語以外の，例えば視線や表情といった非言語的コミュニケーションにおいても，不自然さや理解の困難さがみられる場合が多い．

3 社会的想像力

幼少期にみられる想像力の所見は，おもちゃを並べるなどの整然さを好む，特定の分野への興味関心が強いといったことに表れやすい．その他，順番や勝ち負けへの執着，物事を行う手順やルールへの忠実さなどにこだわりがみられる場合もある．目に見える事柄を理解し，それを手掛かりとして安心できるパターンを築くことが得意でもある．常同行為*というかたちでもみられる．

想像力の"質"的な偏りとは，目に見えない概念をイメージして把握することが難しいということである．例えば，「今どこで何をして」「いつ終わって」「次に何をするのか」という時間の流れや見通し，「いつもと違う」変化・変更，さまざまな情報から物事の本質などの「大切なポイント」を抽出する，「これをしたから，こうなった」という因果関係などを認知することの苦手さである．そのために，突然の変更で混乱を来したり，見通しがもてない状況で不安を抱きやすかったりする．それらの不安から，よりいっそう安心できるこだわりを求める．目に見えない概念を，目に見えるように補うことで，安心感が増すとともに，こだわりに柔軟性がみられるようになる．

4 感覚

感覚面では，感覚の過敏さや鈍さに表れ，聴覚，視覚，触覚，味覚，嗅覚，温痛覚，圧感，平衡感覚など，身体の感覚に非常に敏感であったり鈍感であったりする．双方が混在することもある．例えば，突然の音や赤ちゃんの泣き声をつらく感じる，食感（口腔内の触覚）や味覚などの偏りから生じる偏食や異食などである．人に触れられることの苦手さなどもみられる．

これらの特性は常に一定ではなく，不安や緊張，ストレスの多い状況では，特に強く表れやすい．苦手な刺激を避け，過ごしやすい環境をつくることが精神的な安定につながる．

3 治療・支援

1 療育や特性への支援・合理的配慮

ASDへの取り組みは，幼児期には一般に療育，その後は支援と呼ばれる．

用語解説 *

常同行為

体を揺らす（ロッキング），その場で飛び跳ねる（ジャンピング）など，同じ動作を繰り返すこと．

ASDの特性は，脳の認知の偏りによって生じているが，いわゆる"治す"という方針ではない．療育では，ASDの子どもの特性とそれに合った接し方を，専門のセラピスト（通常は心理職や言語聴覚士，理学・作業療法士，保育士など）が個別またはグループでのセッションを通して見いだし，それを子どもの養育者や幼稚園・保育所などの教員と共有し，生活の場に生かせるようにする．

さらに，特性によって生じている日常生活での苦痛や困難を，支援によって軽減する．ASDでは，一般的に変化・変更が多かったり，見通しがつきにくかったりする状況では不安を抱きやすく，特に言語コミュニケーションは苦手である．一方，ルーティンやパターンが得意で，視覚的なコミュニケーションや見通し・手順の具体的な提示があると安心して取り組める．後者のような環境をそれぞれの生活の場に築くことが，支援になる．一例を挙げると，社会的想像力や状況を読み取る力が弱く，いつ，何をしていいのかの理解が難しいケースの場合，休憩をする・一人で勉強をするなど，活動ごとにエリアを分けることで，どのような活動・行動が期待されているのかわかりやすくなる（図1.2-4）．

こうした支援のアイデアを活用して，本人たちの苦手とする社会的文脈を理解しやすくするなど，**社会生活技能訓練**（social skills training：**SST**➡p.158参照）を行うこともある．

特性，ニーズには個人差が大きいため，適切に評価し，各々に合った支援をつくり上げる必要がある．そのための計画は，**個別支援計画**などと呼ばれ，また昨今，日本においてこれらの支援は**合理的配慮**と表現されている．

また，家族への支援も大切である．養育者の自責や不安，きょうだい児の葛藤，配偶者との関係などの課題に対し，孤立を防ぎ，精神的にも身体的にも負担を軽減できるような配慮が求められる．親の会，きょうだい会などが各地で開催されている．

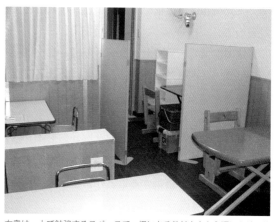

右奥は一人で勉強するスペースで，棚にある教材を上から順にやり，終われば右のボックスに片付ける．棚のすべての教材をやれば一人での勉強は終わりということが本人にもわかるようになっている．左奥は一人で遊ぶスペースで，玩具が置かれている．右手前は先生と勉強，左手前は先生と遊ぶスペースである．

図1.2-4　物理的な環境の配慮の一例

> **コラム**　　TEACCH autism program

ASDへの取り組みとして先進的なものに，アメリカのノースカロライナ州で実践されているTEACCH autism programがある．TEACCH（ティーチ）と呼ばれ，同州で行われている診断や早期療育，生活・就労・余暇等の支援，学校等へのコンサルテーションなどを含む包括的な取り組みである．「個別の評価や行動観察をもとに特性を把握し環境を整える」「保護者や地域連携を重視する」といった支援の基本的な理念に基づいている．

|2| 薬物療法

ASDは生来性の発達特性であり，生活の質を向上させるための支援が基本である．生活の中で，自傷・他害などの問題とされる行動をとった場合，その背景となる原因を特性の視点から探り，適切な支援を再検討することで解決を図る．それでも解決が難しい場合，対症療法的に抗精神病薬を中心とした薬物療法を行う場合もある．くれぐれも安易な薬物療法は避け，慎重にその必要性を見極めなければならない．

また睡眠障害や双極性障害，不安症などの精神障害が併存している場合もあり，薬物療法が実施される場合もある．いずれも，エビデンスに基づき，十分な説明と同意のもとで実施する．

|3| 教育・福祉との連携

2005年に発達障害者支援法が施行され，福祉や教育分野における支援体制の充実が図られてきた．乳幼児健診などでの早期発見によって，心理相談や療育機関への通所が可能となる．幼少期には，養育者の育児不安を減らし，適切な情報を得られる環境につなげることが重要である．生活の多くの時間を過ごす教育機関との連携も欠かせない．青年期以降には，地域の就労や生活支援機関，また精神保健福祉センターなど，年代ごとに支援を受ける教育・福祉機関が異なる．

発達障害情報・支援センターが配備され，情報へのアクセスをサポートしているほか，各地域に置かれている**発達障害者支援センター**が地域の総合窓口として支援や情報の提供を行っている．また相談支援事業所が配備されており，そこでどのような福祉サービスを利用するのがよいのかの相談（計画相談）および利用の調整・計画（サービス等利用計画）策定を受けることができる．これらを活用しながら，医療も含めた支援機関の連携によって，長期にわたる一貫性のある支援を継続することが，生活の安定の根幹となる．

4 看護の視点

乳幼児期から生涯にわたって続く特性であり，あらゆる疾患を生じる可能性があるため，どの診療科であっても，発達障害の特性への理解や基本的な対応を知っておく必要がある．多く話しかけられることや体に触れられること，検査など見通しの立たない不慣れなことが苦手なことも少なくない．行動の背景にある特性を理解することで，そのつらさや生きにくさに共感し，穏やかで冷静な対応ができる．

例えば，慣れない医学的な検査では口頭で説明するだけではなく，視覚的に写真や絵，手順書などで示すことで見通しやイメージがもちやすくなる．こころの準備ができるよう事前に伝えておく．また，入院生活でもルールやスケジュールをいつでも確認できるように，一覧表やカレンダーなどを渡すことも，安心につながる．痛みや感情も，言葉だけではなく，1〜10段階の数値や簡略化された表情のイラスト（フェイススケール）など，具体的な方法で問

plus α

発達障害者支援法

2004年，自閉症，アスペルガー症候群などの発達障害をもつために日常生活や社会生活に制限を受ける者を対象に制定され，2005年から施行されている．これによって，これまで障害の種別に当てはまらなかった発達障害についても，支援が受けられるようになった．

plus α

発達障害者支援センター

発達障害児（者）への支援を総合的に行うことを目的とした専門的機関．都道府県・指定都市自ら，または，都道府県知事等が指定した社会福祉法人，特定非営利活動法人（NPO法人）等が運営．発達障害児（者）とその家族に対して，関係機関と連携し，地域における総合的な支援ネットワークを構築しながら相談に応じ，指導と助言を行っている．現在では全国すべての都道府県・政令指定都市に開設されている．

われると表出しやすい.

同時に，家族への配慮も欠かせない．看護職は養育者や配偶者の心情に寄り添い，適切な支援や機関につなげるための正しい知識を身に付けたい．

2 注意欠如・多動症（ADHD）

1 診断

幼少期から，不注意や多動性，衝動性の主症状がみられる．それが長期間持続し，また特定の場所だけではなく家庭や学校，職場など複数の場においてみられること，さらにそれらが生活の支障となっているかが重視される．診断はDSM-5に基づき行われるが，スクリーニングツールであるADHD-Rating Scale-ⅣやConners 3（学齢期対象），Conners' Adult ADHD Rating Scale（18歳以降）などの質問紙は，本人や養育者，教師などが感じている症状の程度を把握するのに有用である．治療の前後での効果判定などにも用いられる．

鑑別としては，内分泌疾患やレストレスレッグス症候群（➡p.88参照）などが挙げられる．ASDや知的能力症の併存も多いが，同時に鑑別も必要となってくる．例えば幼児期の場合，すぐにどこかに行ってしまうため目が離せない，すぐにほかの子を叩いてしまうなどの相談も多い．とらえられるような症状が顕著であっても，その背景にASD特性や知的能力症が存在する場合も少なくない．また，被虐待などの影響でも落ち着きのなさや衝動的行動を呈することもあるため，慎重な判断を要する．青年期以降では，抑うつ障害，双極性障害（➡p.45参照），不安障害（➡p.54参照）やパーソナリティ障害との併存や鑑別に注意する必要がある．横断的な症状や診療などの医療場面での情報だけでなく，幼少期からの経過や環境などの包括的な情報からの判断が必要となる．

ADHDでは，遺伝要因に加えて周産期の母親のストレスや喫煙・アルコールなど環境要因も原因となる場合がある．有病率に関しては，小児で約3～8％程度，成人で約2～5％程度と報告されている．男女比は，女性よりも男性が数倍多いと考えられている．

2 症状

子どものころは，多動性や衝動性が強い場合には「落ち着きがない」と指摘されることがある．小学校入学後にも離席がみられるなど，身体が常に動いていたりするような多動症状や，先生の説明中でも口を挟む，思い立つと同時に行動するなどの衝動性として表れる．年齢を経るにつれ，多動性や衝動性は比較的目立たなくなることが多い（表1.2-1）．

また，不注意症状においては「ボーッとしている」「整理整頓ができない」などと表現されることがある．集中を持続することが難しいので，授業中でも気がそれやすい．テストでケアレスミスが多かったり，机の中も散乱して物が見つからなかったり，忘れ物が多かったりする．大人になっても不注意症状は

表1.2-1　DSM-5におけるADHDの症状項目

不注意	多動性および衝動性
ケアレスミス	座っていてもそわそわ・もじもじする
注意の持続が困難	離席する
聞いていないように見える	走り回ったり，高いところに登ったりする（落ち着かない感じ）
義務をやり遂げられない	静かに過ごせない
順序立てることが困難	じっとしていない
精神的努力の持続を要する課題を避ける	しゃべりすぎる
なくしものが多い	質問が終わる前に出し抜いて答え始める
外的な刺激によって気が散る	順番を待つことが困難
忘れっぽい	他人を妨害し，邪魔する

DSM-5におけるADHDの診断基準より簡易に改変.

残りやすい．そのため，仕事でもミスが多く，計画的に複数の事柄を処理することの困難さが問題となることがある．幼少期から注意される機会が多いと自尊心の低下を来し，不登校やひきこもり，二次的な精神疾患を併存するようなことになる．

3 治療・支援

|1| 特性への支援・環境調整

基本的には，日常生活の中での工夫を取り入れることで，過ごしやすくなることを目指す．例えば，不注意症状に対しては，チェックリストを作り一つずつやることを書き出して確認する，鍵や書類など大切な物をなくさないように置く場所を決めて明確にする，などの方法で対処する．学校場面では，席を前方にして周囲の刺激を減らし集中できる環境をつくり出すことや，パーテーションで周囲の視覚刺激を遮断することも効果的である．注意のスパンが短く，多動性・衝動性が強い場合には，あえてプリントを配布・回収する役割などを与えて身体を動かせるようにするなどの工夫が有効な場合もある．

このように，助言された工夫を取り入れてうまくいった経験が，専門家との継続した相談につながり，自らも工夫を実践しながら生活することに結び付く．そのため，幼少期より特性を的確に評価し，教育機関や就労先と連携しながら，環境を整えることが必要である．養育者向けプログラムとして，**ペアレントトレーニング**がある．親の会やきょうだい児の会などの組織・団体の活動は，理解を深め，安心できる居場所づくりのきっかけとなる．

|2| 薬物療法

環境調整や支援を導入しても日常生活上の困難が大きい場合には，ADHD治療薬の併用を検討する．メチルフェニデート，リスデキサンフェタミンは中枢神経刺激薬であり，1日1回朝の内服で半日程度の効果があるとされる．副作用としては入眠困難や特に給食時の食欲低下がみられることも少なくな

plus α

ペアレントトレーニング

保護者や養育者を対象に，子どもへの肯定的な働きかけをロールプレイなどを通して学び，かかわり方や心理的なストレスを改善して，子どもの適切な行動をうながし，不適切な行動の改善を目指す家族支援のアプローチの一つ．スモールステップでの目標を設定することで，達成感や褒められる経験を積み上げ，適応行動を増やすための手法である．

い．また薬剤依存などの適正使用の問題で，処方医師や調剤薬局の登録，および患者登録が必要であり，厳重な管理のもとで使用されている．日本では，非中枢神経刺激薬としてアトモキセチンやグアンファシンが使用可能である（2021年3月現在）．前者は，朝夕の内服で持続した効果が得られるが，悪心や食欲減退などの副作用がみられることがある．後者は1日1回の服用で持続した効果が得られるが，眠気や倦怠感，血圧低下などがみられる場合がある．

4 看護の視点

　小児では，診察室内よりも待合室などのリラックスした場面のほうが，より本来の特性がみられやすい．表面上の行動だけをみると叱られることが増えてしまいがちである．穏やかにわかりやすく対応してくれる理解者の存在は，安心感を与える．養育者の日々の負担をねぎらうとともに，養育者が支援者としての心構えをもてるよう寄り添う姿勢が信頼関係の構築へとつながる．

　青年期以降でも，診断がない患者は少なくない．書類の提出や受診日時，服薬をうっかり忘れてしまうなど，生活に支障が出ているような場合には，事前に手立てを話し合っておく．

　一方で，フットワークが軽く，さまざまな事柄に興味を示すという原動力があり，多くの趣味を楽しんでいたり，身体的な能力を生かして活躍したりする場合もある．過ごす環境によって適応具合は変わってくる．得意分野を生かすことができるように，自身の特性を的確に理解してもらい，周囲がサポートを行うことが大切である．

3 限局性学習症（SLD）

1 診断

　明らかな要因がないにもかかわらず，特に「読み」「書き」「算数・計算」の領域において，全般的な知能発達と比べ，そのいずれか，あるいは複数の領域に著しい困難を示す場合に限局性学習症と診断される．視覚障害や聴覚障害などの身体障害，知的能力症群，ほかの精神・神経疾患，環境要因による影響に関しては除外される．

　発達歴の問診や日常生活の中での家庭や学校での学習の様子とともに，いくつかの検査ツールを用いて各領域での困難を客観的に評価することができる．通常，困難領域に2学年以上の遅れが生じている場合にSLDと診断する．ASDやADHDなどほかの神経発達症との併存が多く，神経心理学的機能との関連が推察されている．

2 症状

　学習場面における困難さが主症状であるため，通常は小学校入学以降に気付かれることが多い．知的な遅れがなく，特定の領域のみに困難がみられることから発見が遅くなりがちである．周囲から「怠けている」「努力が足りない」などと誤解されることで，自責的となり得るため，注意が必要である．

plus α

学習障害

文部科学省では学習障害を，『基本的には全般的な知的発達に遅れはないが，聞く，話す，読む，書く，計算する又は推論する能力のうち特定のものの習得と使用に著しい困難を示すさまざまな状態を指すものである』と定義しており，これは医学的定義と異なり，ASD等の広範なものを含んだ定義となっている．

例えば，読字の問題では下記のようなことが起こり得る.

- 飛ばし読みが多い
- 文字を単語のまとまりとして読むことができない
- 単語や文節の途中で区切って読んでしまう
- 文章の理解ができない
- 文章を自分で変えて読んでしまう

書字の問題では，下記のようなことなどがみられる（図1.2-5）.

- 左右が逆さの鏡文字になる
- 似た文字を混同する
- 正しく文字を覚えられない（一画多い・少ないなど）
- 「へん」と「つくり」のバランスが悪い
- 書字に時間がかかる（早く書くと乱雑になる）
- 書字がマスに納まらない
- 書き順が身に付きにくい

算数や計算の障害では，九九が覚えられない，繰り上がり・繰り下がりが苦手，などといった数の概念や計算能力における困難がみられる．実際には，いくつかの領域においての学習障害を併せもっていることもある.

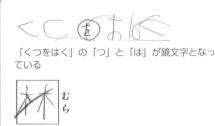

「くつをはく」の「つ」と「は」が鏡文字となっている

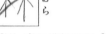

「村」が似た漢字である「林」になっている

「赤」が一画多い　　　　「作」が一画少ない

図1.2-5　書字障害の例

3　治療・支援

学習面での困難に対しては，工夫を取り入れ，可能な方法で補う．例えば，読字の問題については，文章に定規などを添えたり，文節を区切ったりすることで読む箇所に注目しやすくする．パソコンやタブレット端末などの読み上げソフトなどの活用も有効である．書字については，回数を重ねる学習法よりも，語呂合わせで文字を覚えるなど，その子どもに合う学習法の模索が求められる．タイピングなどを積極的に取り入れることも必要である．算数では，電卓などを活用し，計算の困難がほかの学習やモチベーションに悪影響を与えないように配慮する．教育機関と連携し，理解を得ることが重要で，各学校内の特別支援コーディネーターを中心に，合理的配慮を検討する．それによって，「学習がしやすくなった」という実感が，自己効力感につながる.

4　看護の視点

ほかの神経発達症と同様に，見た目ではわからない個々の特性を正しく理解することが重要である．本人や家族，教育機関や職場などのそれぞれ異なった生活環境を包括的にとらえ，長期的な視点で有用な工夫をともに考えていく姿勢が求められる.

引用・参考文献

1) 内山登紀夫ほか編. 子ども・大人の発達障害診療ハンドブック：年代別にみる症例と発達障害データ集. 中山書店, 2017.
2) American Psychiatric Association.Diagnostic and Statistical Manual of Mental Disorders, fifth edition（DSM-

5). American Psychiatric Publishing, 2013.
3) 稲垣真澄編. 特異的発達障害診断・治療のための実践ガイドライン：わかりやすい診断手順と支援の実際. 診断と治療社, 2010.

重要用語

神経発達症群	個別支援計画	注意欠如・多動症（ADHD）
自閉スペクトラム症（ASD）	合理的配慮	限局性学習症（SLD）
３つ組の特性	発達障害情報・支援センター	
社会生活技能訓練（SST）	発達障害者支援センター	

3 統合失調症スペクトラム障害および他の精神病性障害群

1 統合失調症の診断と特徴

統合失調症（schizophrenia）は，思考や行動，感情を一つの目的に沿ってまとめていく能力，すなわち統合する能力が長期間にわたり低下するという特徴をもつ．後述のような幻覚・妄想も出現するが，最も特徴的な症状は，対人場面において認められる．複数の人間の話し合う内容がいったい何を目指しているのか，その場の流れがどうなっているのか，自分はどう振る舞ったらよいのかなどがわかりにくい．このため，きちんとした応対ができなかったり，時に的外れな言動をとったり，後になって予想以上に疲れたりすることがある．また，ある一連の行動を自然に順序立てて行うことを苦手とする．

この疾患の原因や機序は，ほとんどわかっていない．単一の疾患とすることに疑問も残っている．しかしながら，なんらかの遺伝的な脆弱性と環境的な負荷，特に対人的な緊張が重なって発病に至ることは，ほぼ認められている．素因（遺伝や産科的合併症など）をもつ人が，慢性的なストレス状況に置かれ，誘因（失恋やいじめなど）によって発症するという考え方を**ストレス脆弱性仮説**という．親の育て方が悪かったなどのあまりにも単純な説明は，今日では受け入れられない．このことは，自責的になりがちな親には説明したほうがよい．

統合失調症の縦断的な経過をに示す．増悪と改善を繰り返しながら，社会機能が低下し，陰性症状（➡p.41参照）や認知症状が目立つようになる．そして「燃え尽き」と呼ばれる，より静的な段階に至る（**神経変性仮説**）．

この疾患の有病率（生涯に発症する確率）は，国や民族を問わず約0.5〜２％であり，決して珍しい疾患ではない．2017（平成29）年の患者調査によれば，全国で約79万人の患者が治療を受けている．治療を受けていない患者も含めると，全人口の１％弱と推定されている．

plus α

遺伝と環境

統合失調症の発症には，素因遺伝性が大きく関与していると考えられる．ただし，一卵性双生児研究において，双生児の一方が統合失調症患者である場合にもう一方も統合失調症患者である割合は約50％であることから（表1.3-1），環境などほかの要因も少なくないことが示唆される．

plus α

ストレス脆弱性仮説

脳の発達段階において異常があり，この結果として統合失調症が生じたという仮説．これまで数十個の感受性遺伝子が報告されている．それらのいくつかの組み合わせと，ストレスに満ちた社会のような環境要因が重なった場合に発症すると考えられている．

好発年齢は思春期から20代後半であるが，それ以降の発症も多い．男女比はほぼ同数で，30代以前では男性が，それ以降では女性がやや多い．特に40歳以降に発症する遅発例では女性が多い．

診断基準として，国際的に認められているICD-10やDSM-5が推奨される．DSM-5では，妄想や幻覚，まとまりのない発語（頻繁な脱線または滅裂な発語），ひどくまとまりのない行動などの症状が6カ月以上あり，薬物やほかの疾患によるものでない場合に，統合失調症と診断される．このほか臨床場面では，対人接触が重要であり，統合失調症患者に相対したときにプレコックス感*が面接者に起こることもある．

2 統合失調症の症状

1 妄想

妄想とは，内容的にあり得ないことを強く確信していることをいう．単に内容が奇異であるというだけではなく，本人がそれを説明するときの論理に飛躍があり，普通では考えにくい理由付けをし，にもかかわらず強く信じており訂正できない．ただし，妄想の内容には比較的多くみられるパターンがあり，それらに合致したときには，統合失調症の症状であると考えてよい．比較的多く

表1.3-1 特定の母集団における統合失調症の有病率

母集団	％
一般人口	1.0
統合失調症患者の同胞（双生児を除く）	8.0
片親が統合失調症の子ども	12.0
一方が統合失調症患者の二卵性双生児	12.0
両親が統合失調症の子ども	40.0
一方が統合失調症患者の一卵性双生児	47.0

Sadock, B. J. et al. カプラン臨床精神医学テキスト．第2版．井上令一ほか監訳．メディカル・サイエンス・インターナショナル，2004, p.527より改変．

plus α
神経変性仮説

進行的な神経活動の消失が統合失調症の症状や進行の基礎になるという仮説．神経活動の消失には，樹状突起の消失やシナプスの形成異常，また神経細胞の死滅等が含まれる．原因は広範囲にわたり，神経細胞やシナプスの破壊を遺伝子によってあらかじめ決定するプログラム，胎児期での低酸素，感染，毒物，または母親の飢餓，最初に陽性症状を引き起こす可能性があるグルタミン酸がもたらす興奮毒性などである．神経細胞が死滅すると，残遺的な陰性症状に至る．

plus α
DSMによる統合失調症の分類

2000年のDSM-Ⅳ-TRでは，統合失調症の下位分類の病型として妄想型，解体型とともに緊張型が位置していたが，DSM-5ではその病型分類がなくなり，緊張病が統合失調症から独立した．緊張病ではベンゾジアゼピン系薬が第一選択薬となり，抗精神病薬は推奨されない．

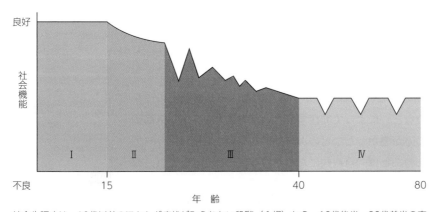

統合失調症は，10代以前のほとんど症状がみられない段階（Ⅰ相）から，10代後半〜20代前半の奇妙な言動やわずかな陰性症状の開始がみられる前駆期（Ⅱ相）まで進行する．この病気の活動期は20〜30代に始まり，その期間を通じて持続する．治療と再発に伴い改善や増悪を繰り返すことで特徴づけられる陽性症状が出現し，急性の再発や増悪の後には，同じ機能レベルに完全に戻ることは決してない（Ⅲ相）．最後にこの疾患は，40代以降において（Ⅳ相），改善と増悪を少し繰り返すものの元の社会機能からは相当低下した陰性症状や認知症状が顕著である安定した段階に至る．病気がより静的な段階であることが示唆され，時に「燃え尽き」と呼ばれることがある．

Stahl, S.M. Stahl's Essential Psychopharmacology Neuroscientific Basis and Practical Applications. Cambridge University Press, 2008, p.301より一部改変．

図1.3-1 統合失調症の縦断的経過

用語解説*
プレコックス感

面接者に生じる一種言いようのない独特な感情（感覚）．プレコックスとは，統合失調症の初期の名称（早発性痴呆；dementia preacox）に由来する．

みられるのは，「誰かに見張られている」（注察妄想），「悪口を言われている」や「意地悪をされている」（いずれも被害妄想），というものである．その他には，「自分の考えが世間に広まっている」（考想伝播），「自分の体や考えが誰かの力で操られている」〔させられ体験（作為）〕，「自分の中に誰かの考えが入り込んでくる」（思考吹入）などのかたちをとることがある．

表1.3-2　クロウ（Crow, T.J.）による統合失調症の陽性症状と陰性症状

陽性症状	陰性症状
● 妄想・幻覚	● 感情の平板化
● 緊張病症状	● 思考・判断や行動の幼稚化
● 減裂思考	● 意欲の減退，関心の低下
● 機能的である	● 器質的である
● 可逆的である	● 固定的である
※薬物療法が有効	※リハビリテーションが必要

2 幻覚

　幻覚とは「対象のないところに知覚が生じる」ことであるが，統合失調症の場合，この知覚には，単に物音がするとか人が話しているということだけではなく，自分に対して何事かを語りかけているような意味が伴っている．典型的な例としては，自分の行動に対して「またばかなことをしている，そんなことをするんじゃない」などと話しかけてくる声や，複数の人間同士で話し合っている声がある（幻聴）．「皮膚に寄生虫がいる」「体がゆがんでいる」「内臓がおかしい」「体の一部が空っぽになった」，などと訴えることもある（体感幻覚）．これらの幻覚や妄想は，中脳の腹側被蓋野から側坐核にいたる中脳辺縁系ドパミン神経細胞の過活動による（➡p.42参照）．

3 思考と行動の障害

　思考が解体し，会話中に意味の通じない発言をするなど，頻繁に話の筋道から脱線する．また，奇妙な行動をとったり，同じ行動を繰り返したり（常同行為），場にそぐわない行動をとったりする．

4 陰性症状

　妄想や幻覚のように，本来はないはずのものが感じられる症状を**陽性症状**というのに対して，意欲の低下（無為），自閉，感情の平板化（喜怒哀楽の自然な感情の表出がなくなる），児戯的性格変化（思考・判断や行動の幼稚化）といった，本来あるはずの機能が失われた症状を**陰性症状**という（**表1.3-2**）．幻覚・妄想に対して薬物療法は有効であるが，治療の後で陰性症状だけが残ることが非常に多い．社会復帰のためには，この陰性症状の改善が重要である．

3 統合失調症の治療

　治療の基本は抗精神病薬による薬物療法である．従来は脳内のドパミン神経系に作用する**定型抗精神病薬**（ハロペリドールやクロルプロマジンなど）が用いられてきたが，近年では，セロトニン神経系にも作用する**非定型抗精神病薬**（リスペリドン，オランザピン，クエチアピン，アリピプラゾール，ペロスピロン，ブロナンセリン，パリペリドンなど）が導入され，統合失調症の第一選択薬として治療効果を高めている．

　従来の定型抗精神病薬は，幻覚や妄想，興奮を抑えることはできたが，自発

性を高め，考えや感情の筋道をまとめさせることはあまりできなかった．これに対して非定型抗精神病薬は，こうした社会復帰に関わる症状の改善にも一定の効果がある．心理社会的なリハビリテーション，社会復帰のための福祉，地域での支援も重要である．

1 ドパミン仮説

抗精神病薬は抗ドパミン作用（D_2受容体の阻害）を有し，中脳辺縁系ドパミン系（図1.3-2①）を抑制することによって統合失調症の陽性症状を改善する．また，ドパミン系を賦活させる覚醒剤の使用により，統合失調症と似た幻覚・妄想状態が出現することから，統合失調症の原因として**ドパミン仮説**が提唱された．

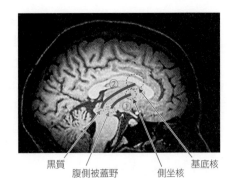

黒質　腹側被蓋野　側坐核　基底核
①中脳辺縁系ドパミン系　②黒質線条体ドパミン系
図1.3-2　脳内のドパミン系

定型抗精神病薬は黒質線条体ドパミン系（図1.3-2②）も抑制してしまうため，**錐体外路症状**（薬剤性パーキンソン症候群など）が出現する．非定型抗精神病薬は抗セロトニン作用（5-HT_{2C}受容体の阻害）も有し，錐体外路症状は少ない．

➡ 錐体外路症状については，3章2節1項p.139参照．

2 NMDA受容体機能低下仮説

前述のように，覚醒剤の使用はドパミンを放出させ陽性症状のみを賦活する．麻薬のPCP（フェンサイクリジン）や麻酔薬のケタミンの使用は，社会的ひきこもりや実行機能の障害などを生じ，統合失調症の認知障害，陰性症状および感情症状に似た症状を引き起こす．PCPやケタミンがNMDA（N-メチル-D-アスパラギン酸）受容体を阻害する作用をもつことから，**NMDA受容体機能低下仮説**が提唱された．統合失調症におけるドパミン仮説は，NMDA受容体機能低下によるその結果として説明されている[1]．

4 統合失調症の看護の視点

一般に，患者は病識（病気であるという自覚）がないことが多い．そのため，幻覚・妄想に対しては，安易に否定しないようにする（訂正可能なら妄想ではない）．悪口を言われるなどの幻聴のため自責的になっている場合には，「あなたは悪くない．そういう声がしても聞き流すように」と，幻覚に対して距離がとれるように働きかける．また，患者は他人の言動を被害的に受け止めやすく，限られた人にしか関心を示さないが，友人や仲間がほしいという気持ちは強い．無理に患者の空間に入ろうとせず，一緒にいながら，患者が安心できるような環境づくりをすることが重要である．場合によっては，そっとしてあげることのほうが望ましいこともある．

また，作業遂行能力が不足し，課題の理解能力の低下もみられるので，患者が何度でも質問しやすい環境をつくる．

患者に説明するときには，複数のことを同時に要求しない，より具体的に指

示する，板書して視覚に訴えるというような工夫も大事である．絶望的になって「死にたい」などと訴える一方，友人が就職した話を聞いたりすると，「自分もアルバイトぐらいできるはず」と焦って空回りし，消耗してしまうことが多い．「ゆっくり，じっくり，のんびり」療養することが，かえって近道であることをよく説明する．

また，活動と休養のリズムが乱れやすく，昼夜逆転になりがちである．入浴の声掛けなど，日常生活における管理・指導が必要である．

過去には，最終的に生き生きとした生活感をなくしてしまう施設病のような状態にまで至る予後不良の疾患とされていたが，薬物療法の進歩により，いったん改善はするものの，再発・再燃を繰り返すという経過をたどる患者が多くなった．近年ではアドヒアランスの向上および持続性注射剤（LAI：long acting injection）の導入などにより，再発・再燃率が減少し，「寛解」からさらに先の「回復」が目指せるようになった．

5 妄想性障害

1 症状・診断

妄想性障害は，一つまたはそれ以上の妄想が**持続的**に生じ，それが最も目立つ臨床的な特徴となっている．3カ月以上，時には生涯にわたって発展することもある．原因がさまざまな症候群だが，統合失調症の関連はないと考えられる．通常，ほかの精神疾患の症状はみられず，持続する幻聴や感情鈍麻などの陰性症状といった統合失調症の既往歴があれば，本疾患とは診断されない．機能は著しく障害されておらず，行動は目立って奇異・奇妙ではない．身なりや身だしなみは整い，性格や日常生活上の大きな障害も見当たらない．すなわち，「その妄想がなければ健常人とほとんど違いを見いだせない」という特徴がある．ただし抑うつ症状あるいは完全なうつ病エピソードが出現する場合もある．幻覚や幻嗅（実際にはないにおいを感じる）が現れたりすることがある．病識は欠如し，妄想の内容を他人から訂正されても受け入れることができない．多くはイライラしやすく，不機嫌な気分で過ごすことが多い．

妄想の内容はさまざまで，DSM-5では主に下記の五つに分類される．最も多いのは被害型である．

妄想性障害の分類
- 被愛型：ある人物が自分に恋愛感情をもっているという妄想．
- 誇大型：卓越した（しかし，実際は認められない）才能または見識をもっているという確信，または重大な発見をしたという確信をもつ．
- 嫉妬型：妄想の中心主題が，自分の配偶者や恋人が不貞をはたらいているというもの．
- 被害型：妄想の中心主題が，陰謀を企てられている，だまされている，見張られている，つけられている，毒や薬を盛られている，不当に中傷されて

いる，嫌がらせを受けている，長期目標の遂行を邪魔されるといった確信がある.

- 身体型：身体機能または感覚にかかわる妄想.

　上記の5分類以外にも，以下のものがある.

- 混合型：複数の妄想の主題のうち，いずれも優勢でない場合.
- 特定不能型：支配的な妄想確信がはっきりと決定できない場合やある特定の型にならない場合（例：際立った被害的もしくは誇大的な要素のない関係妄想）.

　妄想性障害を診断する際には，個人の文化的・宗教的な背景を考慮に入れなければならない. 生涯有病率は0.2%である.

2 治療

　治療は統合失調症と同じ抗精神病薬が投与されることが多いが，精神療法も併用するとより改善効果が期待できる. 看護において患者の妄想や思考を軽侮するような批評を行ってはならない. 患者の視点に立てば，妄想が患者に苦痛を与えていることを認められる.「これまでのあなたが経験してきたエピソードを考えると，さぞかしあなたはつらく，そして疲れ切っているのでしょうね」という理解を示すのが望ましい. 治療を評価する指標は，患者の妄想の減弱よりも，社会適応の成功にある.

 引用・参考文献

1) Stahl, S.M. ストール精神薬理学エセンシャルズ：神経科学的基礎と応用. 仙波純一ほか訳. 第4版, メディカル・サイエンス・インターナショナル, 2015, p.126.
2) American Psychiatric Association. DSM-5 精神疾患の診断・統計マニュアル. 高橋三郎ほか監訳. 医学書院, 2014.
3) Sadock, V.A. et al. カプラン臨床精神医学テキスト. 井上令一ほか監訳. 第2版, メディカル・サイエンス・インターナショナル, 2004, p.527.
4) Stahl, S.M. Stahl's Essential Psychopharmacology Neuroscientific Basis and Practical Applications. Cambridge University Press, 2008, p.301.

重要用語

統合失調症	幻覚	非定型抗精神病薬
ストレス脆弱性仮説	陽性症状	ドパミン仮説
神経変性仮説	陰性症状	NMDA受容体機能低下仮説
妄想	定型抗精神病薬	妄想性障害

4 抑うつ障害と双極性障害

抑うつ障害（depressive disorder）と**双極性障害**（bipolar disorder）は，うつ状態，躁状態をはじめとした，気分・感情の障害を主症状とする疾患である．中でも**うつ病**は単極性うつ病ともいい，頻度が高い．患者は，身体症状を自覚して一般医を受診することが多い．さらに，さまざまな身体疾患において，うつ病の合併率が高いことに加え，うつ病が身体疾患の予後を悪化させることも知られている．このため，いずれの科の診療においても，うつ病は重要な疾患といえる．

一方，躁病相とうつ病相を繰り返す双極性障害は，うつ病とは経過も治療も異なるため，その特徴をしっかりつかんでおく必要がある．

うつ病，双極性障害の病因としては，モノアミン仮説*をはじめとする生物学的要因や，遺伝要因，生育歴や人格（執着気質，メランコリー親和型），ライフイベントや環境によるストレスなどの心理社会的要因など，いくつかの要素が示されており，これらが複合して発症すると考えられている．双極性障害では，特に家族歴の影響が大きいなど，生物学的基盤がより強く関連する．

疾患名とその概念には変遷がみられるが，ICD-10とDSM-5の対応を表1.4-1に示した．国際疾病分類（ICD-10）では，**気分［感情］障害** mood [affective] disorderという用語が用いられ，器質性因子以外のあらゆる要因に伴う気分の障害が含まれる．一方，DSM-5では，症候学，家族歴，遺伝学の観点から，抑うつ障害と双極性障害は二つのそれぞれ独立した診断カテゴリに分類され，器質・症状因，物質・医薬品による病態をも包括する概念となった．この節ではDSM-5に基づき，うつ病および双極性障害の病態を中心に解説する．

plus α

うつ状態

病名ではなく，状態像の名称である．抑うつ状態と同義で，精神活動が抑制されている状態をいう．気分の落ち込み，悲哀感などや，思考・行動の抑制，身体の不調として現れる．抑うつ障害や双極性障害のうつ病相が典型的だが，適応障害，統合失調症，器質性精神疾患などでもよくみられる．

用語解説 *

モノアミン仮説

脳内神経伝達物質の一つであるモノアミン（セロトニンやノルアドレナリンなど）の伝達機構に障害が生じて，うつ病や躁病の症状が起こるとする仮説．

表1.4-1　抑うつ障害，双極性障害の分類

ICD-10	DSM-5
気分［感情］障害 ● 躁病エピソード ● 双極性感情障害（躁うつ病） ● うつ病エピソード ● 反復性うつ病性障害 ● 持続性気分［感情］障害 ●（気分循環症・気分変調症などを含む） ● その他の気分［感情］障害 ● 詳細不明の気分［感情］障害	抑うつ障害群 ● 重篤気分調節症 ● うつ病（DSM-5）*／大うつ病性障害 ● 持続性抑うつ障害（気分変調症） ● 月経前不快気分障害 ● 物質・医薬品誘発性抑うつ障害 ● 他の医学的疾患による抑うつ障害 ● 他の特定される抑うつ障害 ● 特定不能の抑うつ障害
	双極性障害および関連障害群 ● 双極Ⅰ型障害 ● 双極Ⅱ型障害 ● 気分循環性障害 ● 物質・医薬品誘発性双極性障害および関連障害群 ● 他の医学的疾患による双極性障害および関連障害群 ● 他の特定される双極性障害および関連障害群 ● 特定不能の双極性障害および関連障害群

＊「DSM-5で定義されるうつ病」の意味

1 抑うつ障害の診断と特徴

1 特徴と有病率

うつ病（DSM-5）／**大うつ病性障害**（以下「うつ病」と記載）は，抑うつ気分，興味と喜びの喪失，易疲労性などを特徴とする状態が2週間以上続くうつ病相を呈する疾患である．これらの病状は一般に（抑）うつ状態と呼ばれ，不安障害など，うつ病以外の疾患でもしばしば認められる．

診断基準では，うつ病をこれらのほかの疾患と区別するため，うつ病や双極性障害におけるうつ病相の判断根拠となる症状の組み合わせと持続期間を定義しており，これを**うつ病エピソード／抑うつエピソード**という（図1.4-1）．大うつ病（major depressive disorder）の「大」は症状が重いという意味で，近年ではおおむね「うつ病」と同義に用いられる．うつ病相は1回だけのこともあるが，典型的には一生のうちに何度も繰り返す．

持続性抑うつ障害（気分変調症）は，ほとんど1日中にわたる抑うつ気分が2年以上持続するものである．症状は抑うつエピソードより軽い．

いずれにおいても，後述する躁病相や軽躁病相はみられない．

米国におけるうつ病の12カ月有病率（過去12カ月間に診断基準を満たした人の割合）は約7%，日本では2%程度との報告がある[2]．生涯有病率は15%との報告もあり，頻度の高い疾患である．男女比は，女性が男性の1.5～3倍である．10代後半から30代の発症が多いが，中年期や老年期に発症する場合も少なくない．

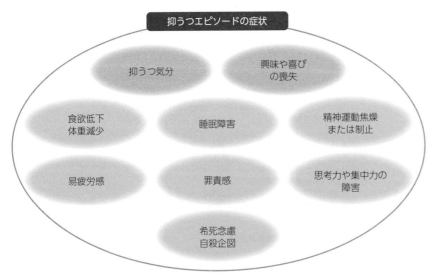

うつ病の「抑うつエピソード」の診断基準は，「抑うつ気分」または「興味または喜びの喪失」を含む五つ以上の症状が2週間以上持続するものをいう．

図1.4-1　抑うつエピソードでみられる症状

2 症状

うつ病相においては，明らかな原因もなく気分が憂うつになり，すべてが面白くなくなる（**抑うつ気分**）．なんとなく寂しく，理由もなく悲しい気分になる（**悲哀感**）．自己評価が低くなり，自責的，悲観的になる．物事に集中できず，ささいなミスが多くなる．判断力や決断力が低下し思考の進みが遅くなる（**思考力や集中力の障害**）．また，マイナス思考が目立つようになり，「自分が生きていると周りに迷惑をかける」などと考え，「死にたい」と思ったり（**希死念慮**），実際に自殺を図ったりする（**自殺企図**）．

さらに，自己の価値や能力の低さを確信するような，気分と一致した妄想が出現することがある（**微小妄想**）．この微小妄想には，財産を失ったという考え（**貧困妄想**）や，重大な過失を犯したという考え（**罪業妄想**）や，健康を害したという考え（**心気妄想**）が含まれる．

今まで楽しめていたことに喜びや関心がもてなくなり，また，意欲が低下するために「やらないといけないとわかっているのにおっくうだ，体がついてこない」などと訴えるようになる（**制止**）．そのため，臥床や閉居（家に閉じこもる）の状態となる一方，焦りが強くなり，いてもたってもいられなくなることがある（**精神運動焦燥**）．

抑うつ気分や精神運動制止には**日内変動**があり，朝が強く夕方にかけて軽くなることが多い．制止が強くなると自発的な運動がなくなり，外界からの刺激に対して応答しない状態（**うつ病性昏迷**）になることがある．

身体症状としては，睡眠や食欲の障害のほかに，各種の自律神経機能障害が出現する．**睡眠障害**は最も重要な症状の一つであり，寝つきが悪くなる入眠障害，途中で何度も起きてしまう中途覚醒や，朝早く目覚めてしまう早朝覚醒などがみられる．また，食欲が低下し，体重が減少する．このほか，易疲労感，便秘や下痢，口渇感，肩こり，月経不順，疼痛など，さまざまな身体症状が出現するため，うつ病患者の多くが，精神科ではなく内科をはじめとするプライマリケア（患者が身近にアクセスできる第一次医療機関）を受診する．

単一エピソードの場合は，通常3～8カ月間持続し，約20%は2年以上のうつ状態が持続すると考えられている．ごく急性期にみられるような症状は，2週間から2カ月で消失するといわれている．また，うつ病の7～8割は寛解するが，その多くが再発する（**図1.4-2**）．一般的に，患者が再発を繰り返すほど寛解期の長さが短縮し，重症度が増してしまう．しかし，抗うつ薬を6カ月間以上継続すれば，再発の頻度と重症度を軽減させることができる．

2 抑うつ障害の検査・治療

1 検査

薬剤や身体疾患から二次的に生じるうつ病以外では，診断的価値のある特異的な検査所見はない．ほかの身体疾患および脳器質疾患の検索や，全身状態の

---

plus α

気分障害と自殺

自殺者のうち，気分障害の患者の割合は30～50%と，ほかの精神疾患に比べても多い．うつ病患者の自殺率は2～5%と高く，重症例では15%に上るとされる．一方，軽症では比較的少なく，自殺企図を頻繁に繰り返す場合には，うつ病よりもむしろほかの疾患，例えばパーソナリティ障害などの可能性を検討する必要がある．双極性障害のうつ病相においても自殺率は高い．

plus α

概日リズム

約24時間の周期をもつ生命活動のリズムを概日リズム（サーカディアンリズム）と呼び，睡眠・覚醒リズムのほか，体温を含む自律神経系，内分泌系，免疫系，代謝系活動にみられる．うつ病でみられる症状の一部は概日リズムの異常を反映しているという指摘もある．

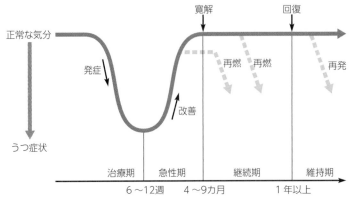

Kupfer, DJ. J Clin Psychiatry. 1991, 52（Suppl 5）, p.28-34より改変.

図1.4-2　うつ病の経過と再燃・再発の模式図

評価のため，血液検査（血算・肝／腎機能・甲状腺機能など），必要に応じて脳画像検査などを行う．薬物療法中は，副作用のモニタリングのため，血液検査，心電図検査（抗うつ薬により致死的な不整脈の誘因ともなるQT延長症候群が生じることがある）を定期的に行う.

2　治療

　治療は，薬物療法，精神療法，休養や環境調整，リハビリテーションが柱となる．薬剤抵抗性の症例や，自殺企図，身体衰弱が切迫している症例には，電気けいれん療法も行われる．冬季にうつ状態が起こる季節型うつ病では，光療法も有効である.

　薬物療法の中心は**抗うつ薬**で，不安や睡眠障害などに対して補助的に抗不安薬，睡眠薬等が用いられる．抗うつ薬は，副作用の比較的少ない**選択的セロトニン再取込み阻害薬**（**SSRI**）や**セロトニン・ノルアドレナリン再取込み阻害薬**（**SNRI**）などが主流となっている．急性期の治療が終了した後は，再燃を予防するために，急性期で用いた用量をそのまま半年程度継続することが望ましく，その後は漸減，中止される．再発を繰り返す例などでは，長期にわたって，再発を予防するために維持療法が行われる.

　体系化された精神療法のうち，特に認知療法・認知行動療法，対人関係療法，力動的精神療法，問題解決技法などが有効とされている．日本で主に行われる認知療法・認知行動療法では，患者の認知，すなわちものごとの受け止め方や解釈のしかたに働きかけることで，気持ちを楽にしたり，行動の変化を促したりする．たとえば「自分は役に立たない人間である」といった偏った無価値感に対して気付きや修正を促す．近年は，瞑想を通じて「今，この瞬間の体験に意図的に意識を向け，評価をせずに，とらわれのない状態で，ただ観る」こころの状態に至る技法である，マインドフルネスも，うつ病の再発予防に有効であることが示された.

plus α

QT延長症候群

心電図上でQT時間の延長を認め，トルサード・ド・ポアントなどの多形性心室頻拍を引き起こし，致死的となることがある.

plus α

**季節型うつ病と
光療法**

冬季など，日照時間が短縮する時季にうつ状態が起こるタイプを季節型うつ病と呼ぶ．過食，体重増加，過眠などの特徴を有するものもある．早朝2～3時間にわたって5,000ルクス以上の光を照射する光療法が有効である.

3 抑うつ障害とライフステージ

1 小児期

小児期のうつ病では，抑うつ気分，自責感などが自覚体験として訴えられにくく，頭痛，腹痛，倦怠感，不眠などの身体症状や，朝起きられない，元気が出ない，不登校などの行動面の症状としてとらえられることが多い.

2 青年期

青年期には，学校や職場に対する不適応や，人格の未熟さ，ストレス脆弱性が関係する抑うつ状態が多い. 比較的軽症であるが難治で，逃避的，他責的傾向を有する，いわゆる「**新型うつ病**」と呼ばれる病態が，近年注目されている.

3 成人期

成人期には，きちょうめんで責任感が強く，他人をよく思いやる，決まりを大切にする，自分に厳しいといった性格（**メランコリー親和型**）の人に，仕事上，生活上の大きな変化や病気などが起こり，過剰なストレスが生じて発病の契機となるという典型的なパターンがよくみられる. 昇進や自宅の新築など，一見，抑うつとはそぐわない出来事でも，こうした性格の人には過剰な重荷になる場合がある.

4 老年期

老年期には，身体機能や生活機能の低下，社会的役割からの撤退，友人や肉親との死別体験など心理社会的要因が関与するものと，身体疾患に伴うものが多い. 認知症や脳血管障害などには，しばしばうつ状態が併存する. 食欲不振やだるさ，消化器症状などの心気症状が前景となりやすく，うつ病に特徴的な精神症状が目立たないことがある点に注意を要する.

5 女性のライフステージ

女性においては，性周期，妊娠，出産，閉経といった女性ホルモンの変動を伴う身体的な体験と，結婚，育児，仕事や家族との関わりなどの心理・社会的な体験がライフサイクルを通じて複雑に絡み合っており，これを背景として，特徴的な種々の抑うつ障害が認められる（表1.4-2）.

女性ホルモンは気分と意欲に深い関係があり，月経前，産後，更年期など，女性ホルモンが急激に変動する時期は，うつ病を発症するリスクが特に高い. **月経前不快気分障害**（premenstrual dysphoric disorder：PMDD➡p.26参照）は，**月経前症候群**＊（premenstrual syndrome：PMS）で生じる抑うつ気分，易刺激性，不安，情緒不安定などの精神症状が日常生活に支障を来すほどに重症化するもので，有月経女性の2〜6％程度にみられる[1].

産後の抑うつとしては，マタニティーブルーズと産後うつ病がある. **マタニティーブルーズ**は，出産直後から2週間くらいの間に起こる一過性の情動不安定な状態で，涙もろさが特徴である. **産後うつ病**は，産後2〜5週に好発

plus α

新型うつ病

一般的な呼称であり，厳密な医学的概念ではない. 抑うつを主体とする病態のうち，①発症年齢が20〜30歳前後，②軽症の場合が多い，③執着気質やメランコリー親和型の性格傾向を示さない，④自責的な面は目立たない，⑤逃避的傾向を認める，⑥適応障害やパーソナリティ障害との鑑別が困難である，などの特徴を有するものを指す. 操作的診断では持続性抑うつ障害（気分変調症）と診断される場合が多い.

plus α

メランコリー親和型

きちょうめん，律儀，強い責任感，他者への配慮，秩序愛，高い自己要求などを併せもつ性格特徴で，生来的にうつ病にかかりやすいとされる. 仕事が増えたときは仕事の質も量も高めようとするので挫折しやすい. また，他人のための存在として生きがいを感じているので，近親者の死や別離が生きがいの喪失につながる.

用語解説＊

月経前症候群 PMS

月経前には，抑うつ気分，易刺激性，不安，情緒不安定などの精神症状や，頭痛，腰痛や腹痛，眠気，倦怠感，食欲変化などのさまざまな不快症状を認めることが多く，これらを総称して月経前症候群という.

表1.4-2 女性のライフステージと抑うつ障害

ライフステージ	年齢層	誘因・関連する状況	抑うつ障害の種類など
青年期・成人期	18〜39歳	●月経 ●出産 ●引っ越し	●月経前不快気分障害 ●マタニティーブルーズ，産後うつ病 ●引っ越しうつ病
初老期	40〜64歳	●更年期 ●子どもの自立	●更年期のうつ病 ●空の巣症候群
高齢期	65歳〜	●身体機能の低下 (老化)， 　身体疾患	●老年期うつ病

するうつ病を指し，症状は通常のうつ病と同様である．

　更年期には，抑うつ・不安が更年期障害の症状の一部として多くみられるほか，うつ病が好発する．加齢に伴う卵巣機能の衰退という生物学的な要因と，身体的老化や社会的役割の変化に伴う心理社会的要因の両方が関与しており，抗うつ薬に加えて，漢方薬やホルモン補充療法もある程度有効である．

　ライフイベントとの関連が深い病態としては，転居の際の精神的・身体的負担と，自我の一部ともいえる家が替わることの衝撃，転居後の対人関係の変化を契機として女性に発症することが多い引っ越しうつ病がある．また，子育て中心に過ごしてきた中年の主婦が，子どもが自立し，夫が多忙で不在がちの状況で，家庭が空になってしまった空虚感からうつ状態に陥る空の巣症候群もその一つである．

4 抑うつ障害の看護の視点

　うつ病を告知して問題になることは少ない．うつ病患者の多くは自分の症状について，「自分のせいでこうなった」「単に自分が怠けているだけである」などという気持ちが強いため，病気の症状であること，治療を受ければ改善することを説明し，安心させることが大切である．この際，励ますような対応は，かえって患者の自責の念を募らせるため適切ではなく，共感的な態度で接することが望ましい．また，うつ病に罹患している間は，退職や離婚など，人生の重大な決定事項を避ける必要がある．過剰に自責的，悲観的な考えに基づいて不適切な判断を下してしまう恐れがあるためである．

　うつ病では，休養をはじめとする活動のペースダウンを要することが多い．希死念慮が強いときや食欲低下による身体的衰弱が著しいときなどは，入院による治療が必要になる．入院時には感情面，認知面，セルフケアや対人接触などの行動面の観察とともに，身体症状の評価が重要である．特に重症の場合は飲水の意欲もなく脱水状態に陥っていることもあるため，生命維持に直結する飲水量の観察は必須である．入院して間もないころや，症状が回復に向かったころに自殺の危険性が高くなる傾向があるので，注意が必要である．抗うつ薬開始時は，悪心 (嘔気)，下痢，眠気，ふらつきなどの副作用の出現にも注意

plus α

更年期

女性の加齢に伴う生殖期から非生殖期への移行期で，一般に閉経を挟む前後5年ずつの10年間を指す．更年期にみられる器質的変化に起因しない症状 (不定愁訴) が更年期症状であり，更年期症状が重く，日常生活に支障を来す病態が更年期障害である．

する．家族にも，うつ病の病状と治療，患者への対応のしかたを理解してもらい，共有することが大切である．回復期の社会復帰に際して，職場復帰に向けたリハビリテーションである**リワークプログラム（復職支援プログラム）**が有用である．通勤を想定して決まった時間に施設に通い，仕事に近い内容のオフィスワークや軽作業，うつ病の再発を防ぐ疾病教育や認知行動療法などの心理療法を行う．

　いわゆる新型うつ病では，生活リズムの確立，社会適応能力向上の支援，本人の心理的成熟を促す関わりなどを重視した支援が必要である．

5 双極性障害の診断と特徴

1 特徴と有病率

　双極Ⅰ型障害は，気分が異常かつ持続的に高揚すると同時に，身体的・精神的活動性が著明に亢進し，さまざまな思考や行動の障害を伴って生活や仕事に大きな支障を来す躁病相（躁病エピソード）を呈する疾患である．通常は躁病相を繰り返し生じ，躁病エピソードの軽症版である軽躁病エピソードや抑うつエピソードも併せもつことが多い．

　双極Ⅱ型障害は，軽躁病エピソードと抑うつエピソードを少なくとも1回ずつ呈するが，躁病エピソードほどに重症化することはない．

　気分循環性障害は，2年以上の間，軽躁症状の期間と軽うつ症状の期間を繰り返すが，いずれも軽躁病エピソード，うつ病エピソードを満たすほど重篤ではない．

　抑うつ障害と双極性障害の病相のイメージを**図1.4-3**に示した．

plus α

躁病エピソード　軽躁病エピソード

気分の高揚，活動性の亢進が4日以上，異常かつ持続的に生じる．その間に以下の症状が三つ以上みられる．①自尊心の肥大，②睡眠欲求の減少，③多弁，④観念奔逸，⑤注意散漫，⑥活動性の高まりや焦り，⑦後で困った結果を招くような浪費や投資など．

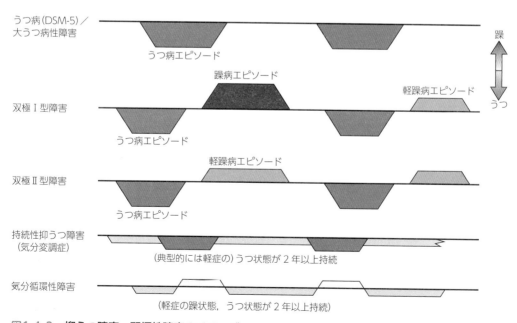

図1.4-3　抑うつ障害，双極性障害のイメージ

双極Ⅰ型障害，双極Ⅱ型障害，ほかの特定不能の双極性障害を併せた有病率は2～3％程度である．性差は少ない．

2 症状

躁病／軽躁病エピソードにおいては，気分は爽快になり，いかにも楽しそうによく笑い，上機嫌となる（**爽快気分**）．しかし，ささいなことで不機嫌になり，瞬間的，一方的に怒り出し（**易怒性**），周囲の人に対して攻撃的になりやすい．また，身体的にも好調になり，疲れを感じなくなる．自己評価は過大となり，自信に満ちあふれるようになる．

会話や思考の内容は，次々に湧き出てくる自分の考えを十分に吟味することなく口にするため，前後の脈絡が乏しくなり（**観念奔逸**），論理的思考が不可能となる．また，注意や関心が向く対象が次々と変わり（**転導性の亢進**），注意を集中することが困難となる（**注意散漫**）．時に誇大傾向が極端になり，誇大妄想を伴うこともある．また，欲動が亢進するため，患者は絶え間なく話し（**多弁**），動きが多くなる（**多動**）．意欲がさらに亢進すると，絶えず動き回り，手当たり次第，行動に移すようになるが，まとまりはない（**行為心迫**）．社会的・性的な逸脱行為が目立ったり，分不相応な買い物をしたりする．

身体症状としては，睡眠障害がほぼ必ず出現し，眠らなくても元気いっぱいであると感じて，短時間睡眠で夜中にも活動する（**睡眠欲求の減少**）．また，食欲は亢進することが多いが，活動性も亢進しているために，むしろ体重は減少することが多い．重症になると，睡眠や食事すら十分にとらず活動を続けるようになる．性欲は亢進することが多く，飲酒量も増える．

躁病相は，典型的には急激に発症し，治療が行われなければ約3カ月間続く．一度，躁病相に至った患者の90％が次の病相を繰り返す可能性があり，双極性障害のおよそ40～50％で2年以内に二度目の躁病相となる．生涯に出現する躁病相の平均回数は9回で，40％の患者では10回以上の病相を経験する．

6 双極性障害の検査・治療

1 検査

検査については，抑うつ障害と同様である．薬物療法で炭酸リチウムや抗てんかん薬を用いる場合には，薬物血中濃度も定期的に測定する．炭酸リチウムに反応しないタイプは，再発率が高くなる傾向にある．

2 治療

治療は，躁病相，うつ病相いずれにおいても，気分安定薬および抗精神病薬による薬物療法が主体である．抗うつ薬の投与は躁転*を招きやすいため，うつ病相においても原則として避ける．躁状態に対して気分安定薬を連続投与すると，躁・うつ病エピソードの反復を予防する効果がある．

躁状態のときには，周囲との諍いや社会的な逸脱行為が生じがちなこと，

用語解説*
躁　転
抑うつ状態が，躁状態または軽躁状態に変化すること．抗うつ薬による躁転のほか，うつ病の回復期に自然経過として一過性の軽躁状態を来すことがある．年4回以上病相が交代する群をラピッドサイクラー（rapid cycler）と呼び，やはり抗うつ薬使用が一因となりうることが指摘されている．

不眠や体重減少などの身体的な消耗が著しいことなどにより，入院治療が行われることが多い．患者の病識が非常に希薄で，治療に対して拒否的となることも多く，強制的な入院を行わざるを得ないことも少なくない．電気けいれん療法も適応となる．

7 双極性障害の看護の視点

　躁病の急性期では，気分が高揚しているだけでなく，攻撃的，易怒的になっていることがあるが，動揺せず冷静に接する．外界からの刺激に敏感なため，入院治療では，できるだけ刺激の少ない環境を提供する．患者に対して何かをする前に一声掛けるだけでも，患者の緊張や刺激性が和らぐことが多い．一度に多くの情報を伝えようとすると，注意や思考が散乱して伝わりにくくなるので，わかりやすい言葉で必要最低限のことを伝えるよう心掛けるとよい．

■ 引用・参考文献

1) American Psychiatric Association. DSM-5 精神疾患の診断・統計マニュアル. 日本精神神経学会監修. 高橋三郎ほか監訳. 医学書院, 2014.
2) 川上憲人. こころの健康に関する地域疫学調査の国際比較に関する研究. 平成16～18年度厚生労働科学研究費補助金（こころの健康科学研究事業）, こころの健康についての疫学調査に関する研究報告書. https://www.khj-h.com/wp/wp-content/uploads/2018/05/soukatuhoukoku19.pdf, （参照2023-06-21）.
3) 大熊輝雄. 現代臨床精神医学. 第12版, 金原出版, 2013.
4) 平島奈津子. 女性とうつ病. 日本医事新報. 2008, 4407, p.73-76.
5) 菅野章子. 特集, 新型うつ病への対応：産業看護職による新型うつ病社員への支援. 産業看護. 2012, 4（5）, p.496-499.
6) 多田幸司. 特集, うつ病は治るか：新しいタイプのうつ病

概説. こころの科学. 2009, 146, p.25-31.
7) 日本産婦人科医会編. 産婦人科診療ガイドライン：婦人科外来編2020. https://www.jsog.or.jp/activity/pdf/gl_fujinka_2020.pdf, （参照2023-06-21）.
8) Arsenault-Lapierre, G. et al. Psychiatric diagnoses in 3275 suicides: a meta-analysis. BMC psychiatry. 2004, 4（37）, https://bmcpsychiatry.biomedcentral.com/articles/10.1186/1471-244X-4-37, （参照2023-06-21）.
9) Bostwick, JM. et al. Affective disorders and suicide risk: a reexamination. Am J Psychiatry. 2000, 157（12）, p.1925-1932.
10) Mattisson, C. et al. The long-term course of depressive disorders in the Lundby Study. Psychol Med. 2007, 37（6）, p.883-891.
11) 加藤敏ほか編. 現代精神医学事典. 弘文堂, 2011, p.650.

重要用語

抑うつ障害	睡眠障害	産後うつ病
双極性障害	抗うつ薬	更年期
うつ病	新型うつ病	リワークプログラム
気分［感情］障害	メランコリー親和型	（復職支援プログラム）
大うつ病性障害	月経前不快気分障害（PMDD）	双極Ⅰ型障害
持続性抑うつ障害（気分変調症）	月経前症候群（PMS）	双極Ⅱ型障害
日内変動	マタニティーブルーズ	気分循環性障害

5 不安障害

不安症群／不安障害群（anxiety disorders）は，過剰な恐怖や不安および，回避行動などの関連する行動障害を呈する疾患群である．従来は，恐怖症および不安神経症と呼ばれていた．この節では，DSM-5の分類方法に基づき，不安障害の主要な疾患である限局性恐怖症，社交不安障害，パニック障害，広場恐怖症，全般性不安障害について述べる．

1 限局性恐怖症

1 特徴

限局性恐怖症（specific phobia）は，特定の物や状況（恐怖刺激）に対して限定的に，過度の恐怖や不安が生じる疾患である．飛行機に乗ること，高所，動物，注射，血を見ることといった，特定の対象や状況に接するたびに，実際の危険性やその人の文化社会的背景にそぐわない著しい恐怖や不安が，毎回たちどころに誘発される．恐怖・不安・回避は持続的であり，通常6カ月以上にわたる．

小児期早期に発症することが多く，成人期まで続いた場合は，そのまま長年持続する傾向がある．女性に多い．

2 症状

恐怖の対象や状況は極めて特異的で，動物（馬，犬，ヘビ，クモなど），高所，雷，暗闇，閉所，公衆トイレでの排尿や排便，血液，ナイフや注射針など先の尖ったもの（先端恐怖とよばれている），疾病（放射線被曝，伝染病，性病，エイズなど）のように，さまざまな種類がある．複数の対象や状況への恐怖がみられることも珍しくない．

恐怖や不安は，通常生じる一時的な恐怖とは異なる強烈なものであり，パニック発作のかたちをとることもある．患者はそのような対象を避けるか，避けられない場合は，強い恐怖や不安を感じながら耐え忍ぶ．完全に対象を回避できれば不安や恐怖はなくなるが，日常生活に制約を生じ，閉居状態が続くこともある．

2 社交不安障害

1 特徴

社交不安障害（social anxiety disorder）は，他者の注目を浴びる可能性のある社交場面（雑談，よく知らない人に会う，人のいるところでの飲食，人前で話をするなど）に対して，常に著しい恐怖や不安が生じる疾患である．症状が人前でのパフォーマンスや発表に限られるタイプもある（パフォーマンス限局型）．恐怖・不安・回避は持続的であり，通常6カ月以上にわたる．

小児期から青年期の発症が多く，男女差はほとんどない．

2 症状

　自分のおかしな振る舞いや，赤面，発汗，震えなどの不安症状を見せることが，恥をかいたり，拒絶されたり，迷惑をかけるなど，他人からの否定的な評価につながるのではないかと恐れる．患者はそのような場面を避けるか，避けられない場合は，強い恐怖や不安を感じながら耐え忍ぶ．内気で主張が弱く，過度に従順で，消極的なコミュニケーションしかとらない場合もある．

　社会的接触の多い職業を避けがちであり，家にひきこもりがちになり，異性との交際も避けるために，独身を貫いたり結婚が遅れがちになったりすることがある．また，パーティの前に飲酒するなど，薬物やアルコールの力を借りて気を紛らわすことで自ら対処している場合も多い．

3 パニック障害

1 特徴

　パニック障害（panic disorder）は，突然に生じる予期できないパニック発作を繰り返す疾患である．さらに，①パニック発作やその結果に対する持続的な懸念（**予期不安**），②発作に関連した状況を避ける不適応的変化（**回避行動**）のうち，少なくともいずれか一つが1カ月以上持続する．

　20代から40代前半に発症することが多く，女性に多い傾向にある．

2 症状

　パニック発作においては，突然の動悸や息切れ，発汗，胸苦しさ，さらには手足のしびれなどを自覚し，「このまま死んでしまうのではないか」という強い不安を感じ，救急を受診することも少なくない．平穏な状態から急に生じることも，不安に伴って起こることもあり，睡眠中にも起こり得る．

　パニック発作を繰り返すことにより，発作がない期間でも「また発作が起きるのではないか」「自分がコントロールできない」という持続的な懸念である予期不安が生じる．また，運動や不慣れな状況，以前パニック発作が生じた際と似たような状況を避ける回避行動が生じる．公共交通機関や雑踏の中での発作を経験すると，一人でいることや公衆の場に行くことを恐れるようになり，後述の広場恐怖症を併発することも少なくない．そうなると，通勤や通学が妨げられ，日常生活への影響が大きくなりがちである．

　成人早期に発症しやすく，経過は慢性的で，増悪と軽快を繰り返す．うつ病をはじめとするほかの精神疾患を合併することも多い．

4 広場恐怖症

1 特徴

　広場恐怖症（agoraphobia）は，公共の場所や閉鎖空間に対して，著明な恐怖，不安を生じる疾患である．恐怖，不安を引き起こす状況は多様で，①公共交通機関の利用，②駐車場，市場，橋などの広い場所，③店，劇場，映

plus α

**パニック発作と
パニック障害**

パニック発作は，パニック障害以外の不安障害や，抑うつ障害群，心的外傷後ストレス障害などほかの精神疾患および一部の身体疾患でも生じ得る．このため，パニック発作があるだけでパニック障害とはいえない．パニック障害と診断するには，予期されないパニック発作が2回以上生じることに加え，予期不安，回避行動などの基準を満たす必要がある．パニック発作が常に特定のきっかけで起きる場合は，限局性恐怖症などが疑われる．

画館などの閉鎖空間，④列に並ぶまたは人混みの中にいる，⑤家の外に一人でいる，のうち二つ以上にわたる．そのような状況で，パニック発作様の症状や，自ら対処できないような，または恥ずかしい出来事（転倒や失禁など）が生じた際に，逃げるに逃げられない，助けが得られない，ということが背景にある．状況に不釣り合いな強い恐怖が即時性，再現性をもって現れる点，状況に対する回避，経過が持続する点は限局性恐怖症と同様である．

青年期後期と成人期早期に発症することが多く，女性に多い．

2 症状

パニック発作またはパニック障害が併存することが多い．しばしば日常生活に支障を来し，ひきこもって生活している場合もある．経過は通常，持続的で，長期化に伴い，抑うつ障害や物質使用障害の併存率が高まる．

5 全般性不安障害

1 特徴

全般性不安障害（generalized anxiety disorder：GAD）は，日常生活のさまざまな出来事や活動に対して，持続的に過剰な不安や心配が生じる疾患である．不安や心配は，少なくとも6カ月間にわたり，起こる日のほうが起こらない日よりも多い．不安は，抑制するのが困難であるという自覚があり，以下の六つの随伴症状のうち，三つ以上を伴う．

①落ち着きのなさ，緊張感，神経の高ぶり

②易疲労性

③集中困難，何も考えられない状態

④易刺激性

⑤筋緊張

⑥睡眠障害

また，青年期に好発し，女性に多い．

2 症状

不安は特定の状況に限らず，通常は不安発作のような強い不安ではない．常に将来に対して悲観的に考えてしまい，心配したり，イライラしたり，緊張したりする状態が続く．発汗，悪心，下痢などの身体症状や，過度の驚愕反応*を伴うことも多い．身体症状から一般医を受診することが多く，精神科治療を受ける患者は約3分の1であるといわれている．経過は慢性的で，寛解率は低い．

plus α
過呼吸症候群（過換気症候群）

発作性に生じる制御不能の頻回な呼吸のために多彩な症状を呈する病態．パニック障害と混同されやすいが，疾患名ではなく症状名である．必ずしも予期不安を伴わず，ICD-10では身体表現性自律神経機能不全に属する病態である．過換気により血中のCO_2分圧が低下するため，呼吸性アルカローシスを来し，二次性に循環器症状（動悸，胸痛，胸の締めつけ感など）や神経筋肉系症状（めまい，ふらつき，失神，テタニー様けいれん，四肢の硬直，四肢末端や口唇周囲のしびれ感など）を生じる．

用語解説*
驚愕反応

顔面蒼白，動悸，呼吸困難，発汗などの，恐怖反応としての自律神経徴候．

広場恐怖症，限局性恐怖症，社交不安障害の鑑別

　広場恐怖症では，公共交通機関や雑踏，公衆の面前などのうち，2種類以上の状況で恐怖が生じるが，限局性恐怖症では，通常，特定の1種類の状況に限られる．

　また，これら3疾患では，恐怖を感じるものや場面に対するとらえ方がそれぞれ異なる．例えば，飛行機でのフライトに対する恐怖の場合，限局性恐怖症では，フライト自体が危険だという考えに基づくが，広場恐怖症では，フライト中にパニック発作様の症状が起きたら，逃げるに逃げられないという考えが不安や恐怖につながる．

　一方，社交不安障害では，他人から否定的な評価を受けるのではないかという懸念から，人と交わる場面が恐怖の対象となる．

6　不安障害の検査・治療

1　検査

　不安障害では，診断的価値のある特異的な検査所見はない．不安の原因となる身体疾患（**表1.5-1**）や薬物・毒物中毒（**表1.5-2**）を見逃さないように，必要に応じて心電図や尿・血液検査，画像検査を行う．

2　治療

　治療の原則は，可能な限り環境調整を行った上で，精神療法によってこころの葛藤の解消を図るとともに，自己の内面を見つめさせ，これまでの認知，思考，行動のパターンを現実により適応しやすいように変容させていく．支持的

表1.5-1　不安症状の原因となり得る身体疾患

内分泌疾患	甲状腺機能亢進症，褐色細胞腫，低血糖症，副腎皮質機能亢進症
心血管系疾患	うっ血性心不全，肺塞栓症，心房細動などの不整脈
呼吸器疾患	慢性閉塞性肺疾患，肺塞栓，喘息，肺炎
代謝性疾患	ビタミンB_{12}欠乏症，ポルフィリン症
神経疾患	悪性新生物，前庭機能不全，脳炎，てんかん ＊不安障害の治療にベンゾジアゼピン系抗不安薬が用いられることがあるが，時として依存を形成し，薬剤離脱症状として不安を生じることがあるので，原疾患の症状との鑑別が必要となる．

表1.5-2　不安症状の原因となり得る薬物・毒物

医薬品	オピオイド，鎮静薬，向精神薬（抗精神病薬，抗不安薬，抗うつ薬，抗てんかん薬等＊），精神刺激薬，麻酔薬，交感神経刺激薬，気管支拡張薬，抗コリン薬，インスリン，甲状腺製剤，経口避妊薬，抗ヒスタミン薬，抗パーキンソン病薬，副腎皮質ステロイド，降圧薬，心血管系治療薬 ＊内側側頭葉てんかんでは，突発的な恐怖感や動悸，発汗などの自律神経症状を呈したり，パニック発作様のてんかん発作が起きることがある（発作性恐怖）．
精神作用物質	アルコール，カフェイン，覚醒剤，大麻，フェンシクリジン，コカイン，ほかの幻覚薬・吸入剤
重金属と毒物	有機リン殺虫剤，神経ガス，一酸化炭素，二酸化炭素，ガソリン・塗料などの揮発性物質

精神療法が基本であるが，症例に応じて，認知療法，行動療法，認知行動療法，森田療法，力動的精神療法などが行われる．

また，必要に応じて選択的セロトニン再取込み阻害薬（SSRI），セロトニン・ノルアドレナリン再取込み阻害薬（SNRI）などの抗うつ薬や，抗不安薬による薬物療法を行う．

治療抵抗例では，症状を取り除くことではなく，通常に近い生活が送れるようになることを目的とした心理社会的リハビリテーションを優先する．

限局性恐怖症における認知行動療法には，心理教育，エクスポージャー（曝露療法），リラクセーション，社会生活技能訓練（SST）などが含まれる．

パニック障害では，薬物療法が有効であった場合には8～12カ月継続することが望ましいとされる．認知行動療法には，心理教育やリラクセーション，呼吸法訓練，エクスポージャーなどが含まれる．パニック日記や不安階層表*などの活用も有効である．

全般性不安障害では，ライフスタイルの改善や社会的援助などの働きかけ，認知行動療法やリラクセーションなどが有効とされる．

7 不安障害の看護の視点

パニック発作の際は，安静にし，ゆっくりと呼吸するように指導する．過呼吸症状の際によく行われていたペーパーバッグ呼吸法は，現在は推奨されていない．身体診察や必要な検査を行い，患者を安心させる．抗不安薬を内服させることもある．症状が強ければ筋肉注射・静脈注射によって対応する場合もあるが，薬剤や医療行為への依存を助長することがあるので，安易に行うべきでない．

パニック障害では，カフェインやニコチンを摂取しすぎると症状が増悪することが報告されており，過剰に摂取しないようにアドバイスする．

plus α
パニック日記

どんな場面でどの程度不安が生じたか，どんなふうに行動したか，薬の飲み方はどうだったかなどを日記に書いておくことで，不安の少ない場面や有効な対処法に気付くことができる．患者自身が行う認知行動療法といえる．

用語解説*
不安階層表

患者自身が，恐怖や不安を感じる場面を特定して100点から0点までの点数をつけた一覧表．エクスポージャーの実施で用いられることが多い．

■ 引用・参考文献
1）林峰栄. 新人ナース必携！救急患者への問診・アセスメント必修講座14：不安がひどく落ち着きません. エマージェンシー・ケア. 2010, 23（4），p.398-400.
2）加藤敏ほか編. 現代精神医学事典. 弘文堂, 2011, p.146.
3）大熊輝雄. 現代臨床精神医学. 第12版, 金原出版, 2013.
4）American Psychiatric Association. DSM-5 精神疾患の診断・統計マニュアル. 日本精神神経学会監修. 高橋三郎ほか監訳. 医学書院, 2014.

重要用語

不安障害	パニック発作	全般性不安障害
限局性恐怖症	予期不安	過呼吸症状
社交不安障害	回避行動	
パニック障害	広場恐怖症	

6 強迫性障害（OCD）

1 強迫性障害（OCD）の診断と特徴

強迫性障害（obsessive-compulsive disorder：**OCD**）は，強迫観念，強迫行為，またはその両方がみられる疾患である．

強迫観念（obsession/obsessional idea）とは，自分の意思に反して繰り返し生じ持続する思考（例：手が細菌に汚染された），衝動（例：子どもをなぐってしまうのではないか），イメージ（例：暴力的な場面）のことで，多くは不安や苦痛を伴う．患者はそれをよくないことと思って，無視したり，払いのけようとしたり，ほかの思考や行動によって不安を和らげようと試みる．

強迫行為（compulsion/compulsive act）とは，繰り返される行動や，声に出さずに数を数えたり言葉を繰り返したりするなどの，こころの中で行う行為をいう．その目的は，強迫観念による不安や苦痛を和らげ，恐ろしい出来事を防ぐことにある．

患者は，こうした強迫観念や強迫行為に1日に1時間以上費やすなど，明らかにその程度は過剰であり，社会的な機能に支障を生じている．例えば，外出する際に「不在の間に火事が起こるのではないか」という強迫観念から不安が高まった場合，家中のコンセントやガス栓を確認するという強迫行為を行うことで，一時的に不安は軽減する．しかし，確認をしなければ安心して外出ができなくなり，徐々に一度の確認では済まず，1時間以上かけて何度も確認し続けるようになる（図1.6-1）．こうした確認行為のため，やがて学校や職

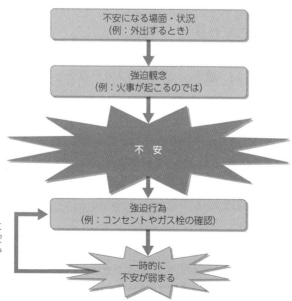

強迫行為により不安は一時的に軽減するが，やめると強い不安に襲われるので，強迫行為がやめられなくなる．

図1.6-1　強迫観念と強迫行為のメカニズム

場に遅刻したり欠席が増えたりして，社会生活に支障を来すことにもなる．

　さらには，家族にも確認するように強要したり，「本当に大丈夫か？」と保証を求めたりする**巻き込み**が生じることもある．つまり，強迫観念による不安を強迫行為によって軽減しようとすることで，かえって不安を強め，さらに強迫行為を繰り返すという悪循環が生じてしまうのである．

　このように，患者は自分自身で症状をコントロールしようとするが，うまくいかない状態のまま慢性化しやすい．診断閾値に達しない強迫症状をもつ人も相当数存在するとの指摘もあり，臨床群と非臨床群の連続性が強いこともOCDの特徴といえる．

　1995年のWHOの発表によると，OCDは経済的損失および生活の質（QOL）に関わる十大疾病の一つに位置付けられている．さらに近年では，強迫スペクトラム障害*などの比較的新しい概念の提唱がOCDに関連するトピックとなっている．

　発症時期でみると児童・青年期には男性が，成人期には女性が多いが，全体的には性差はない．児童・青年期に発症した場合には家族負因が強く，チックを併存することが多い．

2　強迫性障害（OCD）の症状

　強迫観念や強迫行為の内容は，人によってさまざまである．しかし，症状レベルは以下のように共通しており，複数の症状をもつ人もいる．

1　洗浄

　トイレのドアノブに触れたことをきっかけに，恐ろしい病気に感染するのではないかと思い（汚染に関する強迫観念），手洗いを念入りに何回も繰り返す，シャワーを何時間も浴びる，家中を執拗に磨く（洗浄の強迫行為）など．

2　物の配置・対称性へのこだわり

　何か悪いことが起きるのではと思い，机の上に置かれた物をすべてきちんと整理し，並べないと気が済まない（順序），部屋の出入りや椅子への立ち座りを繰り返す（繰り返し），階段を上るときに段数を数える（数かぞえ）など．

3　禁断思考

　「こうなってはいけない」という思考へのとらわれのことを禁断思考という．空き巣に入られるのではないかと戸締りを何度も見直し，外出までに1時間半かかる（確認強迫）．火事になるのではないかと，コンセントやガスの元栓を何回も確認する（確認強迫）など．

4　加害

　車の運転中に誤って人をひいてしまったのではないかと（加害恐怖），道に戻って確認する（確認強迫）．傘で人を刺してしまうのではないかと恐れ（加害恐怖），傘を持つことができないなど．

3 強迫性障害（OCD）の検査・治療

　治療に入る前にOCDとはどのような病気であるか，心理教育を行う．強迫観念と強迫行為の悪循環（図1.6-1）を説明し，脳の神経回路や神経伝達物質の異常によって起こる，決してまれではない病であると理解してもらうことが必要である．

　現在，推奨されている強迫性障害の治療法は，薬物療法，認知行動療法，もしくはその併用である．

1 薬物療法

　抗うつ薬である選択的セロトニン再取込み阻害薬（SSRI）が第一選択であり，十分量を十分期間使用する．SSRIの効果がみられない場合，非定型抗精神病薬による増強療法が行われる．最近では，グルタミン酸やその調節を受けるNMDA受容体機能と強迫症状との関連が指摘され，グルタミン酸関連製剤の治療効果が検討されている．

2 認知行動療法

　まず，患者と家族に，OCDの成り立ちや認知行動療法が作用するメカニズムなどの基本的理解を深めてもらう．次に，認知行動療法の技法の中でも，曝露反応妨害法を中心に行う．

　OCDでは図1.6-1で示したように，強迫観念と強迫行為が悪循環を起こしているため，これらを切り離す必要がある．曝露反応妨害法は，曝露法（exposure）と反応妨害法（response prevention）の二つの要素からなり，患者が避けている不安の対象にあえて直面化させ（曝露），その後に強迫行為を行わずに自然に不安が低減し，慣れていく（反応妨害）というものである（図1.6-2）．その際には，事前に患者自身がどのような時，場所でどのような強迫観念・強迫行為が生じるかを記録した行動記録表をもとに，不安階層表（➡p.58 用語解説参照）を作成し，比較的弱い不安の場面から順に取り組むこ

plus α

非定型抗精神病薬による増強療法

強迫性障害の薬物療法で，抗うつ薬だけでは効果が不十分な場合に，効果の増強を目的に少量の非定型抗精神病薬（第二世代抗精神病薬）を使うことがある．

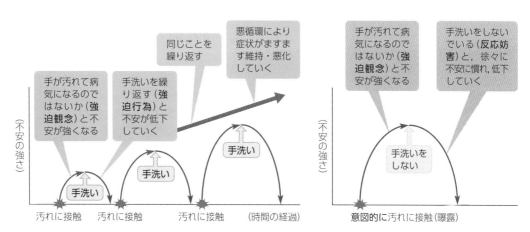

図1.6-2　洗浄強迫を例とした症状の成り立ち（左）と曝露反応妨害法（右）

とが望ましい.

❸ 検査

　重症度や症状の多様性を客観的にとらえるために，評価尺度が開発されている．代表的なものに，イェール・ブラウン強迫観念・強迫行為尺度（Yale-Brown obsessive compulsive scale：Y-BOCS）がある．これはグッドマン（Goodman，W.K.）らによってOCDの重症度を測定するために開発されたもので，10項目を質問し，各項目0点〜4点の総点40点で評価する．30分程度の半構造化面接によって評価される．

4　強迫性障害（OCD）の看護の視点

　基本的なことであるが，患者の苦しみを十分に理解し，共感する姿勢を大切にする．患者の家族からは，「（患者の）強迫行為にどのように接すればよいか」「強迫行為を一緒にするように言われたが，どうしたらよいか」「強迫行為に対する保証を求められたが，どうしたらよいか」といった質問をされることがある．OCD患者が入院した際には，看護師も同様の経験をすることがあるだろう．

　強迫性障害では，患者自身も自分の行為の過剰さや不合理さについて感じていることがあるため，患者の葛藤している心理を理解しようとする態度が重要である．そして前述したように，強迫行為や巻き込みが症状を維持・悪化させる要因になっていることを説明し，苦しくても強迫行為をやめることが治療のために必要であることを繰り返し伝える．その上で，いきなりではなく，段階的に強迫や巻き込みを減少させていく．

■ 引用・参考文献

1) Bloch, M.H. et al. Meta-analysis of the symptom structure of obsessive-compulsive disorder. Am J Psychiatry. 2008, 165 (12), p.1532-1542.
2) Goodman, W.K. et al. The Yale-Brown Obsessive-Compulsive Scale. I. Development, Use, and Reliability. Arch Gen Psychiatry. 1989, 46 (11), p.1006-1011.
3) 上島国利ほか編. エキスパートによる強迫性障害（OCD）治療ブック. 星和書店, 2010.
4) Rapaport, J.H. 手を洗うのがやめられない：強迫性障害.
中村苑子ほか訳. 晶文社, 1996.
5) 飯倉康郎. 強迫性障害の治療ガイド. 二瓶社, 1999.
6) Andrews, G. et al. 不安障害の認知行動療法（3）：強迫性障害とPTSD〈不安障害から回復するための治療者向けガイドと患者さん向けマニュアル〉. 古川壽亮監訳. 星和書店, 2005.
7) 池淵恵美ほか編. 明日からできる強迫症/強迫性障害の診療Ⅰ. 精神科臨床サービス. 2015, 15 (1).

　重要用語

強迫性障害（OCD）	巻き込み	禁断思考
強迫観念	洗浄	加害
強迫行為	物の配置・対称性へのこだわり	

7 ストレス因関連障害

1 心的外傷およびストレス因関連障害群の診断と特徴

　心的外傷およびストレス因関連障害群（trauma-and stressor-related disorders）には，反応性アタッチメント障害／反応性愛着障害，脱抑制型対人交流障害，心的外傷後ストレス障害，急性ストレス障害，適応障害が含まれている．ほかの精神障害と比べて特徴的なのは，心的外傷ないしストレスの強い出来事が発症に関わっていることが前提条件となっている点である．

1 反応性アタッチメント障害，脱抑制型対人交流障害

　反応性アタッチメント障害（reactive attachment disorder）と**脱抑制型対人交流障害**（disinhibited social engagement disorder）は，**ネグレクト**（小児期の適切な養育の欠如）などの外的要因が診断の要件となっている点で共通する．しかし，前者は内的な苦痛といった情緒的問題を生じるのに対し，後者は初対面の人への不適切で過度のなれなれしさなどの行動上の問題として現れる．

2 心的外傷後ストレス障害，急性ストレス障害

　心的外傷後ストレス障害（post-traumatic stress disorder：**PTSD**）および**急性ストレス障害**（acute stress disorder：**ASD**）は，心的外傷的な出来事を直接体験したり，目撃したり，家族や親友に生じたこととして聞いたり，それに巻き込まれたりした後に生じる．心的外傷的な出来事とは，DSM-5によると，「実際にまたは危うく死ぬ，重傷を負う，性的暴力を受ける出来事」を指している．具体的には，地震や水害などの自然災害，爆発事故や交通事故などの人為災害，性暴力や身体暴力などの犯罪被害，テロや戦争被害にさらされることなどであり，日常ではみられない出来事といえる．

　ASDとPTSDを区別するのは，外傷的な出来事発生直後から症状が持続する期間であり，ASDは出来事の後3日から1カ月までの期間，PTSDは出来事から1カ月以上持続した場合とされている．**トラウマ***となる出来事を体験すると，誰でも抑うつ気分や不安，不眠などが一過性の正常反応として現れるが，外出できない，仕事に集中できないなど，日常生活に支障を来す場合にASDやPTSDと診断される．

3 適応障害

　適応障害（adjustment disorders）は，はっきりと確認できるストレス要因に反応して，3カ月以内に情動面・行動面の症状が生じたものをいう．この場合のストレス要因とは，日常生活で生じ得る出来事であることが多い．一つの出来事（例：恋愛関係の終結）が要因となることもあれば，複数の出来事（例：仕事上の困難と家族問題）の場合もある．また，ストレス要因が反復，持続するものもある．

---

plus α

ネグレクト

ネグレクトには，感情的なもの（拒絶や無関心），物質的なもの（食べ物や衣類を与えない），社会的なサービスに関わるもの（教育や医療を受けさせない）などがある．

用語解説*

トラウマ

心的外傷体験と同義に使われることが多い．テロ行為，災害・事故，犯罪被害など生命の危機を伴う体験によるものと，虐待のように生活環境の中で反復される体験によるものとがある．小児期に被ったものほどトラウマの影響は深いとされる．

適応障害の症状とは，ストレスに対する正常な反応の延長上にあるもので，症状は，①不安症状（不安，恐怖，焦燥感），②うつ症状（喪失感，絶望感），③問題行動（勤務怠慢，過剰飲酒など），④身体症状（頭痛，倦怠感，感冒様症状など）に大別される．

2 心的外傷およびストレス因関連障害群の疫学

1 反応性アタッチメント障害，脱抑制型対人交流障害

反応性アタッチメント障害と脱抑制型対人交流障害は，重度のネグレクトにさらされた子どものうち，前者は10％未満，後者は20％程度に生じる．

2 心的外傷後ストレス障害，急性ストレス障害

日本における生涯有病率は1.1％で，女性に多い（男性0.4％，女性1.6％）．

外傷的な出来事の種類別に国内での報告をみると，1995年に起きた阪神・淡路大震災16カ月後時点でのPTSD相当事例は3.1％であった．ここでは，量－反応関係*が認められ，自宅が全壊・全焼した被災者の中で，PTSD相当事例は9.6％だったが，半壊群は2.6％，被害なし群は1.1％であった．

その他，地下鉄サリン事件（1995年）では半年後の有病率は7.8％，重度交通事故被害者8.5％，性暴力被害女性23.7％，DV被害女性40％と示されており，自然災害や集団被害，事故に比べて，犯罪被害でより高い割合になっている．なお，時間経過とともに罹患率も低下することが知られており，PTSDを発症した人のうち60％が4年後に回復するものの，40％は10年後も症状が持続しているという報告がある．

用語解説*
量－反応関係
被害の程度（量）と症状（反応）の現れる程度が相関していること．つまり，心的外傷体験がより強度で被害の程度が大きいほど，PTSDの発症率は高くなる．

3 適応障害

適応障害の有病率は対象や評価方法によってもかなり差があるが，精神科で外来治療を受けている人の5～20％を占めるといわれ，その割合は高い．

3 ASDとPTSDの症状

DSM-5では，ASDとPTSDの診断基準で以下の四つの症状について示されている．

1 侵入症状（再体験症状）

外傷体験がその人の意思にかかわらず，繰り返し体験されるものである．最も強烈な再体験症状は**フラッシュバック**（flashback）と呼ばれ，今まさにその出来事を体験しているかのような生々しい感覚が一瞬にしてよみがえることがある．また，その出来事に関する悪夢を繰り返し見ることもある．

2 回避症状

外傷体験についての不快な記憶や思考を回避したり，トラウマと関連する，またはそれを想起させる外的刺激を回避したりしようとすることである．例えば，交通事故被害者が，事故のあった場所を避けて，そこを通らないようにすることや，類似した事故報道を見聞きしたくないためにテレビを見なくなるな

どである.

3 認知と気分の異常

トラウマに関連した重要なことが思い出せない, 自分自身や周囲の世界に対して否定的にとらえる, 自分や他者を責める, 肯定的な気持ちになれないなどの認知および感情の変化を生じる.

4 過覚醒

外傷体験に関連しない, ささいな刺激に対しても過剰な驚愕_{きょうがく}反応を示すなど, 慢性的な自律神経系の過敏症状のことである. 常に緊張状態にあるために, 怒り, 自己破壊的な行動, 不眠, イライラ, 集中困難, 過剰な警戒心などを訴えることがある.

4 PTSDの治療

PTSDの発症に関しては, 外傷的な出来事の体験だけでなく, 年齢, 性別, 過去のネガティブな体験, 性格傾向, 出来事による生活面への影響の大きさ, 問題解決能力の程度といった個人的要因が関与する. さらには, 外傷的出来事の後のケアや社会的サポートを得られたかどうか, 二次的被害に遭わなかったかといった環境的な要因も関連する（図1.7-1）.

この点から, 出来事の直後に治療的介入を行うことはPTSD発症の予防となる. そのためには, まず体験者に安心感・安全感をもたらすような物理的環境, 対人環境を整え, トラウマとストレスに関する心理教育を提供することが必要である. PTSDは, ある一定の期間を過ぎると慢性化し, その後は容易に寛解しないという報告があることからも, 早期の介入が重要である. ただし, 以前提唱されていた心理的デブリーフィング*は, かえって予後を悪化させることがあるとして, 現在は勧められていない.

PTSDに対して, ランダム化比較試験で有効性が示されている治療法には, 薬物療法, 認知行動療法, 眼球運動による脱感作と再処理法 (EMDR) がある.

1 薬物療法

選択的セロトニン再取込み阻害薬 (SSRI) が第一選択薬として推奨されている. PTSD症状全般に効果が高く, 合併症, 併存障害, また回復力を高めるためにも有効である. SSRIはその他の抗うつ薬に比べて有害反応が少なく安全とされているが, 不眠, 興奮, 胃腸症状, 性機能不全などの有害反応がある.

plus α

PTSD発症に関与する要因

年齢：低 ＞ 高
性別：女性 ＞ 男性
過去のネガティブな体験：多 ＞ 少
生活面への影響：大 ＞ 小
問題解決能力：低 ＞ 高
性格傾向は, 内向性, 神経症性で高い.

用語解説*＊

心理的デブリーフィング

外傷的出来事の体験後36〜72時間以内に体験内容や感情を表出すれば予後が改善されるとして, トラウマ的体験を話すように促すなどの早期介入を行う方法.

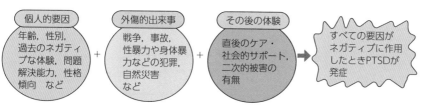

図1.7-1　PTSD発症の要因

② 認知行動療法

認知行動療法で最もよく用いられているのは，**持続エクスポージャー療法**である．これは，患者が恐怖の対象，状況，記憶，イメージに向き合い，回復の過程を進めるように構成された一連の技法である．具体的には，心理教育，現実エクスポージャー（回避しているトラウマに関連した刺激や状況に触れさせる），想像エクスポージャー（外傷体験時の感情を伴って想起させる），認知の処理から成り立っている．

③ EMDR

眼球運動による脱感作と再処理法（eye movement desensitization and reprocessing：EMDR）は，トラウマ記憶に患者の意識を向けさせたままの状態で，治療者が左右に振る指を追ってリズミカルに眼球運動を反復させる技法である．これを繰り返すことで脱感作（不安を感じる刺激や状況に対して，恐怖反応に対抗するような条件付けを行うこと）を進め，症状の緩和を行う．有効性は示されているものの，その作用機序はまだ明らかにされていない．

plus α
認知処理療法

トラウマの症状やそれに伴う抑うつ，罪悪感に対して「認知」（考え方）に働きかけることで回復を促す心理療法．近年，研究知見が集積されている．

5 PTSD患者に対する看護の視点

PTSD患者に対する心理教育的な関わりとしては，症状について説明し，知的な理解を深めてもらう．また症状は「異常な事態に対する正常な反応」であることを伝える．家族に対しても，症状の理解や見通し，サポートを得られるように心理教育を行うことは，患者の回復にとって重要である（図1.7-2）．

PTSD患者に対する看護で最も心掛けたいことは，患者が安心して話のできる環境や信頼関係をつくり，共感しながら十分に話を聴く姿勢である．原則的には，外傷的出来事やそれに伴う感情を語ることは患者の精神的な回復につながる．ただし，精神的なショックや恐怖，自責感が強いために，患者自身も言語化できないことや，否認や怒りが強いときには他者に話したくないと思うこともある．無理強いすることなく，経過を待つことも必要である．「あなたが元気にならないと，亡くなった人も浮かばれないですよ」などの言葉は，励ま

plus α
心的外傷後成長

非常につらく，衝動的な出来事によって激しく傷ついても，その後に人として成長すること．近年では，心的外傷によるネガティブな影響以外についても注目されている．

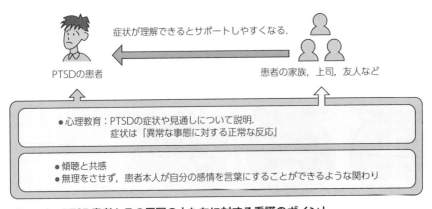

図1.7-2 **PTSD患者とその周囲の人たちに対する看護のポイント**

しとして使われることがあるが，むしろ悲しい時には悲しんでよいこと，無理
に元気になる必要はないことを伝えるほうがよい．安易な励ましは，患者を傷
つけることにもなるので注意したい．

1) 金吉晴編. 心的トラウマの理解とケア. じほう, 2013.
2) 金吉晴ほか. PTSDの理論と治療の実際. こころの臨床ア
　ラカルト. 2002, 21（2）.
3) 加藤進昌編. PTSD：ストレスとこころ. こころの科学.

2006, 129.
4) VandenBos, G.R. APA心理学大辞典. 繁桝算男ほか監訳.
　培風館, 2013.

重要用語

反応性アタッチメント障害	トラウマ	持続エクスポージャー療法
脱抑制型対人交流障害	適応障害	EMDR
心的外傷後ストレス障害（PTSD）	心的外傷体験	
急性ストレス障害（ASD）	フラッシュバック	

8 解離性障害

　ICD-10によれば，**解離性障害**が共有する主題は，過去の記憶，同一性と直
接的感覚，および身体運動のコントロールの間の正常な統合が部分的あるいは
完全に失われることである．直接的な注意の対象として記憶，感覚，運動は通
常かなりの程度意識的にコントロールされているが，解離性障害においては，
それらを意識的，選択的にコントロールする能力が損なわれている．こうした
障害は，以前「ヒステリー」と呼ばれていたものであるが，ヒステリーの解釈
が多義的であるため，現在は可能な限りこの用語の使用を避けるべきとされて
いる．

　解離性障害は，起源において心因性*であり，トラウマ的な出来事，解決し
がたく耐えがたい問題，あるいは障害された対人関係と時期的に密接に関連し
ていると推定されている．

　解離状態のすべてのタイプは数週間ないし数カ月後には寛解する傾向にあ
り，特に発症がトラウマ的な生活上の出来事と関連しているならば，こうした
傾向はより顕著である．一方で，解決不能な問題や対人関係上の困難と関連し
ているならば，より慢性的な状態，特に麻痺や知覚脱失に発展することもある．

　確定診断には，①個々の障害を特定する臨床症状が存在すること，②症状
を説明する身体的障害の証拠がないこと，③ストレス性の出来事や問題，あ
るいは障害された対人関係と時期的に明らかに関連する心理的原因の証拠があ
ること，の3要件を満たす必要がある．

用語解説*
心因性
生活上の出来事や種々の
精神的ストレスが原因と
なって精神症状が生じた
場合，心因性という．

1 解離性障害群の分類と定義

DSM-5の診断基準をもとにすると，解離性障害群（dissociative disorders）は，主に次の三つに分けられる.

- 解離性同一症／解離性同一性障害（dissociative identity disorder：DID）
- 解離性健忘（dissociative amnesia）
- 離人感・現実感消失症／離人感・現実感消失障害（depersonalization/derealization disorder）

1 解離性同一症／解離性同一性障害

以前は多重人格として知られていたが，二つ以上の異なる人格状態が存在し，自己の記憶や統一されたアイデンティティーをもっているという感覚の障害によって特徴付けられる，複雑で慢性的な病態である．この障害は臨床的には，個人情報または出来事の想起における反復的なギャップが生じ，患者が幼少期に受けた重度のトラウマを背景にして生じるものとして，最も一般的に概念化されている.

2 解離性健忘

解離性健忘とは，主に，自己の記憶に影響を及ぼす，一般的には可逆性の記憶障害である．患者は重要な自己の記憶を思い出すことができず，それらは通常，外傷性またはストレス性のものであるが，より広範な記憶の喪失が報告されることもある．また，解離性とん走は解離性健忘のサブタイプであり，突然の出奔や解離状態での放浪がその特徴であるが，とん走のエピソードには解離性の健忘を伴うことが多く，患者の生活史の一部あるいは全てについて健忘が生じることもある.

3 離人感・現実感消失症／離人感・現実感消失障害

離人感とは，自分が自分の体から離れて外部の観察者となったように感じることをいい，**現実感消失**とは，自分が夢や泡の中にいるように感じられたり，自分と周囲の世界の間にベールがかかって周囲の環境が奇妙な人工物に見えたりする感覚をいう．現実検討能力が保たれている中で，臨床的に有意な苦痛や障害を引き起こす，持続性の，あるいは再発性の離人感，現実感の消失として特徴付けられる.

2 解離性障害群の疫学

1 解離性同一症／解離性同一性障害

地域社会を対象とした研究では有病率は約1％と推定されているが，有病率はメンタルヘルスケアを受けている患者の間で高く，そのばらつきも大きい．また，PTSD，境界性パーソナリティ障害，薬物使用障害，うつ病，身体症状症などの精神疾患の併存率が高いことも報告されている.

plus α

**解離性とん走
フーグ fugue**

自宅や職場から不意に飛び出し，数日で戻ってくることもあれば，時に離れた土地で別のアイデンティティーをもった人間として生活を始めることもある．この間は，自分自身についての記憶や同一性に混乱が生じている．とん走に先立って心的外傷や強いストレスがみられる場合がある.

2 解離性健忘

研究によって差があるが，米国における12カ月間の有病率は1.8％であり，性別においては男性１％，女性2.6％である．また，カナダにおける生涯有病率は６％，トルコの女性における生涯有病率は7.3％と報告されている．

3 離人感・現実感消失症／離人感・現実感消失障害

一過性の離人感および現実感消失の経験は一般集団においてもしばしばみられるものであり，一方で，思春期および若年者においては，自己感覚が浮動性で発達的に不安定であるためか，そうした症状が報告されるリスクが最も高い．また，離人感・現実感消失症の有病率は約２％であるが，重大な病気と関連していたり，しばしば発見されなかったり，誤診されたりして，治療の遅れにつながりやすい．

3 解離性障害の病理と症状

1 解離の病理

解離は心的外傷に対する防衛機制として生じる．この不安と心的葛藤を減らすための無意識的心理機能に初めに注目したのはピエール・ジャネ（Janet, P.）である．後にパトナム（Putnam, F.W.）は，この解離の防衛機能を**三つのカテゴリー**に分け，これらが共同して働き，極度の心理的苦痛を減少させているとした．

2 解離の症状

解離性障害の症状は極めて多彩であり，かつほかの精神疾患と主たる症状が重複することがしばしばあるために誤診されやすい．その誤診の代表格が，統合失調症と境界性パーソナリティ障害である．

4 臨床経過

1 解離性同一症／解離性同一性障害

経過は浮動性で，典型的には慢性の経過をたどり，症状の重症度が高くなったり低くなったりする期間と，機能障害を来す期間がある．また，症状が初めて現れるのは小児期であることが多く，平均発症年齢が５～８歳であることが報告されている．

2 解離性健忘

記憶の空白期間が長くなるのは，幼少期の慢性的な身体的・性的虐待の結果であることが多い．また，初期の生活史について健忘が生じる期間が長いほど，初期の生活の記憶を思い出すことができず，それは虐待の重症度が高いこととも関連しているとされる．一方で，急性の明白な解離性健忘の患者の多くは，外傷的な環境から逃れることや緊急の臨床的治療の提供といった介入に迅速に反応することが多く，治療中の解離性健忘の患者においては，社会的，職業的予後は良好である．

plus α

ピエール・ジャネ

フランスの精神科医で力動精神医学の第一人者．解離性障害の症状（ヒステリー症状）を心理学的な概念に統合しようと試みた．

plus α

解離の防衛機能の三つのカテゴリー

①行動の自動化：意識によって統御されない自動的行動が続くこと．
②情報と感情の区画化：記憶と意識を相互にほかから切り離すこと．
③同一性の変更と自己からの疎外：完全に連続した同一の意識を放棄すること．
解離性同一性障害，解離性健忘，解離性とん走，離人症性障害のすべてが③に当てはまる．

③ 離人感・現実感消失症／離人感・現実感消失障害

発症は思春期末期か成人期初期であることが多く，突然発症することもあれば，潜行性であることもある．経過については一過性のもの，再発・寛解を繰り返すもの，慢性の経過をたどるものがあり，それらの割合は各1／3ずつである．また，慢性の経過をたどる患者の多くは職業的，社会的，および個別の機能に顕著な障害を来すことが多く，新たなトラウマやストレスの多い出来事，ほかの病気のエピソードによって，症状が増悪することがある．

5 検査・診断・治療

① 検査

例えば，健忘の重症度を評価するDES-R（dissociative experiences scale-revised）という評価スケールは存在するが，解離性障害の診断に直接的に寄与する検査は存在しない．必要な情報はインタビュー形式で聴取されるが，診断において必要な個々の情報を得るために，それに適した質問項目が存在する（解離性同一症が疑われる患者に対する，「自分の体が自分のものではないと感じることがありますか？」という質問など）．

② 診断

ICD-10およびDSM-5の診断基準に基づいて診断される．

③ 治療

|1| 精神療法

解離性障害の治療は精神療法が主体となる．解離性同一性障害においては心的外傷（トラウマ）を負っている人格を同定し，患者に自身の抱えている問題（トラウマ）への洞察*を促し，個々の人格間での協調を図り，最終的に一つの人格に統合するのが精神療法の骨格となる．また，催眠療法や，解離性健忘においても洞察志向型の精神療法および支持的精神療法が有益とされている．また，離人感・現実感消失症に対する認知行動療法においては，認知的に症状を脅威の少ないものとして再解釈すること，症状のモニタリングを減らすこと，回避行動と安全行動を減らすことなどに焦点を当てて，そのテクニックの習得が促される．

|2| 薬物療法

薬物療法については，緊張症状の程度に合わせて抗不安薬，抗うつ薬などを用いるが，抗精神病薬の投与は一般的に少量で足りる．幻聴などを治療対象として抗精神病薬を増量すると，過剰投与になりがちであるため注意を要する．また，いったん有効であるようにみえる薬物の効果は長続きしないことがしばしばあるため，その点にも留意する必要がある．

用語解説 *

洞 察
insight

一般には「本質や奥底にあるものを見抜く，見通す」という意味であるが，精神医学では，無意識へと抑圧されている記憶や願望などの心的内容を意識化し，それらの意味を理解することとされる．

---

plus α

催眠療法

精神療法として催眠を用いるもの．催眠とは，暗示によって感覚，感情，思考などに変化を生じさせることで，リラクセーションやカタルシスなど催眠中の体験を活用するものもある．

6　解離性障害の看護の視点

看護の前提および原則として，以下の事柄に留意する.

- 治療者の側での見立て（診断や心的外傷の所在など）や治療戦略を共有する. 治療戦略はその都度柔軟に修正するのがよい.
- 治療同盟（患者と治療者の，回復を目指すパートナーとしての協力関係）を結ぶ. そこには患者のみならず，家族や友人が入ってもよい.
- 患者が安心できる場所や，安全な治療の枠組みをつくる.
- 病気や治療について，繰り返しわかりやすく明確な説明をする.
- 支持的に接し，具体的でわかりやすい助言をする.
- 自己評価が低くなりやすいため，絶えず現実的な希望を与える.
- 患者が治療に積極的に参加できるように働きかける.
- 解離性同一性障害においては，どの人格に対しても同じように接する.
- 破壊行動や自傷行為については制限を設ける（解離性同一性障害においては，他人格を殺そうとすることは自分を殺そうとすることだと伝える）.

コラム　〈むすび〉の治療論

　解離性障害の治療で知られる柴山雅俊が提唱する〈むすび〉の治療論において，解離性障害に対する精神療法の中核となるのは，患者と医療者との信頼関係であり，さらには安心感，安全感の獲得であるという. 具体的な方法として，治療に先立って環境設定や場の調整から始める必要があり，そのためにも，まずは患者の主観的な体験について丁寧に耳を傾けなければならない. 加えて治療者側の限界と患者の自己責任について繰り返し話をし，患者が安心できる距離感の中で治療計画を立てる. 距離感が近すぎたり，治療関係が硬すぎたり，治療契約が厳しすぎたりすると，患者は圧倒されて息苦しさを感じる. その結果，精神症状が増悪することがあるため，配慮する必要がある.

　解離性障害は，基本的には回復可能な病態であり，いずれ治癒する可能性も高く，薬物療法も不要になることが多い. そうした先々の見通しについても繰り返し伝えることが重要とされる.

　解離性同一性障害の治療においては，交代人格の同定にのめり込みすぎず，あくまでも一人の患者のこころの一部の表現として受け取り，それでも交代人格の存在を無視したり，気付かないふりをしたりすることなく冷静に対処することが必要であるという. 柔軟な対応で主人格も，交代人格までも包み込み，それによってつながりを回復していくのである.

引用・参考文献

1) 柴山雅俊編. 解離の病理：自己・世界・時代. 岩崎学術出版社, 2012, p.77-92.
2) 柴山雅俊. 解離の構造：私の変容と〈むすび〉の治療論. 岩崎学術出版社, 2010, p.164-175, 195-199, 220, 227, 236.
3) フランク・W・パトナム. 解離：若年期における病理と治療. 中井久夫訳. みすず書房, 2001, p.85-86, 359.
4) 柴山雅俊. 解離性障害：「うしろに誰かいる」の精神病理. 筑摩書房, 2007, p.30-36, 189-193, 198, 201.
5) 融道男ほか監訳. ICD-10 精神および行動の障害：臨床記述と診断ガイドライン. 新訂版, 医学書院, 2005, p.162-

163.

6) American Psychiatric Association. DSM-5 精神疾患の診断・統計マニュアル. 日本精神神経学会監修. 高橋三郎ほか監訳. 医学書院, 2014, p.290, 296, 300.

7) アレン・フランセス. 精神疾患診断のエッセンス：DSM-5 の上手な使い方. 大野裕ほか訳. 金剛出版, 2014, p.225.

8) Sadock, VA. et al. カプラン臨床精神医学テキスト：DSM-IV-TR診断基準の臨床への展開. 井上令一ほか監訳. 第2版, メディカル・サイエンス・インターナショナル, 2004, p.735, 737, 741-742.

9) 中井久夫ほか. 看護のための精神医学. 第2版, 医学書院, 2004, p.214-216.

10) 大熊輝雄. 現代臨床精神医学. 改訂第12版, 金原出版, 2013.

11) ピエール・ジャネ. 心理学的自動症. 松本雅彦訳. みすず

書房, 2013.

12) Dissociative identity disorder：Epidemiology, pathogenesis, clinicalmanifestation, corse, assessment, and diagnosis UpToDate. https://www.uptodate.com, (参照2023-06-21).

13) Dissociative amnesia：Epidemiology, pathogenesis, clinicalmanifestation, corse, and diagnosis UpToDate. https://www.uptodate.com, (参照2023-06-21).

14) Depersonalization/derealization disorder：Epidemiology, pathogenesis, clinicalmanifestation, corse, and diagnosis UpToDate. https://www.uptodate.com, (参照2023-06-21).

15) Psychotherapy of depersonalization/derealization disorder UpToDate. https://www.uptodate.com, (参照2023-06-21).

 重要用語

解離性同一症／解離性同一性障害	離人感・現実感消失症／離人感・現実感消失障害	解離の防衛機能の三つのカテゴリー
解離性健忘		
解離性とん走（フーグ）		

9 身体症状症および関連症群

身体症状症および関連症群（somatic symptom and related disorders）には，身体症状症，病気不安症，変換症／転換性障害，ほかの医学的疾患に影響する心理的要因，作為症，ほかの特定される身体症状症および関連症群，特定不能の身体症状症および関連症群が含まれる.

これらの障害は，身体症状と精神的な苦痛を伴っているという特徴がある. 身体症状があるために，一般的にはプライマリケアやふだんの看護を通して顕在化するケースが多く，初めに精神科を受診する患者は少ない.

これまで，患者の訴える身体症状を医学的に説明できない，つまり検査などをしても症状を裏付ける器質的な所見が見つからないにもかかわらず身体症状が存在し，その原因として精神的な不安などが想定される際に，身体表現性障害などの診断名が使われていた. しかし，身体症状を医学的に説明できないと断定することはできず，また，患者にとっては確かに存在する身体症状を否定されることで，適切な診断や治療から遠ざかり，重症化を招いたり社会的機能の低下や喪失につながったりすることもある. こうしたことを考慮して，身体症状症および関連症群の診断においては，医学的に説明できるかどうかを重要視するのではなく，苦痛を引き起こしている身体症状に対する反応としての患者の感情や行動の異常に注意を払っている[1].

この節では，看護をしている中で遭遇することが比較的多い，身体症状症，病気不安症，変換症／転換性障害の三つについて述べる.

plus α

身体表現性障害

身体症状を訴えるが，それを裏付ける器質的・機能的身体疾患が認められない病態に対する診断名の総称として，この用語が使われてきたが，DSM-IVではこの障害に多くの重複があり境界が不明瞭であったことから，DSM-5では「身体症状症」としてまとめられた.

　　作為症（ミュンヒハウゼン症候群）

DSM-5の診断基準[1]では，下記のようになっている.

① 身体的または心理的な徴候または症状のねつ造，または外傷または疾病の意図的な誘発で，確認されたごまかしと関連している

② 自分自身が病気，障害，または外傷を負っていると周囲に示す

③ 明らかな外的報酬がない場合でも，ごまかしの行動が確かである

④ その行動は，妄想性障害または他の精神病性障害のような他の精神疾患ではうまく説明できない

有病率ははっきりしていないが，患者の約1％に診断基準を満たす病像があると推測されている.

傷害の対象が，他人である**代理ミュンヒハウゼン病**もよく知られている.症例として，腐敗した物を与えて体調不良となった児のために，献身的に病院を探したり，付き添って看病をしたりしながらも，看病の間に，細菌が多く含まれる水を再度児に与えるような母親の事件がある.

1　身体症状症

① 診断と特徴

身体症状症（somatic symptom disorder）とは，はっきりとした医学的な説明はできないが，患者にとって苦痛を伴う身体症状があり，日常生活に支障を来しているものをいう.男性に比較して女性は身体愁訴を訴える傾向があり，女性のほうが有病率は高い.クレペリン（Kraepelin, E.）の事例をみてみよう[2].

事例 ❶

30歳の女性.修道院の学校で教育を受け，教職の試験に合格したものの，体調を崩し，教師をしたのはわずかの期間であった.クレペリンの診察を受けるまでの7年間を，あちこちの病院で過ごしてきた.

まず，腹痛と月経障害があったが，これは子宮頸管の狭窄と子宮後屈のためであると診断され，受診の5年前には楔状部の切除術を受け，避妊具が装着された.その後さらに，心臓の圧迫感，排尿障害，下痢，身体中の不快感が生じたが，こうした身体症状が出現すると同時に強い気分の変化を認めていた.家族などに対して，思いやりが欠けていると訴えるために，家族は田舎への転地，転院，電気治療をはじめ，さまざまな治療を行うために多大な犠牲を払っていた.

この事例では，ほかにも失声や拘縮など日常生活を困難にする苦痛を伴う身体症状があり，手術を受けたり家族に転地を強要したりするほど，患者自身が症状を深刻にとらえており，7年もの間，なんらかの症状が続いている.

② 症状

事例のように，患者にはいくつかの身体症状が持続してあり，それに伴って，健康について過度に心配したり，感情的になったり，目的に合わない行動をとる.ほかの身体疾患を実際に有するケースもある.例えば，脳梗塞に罹患し一時的な麻痺を来したが，その後リハビリテーションによって回復したにも

表1.9-1　身体症状症の治療原則

- 心身相関の視点から症状をとらえる.
- 症状を心身両面から納得がいくように説明する.
- 併存する抑うつ障害や不安障害の治療をする.
- できるだけ多剤併用の薬物療法にならないようにする.
- 疾患に特異的な効果のある治療があれば，心身両面からそれを行う.
- 症状を強化している環境を変える.
- 身体科の医師と連携を図る.

かかわらず，強く頭痛を訴えることがある．このように，身体症状症の患者では，病気に対する心配が極めて強い.

3 検査・治療

　診断は，症状に応じて理学的所見を調べたり検査を行ったりして，身体疾患を除外することから始めるが，前述したように，医学的に異常がないと確定するのは困難であるため，明らかなものを見落とさないように留意する．性格的な背景などを知るために，人格検査を行う場合もある.

　治療は，診断に至る過程で，すでに始まっている．個々の患者に応じた治療選択が必要となる．表1.9-1のような治療原則も提唱されている．認知行動療法などの精神療法が行われ，薬物療法については，選択的セロトニン再取込み阻害薬（SSRI）が有効であるといわれている.

2 病気不安症

1 診断と特徴

　病気不安症（illness anxiety disorder）とは，自分が重い病気にかかっている（あるいは，かかりつつある）のではないかという不安にとらわれることである．身体症状はないか，あっても軽度である．プライマリケアの外来患者では 2 ～ 7 ％にみられ，有病率の男女比は同等である．ここでもクレペリンの事例を挙げて，疾患のイメージを築いてみたい[4].

事例❷

　31歳の男性．幼少期から成績が良好で，教師をしていた．資格を取るために勉強をしていたところ，徐々に自分が重い病気にかかっており，心臓発作で死ぬのではないかと恐怖を感じ始めた．かかりつけの医師が綿密に診察して問題ないと伝えても，患者は納得しなかった．このために，ある日突然，死ぬのではないかと恐れて赴任地を離れて帰宅したことがある．その後も，多くの医師を受診し，何度も長期休暇を取ったものの，改善は得られなかった．姉の一人が同じ病気を患っているという.

　この事例では，自分が重い病気にかかっていると疑わず，かかりつけ医が診察の結果問題がないと伝えても，常に恐怖を感じ，さらに多くの医師を受診し，症状が出現してから11年経ってクレペリンを受診している.

plus α

選択的セロトニン再取込み阻害薬 SSRI

神経のシナプス間隙に存在する神経伝達物質のセロトニンが，シナプス終末に再取込みされるのを阻害することで，シナプス間隙のセロトニン濃度を上昇させる働きをもつ．抗うつ作用や抗不安作用を有する.

❷ 病態・経過

　患者は自分が身体的な疾患に罹患していると信じているために，精神科の診察場面よりも，プライマリケア治療や一般の身体疾患治療の場面で遭遇するほうが多い．多くの場合が軽快と再燃を繰り返しながら慢性に経過し（65%），時に寛解するが（10%），予後が不良な症例も一定数（25%）みられる．

❸ 治療

　特異な治療法はなく，ほかの精神疾患と同様，認知行動療法と薬物療法を行う．薬物療法としては，SSRIやベンゾジアゼピン系薬剤*が処方される．

3 変換症／転換性障害

❶ 診断と特徴

　変換症／転換性障害（conversion disorder）とは，無意識の心的葛藤が抑圧され，感覚または随意運動系の身体症状へと置き換えられて，日常生活で苦痛や機能障害がみられるものである．男女比は，成人患者においては1対2で女性に多い．ここでは，ブロイアー（Breuer, J.）とフロイト（Freud, S.）の共著『ヒステリー研究』に記載のある「アンナ・O」の事例を取り上げる．アンナ・Oは「談話療法*」によって治療されたが，これはその後，精神分析につながっていく．

事例 ❸

　アンナ・Oは元来，同情と善意が強く，貧しい人や病んでいる人を看護したり，世話をしたりしていた．21歳の時，父が胸膜周囲膿瘍に罹患し，治療のために臥床して生活しなくてはならなくなってから，献身的な看護を始めた．しかし，一カ月ほどして，アンナ自身が身体的にも疲弊したために看護から遠ざけられると，身体的には原因のない咳（心因性咳嗽）が始まり，ブロイアーの診察を受けるようになった．その後，錯話，交叉性斜視，上下肢の拘縮性麻痺などが出現し，父の死後には，昏迷状態と高度の視野狭窄を来した．アンナは，夜間，父のそばで起きており，午後に寝るという生活ができており，ブロイアーはこれを利用して，夕方の催眠状態の中で，話をしながら表出させるという治療を続けた．

　この事例では，身体的な原因検索がどの程度行われたかは不明であるが，催眠状態の中での談話療法によって改善したことから，医学的疾患は否定的である．交叉性斜視や上下肢の拘縮性麻痺を認め，変換症／転換性障害と診断される．

❷ 症状

　麻痺，視覚異常，無言症*が最もよくみられる転換症状であるが，一般的には，感覚症状，運動症状，発作症状に分類される．ほかに感覚症状としては聴覚異常，管状視野*（トンネル性視野）などが，運動症状としては歩行障害（とりわけ失立，失歩），筋力低下，チックなどがある．発作症状には偽発作が

用語解説* ベンゾジアゼピン系薬剤
ベンゼン環とジアゼピン環を骨格の中心にもつ薬剤である．抗不安作用，催眠作用，抗けいれん作用，筋弛緩作用がある．

plus α ブロイアー
ヨーゼフ・ブロイアー（Joseph Breuer, 1842-1925）．オーストリアの生理学者，内科医．呼吸に関するヘーリング・ブロイアー反射を発見した．

用語解説* 談話療法
患者がこころの中に浮かんだことをリラックスして次々と話していく方法で，お話療法とも呼ばれた．のちの自由連想法につながる．

用語解説* 無言症
構音や発声に関わる機能には問題なく，失語症でもないが，しゃべらない現象．

用語解説* 管状視野
どの距離で測定しても，筒をのぞいているように視野が変わらない視野障害．心因性視覚障害に特徴的な症状．

ある.

3 治療

　症状は自然に軽快するケースが多いが，支持的療法や行動療法などの治療によって改善すると考えられる．薬物療法としては，抗不安薬の使用が一般的である．

4 身体症状症および関連症の看護の視点

　前述したように，身体症状症や病気不安症と診断される患者は，身体の不調を訴え，精神科ではなく身体科を受診したり，一般の病棟に検査目的で入院したりする．診察や検査の結果，異常はありませんと医師から伝えられても受け入れられずに，家族や看護師に相談する患者も多い．取り繕うような対応はせずに，どのような背景が患者にあっても，患者自身が困っている状態や状況に理解を示す努力をしたい．

　精神科の受診を勧めるだけでは，患者は否定されたと感じてドクターショッピングを繰り返したり，身体的な訴えが執拗になったりすることがあり，医療者側が対応に苦慮するケースも少なからずみられる．

　精神科医との連携や，向精神薬の処方で症状が軽減する患者もいるが，精神科的なアプローチをもってしても，症状の軽快と再燃を慢性に繰り返す患者が多いのもこの疾病の特徴である．このため，医師などと患者の状態・状況を確認し，医療チームとしてある程度の統一した対応を行うことが重要である．

　変換症／転換性障害の患者では，患者の症状が軽快，改善しない背景に，症状を呈することで患者にとってなんらかの利得がある場合がある．疾病に罹患（体が動かなかったり，声が出なかったり，発作が出たり）することで，患者自身がストレスを回避できたり，家族，医療者，社会などから二次的な利益を得られることがあり，これを疾病利得という．疾病利得には正面から取り組むことが難しいが，患者と接する中では注意を払いたい．

■ 引用・参考文献

1) American Psychiatric Association. DSM-5 精神疾患の診断・統計マニュアル. 日本精神神経学会監修. 高橋三郎ほか監訳. 医学書院, 2014, p.305-322.
2) 高橋三郎ほか訳. DSM-IV-TRケースブック. 医学書院, 2003, p.493-496.
3) 下田健吾ほか. "身体表現性障害の心身医学". 精神科領域からみた心身症. 石津宏編. 中山書店, 2011, p.236, (専門医のための精神科臨床リュミエール, 27).
4) 前掲書2), p.476-478.

 重要用語

身体症状症	病気不安症
作為症（ミュンヒハウゼン症候群）	変換症／転換性障害

10 摂食障害

1 摂食障害の定義と分類

摂食障害は，摂食行動と体重コントロール行動に明らかな異常を認め，心理社会的，身体的に支障を来している状態である．DSM-5では，**食行動障害および摂食障害群**（feeding and eating disorders）とされている．

中枢神経での食欲のコントロールの障害に加え，心理社会的な要因が引き金となって発症すると考えられている．スリムな体形への憧れ，ダイエットや過剰な食事摂取に次ぐ代償行為などは一般的にも経験されるものであるが，摂食障害ではこれらは著しく強く，また心理社会的，身体的な障害を引き起こしている点で，一般のダイエットとは大きく異なり，身体的な問題は多岐にわたる．

大きく**神経性やせ症〈神経性無食欲症〉**（anorexia nervosa）と**神経性過食〈大食〉症**（bulimia nervosa）に分類されるが，これらの定義を満たさない非定型群もある．

神経性やせ症とは，体重が増えることへの強い恐怖やボディイメージの障害から，低体重を維持しているか，または急激な体重減少を認めている病態である．低体重の目安はBMI18.5以下である．

神経性過食症とは，体形や体重へのこだわりがあり，繰り返す**むちゃ食い行為**と体重をコントロールするための**代償行為**を認める病態である．体重や体形が自己評価に大きく影響しており，むちゃ食いや代償行為が個人的・社会的生活に大きな影響をもたらしている．

2 摂食障害の疫学

摂食障害は，一生の間に女性の約8％，男性の約2％が罹患する[1]．若い女性に多いが，男女問わず罹患し得る．思春期以降に発症することが多い．追跡調査では，摂食障害患者の1/3は長期にわたって症状が持続していた[2]．また，身体的な合併症や自殺などによって，同年代の一般人口と比べて死亡率が神経性やせ症で約6倍，神経性過食症で約2倍高いことが知られている[2]．さらに未治療例も多い．

うつ病などの気分障害，不安障害，発達障害，アルコールや薬物依存症，パーソナリティ障害などを合併する割合が高い[2]．

3 摂食障害の症状

1 体形や体重へのこだわり

体重と体形が自己評価に過剰に影響する（やせていないと生きている意味がない等），低体重や異常な食行動による問題の否認（食事をとらずに全身状態が悪くなって倒れても，食事をとらないこととの関連を認めない等），体重が

plus α

DSM-5における摂食障害

DSM-5では，近年では厳密に神経性やせ症，神経性過食症の診断を満たさない非典型例が増えているとの臨床家，研究者の考えを反映している．神経性やせ症では，無月経が診断に必須ではなくなり，また，むちゃ食いを繰り返すが神経性やせ症，神経性過食症の基準は満たさないむちゃ食い障害（過食性障害）という診断が新たに加わった．厳密に診断基準に当てはまらない場合でも，摂食の問題をアセスメントする姿勢が重要である．

増加することへの強い恐怖（一口でも食べたら太ってしまう等），などがみられる．

2　食事摂取を制限する行為

食事の量や回数の制限，食事の時間や栄養成分の制限，食べ物の重さを量る，食べ物を細かく刻む，食べる順番を細かく決めるなどの食事の準備や摂取に関する儀式的な行為や，他者と食事をすることを避けるなどの行為を示す．

3　むちゃ食い行為

時間や状況にそぐわない過剰な量を摂取する．また，摂取量は適切でも，主観的に「いつもの食べ方と違う，食べる量や食べるものがコントロールできない，食べるのをやめられない」感覚がある．不快になるほど過剰な摂取，空腹でないのに過剰に摂取する，などがある．

4　食事摂取を代償する行為

自己誘発嘔吐，利尿薬，下剤，ダイエットサプリメント等の不適切な使用，過剰な運動などがみられる．

5　身体症状

身体面では，低体重，栄養障害を原因とする無月経，脱水，貧血，電解質異常をはじめとして，さまざまな問題が起こり得る（図1.10-1）．神経性過食症では，過剰な食事摂取による耐糖能異常など代謝性の異常が起こり得る．利尿薬や下剤，ダイエットサプリメントなどを使用している場合には，電解質異常が起こりやすい．

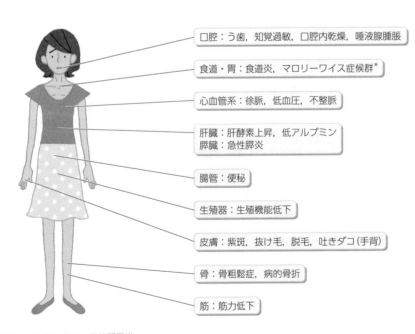

口腔：う歯，知覚過敏，口腔内乾燥，唾液腺腫脹

食道・胃：食道炎，マロリーワイス症候群*

心血管系：徐脈，低血圧，不整脈

肝臓：肝酵素上昇，低アルブミン
膵臓：急性膵炎

腸管：便秘

生殖器：生殖機能低下

皮膚：紫斑，抜け毛，脱毛，吐きダコ(手背)

骨：骨粗鬆症，病的骨折

筋：筋力低下

血液・電解質：貧血，電解質異常
内分泌：低血糖，糖尿病，無月経

図1.10-1　摂食障害で起こり得る身体症状

用語解説 *
マロリーワイス症候群

激しい嘔吐を繰り返すことで食道に圧が加わり，食道胃接合部付近の粘膜が破れ出血する病態．絶食や安静，補液などの保存的治療で改善することが多い．

4 摂食障害の検査・治療

1 検査

①血液検査：電解質（低カリウム，低リン，低ナトリウム），血糖値（低血糖），血算（貧血，白血球減少），生化学（低アルブミン，肝酵素上昇）など
②心電図：徐脈，不整脈，QT延長など
③骨密度測定

中等度以上のリスクがある場合には，血液検査，心電図検査は定期的に行う．

2 治療

原則的に外来治療が行われる．患者自身が治療を望まないことが少なくないが，本人の意思に基づく強制的でない介入環境が望ましい．治療関係を築くことを第一にし，その上で，医学的，心理学的，栄養学的な評価，治療を行う．家族などキーパーソンにも治療に参加してもらい，情報を共有し，患者とのコミュニケーションを促し，健康的な食習慣の確立をサポートしてもらうことが大事である．心理社会的な要因の影響（母子関係など）について，早期に断定的に話さないように気を付ける[3]．医師，看護師，栄養士，公認心理師，ソーシャルワーカーなど多職種でアプローチする．

身体管理については，低体重の患者では，外来の場合は0.5kg／週程度の体重増加を目標にするが，体重は飲水などに左右されやすいため，体重のみを指標にしてはならない．

3 神経性やせ症

疾病教育とともに心理療法を行い，食行動の正常化を目指す．心理療法では，認知行動療法が行われる．食行動に関連した感情などにアプローチし，食行動の修正を図り，低体重を改善することを目指す．体重，精神状態，および全身状態の評価を継続的に行う[4]．

小児から思春期の神経性やせ症では，家族療法も有効である[4]．家族療法では，家族（主に両親）を治療の協力者と考え，患者や家族を批判しない．家族が患者の健康的な食行動を支えられるようになるための支援をした後に，患者自身に適切な食習慣を維持する力をつけさせるアプローチである．

4 神経性過食症

セルフヘルププログラムや心理療法を行う．心理療法では，認知行動療法が行われる．食事制限や，体形，体重への強いこだわり，悩みや不安への対処行動としてのむちゃ食いなどの心理的な特徴に働きかけ，健康的な食習慣の確立を目指す[4]．

5 入院治療

身体的，精神医学的に危機的な状況においてのみ入院治療を検討する．入院治療における精神医学的なアプローチは外来治療と同様である．身体的な危険

が高い場合，身体的なモニタリングが適切に行える医療機関が望ましい．

BMI13〜15で中等度リスク，BMI＜13で高リスク（内科入院が望ましい）と考えるが，BMIのみでは判断できず，体重減少のスピード（1週間で1kg以上）や，その他の症状から総合的にリスクを判断する（**表1.10-1**）．児童や思春期では同年齢の標準をどの程度下回っているかで評価する．低年齢であるほどリスクは高い．

入院治療では0.5〜1kg/週（500〜1,000kcal/日の余剰エネルギー摂取）の体重増加を目指す．しかし，高リスク例では再エネルギー摂取により，**リフィーディング症候群***という危険な状態を引き起こすことがあり，予防のために，ごく少量からエネルギー再摂取をしなければならない．

強固な食事摂取の拒絶があり，身体的な危険が切迫している場合には，経管栄養や輸液が必要であるが，患者の意思に反した栄養投与は最終手段である．経管栄養や輸液を安全に行うために行動制限を要することがある．

表1.10-1　摂食障害のリスク評価の指標

評価項目	中リスク	高リスク
栄養指標		
BMI	<15	<13
体重減少（kg／週）	>0.5	>1.0
紫斑	−	＋
バイタルサイン		
収縮期血圧	<90	<80
拡張期血圧	<60	<50
立位での血圧低下	>10	>20
心拍数	<50	<40
深部体温	<35	<34.5
SpO_2	<90%	<85%
四肢チアノーゼ	−	＋
検査結果	K <2.5	
	Na <130	
	P <0.5	
	QT延長	

5 摂食障害患者への看護の視点

1 心理的要素

患者は食行動に対する考えが複雑に揺れ動いたり，摂食障害の診断を受けることに抵抗を感じたり，食行動に介入されることに強い心理的な抵抗や苦痛を感じることがある．治療への抵抗は，看護スタッフにとって負担になり，患者に治療の意欲がないと感じることは治療関係の構築を難しくする．患者を信頼し，患者の考えを理解し，苦痛に寄り添いながら，一貫した温かく，評価的ではない態度で支援を行う．ルールを厳守するあまり，患者に対して支配的で高圧的にならないように注意する[5]．看護スタッフに過度な要求をすることもあるが，できることとできないことを明確にして，看護スタッフ全体で継続的に統一した対応をとる．医師や公認心理師などほかの医療スタッフともよく情報共有することが大切である．

入院治療においては，看護スタッフが患者と過ごす時間はほかの医療スタッフと比較して圧倒的に長く，日常的な関わりの中から患者の治療動機につながるような考えを見つけて話し合ったり，患者が努力して達成したことを適切に褒めたりすることで，治療への意欲を高めることができる．認知行動療法のアプローチを取り入れて，異常な食行動につながる考えやきっかけ，そういった行動をとらない方法について話し合うことで，治療をサポートする．

2 身体的要素

a バイタルサイン測定

重症の低体重，低栄養状態では徐脈，低血圧，低体温となる．脱水状態では，立位で血圧が低下することもあるため，注意する．心電図，酸素飽和度などモニター管理が必要となることが多い．

b 食事スタイル，食事摂取量の観察，指導

食事時間，一口の大きさ，好み，ほかの患者とコミュニケーションをとるかなど，食事のスタイルを観察する．また，摂取量，間食や食事前後の過ごし方（食後すぐにトイレで嘔吐していないかなど）も観察し，規則的に適切な量を摂取するように指導する．

c 入院環境での過ごし方の観察，教育

代償行為としての過剰な運動，下剤・利尿薬などの使用がないかなどを観察する．下剤を頻繁に使用している患者には，下剤に摂取エネルギーを減らす効果はないことを教育する．

d 身体能力の評価

著しい低体重では筋力が低下し，容易に疲労する．ADLを適切に評価する．

e 口腔ケアの指導

歯牙は酸（胃酸）で腐食されるため，嘔吐を繰り返すと歯のエナメル質が腐食し，う歯ができやすくなる．嘔吐直後に歯磨きすると歯のダメージが進むため，嘔吐後は水か非酸性の洗浄剤で口をゆすぎ，1時間程度たってから歯磨きをするように指導する．糖分の多いものを過食した際には，口腔内で糖分が酸に変化するため，嘔吐後と同様に口腔ケアするように指導する[4]．

引用・参考文献

1) Marie, G. et al. Prevalence of eating disorders over the 2000-2018 period: a systematic literature review. Am J Clin Nutr. 2019, 109 (5), p.1402-1413.
2) Janet, T. et al. Eating disorders. Lancet. 2020, 395 (10227), p.899-911.
3) Hay, P. et al. Royal Australian and New Zealand College of Psychiatrists clinical practice guidelines for the treatment of eating disorders. The Australian and New Zealand journal of psychiatry. 2014, 48 (11), p.977-1008.
4) National Collaborating Centre for Mental Health. Eating Disorders : Core Interventions in the Treatment and Management of Anorexia Nervosa, Bulimia Nervosa and Related Eating Disorders. NICE Clinical Guidelines. British Psychological Society, 2004.
5) Ryan, V. et al. Discursive constructions of 'eating disorders nursing : an analysis of nurses' accounts of nursing eating disorder patients. European Eating Disorders Review. 2006, 14 (2), p.125-135.
6) American Psychiatric Association. Feeding and Eating Disorders. https://www.psychiatry.org/File%20Library/Psychiatrists/Practice/DSM/APA_DSM-5-Eating-Disorders.pdf, (参照2023-06-21).

 重要用語

摂食障害	神経性過食〈大食〉症	代償行為
神経性やせ症〈神経性無食欲症〉	むちゃ食い行為	リフィーディング症候群

11 睡眠－覚醒障害

1 睡眠－覚醒障害の分類

睡眠－覚醒障害（sleep-wake disorders）とは，あまり聞き慣れない疾患名であろう．夜の睡眠の質，時間，タイミングが思うように得られず，その結果，日中に眠気を感じたり，実際に眠ってしまったりして日中の生活に支障を来すものである．睡眠と覚醒は連続した一つの生命活動であることから，DSM-5ではこのような名称となっている．

疾患の分類方法は，DSM-5，ICD-10，ICSD-3（アメリカ睡眠医学会）など，いくつかのものがある．実際の看護の場で遭遇する主な睡眠－覚醒障害としては，以下のものが挙げられる．

① 不眠障害

② 過眠障害

③ ナルコレプシー

④ 呼吸関連睡眠障害

⑤ 概日リズム睡眠－覚醒障害

⑥ 睡眠時随伴症

⑦ 物質・医薬品誘発性睡眠障害

ここでは，これらの疾患のうち，看護の場面で対応が求められる可能性の高い不眠障害，ナルコレプシー，呼吸関連睡眠障害，概日リズム睡眠－覚醒障害，睡眠時随伴症群，睡眠関連運動障害群を取り上げて解説する．

2 睡眠－覚醒障害の検査および症状評価

睡眠障害はほかの精神障害と異なり，生理学的および生化学的な検査によって診断される．睡眠の状態を客観的に把握する方法として，**終夜睡眠ポリグラフ**（ポリソムノグラフィー，polysomnography：**PSG**）検査がある（図1.11-1）．これは，脳波，眼球運動，オトガイ筋電図により睡眠段階を判断するのに加えて，呼吸量，胸腹部呼吸運動，動脈血酸素濃度，心電図，前脛骨筋の運動，睡眠肢位をモニターし，睡眠時の無呼吸・低呼吸や，下肢の動きを調べ，診断に利用するものである．

PSGが夜間の睡眠の検査であるのに対して，日中の覚醒の障害，つまり眠気を調べる目的として，同様に脳波，眼球運動，オトガイ筋電図を装着し，暗室で複数回睡眠を促す**反復睡眠潜時検査**（multiple sleep latency test：**MSLT**）が，過眠障害などの診断に用いられる．

また，**アクチグラフ**は，活動量を調べることで，睡眠－覚醒のサイクルを検査でき，概日リズム睡眠－覚醒障害の診断などで参考にする（図1.11-2，図1.11-3）．

plus α

アメリカ睡眠医学会による睡眠障害国際分類

ICSD-3（2017）では，次の7群に分類されている．

① 不眠症

② 睡眠関連呼吸障害群（睡眠時無呼吸症候群など）

③ 中枢性過眠症群（ナルコレプシー，特発性過眠症など）

④ 概日リズム睡眠・覚醒症候群（睡眠・覚醒相後退症候群，交代勤務障害，時差障害など）

⑤ 睡眠時随伴症群（睡眠時摂食障害，レム関連睡眠時随伴症群，睡眠時遺尿症など）

⑥ 睡眠関連運動障害群（むずむず脚症候群など）

⑦ その他の睡眠障害

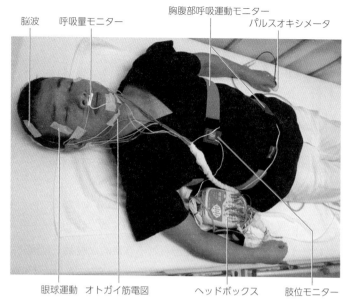

脳波　呼吸量モニター　胸腹部呼吸運動モニター　パルスオキシメータ

眼球運動　オトガイ筋電図　ヘッドボックス　肢位モニター

図1.11-1　終夜睡眠ポリグラフ（PSG）検査

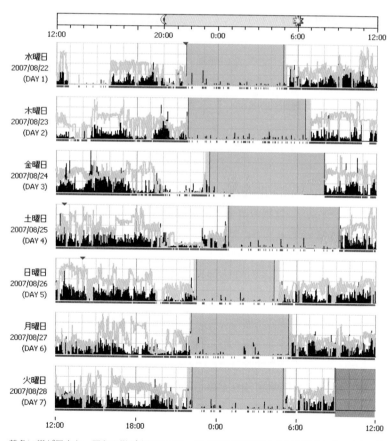

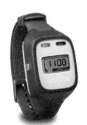

腕時計のように手首などに装着し，運動量を測定する．

（写真提供：株式会社フィリップス・ジャパン）

図1.11-2　アクチグラフ

黄色い帯が日中を，灰色の帯が夜間を示す．黒い部分が運動量として記載される．水色の帯の部分では運動していることが確認されない．よってここが睡眠と考えられる．

（写真提供：株式会社フィリップス・ジャパン）

図1.11-3　アクチグラフによる睡眠－覚醒のサイクル検査結果の例

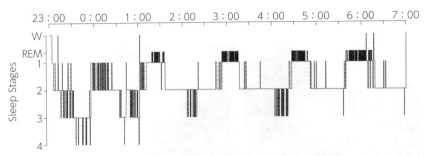

W：覚醒（Awake）．REM：レム（Rapid Eye Movement）睡眠．1，2，3，4：ノンレム（Non-REM）睡眠．3と4を合わせて，徐波睡眠（SWS：Slow Wave Sleep）と呼ぶ．

日本睡眠学会コンピュータ委員会編．学習用PSGチャート：睡眠ポリグラフ記録の判読法と解説．http://jssr.jp/oshirase/association/psg_data/PSGchartJ.pdf，（参照2023-06-21）．

図1.11-4　睡眠ステージ

　睡眠−覚醒障害の患者では，このような検査で得られる客観的な睡眠−覚醒状態と，主観的な状態とが解離する．つまり，検査では眠っているにもかかわらず眠れないと訴えたり，逆に検査では十分には眠っていないが眠れていたと答えたりするケースも少なからずある．そこで，患者自身に睡眠日誌を記録してもらい，診断や治療に利用している．

　睡眠ステージを図1.11-4に示す．縦軸が睡眠の深度，横軸が時間である．深度は，下に向かうにつれて深い睡眠であることを表す．睡眠の前半に徐波睡眠など深い睡眠が多く，睡眠の後半では，浅い睡眠であるレム睡眠や，深い睡眠であるノンレム睡眠のNREM 1，2が多くなる．

3　不眠障害

1　症状

　不眠障害（insomnia disorder）の基本的特徴は，①睡眠がとれる機会が十分にありながら，②睡眠の始まりと持続，一定の睡眠時間帯，睡眠の質に繰り返し障害が認められ，その結果として，③日中の生活に支障を来す状態である．なかなか寝付けない入眠困難，夜間に何度も目が覚めてしまう睡眠維持困難，早朝覚醒のうち一つ以上を伴う．

2　治療

　近年まで，不眠障害の治療として主に薬物療法が行われてきたが，薬物治療単独では長期的に良好な予後が得られず，多剤，多量の睡眠薬を漫然と内服し続けるケースが少なからずある．このため，薬物療法と並行して，早期からの睡眠衛生指導や認知行動療法などの心理的・行動療法的な介入が推奨されている（表1.11-1）．図1.11-5に示すように，症状や病態を評価しながら薬物療法と非薬物療法を併用し，症状の改善がみられた段階では休薬や断薬などに移行するよう心掛ける．

　薬物療法で使用されるのは，いわゆる睡眠薬（ベンゾジアゼピン系薬剤や非ベンゾジアゼピン系薬剤）に加えて，メラトニン受容体作動薬，オレキシン受

plus α

不眠症の認知行動療法（CBT-I）

不眠が継続する要因となっている生活・睡眠習慣を明らかにし，修正していくことで，睡眠の改善をもたらす心理療法．1回50分程度のセッションを合計4〜6回実施することが一般的で，70〜80％の改善効果が報告されており，米国睡眠学会や米国内科学会では，慢性の不眠症の第一選択療法として推奨されている．各セッションでは，睡眠教育，睡眠スケジュール法（刺激制御法，睡眠制限法），リラクゼーション（筋弛緩法）が行われる．

表1.11-1　健康づくりのための睡眠指針2014－睡眠12箇条

1. 良い睡眠で，からだもこころも健康に．
2. 適度な運動，しっかり朝食，ねむりとめざめのメリハリを．
3. 良い睡眠は，生活習慣病予防につながります．
4. 睡眠による休養感は，こころの健康に重要です．
5. 年齢や季節に応じて，ひるまの眠気で困らない程度の睡眠を．
6. 良い睡眠のためには，環境づくりも重要です．
7. 若年世代は夜更かし避けて，体内時計のリズムを保つ．
8. 勤労世代の疲労回復・能率アップに，毎日十分な睡眠を．
9. 熟年世代は朝晩メリハリ，ひるまに適度な運動で良い睡眠．
10. 眠くなってから寝床に入り，起きる時刻は遅らせない．
11. いつもと違う睡眠には，要注意．
12. 眠れない，その苦しみをかかえずに，専門家に相談を．

厚生労働省健康局．健康づくりのための睡眠指針2014．平成26年3月．

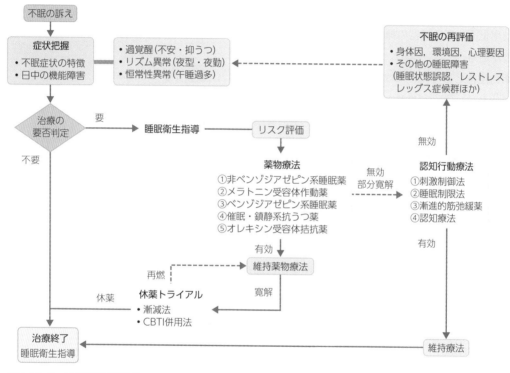

図1.11-5　不眠障害の治療

容体拮抗薬，鎮静や催眠作用のある抗うつ薬（四環系抗うつ薬など）や抗精神病薬（フェノチアジン系薬剤）などが睡眠補助薬として用いられる．

4 ナルコレプシー

　ナルコレプシー（narcolepsy）とは過眠障害の一つであり，特徴的な症状を示す疾患である．好発年齢は10代から20代前半で，男性が若干多い．

1 症状

　入眠発作，情動脱力発作（カタプレキシー），入眠麻痺，入眠時幻覚が4主徴とされる．入眠発作とは，日中に耐えがたい眠気が生じて居眠りを反復す

る．情動脱力発作とは，感情の高ぶり（面白いと感じたり，陽性な感情が引き金となる症例が多い）によって筋肉が弛緩することで，例えば，面白いテレビ番組を見ていて笑うと同時に突然倒れこんだりする．睡眠麻痺は，睡眠と覚醒の移行期に全身の脱力が起きる状態であり，いわゆる「金縛り」がこれに相当すると考えられている．入眠時幻覚は，就寝後まもなく，浅い睡眠の段階で見る夢のことである．

これら四つの症状がそろわないナルコレプシーもあり，診断に際しては，臨床症状だけでなく，経過の聴取，睡眠日誌の記載，さらにはMSLTや遺伝子の検査を行う．

2 治療

若年期に発症する疾患であり，日中の眠気や社会生活における不利益（学業の効率低下，車や機器の操作に際しての危険性など）にも留意して治療を行う必要がある．

薬物療法としては，モダフィニル（モディオダール®），メチルフェニデート（リタリン®），ペモリン（ベタナミン®）といった中枢神経刺激薬が投与される．また，ほかの睡眠－覚醒障害同様，生活習慣の指導も並行して行う．

5 呼吸関連睡眠障害

睡眠中の呼吸障害を呼吸関連睡眠障害（breathing-related sleep disorder）というが，ここでは，代表的な閉塞性睡眠時無呼吸症候群を取り上げる．

有病率は男性で4％，女性で2％であり，肥満者に多い．

1 症状

睡眠中のいびき，呼吸停止，窒息など睡眠中の症状と，日中の眠気，疲労感など覚醒中の症状がある．

2 治療

減量，生活習慣の改善が基本である．対症療法として，睡眠中の**持続陽圧呼吸療法**（continuous positive airway pressure：**CPAP**）はゴールドスタンダードとされており，ほかにマウスピースの装着による治療もある．

6 概日リズム睡眠－覚醒障害

1日24時間に沿って生体がもっているリズムを**概日リズム（サーカディアンリズム）**といい，このリズムの調整がうまくできずに，社会生活への支障が生じるのが概日リズム睡眠－覚醒障害（circadian rhythm sleep-wake disorder）である．①夜更かしが続き朝の覚醒が難しい睡眠相後退症候群，②高齢者で早寝早起きとなるような睡眠相前進症候群，③海外旅行などでいわゆる時差ぼけといわれる時差障害，④交代勤務をしている人にみられる交代勤務睡眠障害などが知られている[1]．

睡眠相後退症候群の有病率は7〜16％であり，思春期と青年期初期に多い．

これとは逆に，睡眠相前進症候群は年齢が高くなるにつれて増加し，中年層と高齢層での有病率は1％である．交代勤務睡眠障害の推定有病率は2～5％程度とされる．概日リズムの乱れのために，不眠，日中の強い眠気が生じる．

1 治療

睡眠相後退症候群では，ほとんどの睡眠薬が無効なケースが多い．入眠時間を少しずつ遅くし，適切な睡眠時刻になった時点で入眠時刻を固定するクロノセラピーや高照度光療法などが行われる．睡眠相前進症候群では，入眠時間を遅く設定し生活してもらうなどの対応をする．

時差障害への対応としては，移動の出発前から徐々に現地での生活時間にシフトさせ，移動後は現地時間に合わせて生活し，とりわけ午前中にしっかり光を浴びるようにする．

交代勤務では，二交代制と三交代制がある．いずれの交代勤務スケジュールがよいのかは明らかではないが，一日が長くなる方向へのローテーション，つまり日勤→準夜勤→深夜勤の正循環がよい．「看護職の夜勤・交代制勤務に関するガイドライン」が日本看護協会のウェブサイトに公開されている[3]．夜勤明けの日中の睡眠が重要であり，午前中の早い時間帯での睡眠と，覚醒後は活動を高めることなどが推奨されている．

7 睡眠時随伴症群

1 レム睡眠行動障害

|1| 概要

レム睡眠行動障害では，患者は，不快で暴力的な夢を行動化しようとするために，睡眠と関連して，発声や複雑な運動が生じる．よくあるのが，患者は他人や動物に攻撃されたり，追われたりする夢を見て，大声を出したり，手足を動かそうとしたりする．このために，本人やベッドパートナーがけがをすることもしばしばある．

睡眠ポリグラフ検査では，本来レム睡眠においては骨格筋の筋緊張がなくなるが，レム睡眠行動障害の患者では，筋緊張消失を伴わないレム睡眠が記録される．

|2| 特徴・背景

50歳以上の男性に多い．基礎疾患としては，パーキンソン病やレビー小体型認知症といったレビー小体病（Levy body disease）や脳卒中がある．また，セロトニン・ノルアドレナリン再取込み阻害薬（SNRI）・選択的セロトニン再取込み阻害薬（SSRI）などの抗うつ薬や，β遮断薬などの高血圧の治療薬の服薬中に生じることもある．

plus α

看護職の夜勤・交代制勤務に関するガイドライン

日本看護協会は，「看護者の倫理綱領」第12条「より質の高い看護を行うために，看護者自身の心身の健康の保持増進に努める」に基づき，夜勤・交代制勤務は，看護職の健康と生活，患者の安全にとって大きなリスク要因となり得ることを認識する必要があるとして，本ガイドラインを策定している．

8 睡眠関連運動障害群

1 むずむず脚症候群（レストレスレッグス症候群）

|1| 概要

　臨床的に，「下肢の不快な感覚があり，脚を動かしたくなり」，「安静にしていると症状が出現したり，増悪し」，「脚を動かすと，不快感が軽減し」，「夕方から夜に症状が強くなる」といった四つの特徴的な症状がみられる．不快感は，「むずむずする」だけでなく，「ほてる」「蟻がはう感じがする」「電流が流れる」「焼け火箸を押し付けられる」などと多様である．

|2| 特徴・病態

　妊婦や高齢の女性に多い．高齢女性の有病率は20％という報告もある．特発性と，鉄欠乏や薬剤性に生じる二次性の病態がある．

　鉄欠乏においては血清フェリチン濃度が一つの指標となり，50μg /l以下であると症状が生じやすい．原因となる薬剤は，鎮静効果のある抗ヒスタミン薬，ドパミン受容体拮抗作用のある薬剤が挙げられる．

2 周期性四肢運動障害

|1| 概要

　周期性四肢運動障害（periodic limb movement disease：PLMD）では，睡眠中に，四肢の運動が周期的に出現する．診断には睡眠ポリグラフ検査が必須であり，周期性四肢運動（periodic limb movements）が，成人では1時間あたり15回以上生じることとされる．睡眠中であるため患者は自覚しないこともあるが，覚醒し自覚している患者の訴えとしては，「ピクピクする」，「バタバタ動く」などが多い．

|2| 病態

　ドパミン作動系の機能障害が機序と考えられるが，むずむず脚症候群の合併も多いことから，遺伝や鉄欠乏の関与も要因と考えられる．

9 睡眠－覚醒障害の看護の視点

　睡眠－覚醒障害は，外来患者・入院患者はもちろん，在宅での支援や予防の観点などから，さまざまな場面で対応が必要となる．

　いずれにおいても，まずはアセスメントが重要である．睡眠のスケジュール（何時から何時まで寝たのか），睡眠により休息が得られているかなどを尋ね，睡眠－覚醒に問題を認めるようであれば，その原因の検索を検討する．入院中の患者であれば，普段は夜更かしであるが病棟の消灯時間に従うと早く眠らなくてはいけない（生理的要因），翌日が手術でありそれが気になって眠れない（心理的要因），隣のベッドの患者のいびきで眠れない（環境的要因），がんによる疼痛によって眠れない（身体的要因），統合失調症の幻聴のために眠れない（精神的要因）といったように，アセスメントする．そして，それぞれに対

してケアプランを立て，必要に応じ医師などにも相談して対応していく．

■ 引用・参考文献
1) American Psychiatric Association. DSM-5 精神疾患の診断・統計マニュアル. 日本精神神経学会監修. 高橋三郎ほか監訳. 医学書院, 2014, p.355-414.
2) 厚生労働科学研究班, 日本睡眠学会編. 睡眠薬の適正な使用と休薬のための診療ガイドライン：出口を見据えた不眠医療マニュアル. http://www.jssr.jp/data/pdf/suiminyaku-guideline.pdf. （参照2023-06-21）.
3) 日本看護協会. 看護職の夜勤・交代制勤務に関するガイドライン. 2013, https://www.nurse.or.jp/nursing/shuroanzen/yakinkotai/guideline/index.html, （参照2023-06-21）.

重要用語

睡眠−覚醒障害	ナルコレプシー	睡眠時随伴症群
終夜睡眠ポリグラフ（PSG）	呼吸関連睡眠障害	レム睡眠行動障害
反復睡眠潜時検査（MSLT）	持続陽圧呼吸療法（CPAP）	むずむず脚症候群（レストレスレッグス症候群）
アクチグラフ	概日リズム睡眠−覚醒障害	
不眠障害	サーカディアンリズム	周期性四肢運動障害

12 物質関連障害および嗜癖性障害群

1 物質関連障害の分類と定義

物質関連障害（substance-related disorder）とは，アルコールや覚醒剤など，本来は体内に存在しない物質の摂取によって脳に影響を及ぼすことで生じる精神障害である．物質誘発性障害と物質使用障害とに大別される．

物質誘発性障害（substance-induced disorder）は，物質使用に伴い心身に現れる障害であり，その物質の直接の薬理作用による場合（**中毒症状**），その物質を急に中止することによる場合（**離脱症状**），持続的に使用しているうちに出現してくる場合，などがある．原因物質による差異はあるものの，あらゆる精神障害が誘発されるといっても過言ではない．

物質使用障害（substance use disorder）は，その物質を使用するという行動自体が問題とされるもので，酩酊（めいてい）や陶酔（とうすい）感などの快反応を得るために，許容されない使用を行う場合（**有害な使用**）と，有害な使用が繰り返される結果生じる**依存**に分かれる．有害な使用や依存が生じる背景には，快反応の発現に関わる脳内報酬系と呼ばれる神経回路が関係する．依存状態に陥ると，精神的かつ身体的な問題のほか，職場，学校，または家庭においても持続的，反復的に問題が起こり，悪化しているにもかかわらず，その使用を止めることができなくなる．依存状態では耐性や離脱症状が生じる．このため，依存状態の人は，物質使用を止められず，しばしば使用量が増加する．

ICD-10では，通常過去1年間の間に，a）その物質摂取に対する強い渇望の存在，b）その物質使用に対するコントロール喪失，c）中止時ないし減薬

plus α
「乱用」という用語

物質の不適切な使用を表す言葉として，かつて乱用という言葉が使われたが，ICD-10ではこの言葉の代わりに，有害な使用（harmful use）という用語に改められた．DSM-5では乱用と依存が使用障害として統一された．

plus α
耐性

物質使用に伴う効果（しばしば快感）が徐々に弱くなること．これに対して，精神症状が出現するまでの使用量が徐々に減少する現象を逆耐性という．例えば，アヘンによる効果発現は耐性を生じやすく，覚醒剤による幻覚や妄想出現は逆耐性の傾向がある．

時の離脱症状の出現，d）耐性の出現，e）その物質中心の生活，f）明らかな有害作用の出現にもかかわらず摂取の中止不能，のうちの3項目以上が該当する場合，依存症と診断される．

不適切な使用で問題となる物質

ICD-10では，①アルコール，②アヘン類，③大麻類，④鎮静薬あるいは催眠薬，⑤コカイン，⑥カフェインおよび他の精神刺激薬，⑦幻覚薬，⑧タバコ，⑨揮発性溶剤（吸入剤），⑩その他，を挙げている．このほか，物質関連障害は，薬物治療の有害反応や毒物への偶発的な曝露の結果として引き起こされることもある．有害反応が問題となる薬物は，上記の鎮静薬あるいは催眠薬のほか，降圧薬，抗パーキンソン薬，がんの化学療法で使用する薬剤，ステロイド剤，など多岐にわたる．偶発的な曝露により障害を起こす毒物としては，重金属（鉛，アルミニウムなど），有機リン（農薬などの成分），メタノール，一酸化炭素などがある．

---

2 物質関連障害の疫学

2013年に国が行った調査では，ICD-10の診断基準を満たすアルコール関連障害の現在有病者は男性1.0％，女性0.1％，推計数は57万人であった．このうち，精神科で治療を受けている者は約6万人と1割程度にとどまっていた．一般人口におけるアルコール以外の物質使用の実態を正確に把握することは困難であるが，精神保健研究所（薬物依存研究部）の「全国の精神科医療施設における薬物関連精神疾患の実態調査」（2018）の結果，アルコール以外の物質使用によって精神科治療を受けた患者数は2609人で，その内訳は，覚醒剤56.0％，睡眠薬・抗不安薬17.1％，揮発性溶剤6.0％，市販薬5.9％，多剤5.1％，大麻4.1％，危険ドラッグ2.8％などとなっていた．

3 物質関連障害の症状

1 物質使用により発生する精神および行動の障害

これまでに述べたさまざまな物質が精神症状を引き起こし，またある一つの物質使用により発生する可能性のある精神症状は多岐にわたる．ここではICD-10の分類に従って**表1.12-1**に整理して示す．

2 代表的物質とその症状の特徴

|1| アルコール

使用すると酩酊状態になる．この際，神経活動の抑制に伴う一過性の判断力低下や記憶機能低下，さらには身体能力の低下が認められる．急性中毒時には泥酔，昏睡の段階を経て呼吸抑制のため死に至る．普通酩酊のほかに，**異常酩酊**が区

plus α
危険ドラッグ

規制薬物と同等かそれ以上の有害作用を呈する未規制物質の総称．2011年ごろから大麻に似た合成カンナビノイドを含む「脱法ハーブ」の使用量が増え，2014年池袋で起きた脱法ハーブ吸引者による自動車運転死傷事故は大きな社会問題となった．これを機に未規制物質の呼称が脱法ドラッグから危険ドラッグへと変わり，取り締まりが強化された．

plus α
異常酩酊

異常な酩酊として複雑酩酊と病的酩酊が出現することがある．複雑酩酊では平素と違う粗暴な態度や興奮が生じるが，見当識は保たれ，記憶喪失もほとんど認めない．病的酩酊では急激に意識障害に陥り，激しい興奮，見境のない非現実的な行動をとる．幻覚や妄想を伴い，記憶障害（健忘）を残す．

表1.12-1 **精神作用物質使用による精神および行動の障害の分類（ICD-10）**

1. 急性中毒
2. 有害な使用
3. 依存症候群
4. 離脱状態
5. せん妄を伴う離脱状態
6. 精神病性障害
7. 健忘症群
8. 残遺性および遅発性の精神病性障害
9. その他の精神および行動の障害
10. 詳細不明の精神および行動の障害

別される.

　慢性的かつ大量に使用すると心身に深刻な影響が生じる．身体疾患としては，肝障害（肝硬変など），膵炎，糖尿病，胃十二指腸潰瘍，心臓疾患や高血圧，ビタミン欠乏症などの栄養障害，特発性大腿骨頭壊死，酩酊時の頭部外傷による慢性硬膜下血腫などを発症する．精神面にはウェルニッケ-コルサコフ症候群，アルコール性幻覚症，嫉妬妄想，うつ病，認知症様状態，離脱時の精神症状など多彩な症状が出現する．

　依存症になると，断酒2日後くらいから発汗，動悸，発熱，手指振戦などが始まり，続いて多数の小動物の幻視，意識障害などの離脱症状が出現する（**振戦せん妄**）．ちなみに日本人の約半数は**アルデヒド脱水素酵素第2型**（ALDH2）を欠損しているといわれており，このような人は依存症になりにくい．

　依存症の経過とともに，泥酔し，酔いが覚めるとまた飲酒するという連続飲酒発作と，断酒期と連続飲酒発作を繰り返す**山型飲酒サイクル**が出現する（**図1.12-1**）．

　妊娠中の飲酒の結果，出産後に児が**胎児性アルコール症候群**の症状を呈することがある．

｜2｜覚醒剤（アンフェタミン，メタンフェタミン）

　シャブ，スピード，S（エス），アイスなどの俗称で呼ばれることがある．使用時に高揚感がもたらされるが，中止すると脱力や抑うつなどの症状が出るため，精神的依存が強まる．統合失調症と区別しがたい活発な幻覚妄想状態を呈することや，それが遷延することがある．**逆耐性**が生じやすい．長期間中止後でも，不眠やストレス下で幻覚や妄想状態が再現されることもある（**フラッシュバック**）．

plus α

**ウェルニッケ-
コルサコフ症候群**

意識障害，眼球運動障害，歩行障害などを示すウェルニッケ脳症に引き続いて，記銘障害，失見当識，作話を主徴とするコルサコフ症状が出現する病態．

plus α

アルデヒド脱水素酵素第2型（ALDH2）

アルコール分解の過程で生じるアセトアルデヒドの分解に関与する酵素．欠損者がアルコールを摂取すると，アセトアルデヒドの毒性のため顔面紅潮，吐き気，頭痛が生じる．この体質は，アルコールパッチテストによって簡単に調べることができる．

plus α

胎児性アルコール症候群

アルコールや代謝物であるアセトアルデヒドの毒性などによって影響を受けた①低体重，②知的障害，③顔面の小奇形などが胎児に生じる．

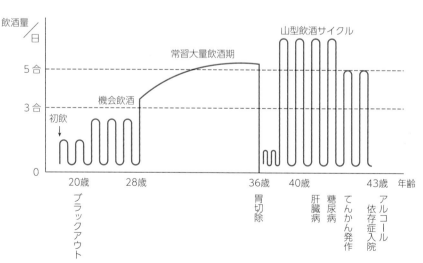

吉岡隆編. 援助者のためのアルコール・薬物依存症Q&A. 中央法規出版, 1997. p.48.

図1.12-1　アルコール依存症の経過（模式図）

精神症状と精神疾患　12　物質関連障害および嗜癖性障害群

91

近年，静脈注射ではなく，加熱吸煙により摂取する方法が広まった．また，女性がダイエット目的で使用するケースもあるなど，覚醒剤使用は拡大している．幻覚妄想状態が生じた場合は，抗精神病薬の継続服用が必要となることも多い．

|3| 大麻

使用すると多幸感，気分易変性，攻撃性の亢進などの気分の変化，幻視や幻聴，思考障害などの精神病様症状を呈する．長期使用により重篤な**動因喪失症候群***の状態となる．大麻はそれ自体が重い心身の障害を生じるだけではなく，ほかの薬物依存へと発展する入門薬物（ゲートウェイドラッグ）となる傾向があることが指摘されている．

|4| 揮発性有機化合物（吸入剤）

トルエン，ラッカー，シンナー，ブタンガスなどの物質を指す．トルエン使用時には意識障害や幻視などの精神症状が生じる．長期間使用すると，小脳変性，末梢神経障害，肝機能や腎機能の障害，慢性気管支炎，歯の侵食などのほか，無気力，無関心などが強まり，動因喪失症候群の状態となる．

|5| 市販薬および睡眠薬・抗不安薬など

若年世代を中心に，市販の鎮咳薬や感冒薬などの不適切使用の頻度が上昇している．厚労省は「濫用等のおそれのある医薬品」を指定して販売現場における法令遵守の徹底を呼びかけている．また，医療機関で処方されるベンゾジアゼピン系の睡眠薬・抗不安薬は精神依存を生じやすく，中止・減量によって不眠や不安が悪化するため長期使用になりがちで，高齢者の転倒リスクを高めることや若年者の過量服薬などが問題になっている．そのほか，医師が処方する鎮痛薬などでも不適切に使用される例が報告されている．

表1.12-2に，精神および身体に影響を及ぼす代表的な物質の特徴をまとめた．

用語解説 *
動因喪失症候群
無動機症候群とも呼ばれる．大麻をはじめとする物質の長期使用の結果，自発性低下，意欲減弱，活動性や社交性の低下などが生じ，数カ月から数年単位で持続する状態をいう．

4 物質関連障害の治療

物質関連障害は，物質の有害な使用をしない（医薬品の場合は適切に使用する）こと，すなわち発症予防が基本である．しかし，現実に使用され，症状が出現した場合には，中毒症状，離脱症状，その他の合併症，そして依存症そのものの治療やケアを行っていく必要がある．

1 中毒症状，離脱症状

中毒症状に対しては，患者の安全を考えて保護し，経過を観察することを基本とし，その作用を阻害する拮抗薬がある場合には投与するほか，必要に応じて身体管理を行う．

離脱症状に対しては，発現を抑制する薬物がある場合には投与し，併せてビタミン欠乏などの栄養障害の治療を含む身体合併症の治療や，幻覚や妄想などの精神症状に対して向精神薬による治療を行う．アルコールやアヘンなどの離脱時には，生命の危機に至る場合も懸念されることから，入院が勧められる．

表1.12-2　心身に影響を及ぼす代表的な物質

中枢作用	タイプ	薬物	中毒症状	精神依存	身体依存	耐性	催幻覚
抑制	アヘン類	ヘロイン，モルヒネ	多幸感，陶酔感，めまい，縮瞳，呼吸困難	＋＋＋	＋＋＋	＋＋＋	－
	アルコール		酩酊（気分高揚，注意散漫，多量で昏睡，呼吸停止）	＋＋	＋＋	＋＋	－
	ベンゾジアゼピン類	ジアゼパム，トリアゾラム等	副作用として，前向性健忘，ふらつき 乱用時には，呼吸抑制や意識障害	＋	＋	＋	－
	揮発性有機化合物	トルエン，接着剤，ブタンガス	酩酊から意識障害，気分高揚，幻視，肝機能障害	＋	±	＋	＋
	大麻		多幸症，判断低下，協調運動障害，結膜充血，食欲亢進	＋	±	＋	＋＋
興奮	コカイン		神経過敏，興奮，散漫な思考，不眠，顔面徴候	＋＋＋	－	－	－
	覚醒剤	メタンフェタミン	多幸症，過剰警戒心，常同的行動，精神運動興奮，瞳孔散大	＋＋＋	－	＋	－
	LSD		幻覚，超絶体験，脈拍増加などの交感神経症状	＋	－	＋	＋＋＋

和田清．依存性薬物と乱用・依存・中毒：時代の狭間を見つめて．星和書店，2000より一部改変．

　その他，物質使用中に幻覚妄想や不安，うつなどの精神症状が出現した場合には，それぞれの症状に応じた精神科的治療を行う．

❷ 有害な使用・依存からの回復

　最も困難なのは，物質の有害な使用を止めること，あるいは依存症からの回復を図ることである．物質使用者は使用に伴う問題に直面しようとせず（否認），なかなか治療開始に至らないことが多い．また，家族の行為（他者への迷惑行為に対する「尻ぬぐい」）が，結果的に本人の問題への直面化を遅らせる要因となっている場合もある．こうしたことから，家族教室などを通じた家族との協力体制づくりが重視される．かつて，患者が生命，身体，社会的な危機感を抱く（底つき体験）まで，依存症の治療は始まらないといわれた．しかし今日，アルコール依存症に対しては，断酒ではなく，飲酒量軽減を目標に介入することも行われるようになってきており，そのために看護師を含む医師以外の専門職が使用できる治療導入のためのツールも開発されている．

　医学的治療は，入院治療と外来治療に大別される．アルコール・薬物の専門病棟において行われる入院治療の内容は，離脱症状や合併症の治療，薬物教育，生活リズムの回復を目的とする各種活動プログラムなどである．その他，自らの薬物体験を語り，同じ体験をもつ者同士で支え合う自助グループ（断酒会やアルコホーリクス・アノニマス；AA）などの紹介が行われ，試験的な通所も勧められる．

　退院後は，薬物を使用せずに生活を維持することを目標として治療が行われる．このため，当事者グループによる外来ミーティングを行う医療機関もあ

➡ AAについては，7章3節6項p.261参照．

る．物質の再使用を予防する上で自助グループの果たす役割が大きいことが知られている．

5 物質関連障害の看護の視点

物質関連障害においては，医学面，心理面，社会面を総合する視点からのチームアプローチが必要となる．この障害に対する薬物療法は，いまだ補助的であることから，患者の気持ちに寄り添い，良い関係を築く中で適切な専門的助言を行っていくこととなる．看護師には，依存症についての理解を深め，患者と適切な関係を築く技術や配慮が求められる．

精神科専門治療以外の現場でも，医師からの処方薬や市販薬などによる有害な使用が目立ってきている．特に，オピオイド鎮痛薬の使用に注意を払う必要がある．また，タバコも物質使用障害に該当する代表的な物質の一つであるとの認識に立って，禁煙に向けた基本的な指導法の習得が求められる．

オピオイドの乱用予防

モルヒネなどを含むオピオイド鎮痛薬は，手術前後と進行がんに伴う疼痛にのみ使用されてきたが，2010年にフェンタニル経皮吸収型製剤が非がん性慢性疼痛にも保険適用されたことで，乱用や依存に陥る者の増加が懸念されている．精神科領域以外の医療関係者も，薬物の乱用や依存について基本的知識をもつことが必要となっている．

禁煙支援「5Aアプローチ」

タバコはニコチンを含有し，依存性を有する物質として知られている．そのほか，4,000以上の化学物質，約200の有害物質，約60の発がん性物質を含み，がん，循環器疾患，呼吸器疾患などをもたらす．また，特に子どもなど喫煙しない人の受動喫煙の影響も大きいことが指摘されている．一般の医療従事者も，禁煙ガイドラインを参照し「5Aアプローチ」（Ask, Advise, Assess, Assist, Arrange）に基づく禁煙支援方法について理解しておく必要がある．

6 嗜癖性障害

社会生活上好ましくないにもかかわらず，止めることができない行動を**行動嗜癖**という．行動嗜癖には性に関するもの（のぞき・盗撮，露出，痴漢，性的サドマゾヒズム，小児性愛など），食べ物（過食），買い物，窃盗（クレプトマニア）などが知られてきた．近年，これらに加え，ギャンブル，ゲーム，インターネット利用に関する行動嗜癖が社会問題となっている．アルコール依存症をはじめとする物質依存症にみられる生物学的基盤こそ十分明らかにされていないが，行動嗜癖と物質依存症は同時並行的あるいは交互に出現することが多く，両者の近縁性が強く推定されている．

1 ギャンブル障害

公営ギャンブル（競馬，競輪，モーターボート競走，オートバイ競走，宝くじ）をはじめ，パチンコ・パチスロ店において，①興奮を得るため掛け金を

plus α

クレプトマニア

「病的窃盗（窃盗癖）」ともいう．行動制御の障害に分類されてきたが，獲得物がもたらす物質的な利得より，盗むという行動がもたらす快感（達成感，緊張からの解放感など）が主因となり，盗む行為を繰り返すことを止められなくなることから，行動嗜癖の一つとみなされることがある．

増やしたり，損を取り戻そうとして深追いしたりする，②賭博が生活の主な関心事になっている，③賭博を止めようとしたができなかった，④賭博の問題を隠すために嘘をつく，⑤賭博のために重要な人間関係，仕事，教育などに大きな影響が出たことがある，などといった場合，**ギャンブル障害**が疑われる．「国内のギャンブル等依存に関する疫学調査（全国調査結果の中間とりまとめ）」（2017年）の結果，過去12カ月間にギャンブル障害が疑われた人は，0.8％（国内推計70万人）であった．2016年にカジノを合法化する法律（いわゆるIR推進法*）が成立し，病的賭博者の増加が懸念されるため社会的関心が高まっている．

　ギャンブル障害では，本人が早期に自ら受診することは少ない．うつや不安を訴えて受診する人の中にギャンブルの問題を抱えた人がいるので，早期発見に努める．

　精神保健福祉センターなどで治療プログラムを行っているところもあるが，治療できる専門機関はいまだ少ない．**GA（ギャンブラーズ・アノニマス）**などの自助グループへの継続的参加が有効とされている．

❷ ゲーム障害

　スマートフォンなどのデジタル通信機器の普及に伴い，小学生から高校生までの「ゲーム」の利用率は78.7％と，「動画視聴」（81.5％）に次いで多くなっていた[5]．その結果，長時間電子ゲームに興じ，昼夜逆転，成績低下，不登校などの状態になってもゲームを止めようとせず，保護者がスマホなどを取り上げようとすると強く反発する中高生が増えている．WHOは国際疾病分類第11版（ICD-11）で，①ゲームをする時間や頻度をコントロールできない，②日常生活でゲームの優先度が高くなっている，③学業や職業に悪影響が出ているにもかかわらずゲームを続けている，④ゲーム行動は連続的，反復的で，通常少なくとも12カ月以上続く，などの条件を満たす場合を**ゲーム障害**としている．

　ゲーム障害の発症予防のため，小中学校の道徳教育や健康教育が注目されている．発症者の回復支援については，いまだ試行錯誤の段階である．

plus α

インターネット依存（障害）

インターネット利用に関し，長時間の動画閲覧やSNSへの没頭などの問題も指摘されているが，ゲーム障害がより深刻とされ，「インターネット依存（障害）」という形ではICD分類やDSM分類に収載されていない．

用語解説 *

IR推進法

特定複合観光施設区域の整備の推進に関する法律（平成28年法律第115号）．統合型リゾート（Integrated Resort：IR）と呼ばれる．カジノやホテル，商業施設などが一体となった施設群の設立を推進する基本法で，外国人観光客の増加を目的としている．一方でギャンブル障害や犯罪の増加などの不安も指摘されている．

■ 引用・参考文献

1）吉岡隆編．援助者のためのアルコール・薬物依存症Q&A．中央法規出版，1997．
2）和田清．依存性薬物と乱用・依存・中毒：時代の狭間を見つめて．星和書店，2000．
3）和田清．一般人口における薬物乱用の今日的動向：「危険ドラッグ」問題を含めて．医薬ジャーナル．2016，52

（2），p.641-646．
4）樋口進ほか企画・監修．行動嗜癖（アディクション）．日本医師会雑誌．2020，149（6），p1013-1072．
5）内閣府．令和元年度 青少年のインターネット利用環境実態調査報告書．令和2年4月．

依存	振戦せん妄	断酒会
離脱症状	アルデヒド脱水素酵素第2型	AA（アルコホーリクス・アノニマス）
耐性，逆耐性	山型飲酒サイクル	行動嗜癖
危険ドラッグ	胎児性アルコール症候群	ギャンブル障害
急性中毒	覚醒剤	GA（ギャンブラーズ・アノニマス）
異常酩酊	フラッシュバック	ゲーム障害
身体依存	大麻	
精神依存	揮発性有機化合物	

13 神経認知障害

1 認知症

認知症（dementia）は，一度正常な水準まで達した知能が低下した状態をいう．記銘力，場所・時間の見当識の低下がみられるようになる．高齢になるとすべての人が認知症になるというわけではないが，加齢とともに認知症の率は増加する（表1.13-1）．認知症にはいくつかのタイプがあり，①アルツハイマー型認知症，②血管性認知症，③レビー小体型認知症，④前頭側頭型認知症，という分類がなされる．

1 認知症のタイプ

|1| アルツハイマー型認知症

アルツハイマー型認知症（dementia of Alzheimer's type：**DAT**）は，脳全般が萎縮することで生じるものである．発病年齢は，75歳以上になると急増し，女性が男性の2倍である．ただし，いわゆるアルツハイマー病といわれる早発性の場合もあり，その場合は，40代後半に発病することもある．

症状として，記銘力の低下，見当識の低下が挙げられる．初期のころは，同じようなことを何度も繰り返し聞くといった，軽い物忘れのような症状がみられる．

アルツハイマー病の病因は不明であるが，病理学的な特徴とされる老人斑を構成するアミロイドβタンパク（Aβ）が関連する説と，神経原線維変化を構成するリン酸化されたタウタンパクが原因であるという説が有力である．

記憶は，新しいものを記銘する能力が衰退し，古い記憶のほうが新しい記憶

plus α

器質性精神障害

従来，精神疾患を器質性，内因性，心因性と三つに分類していた．その中で，脳を含めた身体的な病気が原因で精神症状を起こすものを器質性精神障害と呼び，認知症に伴う行動・心理症状，脳梗塞後のうつおよび全身性エリテマトーデスによる幻覚妄想状態などがこれにあたる．

plus α

タウタンパク

神経細胞内の微小管タンパク質の一つで，微小管の安定化を調節している．アルツハイマー病では，リン酸化タウタンパクが蓄積して神経原線維変化を形成する．

表1.13-1　年齢階層別認知症の有病率

年齢階層（歳）	65～69	70～74	75～79	80～84	85歳以上
有病率（%）	1.5	3.6	7.1	14.6	27.3

朝田隆．認知症の有病率．厚生労働省第19回新たな地域精神保健医療体制の構築に向けた検討チーム資料．2011.

よりも長い間保持されている．認知症ではない高齢者も，加齢とともに物忘れしやすくなる．認知症と単なる物忘れとの異なる点は，認知症でない場合は，朝食に「何を」食べたかを忘れることはあるが，認知症の場合は「食べたこと自体」を忘れる，というところにある．

初期のころは，身近な人のことは認識できるが，記銘力の低下に伴って家族の名前や顔を忘れてしまう．また，時間と場所の見当識が失われていく．令和3年であるにもかかわらず，「今年は平成3年だから」といったように，現在が何年何月何日であるかということがわからなくなる．また，現在自分が住んでいる所を昔住んでいた土地と間違えるなど，場所の見当識も失われていく．このことによって，一人で外出し（ひとり歩き），道に迷ってしまうこともある．

|2| 血管性認知症

血管性認知症（vascular dementia：**VD**）は，脳の血管障害によって生じる認知症で，脳の障害が引き金となり，知的レベルが二次的に低下したものである．以前は，脳の動脈硬化によって引き起こされるとされてきたが，動脈硬化のみでは認知症は生じず，動脈硬化から起こる脳梗塞が影響を与えることがわかった．認知症が進むとアルツハイマー型と同じような状態となるが，血管性認知症ではアルツハイマー型とは経過が多či異なる．

特徴として，血管性認知症では人格は保たれることが多い点が挙げられる．認知症の症状としては，脳の損傷部位によって，その症状がまだらに現れる（このため，まだら認知症とも呼ばれる）．つまり，ある部分では認知症の症状はみられないが，ある部分ではひどく能力が低下するというむらがみられる．

主な症状として，**感情失禁**がある．急に怒り出す，泣き出す，笑い出す，といったように，感情をコントロールできない状態になる．また，アルツハイマー型認知症は女性が多いのに対し，血管性認知症は男性に多くみられる．

アルツハイマー型認知症はゆっくりと進行するが，血管性認知症では脳卒中の発作が起こるたびに階段状に悪化していく（**図1.13-1**）．画像所見（頭部CTやMRI）としては，前者では萎縮がみられるが，後者では脳梗塞像がみら

plus α

**「徘徊」から
「ひとり歩き」へ**

従来は徘徊という言葉を使用していたが，この言葉には目的もなく歩き回るという意味があり，認知症の人の多くは本人なりの目的や理由があるが，歩いているうちにわからなくなってしまうため迷ってしまうことになる．そこで，現在では「ひとり歩き」と言い換えることが多くなっており，ここではそうした経緯のもとに徘徊をひとり歩きに言い換える．

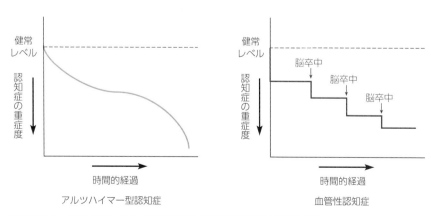

図1.13-1　アルツハイマー型認知症と血管性認知症の経過の違い

れる.

|3| レビー小体型認知症

レビー小体型認知症（dementia with Lewy bodies：**DLB**）は日本で発見され，1976年以降に小阪憲司医師によって世界的に知られるようになった比較的新しい疾患概念である．レビー小体とは，もともとは運動障害を主な症状とするパーキンソン病において，中脳にたまった異常な構造物を指す言葉であるが，DLBの患者の脳では，これが認知機能をつかさどる大脳皮質にも広くみられることから命名された．現在ではDLBは，脳の変性によるものの中ではアルツハイマー型認知症に次いで二番目に多く，血管性認知症とともに三大認知症と呼ばれている．DLBは初期には認知症が目立たず，種々の**行動・心理症状**（behavioral and psychological symptoms of dementia：**BPSD**）が最も目立つ．ことに幻視などの幻覚，妄想，認知の変動，抑うつ，不安，レム睡眠行動障害などの精神症状が起こりやすく，しかもパーキンソン症状や種々の自律神経症状もしばしば出現するため，本人・家族のQOLが早期から障害されやすい．したがって，早期に診断し，早期に介入・治療することが特に重視される．

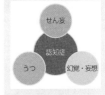

行動・心理症状 BPSD

認知症には，しばしばうつ症状，せん妄，幻覚・妄想（物取られ妄想）などの行動・心理症状が合併する．認知症自体は現在の医学では改善させることが困難であるが，これらの行動・心理症状は薬物療法や看護，適切な対応によって改善が期待できる．

|4| 前頭側頭型認知症

前頭葉や側頭葉が萎縮して起こる認知症である．かつてピック病といわれていた認知症がこれにあたる．前頭葉は「人を人たらしめる」重要な部位で，意欲をもち，思考や発想，計画し，順序良くこなしていく実行系の働きを担っている．感情をコントロールし，理性的に行動ができるようにしたりもする．側頭葉は言語を理解したり，記憶したりすることをつかさどるところで，聴覚や嗅覚にも関係している．前頭側頭型認知症ではこれらが障害されるので，以下のような行動の異常や人格の変化，言語障害がみられる．

- 自制力が低下：粗暴，短絡，一方的に話す
- 異常行動：浪費，異食（何でも口に入れる），窃盗，ひとり歩き
- 人格変化：無欲，無関心
- 常同行為：特定の行為，行動を繰り返す状態
- 滞続言語：繰り返し話される同じ内容の単語，語句，文章のことを指す．具体的には「今日のご飯は魚です」という会話をしたあとに，「今日の天気はどう？」「明日は何曜日？」などと質問すると，本人は「今日は魚だね」，「うん，明日は魚」などと答える.
- 常同的周遊（roaming）：毎日決まったコースを散歩して回る行動周遊．途中で万引きをしたり，他人の花壇から花を摘んできたりするといった軽犯罪が問題となる.
- 時刻表的生活：毎日決まった時刻に起床し，食事や散歩などをすべてスケジュール通りに行い，同じ時刻に就眠するなど，列車の時刻表を思わせるような生活を送る.

|5| 軽度認知障害（MCI）

　健常な状態と認知症のちょうど間の段階である．自動車運転免許の返納が社会問題となっている．日常生活の心掛けが重要である．軽度認知障害（Mild Cognitive Impairment：MCI）と診断された高齢者のうち，約半分が認知症に発展する．したがって，予防のためには次の点が重要である．

ａ 知的行動を増やす

　将棋や囲碁，麻雀などのほか，手芸など指先を使う活動は脳に刺激を与えることができるので効果的である．

ｂ スポーツなどで体を動かす

　適度な運動は認知症の予防に効果的なだけではなく，全身の血行・血流の改善につながり，脳の活性化が期待ができる．

ｃ 人とのコミュニケーション

　人との会話や外出，散歩などは非常に重要である．マンネリ化した日常からも開放され，人との交流を通じて相手を気遣ったり，自身の存在価値が確認できるなど，脳に良い影響を与える．夫婦・親子間などの軽い議論は認知症予防につながる．

ｄ 睡眠を十分にとり，規則正しい生活

　きちんと朝に起床して，夜に十分な睡眠をとるという規則正しい生活を心掛ける．

|6| 認知症と意識障害

　意識障害は可逆的変化であり改善が期待できるが，認知症は現在の医学では残念ながら**不可逆的**な変化である．認知症はまだらに障害される（失語，失行，失認など）ことが多いが，意識障害は全体的に障害されるものである（図1.13-2）．

　また，認知症の初期では高次精神機能（記銘力など）がより障害されるものの，低次な精神機能（周囲の変化に対する注意など）は比較的保たれることが多いのに対し，意識障害では初期から全体的に障害される（図1.13-3）．例え

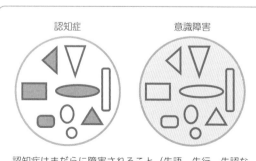

認知症はまだらに障害されること（失語，失行，失認など）が多いが，意識障害は全体的に障害される．

図1.13-2　認知症と意識障害

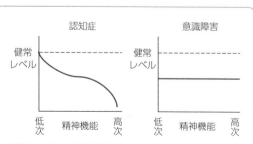

認知症では高次精神機能がより障害されるが低次の精神機能は比較的保たれることが多いのに対し，意識障害では全体的に障害される．

図1.13-3　精神機能の障害

ば，軽度認知症の患者では注意機能はある程度保たれており，診察中に紙を落とすなどすると，そちらのほうをさっと見るが，軽度意識障害の患者ではボーッとしていて気が付かなかったりする．もちろん意識障害と認知機能障害が併存することもあり，認知症患者によくみられる夜間せん妄などは，その例である．意識障害は原疾患の治療によって改善が可能なことが多いため，見逃してはならない．

2 認知症の評価

認知症のスクリーニング検査として，日本で最も広く使用されているのは**長谷川式簡易知能評価スケール改訂版（HDS-R）**である．アメリカでは，**MMSE**（mini-mental state examination）が用いられることが多い．質問内容としては，時間の見当識を知るために現在の年月日，場所の見当識を知るために現在の場所，記銘力として数字や単語の復唱・逆唱，MMSEにおいてはそれに加え，文章を読み，そこに書いてある行動をする，文章を書く，図形を複写するなどがある．

長谷川式簡易知能評価スケールのカットオフポイント*は20点（満点30点），MMSEでは23点（満点30点）とされる．それ以下は知能の低下が認められると判断される．

用語解説 *
カットオフポイント
検査などにおいて設定される境目となる値，閾値．

3 認知症の治療

認知症に効果的な薬は，まだ十分に開発が進んでいない．アルツハイマー型認知症に対しては，ドネペジル，ガランタミン，リバスチグミン（コリンエステラーゼ阻害薬）およびメマンチン（NMDA受容体アンタゴニスト）が進行を半年から1年ほど遅らせる効果がある．コリンエステラーゼ阻害薬は，レビー小体型認知症に対してはさらに効果が得られやすいことが知られている．

高齢者の認知症に伴ううつ状態に対しては，非抗コリン性の抗うつ薬を使用する．また，攻撃性や易刺激性の亢進などの行動・心理症状に対しては，非薬物療法が優先されるべきであり，叱責はせず（図1.13-4），その人らしさを尊重するパーソン・センタード・ケアが基本となる．

感覚刺激を用いる作業療法も，行動・心理症状を改善させる．睡眠障害に対しても，日中の活動性を高めることが重要である．それらで効果が不十分な場合に，薬物療法としてクエチアピンを少量投与する．

4 認知症の看護のポイント

認知症患者に対する看護の基本は，いかに認知症が進行していても相手の人格を尊重し，相手のペースに合わせることであり，子ども扱いをしないよう注意する．受容的，共感的に接し，忠告や説得，感情的な批判は慎む（図1.13-4）．つまり，ともに苦しみ，ともに喜ぶ姿勢をもつことが要求される．また，患者を孤立させたり，新しい環境に移したりすることはなるべく避ける．さらに，寝たきりやひきこもりの状態をつくらないように，歌や踊り，園芸，裁縫などのプログラムや，人との交わりの場に参加をうながすなどの配

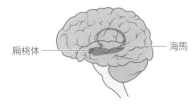

扁桃体　　　　　　海馬

扁桃体が活発に働くと記憶は定着しやすい.

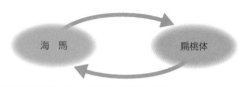

海　馬　　　　　　扁桃体

側頭葉内側部において海馬と扁桃体は隣接している. 海馬は記憶をつかさどり, 扁桃体は感情や情動をつかさどる. 記憶はすべて快, 不快および恐怖などの感情や情動を伴って貯蔵される.

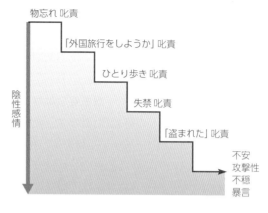

物忘れ 叱責

「外国旅行をしようか」叱責

ひとり歩き 叱責

失禁 叱責

「盗まれた」叱責

陰性感情

不安
攻撃性
不穏
暴言

認知症患者では,「外国旅行をしようか」と言って怒られたエピソードの記憶は残りにくいが, 怒られて不快な体験をしたという陰性感情の記憶は残りやすく, 蓄積しやすい. それが後に攻撃性や不穏をもたらす.

図1.13-4　認知症患者において行動・心理症状が出現してくる機序

慮を行う. 見当識を保つために, たびたび自己紹介を取り入れたり, 名札を付けたり, 時計を使って毎日決まった時間に規則的な行動をとるよう導くとよい. また, 安心で安全な環境を維持するよう努める. 親しい人が傍らにいるようにし, 医療者と頻繁に関わることができるようにする.

2　せん妄

　意識障害に伴って, その患者では通常みられない言動（幻覚・妄想・ひとり歩き・興奮など）が認められる場合, **せん妄**（delirium）と呼ぶ. せん妄はほかの精神疾患とは異なり, 精神科病棟よりも集中治療室や身体各科の一般病棟, あるいは高齢者病棟などで認められることが多い. せん妄の有病率は, 一般入院患者の10～30％, 入院高齢患者で10～40％, 術後患者でも30～50％といわれており, さらに入院熱傷患者では30～70％, 臨死患者80％などとされている.

　もともとなんらかの身体疾患をもっている患者にせん妄が出現すると, 原疾患の治療の妨げとなるばかりか, 二次的な合併症なども加わって, その予後に多大な影響を及ぼすため, 予防と早期治療が必要である. 特に, 看護師の役割は大きく, その意味でもせん妄の病態を知っておくことは大切である.

1　せん妄の診断基準

　国際的診断分類の一つであるICD-10のせん妄の診断基準によれば, その軽重にかかわらず, 以下の五つの症状が存在しなければならない.

①意識と注意の障害：意識は混濁から昏睡まで連続性があり, 注意を方向付け, 集中し, 維持し, そして転導する能力が減弱している.

②認知の全体的な障害：視覚的なものが最も多い. 錯覚および幻覚, 抽象的な思考や理解の障害, 即時記憶および短期記憶の障害, 時間に関する失見

当識を示す.

③精神運動性障害：寡動あるいは多動，ないしこれらの一方から他方へと予測できないほどの変化を示す．反応時間が延長し，発語は増加あるいは減少，驚愕反応が増強する.

④睡眠－覚醒周期の障害：不眠あるいは昼夜の逆転，症状の夜間増強，さらに睡眠を妨げるほどの夢または悪夢で，覚醒後も幻覚として続くことがある.

⑤感情障害：抑うつ，不安あるいは恐怖，焦燥，多幸，無感情あるいは困惑.

これらの臨床像の発症は急激で，経過は1日のうちでも大きく変動し，全経過は6カ月以内とされる．また，診断にあたっては認知症や気分障害との鑑別もポイントとなる.

2 せん妄の病因

せん妄の診断と同時に，その原因についての検索が治療に結び付く．せん妄は一般に，患者の身体内部の変化に外部環境の変化が加わって生じる，一種の不適応反応と考えられるが，その病因は多様であり，リポフスキー（Lipowski, Z. J.）はこれらの多くの要因を**準備因子，誘発因子，器質因子**の三つの要素に分けている（**表1.13-2**）．準備因子とは身体的・精神的脆弱性に関する要因を指す．また，誘発因子とは環境変化やそれに対する心理的反応を指し，器質因子とは身体疾患や薬物を指す．実際は，この三つの要素が重なり合って，せん妄を発症させる.

さらに，病態としては大脳皮質の活動低下と辺縁系の過剰興奮という脳内活動の解離が想定されており，その基盤にアセチルコリンが関係している可能性が指摘されている.

plus α
アセチルコリン

脳内の神経伝達物質の一つで，コリン作動性神経終末で合成され，アセチルコリン受容体に作用する．アルツハイマー型認知症患者では脳内アセチルコリン系神経に顕著な障害があることがわかっている．ドネペジル塩酸塩は，コリンエステラーゼ（コリンを分解する酵素）を阻害する作用をもつ.

表1.13-2 **せん妄の病因**

準備因子	●60歳以上 ●脳器質疾患・認知症，慢性腎・心・肝または肺疾患 ●アルコールまたは鎮静睡眠剤嗜癖 ●せん妄または機能性精神病の既往
誘発因子	●集中治療室での感覚環境（感覚遮断，過剰感覚負荷） ●睡眠剥奪 ●強制的安静臥床 ●心理的ストレス
器質因子	●副腎皮質ホルモン，麻酔前投薬（抗コリン剤），麻酔薬，鎮痛薬（特にモルヒネ），抗不整脈薬（リドカイン）を含む薬物中毒 ●低酸素血症，低血糖または高血糖，脱水，電解質異常，アシドーシス・アルカローシス，肝または腎不全などの代謝性障害 ●低血圧，低心拍出量，心不全などの循環動態障害 ●呼吸低下または無呼吸，肺塞栓などの呼吸障害 ●肺炎，敗血症，菌血症などの感染症 ●外傷，浮腫，脳卒中，脂肪塞栓，転移腫瘍などの急性脳障害 ●アルコールまたは鎮静睡眠剤離脱症候群 ●栄養不良やビタミン欠乏

Lipowski, Z. J. Delirium：Acute Confusional States. Oxford University Press, 1990. より翻訳して作成.

3 せん妄の評価

　せん妄の評価は，明らかな幻覚や妄想が出現していない限り，難しいことが多い．これは，同じせん妄でも精神運動性障害の現れ方が異なるためである．無表情で活動性が乏しい低活動型せん妄から，著しい興奮を示す過活動型せん妄までさまざまであり，①症状が急激に発症し，その変化が激しい，②発症から終息までの期間や経過が多彩で，発生状況が複雑である，③患者の受ける治療によって症状の程度が変動する可能性が高いこと，などが挙げられる．なお，低活動型せん妄より，過活動型せん妄のほうがより治療に反応する．

　評価ツールとしては，1998年にチェパッシ（Trzepacz, P. T.）らの作成したDRS-R-98（delirium rating scale-revised-98）の日本語版，1996年にニーロン（Neelon, V. J.）らの作成したNCS（NEECHAM confusion scale）の**日本語版NEECHAM混乱・錯乱状態スケール**[4] などがある．

　CAM（confusion assessment method）は，簡便なせん妄スクリーニングツールで，世界的に広く使用されている（図1.13-5）．9項目からなるが，

CAM日本語版

①急性発症と変動性の経過（Acute onset and fluctuating course）
・患者さんの精神状態は，ベースライン時と比べて急激な変化が見られましたか？
・異常な行動が日内で変動しますか？
　　例えば　・異常な行動が現れたり消える
　　　　　　・あるいは程度が増減しがちである　　　　　左記内容が当てはまる
　　　　　　　　　　　　　　　　　　　　　　　　　　　　　（Yes, No）

（ご家族や看護師さんから情報を得てください）

②注意散漫（Inattention）
・患者さんは集中することは困難ですか？
　　例えば　・他の事に気を取られやすい
　　　　　　・人の話を理解することが難しい　　　　　　左記内容が当てはまる
　　　　　　　　　　　　　　　　　　　　　　　　　　　　　（Yes, No）

③支離滅裂な思考（Disorganized thinking）
・患者さんの思考はまとまりのない，あるいは支離滅裂でしたか？
　　例えば　・とりとめのない話や無関係な話をする
　　　　　　・不明瞭，または筋の通らない考え方をする　左記内容が当てはまる
　　　　　　・意図が予測できず，変化についていけない　　（Yes, No）

④意識レベルの変化（Altered level of consciousness）
・全体的に見て，この患者さんの意識レベルをどう評価しますか？
　　意識清明　　　　　　　　　（正常）
　　過覚醒（過度に敏感）
　　傾眠（すぐに覚醒する）　　（異常）　　　　　　　　意識状態は（異常）である
　　昏迷（覚醒困難）　　　　　　　　　　　　　　　　　　（Yes, No）
　　昏睡（覚醒不能）

①②両方とも　YES　⇨　③④どちらかYES　⇨　<u>せん妄と判断</u>

渡邉明. The Confusion Assessment Method（CAM）日本語版の妥当性. Jpn J Gen Hosp Psychiatry. 2013. 25（2）. p.166.

図1.13-5　CAM日本語版

実際の診断には表にある①～④の項目でせん妄と診断する。質問紙ではなく医療者が意識状態，注意力や発症のしかたを判断するもので，5分程度で施行可能であり，ベッドサイドでの診断に有用である。診断と重症度，変化の把握が可能である。なお，ICUでの使用を想定したCAM-ICUも開発されている。

❹ せん妄の治療と看護のポイント

せん妄は本来，一時的な状態であり，正しく診断して適切な治療や管理をすれば回復することが多い。治療における原則は，患者の身体内部を安定化し，外部環境を調整することである。

患者の身体内部を安定化するためには，まず，先に挙げた器質因子を検索し，改善することが必要である。具体的には，血圧の正常化や適切な酸素供給，脱水・電解質バランスの補正，さらに，せん妄の原因となっている可能性のある薬物の中止などである。

また，外部環境を調整するためには，先に挙げた誘発因子を軽減するよう努めることが必要で，この点が看護のポイントになる。具体的には，睡眠の確保や感覚刺激の調整，プライバシーの確保，本人の意思の尊重，家族の面会，本人や家族へのせん妄の説明などが挙げられる。また，点滴ラインや心電図モニターなどを目立たないように工夫したり，危険物を撤去したりするなど周囲の環境に配慮する。

■ 引用・参考文献

1) ICD-10：International Statistical Classification of Disease and Related Health Problems. 10th ed. WHO, 1992.
2) Lipowski, Z.J. Delirium：Acute Confusional States. Oxford University Press, 1990.
3) Trzepacz, P.T. 日本語版せん妄評価尺度98年改訂版. 岸泰宏ほか訳. 精神医学. 2001, 43（12）, p.1365-1371.
4) 綿貫成明ほか. 日本語版NEECHAM混乱・錯乱状態スケールの開発およびせん妄のアセスメント. 臨床看護研究の進歩. 2001, 12, p.46-63.
5) 渡邉明. The Confusion Assessment Method（CAM）日本語版の妥当性. Jpn J Gen Hosp Psychiatry. 2013, 25（2）, p.166.

 重要用語

認知症	軽度認知障害（MCI）	誘発因子
アルツハイマー型認知症（DAT）	不可逆的	器質因子
血管性認知症（VD）	長谷川式簡易知能評価スケール改訂版（HDS-R）	日本語版NEECHAM混乱・錯乱状態スケール
感情失禁	MMSE	CAM
レビー小体型認知症（DLB）	せん妄	
行動・心理症状（BPSD）	準備因子	
前頭側頭型認知症		

14 パーソナリティ障害

1 パーソナリティ障害の定義と分類

1 定義

　パーソナリティ障害（personality disorder）とは，外界との交流において柔軟性がなく，その人が属する文化から期待されるものより著しく偏った内的体験および行動の長期にわたる持続パターンがあり，ほかの精神障害に由来しないものとされている．思春期から青年期ごろに始まる．

　「パーソナリティ」とは，考え方や感じ方，人との関わり方，振る舞い方の持続的なパターンで，その人らしい個性を形成するものである[2]．私たちは日々，自分以外の他者や社会となんらかの関わりをもって生活している．自分の周囲で起こった出来事を受け止め（認識），それに対してなんらかの反応を周囲に返すことで，他者や社会との関係性を構築しているのである．この認識や反応のしかたには，人それぞれに大体決まった法則があり，このような自分と周囲との関わりの中で繰り返される認識・反応のパターンや傾向のことをパーソナリティというのである．

　パーソナリティは，客観的に計測し，数字で表せるものではない．周囲の人や物事との関係性の中で，「本人が苦痛を感じているか」「周囲との摩擦が大きいか」といった生きる上での「不便さ」があるかどうかが診断に影響する．自分と外の世界との間に安定した関係を築くことができず，それを本人が治したいと思っている場合は治療の対象になるが，自分自身が不自由を感じず，周囲との摩擦が少ないのならば，障害があるとはいえない[3]．

2 分類

　特定のパーソナリティ障害は，症状の類似性に基づいてA群，B群，C群の三つに分類される．

　A群は，奇妙で風変わりな考え方や行動，疑い深いという特徴がある．
- 猜疑性パーソナリティ障害／妄想性パーソナリティ障害（不信感や疑い深さが特徴）
- シゾイドパーソナリティ障害／スキゾイドパーソナリティ障害（社会的関係からの離脱，他者への関心が薄い）
- 統合失調型パーソナリティ障害（会話や行動が風変わり，親密な関係において急に不快になる）．

　B群は，演技的で，感情が激しく，不安定なタイプで，感情が変化しやすく行動も極端なため，周囲の人が巻き込まれやすいパターンである．
- 反社会性パーソナリティ障害（他人の権利を無視，侵害する．衝動的な行動）
- 境界性パーソナリティ障害（感情の浮き沈みが激しい，衝動的な行為）

**人格障害と
パーソナリティ障害**

パーソナリティ障害は人格障害とも呼ばれていたが，「人格障害」という言葉には，その人の倫理観や品位など，人格によくない何かがあると否定的な意味にとられることがあることから，現在ではパーソナリティ障害という名称が一般的である．

plus α
境界性

神経症症状と精神病症状を併せもつ境界に位置する症候群のことを「境界例」と呼ぶ．境界性パーソナリティ障害は若い女性に多く，一般に「ボーダーライン」と呼ばれることもある．

● 演技性パーソナリティ障害（人の注意を引こうとする派手な外見や行動）

● 自己愛性パーソナリティ障害（称賛されたい欲求，自己評価へのこだわりが強く，尊大な態度をとる）

C群は，不安感，恐怖感が強く，内向的なタイプである．

● 回避性パーソナリティ障害（自分に対する否定的な評価に過敏）

● 依存性パーソナリティ障害（他者への依存が強く従属的，孤独を恐れる）

● 強迫性パーソナリティ障害（秩序へのこだわり，完璧主義で融通性がない）

実際の診断は，特定のパーソナリティ障害の診断基準に基づいてなされ，どの特定のパーソナリティ障害にもあてはまらない場合，「パーソナリティ障害，特性が特定されるもの」の診断が考慮される．

2 パーソナリティ障害の症状と特徴

パーソナリティ障害があると，否定的な予測と否定的な自己実現予測の悪循環が生まれる．柔軟性が失われ，その人が個々の場面のニーズに抵抗できなくなったときに，パーソナリティ障害が発症する．

パーソナリティ障害の診断が下されるのは，結果として生じた問題が，臨床的に著しい苦痛または機能の障害をもたらしている場合に限られる[1]．パーソナリティ障害の基本的概念は，DSM-5による全般的診断基準に示されている[2]．

「多くの人がこう考えるだろう」というような枠から外れて，ものの考え方が偏っていたり，考え方に柔軟性が欠けていたりして，別の考え方を受け入れられない．また，パターンがかたくなで，場面や相手によって臨機応変に対応することなく，いつでも，どこでも極端に偏った対応を続けてしまう．こうした偏りが，ある特定の分野だけではなく，対人関係，社会生活全般にわたることが特徴である．

パーソナリティ障害の原因は，まだ明らかにはなっていない．おおむね思春期から青年期ごろからこうした傾向がみられ，継続する．

3 パーソナリティ障害の治療

治療の中心は，支持的精神療法，認知行動療法，精神分析的精神療法などの精神療法やカウンセリングである．患者と共通の治療目標を確立する．典型的には病識を欠き，自分の困難を他人の落ち度のせいにする傾向がみられ，このことが主要な課題として取り上げられることが多い．過去の原因にこだわらず，本人のつらさ，不自由さに目を向け，どのようにしたら周囲と摩擦を起こさなくなるのかを考えていく．最初に薬物療法（抗精神病薬，抗うつ薬，抗不安薬など）を行い，気持ちをある程度落ち着かせてから精神療法を行うケースも多くある[4]．

4 パーソナリティ障害の看護の視点

　抑うつエピソードや躁病エピソードなどの精神疾患のエピソードの最中に，その人のパーソナリティ障害の有無を評価するのは賢明ではない[1]．また，離婚，失業，死別など人生の危機の最中にある場合なども，通常のパーソナリティの機能レベルに大きく影響するため，評価が難しくなる．

　患者は多くの場合，自分の情報を十分に提供してくれない．情報源は多ければ多いほどよいので，家族，友人，各種の記録なども参考にしながら，より完全で広範な臨床像を描けるように心掛けることが大切である．

　市橋は，対応の基本として「がまん」「だめ」「だいじょうぶ」をキーワードに挙げている[5]．「がまん」とは，責任を取らせる，欲求のままにさせない，自分のことは自分でさせ，その結果も自分で受け止めさせることである．「だめ」とは，患者の言いなりにならない，ルールを徹底する，暴力や争いを恐れて従うのではなく，あらかじめルールを決めて，できないことは断固とした姿勢で拒絶することである．また，「だいじょうぶ」とは，患者を見捨てず，安心させる対応を心掛けることである．不安そうなときには，「大丈夫」と言葉や態度で伝え，行動が改善したらほめることで，安心感やサポートされているという感覚が安定してくる．

■ 引用・参考文献

1) American Psychiatric Association. DSM-5 精神疾患の診断・統計マニュアル. 日本精神神経学会監修. 高橋三郎ほか監訳. 医学書院, 2014.
2) アレン・フランセス. 精神疾患診断のエッセンス：DSM-5の上手な使い方. 大野裕ほか訳. 金剛出版, 2014.
3) 神庭重信総編集. DSM-5を読み解く 5. 中山書店, 2014.
4) キース・S・ガルシーア編. 精神科：WM臨床研修サバイバルガイド. 松島英介ほか監訳. メディカル・サイエンス・インターナショナル, 2005.
5) 市橋秀夫監修. パーソナリティ障害（人格障害）のことがよくわかる本. 講談社, 2009.

 重要用語

パーソナリティ障害	B群
A群	C群

15 身体疾患と精神症状

1 精神症状が生じ得る身体疾患

身体疾患に精神症状が併発することが明らかになっている．それらは双方向性の関係をもち，互いの予後を左右し合うことも多い．特に，うつ病ないし抑うつ状態が，さまざまな身体疾患に併発することが知られている．これら身体疾患の多くが慢性の経過をたどるため，身体疾患のみならず，それぞれに併発する精神症状の特徴についても理解しておく必要がある[1]．ここでは，精神症状が生じ得る代表的な身体疾患または疾患群である，膠原病，心疾患，糖尿病，甲状腺疾患，がんについて取り上げる．

2 膠原病（全身性エリテマトーデス，ベーチェット病）

1 精神症状との関連

膠原病の中でも，**全身性エリテマトーデス**（systemic lupus erythematosus：SLE）と**ベーチェット病**は精神症状を呈しやすい．SLEは数ある膠原病の中でも多彩な臓器病変を示し，その診断基準には中枢神経症状が含まれている．多彩かつ動揺しやすい精神症状（抑うつ状態をベースに，時に幻覚，妄想，せん妄など）を示すのが特徴である．また，ベーチェット病は，口腔内再発アフタ性潰瘍，皮膚病変，眼病変，外陰部潰瘍を四徴とする炎症性疾患であり，約20％に中枢神経症状を伴う．不安，焦燥のほか人格変化，認知症，想起障害，精神緩慢，計画性の障害，反応時間の遅延，無欲，抑うつ状態などがみられる[2]．

2 治療上の注意

SLE，ベーチェット病ともに，治療にはステロイドを用いることがある．一方で，ステロイド使用により，せん妄，躁状態，意識障害，抑うつ状態，離人体験，意識混濁，錯乱状態，幻覚妄想状態など，さまざまな精神症状が現れることがある．ステロイドを中止すると精神症状がまもなく消退することが多いが，時に症状が長期にわたることもある[3]．原疾患による精神症状であるか，ステロイドによる精神症状であるかの鑑別は重要だが，実際のところ区別がつかないことが多い．精神症状の治療は，原疾患活動性のコントロールが主となる．向精神薬による薬物療法はあくまでも対症療法的，補助的なものであり，かつ膠原病は多臓器疾患であるため，その用量や用法には特別の注意を要する．

3 心疾患（冠動脈疾患，心不全）

1 精神症状との関連

心筋梗塞や狭心症などの**冠動脈疾患**では，うつ病や抑うつ状態を合併しやすい．また，うつ病患者ないし抑うつ状態を示す人は，非うつ病患者と比較して

冠動脈疾患を併存する危険性が高い．つまり，冠動脈疾患とうつ病ないし抑うつ状態は双方向性をもって影響し合っている[1]．

　急性心筋梗塞または不安定狭心症患者のうち，心疾患の治療を行った後も抑うつ状態が続いている患者は，禁煙，服薬のアドヒアランスが低い，適度な運動の継続が行えない，リハビリテーションへの参加が悪いことなどがわかり，冠動脈疾患後の抑うつ状態が二次的予防行動に悪影響を与えることが判明した[4]．また，心筋梗塞後にうつ病を発症した患者は，うつ病を発症しない患者に比べ，その後の心臓障害（心筋梗塞，不安定狭心症，不整脈）の危険率が約2倍に高まることや，心筋梗塞後のうつ病はその後の心臓疾患死亡率を高めることも知られている[5]．以上のことから，冠動脈疾患患者のうつ病，抑うつ状態は積極的に治療を行う必要性が高いといえる．

　心不全患者におけるうつ病の有病率は約2割程度に上り，心不全の重症度とうつ病の罹患率は比例することも知られている[6]．慢性的な疲労感，食欲低下，不眠などの心不全による症状に加え，食事・運動制限などの生活制限がうつ病の発症に大きく関与していると考えられている[7]．心不全に新たなうつ病，抑うつ症状が併存した場合，その後の死亡や新たな心臓障害を来す危険性が約2倍になることもわかっている[6]．

2 治療上の注意

　治療には，患者が抱く不安などを理解し，生活習慣（喫煙，アルコール，食事，運動など）を整えて，治療アドヒアランスを保ち，患者が孤立しないようにサポートしていく姿勢が求められる．抗うつ薬による薬物療法は，心血管系への副作用を考慮しなければならない．そういう観点からみれば，選択的セロトニン再取込み阻害薬（SSRI）は抗うつ薬の中でも心血管系への副作用が少ないものが多く，心疾患患者への処方はしやすい．また，セロトニン・ノルアドレナリン再取込み阻害薬（SNRI）も処方しやすい．

　しかし，抗不整脈薬，β遮断薬，抗凝血薬，カルシウム拮抗薬などの心疾患治療薬の一部と，SSRI，SNRIの一部では，肝代謝酵素チトクロームP450酵素（CYP*）による薬物相互作用がある．併用することによって一方の薬物の血中濃度を変化させる危険性がある．そのため，互いの代謝酵素の特徴をとらえて，その効果に十分に注意を払いながら薬物療法を行う必要がある[1]．

4 糖尿病

1 精神症状との関連

　糖尿病においては，1型，2型を問わず，患者は非糖尿病患者と比較して，うつ病や抑うつ状態を併存しやすい[1]．その一方，うつ病患者は非うつ病患者に比べて2型糖尿病を併存しやすいことも示されている[8]．つまり，糖尿病とうつ病，抑うつ状態は双方向性をもって影響し合っている．

　糖尿病の治療は，カロリー制限や運動負荷の遵守，血糖値の自己チェックや

用語解説***

チトクロームP450酵素

薬物代謝において重要な酵素．薬の構造を水に溶けやすい形に変換する働きがある．CYP（シップ）とも呼ばれる．

インスリン自己注射など，ほかの疾患と比較すると日常生活に密着した多くのセルフケアを要するという特徴をもつ．これらのセルフケアがおろそかになると，糖尿病だけでなく，うつ病，抑うつ状態にも悪影響を及ぼし，反対にうつ病，抑うつ状態によって十分なセルフケアができなくなると糖尿病の悪化を招きかねない．

また，うつ病ないし抑うつ状態の程度が糖尿病性網膜症，糖尿病性腎症，糖尿病性神経障害などの糖尿病合併症の悪化に大きな影響を与えることもわかっている[9]．つまり精神症状が糖尿病の予後を大きく左右するということである．

2 治療上の注意

治療には，抗うつ薬による薬物療法に加えて，共感的な治療関係を形成する必要がある[10]．抗うつ薬には悪心や食欲低下をもたらすものもあり，低血糖を生じないかどうか，しっかりとした観察を行う必要がある．また食欲増進や体重増加を来す抗うつ薬もあるため，血糖値やHbA1c，体重などのモニタリングを行う[1]．

plus α

糖尿病合併症

糖尿病の合併症にはさまざまなものがあるが，①糖尿病性網膜症，②糖尿病性腎症，③糖尿病性神経障害が三大合併症とされている．

5 甲状腺疾患

1 精神症状との関連

甲状腺ホルモン（T4：サイロキシン，T3：トリヨードサイロニン）は全身の臓器に作用し，代謝をつかさどっている．フィードバック機能により，甲状腺刺激ホルモン（TSH）が脳下垂体から放出され，甲状腺ホルモンの分泌量を調整している．甲状腺ホルモン分泌量が低下した状態を**甲状腺機能低下症**，分泌量が過剰になった状態を**甲状腺機能亢進症・甲状腺中毒症**という．いずれの状態においても，精神症状が出現することが知られている．甲状腺機能低下症ではうつ状態，意欲低下，記銘力低下などの精神活動性低下がみられる．他方，甲状腺機能亢進症では気分の変動（躁状態のみならずうつ状態も出現する）や不安，焦燥感，さらには幻覚妄想状態を呈することがある．甲状腺中毒症を来すと，せん妄などの意識障害が生じることがある．

2 治療上の注意

うつ症状や不安，焦燥感などを主訴とした患者の場合，甲状腺疾患の可能性を念頭におく必要がある．問診の際には，精神症状のみならず身体症状についても聞き，しっかりと情報を得るようにする．初診時スクリーニングとして血液検査を行う場合は，甲状腺ホルモン（T4，T3）および甲状腺刺激ホルモン（TSH）値も測定しておく．その結果，甲状腺疾患が疑われた場合，内分泌代謝内科と連携した上で精神症状の治療を進める．

6 がん

1 精神症状との関連

がん患者におけるうつ病，抑うつ状態の時点有病率は30％という調査結果

がある[11]．がん関連要因（進行がん，低い身体活動性，疼痛や疲労感等の身体的負荷など），薬物（化学療法薬，副腎皮質ステロイド，オピオイド），放射線治療，脳腫瘍やほかの腫瘍の脳転移などのほか，心理的要因（支援の乏しさの自覚，心配性あるいは回避傾向など），社会的要因（経済的支援，低い社会的機能など）が影響している[1]．

　一方で，うつ病ないし抑うつ状態が，がんの発症に影響を与えるか否かについては意見の分かれるところであり，いまだ結論には至っていない[12]．がん患者にうつ病，抑うつ症状を伴うと，自殺の最大の原因となる[13]，QOLの全般的低下[14]や患者家族の精神的負担の増大[15]をもたらすなどといわれている．また，がん患者のうつ病診断は通常よりも難しい．うつ病の診断基準に含まれる身体症状（体重減少，食欲減退，不眠，疲労感など）は，がんそのものやその治療によって出現する症状と重なるからである．さらに，低活動型せん妄はがん患者に合併しやすく，その症状はうつ状態のそれと共通する部分があるため，両者の鑑別は非常に難しい[1]．

② 治療上の注意

　がん患者の精神症状の治療は，ほかの身体疾患に併発するものと異なることはなく，薬物療法と精神療法が基本となる．がん患者の薬物療法に際しては，①経口摂取が不可能あるいは困難なことがあるため，薬物投与経路の評価が必要，②高齢者が多い，③化学療法や放射線療法などの治療のため，耐容性*の上で抗うつ薬の有害反応に注意が必要，④抗うつ薬は効果発現まで通常，数週間を要するため，予後の限られた患者に対して抗うつ薬を処方して十分な効果が得られるか否か検討が必要，などの留意点が挙げられる[1,16]．

　実際の治療にあたっては，がんの状態や精神症状の重症度によって処方する向精神薬を選択する．比較的軽症例では，抗うつ薬ではなく抗不安薬が処方されるが，ふらつきや転倒に注意が必要である．軽症から中等症の抑うつ状態の患者にはSSRIやSNRIが主に用いられるが，悪心・嘔吐といった消化器症状を生じることがあるため注意する．SNRIは，疼痛緩和のためのオピオイド使用時の排尿障害を増強することがあるため，慎重に用いる．経口摂取が困難な患者に対しては，抗うつ薬のうち唯一注射用製剤があるクロミプラミンの点滴静脈内注射が主体となる[1]．

　がん患者に対する精神療法については，支持的精神療法を基本として，心理的防衛機制*としての否認を原則的に尊重しながらアプローチすることの重要性が指摘されている[17]．軽度の抑うつ状態では，薬物療法を行わずに精神療法だけで対応できる場合も多い[1]．

7　看護の視点

　身体疾患に併発する精神症状（表1.15-1）は，身体疾患を合併していない場合と比べて，非典型的な症状や経過を示すことが多い．精神症状にせん妄が重

用語解説 *

耐容性

忍容性ともいう．薬物の有害作用が，服用した人にとってどれだけ耐えうるかの程度を示したもの．

用語解説 *

心理的防衛機制

不安や不快をもたらすような目の前にある事実を意識しないようにすることで不安や不快を排除し，安定を得ようとする自我の働きのこと．

plus α

せん妄

動揺する注意と意識の障害，変容．高齢者に多く，夕刻から夜間に生じやすい．精神活動が亢進し，幻覚（幻視が多い），不穏，興奮，攻撃性，不眠，恐怖などを伴う過活動型せん妄，精神活動が低下し，不活発さ，混乱，鎮静などを伴う低活動型せん妄，両者が混在する混合型せん妄に分類される．

なった場合は，いっそう症状の把握がしづらくなる．一見，患者のもともとのパーソナリティに由来するもの，あるいは治療を受ける過程での不適応反応のように思えたとしても，単なるわがままであるなどと先入観をもたず，精神症状の現れではないかと疑い検討する視点を養う必要がある．

表1.15-1　精神症状を来しやすい身体疾患

症状性	膠原病，内分泌疾患，代謝性障害，感染症など
器質性	中枢神経変性疾患，頭部外傷，脳血管障害，脳炎など
中毒性	精神作用物質（アルコールなど）
二次性	さまざまな身体疾患（心疾患やがんなど）

　精神症状が出現すると，たとえ専門家であっても時に心因論に傾きがちである．例えば，過活動型せん妄の際にみられる治療拒否を元来の粗暴な性格によるものであるとか，低活動型せん妄による活気のなさを単に元気がないだけだなどと決めつけてしまうことはないだろうか．心因論に傾かず，常に背景に器質因，身体因，あるいは薬剤による影響がないかを意識して，患者の精神状態の観察を行うことが重要である．

　多くの身体疾患と精神症状には双方向性があり，一方が悪化すれば他方もそれに影響を受けることがある．反対に，一方の改善とともに他方が改善することもある．精神症状の出現をより早期に発見し，診療科の枠を超え，多職種間で協働することにより，患者に良好な予後をもたらすことができるはずである．その一連の流れにおいて**リエゾンナース**の果たす役割は大きい．

■ 引用・参考文献

1) 松島英介．"身体疾患による抑うつ"．抑うつの鑑別を究める．野村総一郎編．医学書院，2014，p.129-142．
2) 野村総一郎ほか編．標準精神医学．第7版，医学書院，2018，p.455．
3) 大熊輝雄．現代臨床精神医学．第12版，金原出版，2013，p.206-207．
4) Kronish, I.M. et al. Persistent Depression Affects Adherence to Secondary Prevention Behaviors After Acute Coronary Syndromes. J Gen Intern Med. 2006, 21 (11), p.1178-1183.
5) van Melle JP. et al. Prognostic association of depression following myocardial infarction with mortality and cardiovascular events: a meta-analysis. Psychosom Med. 2004, 66 (6), p.814-822.
6) Rutledge, T. et al. Depression in Heart Failure：A Meta-Analytic Review of Prevalence, Intervention Effects, and Associations With Clinical Outcomes. J Am Coll Cardiol. 2006, 48 (8), p.1527-1537.
7) 加藤真帆人ほか．慢性心不全患者に合併するうつ病の疫学とその機序．DEPRESSION JOURNAL. 2013, 1 (1), p.20-21.
8) Mezuk, B. et al. Depression and type 2 diabetes over the lifespan：a meta-analysis. Diabetes Care. 2008, 31 (12), p.2383-2390.
9) de Groot M. et al. Association of depression and diabetes complications：a meta-analysis. Psychosom Med. 2001, 63

(4), p.619-630.
10) 堀川直史．"リエゾン精神医学の現場から"．糖尿病とうつ：双方向からのパスウェイ．上島国利編．医薬ジャーナル社，2009，p.87-93．
11) Mitchell, A.J. et al. Prevalence of depression, anxiety, and adjustment disorder in oncological, haematological, and palliative-care settings: a meta-analysis of 94 interview-based studies. The Lancet Oncology. 2011, 12 (2), p.160-174.
12) Spiegel, D. et al. Depression and cancer: mechanisms and disease progression. Biol Psychiatry. 2003, 54 (3), p.269-282.
13) Henriksson, M.M. et al. Mental disorders in cancer suicides. J Affect Disord. 1995, 36 (1-2), p.11-20.
14) Grassi, L. et al. Depressive symptoms and quality of life in home-care-assisted cancer patients. J Pain Symptom Manage. 1996, 12 (5), p.300-307.
15) Cassileth, B.R. et al. A psychological analysis of cancer patients and their next-of-kin. Cancer. 1985, 55 (1), p.72-76.
16) 秋月伸哉ほか．がん患者のうつ病：薬物療法．Depression Frontier. 2004, 2, p.21-25.
17) 明智龍男ほか．進行・終末期がん患者の不安，抑うつに対する精神療法の state of the art：系統的レビューによる検討．精神科治療学．2003, 18 (5), p.571-577.

重要用語

膠原病	心不全	がん
全身性エリテマトーデス（SLE）	糖尿病	せん妄
ベーチェット病	甲状腺機能低下症	
冠動脈疾患	甲状腺機能亢進症・甲状腺中毒症	

◆ 学習参考文献

❶ 竹山美奈子．すずちゃんののうみそ．岩崎書店，2018．

　知的能力症を伴う自閉症の子どもであるすずちゃんが，幼稚園を卒園するときに，その同級生にすずちゃんのこと，そして「障害」が何かを説明するために制作された絵本で，後半には自閉症の解説もある．

❷ 内山登紀夫ほか編．子ども・大人の発達障害診療ハンドブック：年代別にみる症例と発達障害データ集．中山書店，2017．

　発達障害の子どもから大人，臨床から研究まで，事例集や法制度なども含めて各領域の専門家が執筆した書籍で，どの年代の，どのような場面で関わる支援者にも有用な情報が掲載されている．

❸ 発達障害教育推進センターホームページ．http://cpedd.nise.go.jp，（参照2023-06-21）．

　発達障害教育推進センターは，主に教育を中心とした，発達障害に関する情報や国の動向を集約し情報発信している機関である．制度などの情報と共に，具体的な実践の情報なども得られる．

❹ 日本うつ病学会気分障害の治療ガイドライン検討委員会．日本うつ病学会うつ病看護ガイドライン．https://www.secretariat.ne.jp/jsmd/iinkai/katsudou/data/guideline_kango.pdf，（参照2023-06-21）．

　うつ病看護において，看護師が身に付けておくべき原則や，アセスメントの方法，看護に適用できる介入技法などについてまとめられている．

❺ 伊藤正哉ほか．こころを癒すノート：トラウマの認知処理療法自習帳．創元社，2012．

　トラウマだけでなく，日常で傷つきを体験した人が，認知処理療法を実践的に理解するための図書である．わかりやすい言葉やイラストによる説明を読んで，自分の体験を書き込んでいく形式のため，具体的に取り組むことができる．

2 医学的検査と心理検査

学習目標

◉ 精神科における検査とその必要性を理解できる.
◉ 脳の変化と障害との関係についての基礎知識を学ぶ.
◉ 医学的検査時の患者の介助や注意点を理解できる.
◉ 心理検査の種類と特徴を理解できる.

1 医学的検査

1 臨床検査における看護師の役割

臨床検査とは，患者の身体内部の状態を，さまざまな科学技術を利用して数量化，映像化することである．何よりも精度の高い臨床検査結果を得ることが診断にとって不可欠となる．

看護師は，その臨床検査がなぜその患者に行われるのか，患者の状態に合わせてどのような臨床検査が必要になるのかを把握していなければならない．検査結果から読み取れることを，アセスメントや看護計画，有効な援助に役立て，また実施した看護の評価へと活用していくことができるからである．

精神科領域においては脳の器質性・機能性疾患が診療の対象となることが多いので，脳波検査やコンピュータ断層撮影（CT）といった脳の機能および形態がどのような状態にあるのかについて知る検査や，知能やパーソナリティなど患者一人ひとりの個人的な特徴を明らかにする検査が中心になる．また，精神症状は症状性精神障害として，神経系疾患をはじめ内分泌・代謝疾患など，身体疾患を由来として出現することも多い．

看護師は常に身体疾患と精神疾患の鑑別を意識していること，そしていずれの疾患においても心身の状態把握を正確に行うことが重要になる．さらに，内服や点滴などの薬物治療によって副作用が出現することもあるので，精神科領域でも身体面の検査は不可欠である．脳や心理検査の検査結果ばかりに注目してしまうと，重大な原因疾患や副作用を見逃すことになるので，注意が必要である．

1 臨床検査に臨む患者への看護

臨床検査を適切に行うためには，まず，説明と同意（インフォームドコンセント）が必要になる（**表2.1-1**）．精神科領域では，知的減退により検査・治療の必要性およびその方法を十分に理解できない患者や，病識がなく疾患・障害の存在を認めようとしない患者が多いことが特徴として挙げられる．臨床検査に関する説明と同意は，医療者から口頭で行われることが多いが，患者の理解力・視力・聴力などを考慮して，説明書，パンフレット，ビデオを活用するなど工夫する．

検査の待ち時間は，身体的・精神的疲労を及ぼすため，前処置や着替え，排

plus α

臨床検査

患者から採取した血液，尿，組織などを調べる検体検査と，心電図や脳波など身体内部の動きを電気的にとらえて波形で表す生理機能検査や，超音波や放射線などを使って画像として描出する画像検査などがある．

plus α

インフォームドコンセント

治療や検査等に関して，患者が医師の説明を理解し納得した上での同意が前提であり，患者の自己決定権を考慮することが大切である．

表2.1-1　**臨床検査のためのインフォームドコンセント**

- 臨床検査の必要性について患者・家族の理解を得る．
- 臨床検査に必要な前処置と検査そのものの手順や要する時間，検査室の場所について患者・家族の理解を得る．
- 臨床検査に伴う侵襲と危険性について患者・家族の理解を得る．
- 臨床検査後に必要な処置や安静などについて患者・家族の理解を得る．

泄など患者の準備を整えて，予定時刻通り臨床検査に臨めるようにし，検査室への移動手段（歩行，車椅子，ストレッチャー）や移動のタイミングを考慮して援助する．

2 臨床検査にあたって

　検査室という場所やそこにいる医療者，あるいは行われる検査の内容自体，患者にとってなじみのないものであることが多く，不安を抱いている患者もいる．このような状況は，患者を心身ともに緊張状態に陥らせることになるので，緊張や不安の緩和に向けて，言語的・非言語的に関わっていくことが大切である．検査に要する時間や現在の経過，あるいは検査中，患者が体験することが予想される身体的な感覚を「どのように感じるか」について，わかりやすい表現であらかじめ患者に伝えておくことも有効である．

　臨床検査を受けるための体位の保持，身体の不動あるいは運動・固定，経口や点滴などによる薬剤・造影剤の投与など，医療者から患者に対してさまざまなことが指示される．臨床検査ごとにどのような指示が出されるのか，その手順を把握し，それらの指示に対する理解力が患者にあるか，視覚や聴覚などの感覚器は機能しているか，指示のもとに体を動かしたり動きを止めたりすることができるかなどを判断しなければならない．そのためには患者本人や家族，入院している病棟の医療者から情報を積極的に得ておく必要がある．

　検査実施中は患者の表情や言動，皮膚の状態，意識レベル，バイタルサインを観察し，患者に起こり得る危険を察知する．検査の種類や方法にもよるが，疼痛，出血，薬剤・造影剤によるアレルギー反応など，さまざまな危険，異常が起こり得ることを前提に観察する．

　検査終了時には，患者にねぎらいの言葉をかけ，協力に対する感謝を示す．また，いつ検査結果が出るのかを知らせる．このような医療者との関わりを通して，質のよい確実な医療を患者に体験してもらうことで，患者の緊張と不安の緩和とともに，患者自らが疾病と向き合うことを促すことができる．

　臨床検査によって起こり得るさまざまな侵襲や心身の疲労，二次障害や合併症を考慮し，検査後の移動手段や安静の程度・時間，必要な処置が医療者から患者に対して指示される．起こり得る危険については患者と家族，医療者が共有し，医療者は予防的に関わっていきながら，臨床検査による影響が速やかに取り除かれることを促す．

　検査結果が得られたら，医師は，患者と家族に結果が意味するところを正確に理解できるように説明する．看護師は，患者と家族が正しく理解しているかを確認し，誤解があったり理解が不十分だったりするようであれば，医師と協力して再度説明を行う．患者と家族から適切な理解を得るためには，説明する場所や時間の設定，同席する医療者についても考慮する．

2 脳波検査

脳波検査（electroencephalogram：EEG）は，大脳皮質の神経細胞群から発生する電気活動を連続的に記録することで，その機能を鋭敏に評価することができる電気生理学的検査である．脳波は，周波数・振幅により，さまざまな波形のパターンを示す（**図2.1-1**）．時間経過からみてほぼ同様の波，連なった脳波像を基礎活動，それから飛び離れた波が短時間連なるものを突発活動という．これらの形状や持続性，刺激に対する反応性などから脳機能を判定する．

脳波検査の対象となる状態には，意識障害，失神，けいれん，認知症，睡眠障害，脳死などがあり，状態診断に有用であるが，てんかんや一部の脳炎・脳症などについては，その波形が特異的であることから疾患診断にも有用である．

脳波検査を受ける患者は，静かで暗い検査室のベッドに横になり，頭部を中心に十個以上の電極を装着され，光を眼に当てられたり過呼吸状態にされたりするなどの刺激を体験するため，検査に対して恐怖感を抱くことも多い．検査の準備を行う時点で，身体にどのようなことが起こるのか検査内容を確認し，患者に検査の必要性と安全性を説明して不安の軽減に努める．また，終夜に及

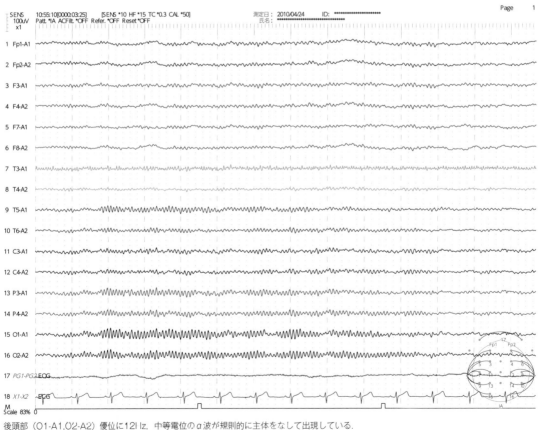

後頭部（O1-A1, O2-A2）優位に12Hz，中等電位のα波が規則的に主体をなして出現している．

図2.1-1　正常脳波（安静時）

ぶ睡眠中の検査では定期的な観察を行い，情報を確実に引き継ぐことが求められる．

|1| 事象関連電位

事象関連電位（event-related potential：**ERP**）は，心理過程に関連した脳の活動を反映する電位変化を記録する検査法で，脳波によって計測される．注意機能や認知機能を反映していると考えられている．

3 画像検査：脳検査

■ 脳の形態を知るための脳検査

脳の形態を画像として得ることができる検査方法として，臨床でよく用いられるものに，コンピュータ断層撮影（CT）と磁気共鳴画像法（MRI）がある．

|1| コンピュータ断層撮影（CT）

CT（computed tomography）はX線源を移動・回転させながら一定の厚さの断層部についてX線の吸収度の差を検出し，コンピュータにより断面の画像として構成したものである．CT上ではX線の吸収率が高い部分は白く，低い部分は黒く表示される．

CT検査には禁忌となるような疾患が少なく，被曝を除けば患者に対する侵襲が少ない．また，後述のMRIよりも短時間で実施可能である点や，出血・石灰化の検出の点で優れており，脳血管障害，頭部外傷，脳腫瘍，脳萎縮，脱髄疾患などの発見に適していることから，スクリーニング*としても有用性が高い．しかし，超急性期脳梗塞や微小な病変の検出には限界があり，骨に囲まれた部位の画像の精度は明らかにMRIに劣る．

|2| 磁気共鳴画像法（MRI）

MRI（magnetic resonance imaging）は核磁気共鳴現象（NMR）を用いて身体各部の画像を得る検査である．水素原子核に電磁波としてエネルギーを与え共鳴させると，電磁波の放射を中止したときに，共鳴した水素原子が電磁波を放射する．それを信号として検出し，CTと同様にコンピュータにより画像を構成する．

放射線被曝を与えずに，身体各部の精密かつあらゆる方向の画像が得られることが特徴である．信号強度の高いものは画像上で白く，低いものは黒く表示される．撮像条件などを変えることにより，目的の組織や病変を強調することが可能である．骨は水素原子密度が低く，低信号となるため，骨に囲まれた脊髄や脳幹，後頭蓋などは鮮明な画像が得られる．

近年，MRIの診断精度向上のために統計学的解析法が応用されている．VSRAD（voxel-based specific regional analysis system for Alzheimer's disease）解析が大脳萎縮の評価に用いられる．内側側頭部の萎縮の程度を数値化して表す．また，VSRAD advanceでは脳萎縮に関して，内側側頭部の萎縮と背側脳幹の萎縮でいずれの萎縮が目立つかを確認できる．これらはアル

plus α
CT画像の表示

X線の吸収度の低い順（空気→脂肪→水・髄液→梗塞巣→脳実質→新鮮血腫→石灰化組織→骨）に，黒→白への階調で画像化される．

用語解説 *
スクリーニング

選別したり，ふるい分けたりすること．ある一定の条件を設定し，その条件に見合うかそうでないかを大まかに選別し，さらに検査などを進めるかどうか判断するための手法．

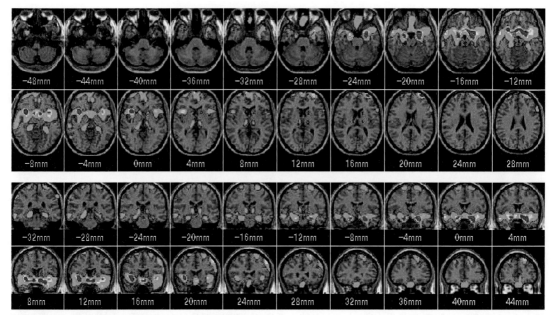

海馬傍回に強い萎縮がみられる患者のVSRAD解析結果画像.

日本医科大学多摩永山病院脳神経内科部長 長尾毅彦先生提供.

図2.1-2　MRI画像（VSRAD）

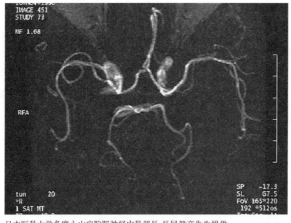

日本医科大学多摩永山病院脳神経内科部長 長尾毅彦先生提供.

図2.1-3　MRA画像（正常例：大脳動脈系を描出）

ツハイマー型認知症やレビー小体型認知症の診断補助に活用されている（図2.1-2）.

　また，**MRA**（MR angiography）は，MRIを利用して血管が高信号となるように撮像された断層像を再構成して，連続した血管像を描出したものである（図2.1-3）.

　MRIは，狭い大きな磁石の中に入り，騒音の中で20〜30分に及ぶ長時間の安静を強いられる検査である．したがって，看護の観点からは，①安静の保

持への援助，②体内外の磁性体による影響の排除，という点に留意する．患者は排尿を済ませ，義歯や時計などを外し，さらに更衣などを行う必要がある．

心臓ペースメーカーや人工内耳などの植込み術を受けた患者には禁忌であったが，近年はMRI対応型のものが増えつつある．また，閉所恐怖症や認知症の症状の有無を把握し，事前に鎮静を施すなど，患者が安全かつ確実に検査を受けられるよう配慮することも必要である．

plus α

MRI検査の注意事項

MRI非対応の体内の埋め込み物のほか，金属製のアクセサリーだけでなく，磁性体の含まれた化粧品（マスカラ，アイシャドーなど）やアルミニウムが使用されている貼付剤にも注意が必要である．

2 脳の機能を知るための脳検査

SPECTやPETは核医学検査と呼ばれる．微量の放射性同位元素（RI）で標識した薬剤を体内に投与し，目的部位に蓄積されたRIから放射される放射線（γ 線）を検出し，その脳内分布を断層像に構成する検査法である．

|1| SPECT

SPECT（single photon emission computed tomography）は吸入法で用いられる^{133}Xeガスや，静注で用いられる^{123}I-IMP，^{99m}Tc-HMPAO，^{99m}Tc-ECDなどの放射性薬剤を投与し，これらから放射されるγ線を検出する．脳は血液から酸素とブドウ糖を得て機能しており，脳の血流量はエネルギー代謝とほぼ並行する．脳血流シンチグラフィーはこのことにより，放射性同位元素で標識された薬剤の脳内分布から脳血流（脳機能）が評価できる．脳血流統計解析ソフトeZIS®（easy Z-score imaging system）による解析は，血流低下を数値で表すことで，その程度および部位の診断に寄与している．主要な認知症（アルツハイマー病，レビー小体型認知症，前頭側頭型認知症など）の鑑別が行われている（図2.1-4）．脳内ドパミントランスポーターシンチグラフィーは，黒質から線条体に投射するドパミン神経細胞の密度を推定でき，パーキンソン症候群やレビー小体型認知症の診断に有用である．

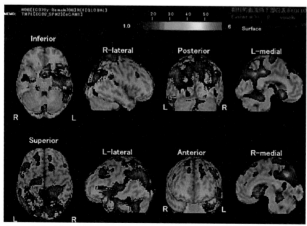

青色の部分が血流低下部位．

日本医科大学多摩永山病院脳神経内科部長 長尾毅彦先生提供．

図2.1-4　SPECT画像（eZIS®）

|2| PET

PET（positron emission tomography）では，ポジトロンを放出する放射性同位元素で標識された薬剤を投与する．ポジトロンは電子と衝突すると一対の反対方向のγ線を放出するため，これを同時計測する．^{18}F-FDGの静注によるブドウ糖代謝，$C^{15}O_2$などのガス吸入法による脳循環，さらに神経伝達・受容体機能イメージングなどの検査が行われている．PETは施設面の制約が多いが，一般臨床にも普及しつつあり，精神・神経疾患の原因を探る研究には積極的に用いられている．統合失調症でのドパミン神経の障害や，うつ病におけるセロトニン1A（5-HT1A）受容体結合能の異常などが知られ，そのほかにも自閉スペクトラム症やてんかんなどの精神神経疾患の病態研究や向精神薬の脳内における動態把握などに威力を発揮し，一部は診断にも用いられる．

|3| f-MRI

MRIが形態に関する検査であるのに対し，**f-MRI**（functional MRI）はこれを応用し，脳機能を画像化する検査法である．血流増加による信号変化とヘモグロビンの酸化度による磁性の変化から脳の賦活による局所脳血流変化が描出される．近年，f-MRIを用いた脳研究が盛んになっており，精神科領域では認知症，統合失調症などの病態研究に用いられている．統合失調症における幻聴・妄想・感情鈍麻などの症状の発生機序が解明されつつある．認知症については，内側側頭葉の機能低下やこれに対する認知症治療薬の効果も確認されている．その他，うつ病，発達障害，心的外傷後ストレス障害などにおける脳機能の障害が報告されており，脳疾患の病態解明に不可欠な検査となっている．

|4| MRS

MRS（MR spectroscopy）もMRIと同様にNMRを応用し，脳内に存在する物質を非侵襲的に分析できる検査である．現在は^{31}Pおよび^{1}Hの2核種が用いられ，N-アセチルアスパラギン酸（NAA），クレアチン（Cr），コリン（Cho），乳酸（Lac）など数種類の物質に関して，脳内の特定の部位における動態が計測できる．これらをもとに，代謝性疾患の診断や認知症の鑑別診断，脳腫瘍の鑑別診断，てんかんの焦点*同定などに臨床応用されている．

|5| NIRS

NIRS（near infrared spectroscopy）は近赤外線が生体内を透過しやすく，波長によってヘモグロビンによる吸収率が異なる原理を利用して，酸素化ヘモグロビン濃度，脱酸素化ヘモグロビン濃度を算出し，血流や酸素代謝を計測する検査法であり，光トポグラフィー検査とも呼ばれている．ほかの諸検査と比較すると，設備や検査環境は脳波と同等に簡易で自然下であり，放射線や高磁場といった侵襲性がないことが利点である．脳機能を反映する検査であるが，特にその時間的変化をとらえることに優れている．精神疾患の診断に有効な検査として実用化に向けての取り組みがなされ，抑うつ状態の鑑別診断補助として保険適用となっている．

用語解説 *
てんかん焦点
脳内で過剰な電気的活動が起きている場所．

4 脳脊髄液検査

　脳脊髄液は 脈 絡叢で産生され，脳室，脊髄腔を灌流する．このため，脳や
脊髄に器質的障害が生じた場合には脳脊髄液にそれが反映される．血管障害，
外傷，炎症，腫瘍などで脳脊髄液所見に変化がみられる．

　脳脊髄液検査においては，外観・色調，脳脊髄液採取前後の圧（初圧，終
圧），細胞数，タンパク，糖（血糖も同時に測定）などを測定し，疾患に応じ
て検査項目を追加する．神経変性疾患の病態が明らかになるにつれ，脳脊髄液
中総タウタンパクとアミロイドβタンパク（Aβ）1-42分子種の組み合わせを
調べることが，アルツハイマー病の診断に有用となっている．また，クロイツ
フェルトヤコブ病の診断における14-3-3タンパクの有用性や，前頭側頭型認
知症や筋萎縮性側索硬化症では脳脊髄液中のTDP-43濃度が上昇することがわ
かっている．

　一般的な脳脊髄液検査の術式は腰椎穿刺で，穿刺部位は第3〜4腰椎また
は第4〜5腰椎椎間である．患者は腰椎間を広げる体位として側臥位（また
は座位）になり，両手で膝を胸に抱え込む体位をとる必要があるため，看護師
が姿勢維持の介助を行う．患者からは穿刺部が見えないため，不安を抱きやすい．

　本検査の禁忌は，頭蓋内圧亢進時と後頭蓋窩腫瘍（脳脊髄液圧のわずかな低
下でも脳ヘルニア*を起こし得る），穿刺部の感染症（髄膜感染に至る可能性
がある），出血傾向などである．患者の心理状態が不安定なときや，意識障害
により安静が困難なときは鎮静のもとに行う．

　検査後には脳脊髄液圧が低下する．その程度によって，頭痛，脳ヘルニアな
どが起こる可能性がある．事前にそのことを患者に説明し，異常を感じたら我
慢せず知らせるよう伝えておく．一般的には検査後1〜2時間の安静が必要
となる．

用語解説 *
脳ヘルニア
頭蓋内に血腫や浮腫が生
じて頭蓋内圧が亢進し，
脳組織が隣接腔に押し出
され，その部位が圧迫障
害された状態．

■ 引用・参考文献
1) 大熊輝男ほか．臨床脳波学．第6版，医学書院，2016．
2) 小椋力ほか編．精神医学的診断法と検査法．中山書店，
　1999，（臨床精神医学講座，16）．
3) 青木茂樹ほか．よくわかる脳MRI．第4版，学研メディカ

ル秀潤社，2020．
4) 西村恒彦ほか編．認知症脳画像診断．メジカルビュー社，
　2015．

📎 重要用語

臨床検査	磁気共鳴画像法（MRI）	f-MRI
脳波検査（EEG）	MRA	MRS
事象関連電位（ERP）	SPECT	脳脊髄液検査
コンピュータ断層撮影（CT）	PET	

2 心理検査

臨床心理学において，「その人の生きている状況，求められている援助を知り，これからの心理療法的アプローチの計画をたてること」[1] を**心理アセスメント**と呼ぶ．心理アセスメントの一手段であり，観察法や面接法と並ぶ心理検査法は，心理検査という道具を用いて，知的機能や性格傾向，認知機能などの情報を得ることを目的とする．多くの心理検査は，とらえにくい人の心理的機能をより客観的に測定するために，信頼性や妥当性を確認し，標準化の手続きを経ている．

しかし，心理検査は，限られた時間や場所の中で表れたその人の一側面を数値化するものであるため，その人の全体像を浮かび上がらせることは難しい．また，いずれの検査にも長所と短所がある．そのため，複数の検査を組み合わせて**検査バッテリー**を実施したり，観察法や面接法で得た情報と照らし合わせ，目の前の行動をさまざまな角度から考えたりすることが求められる．こうした考察が将来の行動の予測にもつながっていく．

検査を実施する側（検者）の留意点として，検査結果を十分に理解するには検査の基盤となる人格心理学や知覚心理学などの理論を学ぶ必要があること，検査の実施や結果の集計・分析，解釈に際して訓練を積まなくてはならないこと，などがある．また検査を受ける側（被検者）への配慮として，被検者への負担をできる限り減らすために検査の必要性を十分に検討すること，検査実施の際は被検者に検査の目的をわかりやすく説明し同意を得ること，検査結果を伝えるときは，被検者が自分自身をより理解し，よりよい生活に向かっていけるようにすることなどが求められる．なお，検査結果は十分な倫理的配慮をもって，慎重に取り扱う必要がある．

plus α

検査の信頼性と妥当性

信頼性とは，その検査が安定して正確に測定できているかを示す．同一人物に数回同じ検査を行い同じ結果になるか（再検査法），実施した検査と等価の検査を行い結果が同じかどうか（並行検査法）などの方法で調べる．妥当性とは，検査の項目や尺度が目的としている機能を十分に測定しているかどうかを示す．

plus α

検査の標準化

検査を作成する際に，集めた多くのデータから適切な項目を選択する．また特定の年齢範囲や男女などにおける基準を統計的に定めるなどの一連の手続きをいう．

1 知能検査・発達検査

知能検査とは，知能指数などを用いてその人の知的機能の程度や認知機能のばらつきを示そうとするものである．教育，療育，福祉領域，医療領域などで，幼児から高齢者までを対象に幅広く実施されている．知能は，「学習能力」だけではなく，「抽象的な思考能力」「環境や状況への適応能力」など，さまざまな概念が定義されており，多様な機能を含んだ構造と考えられている．検査で測定できるのは，知能の限られた側面であり，結果の数値だけでその人の知能全体を把握するのには限界がある．したがって，下位検査のパターンや反応を分析し，どのように失敗したのか，どのような点が得意なのかなど，質的に考察を重ねていくことも必要である．

知能検査は，検者が一人の人に対して行う個別式検査と，複数の人を対象に実施する集団式検査に分けることができる．現在よく用いられている個別式知能検査としては，ビネー式とウェクスラー式がある．また，月齢の低い乳幼児

表2.2-1 個別式知能検査・発達検査の種類

分　類		検査名	適応年齢
知能検査	ビネー式	田中ビネー知能検査V	2歳～成人まで
		改訂版鈴木ビネー知能検査	2歳～18歳11カ月
	ウェクスラー式	WPPSI-Ⅲ	2歳6カ月～7歳3カ月
		WISC-Ⅳ	5歳～16歳11カ月
		WAIS-Ⅳ	16歳～90歳11カ月
発達検査		新版K式発達検査	生後100日～12，13歳まで
		改訂日本版デンバー式発達スクリーニング検査	0歳～6歳
		遠城寺式乳幼児分析的発達診断検査	0歳～4歳8カ月
		津守・稲毛式乳幼児精神発達診断	0歳～7歳

に対して行う**発達検査**もある.

　主な知能検査と発達検査について，その特徴を**表2.2-1**に挙げた.

1 個別式知能検査

|1| ビネー式知能検査

　フランスの心理学者ビネー（Binet, A.）が，精神遅滞者施設の精神科医シモン（Simon, T.）の協力を得て開発した.日本では1908年に三宅鉱一らによってビネー式知能検査が紹介された.検査問題は年齢順に並び，子どもは実際の年齢（**生活年齢**；chronological age）と同じ年齢級の問題から開始し，全問正解すれば上の年齢級へ進み，1問でも不正解があると下の年齢級へと進む.正解できた年齢級を**精神年齢**（mental age）と呼び，精神年齢／生活年齢×100＝知能指数（IQ）とする.

　検査の適応年齢は2歳から成人までと幅広く，同年齢と比較しての知的発達がどの程度なのかを知ることができる.最新の改訂では，14歳以上には精神年齢ではなく知能を四つの領域*から分析する手法を取り入れ，個々人の知的機能の特徴をとらえることも可能となっている.

|2| ウェクスラー式知能検査

　ウェクスラー（Wechsler, D.）は，成人における知能の構造や個人差，**発達差**を調べることを目的に，1955年，ウェクスラー成人知能検査（Wechsler Adult Intelligence Scale：WAIS）を作成した.そのほか，児童用知能検査であるWISC（Wechsler Intelligence Scale for Children），就学前児童用尺度のWPPSI（Wechsler preschool and primary scale of intelligence）などがあり，適応年齢は幅広い.ウェクスラーは知能を「環境に対して目的的に行動し，合理的に考え，効率的に処理する個人の総合的ないし全体的能力」[2]と定義し，ウェクスラー式知能検査は，複数の下位検査から構成される.例えば，WISC-Ⅳ（**表2.2-2**）では，全15の下位検査（基本検査10，補

用語解説 *
知能の四つの領域
成人の知能を分析的に測定できるよう結晶性領域，流動性領域，記憶領域，論理推理領域の四つの領域ごとに評価点が算出できる.

表2.2-2　WISC-Ⅳの構成

指　標	言語理解	知覚推理	ワーキングメモリー	処理速度
下位検査	類　似 単　語 理　解 知　識* 語の推理*	積木模様 絵の概念 行列推理 絵の完成*	数　唱 語音整列 算　数*	符　号 記号探し 絵の抹消*

*は補助検査.

助検査5）から構成され，全IQと**四つの指標***得点の算出が可能である．また，個人の中での弱い能力，強い能力の有無を統計的に確認することも可能である．検査には60〜90分程度の時間を要するため，被検者の負担を考慮する必要がある．

2 集団式知能検査

　集団式知能検査は，第一次世界大戦に志願した兵士の選抜や配属を目的として，アメリカで開発が進んだ．検査は言語を用いたα式（A式）と非言語のβ式（B式）があり，現在日本では，京大NX知能検査などが使用されている．教育場面で主に児童・青年を対象に利用されることが多い．集団に対して一斉に実施でき，一度に多くのデータが得られる利点がある．一方，短所として，集団実施のため時間が制限され処理のスピードが強調されやすいこと，個別対応ができないため測定の信頼性が不十分になりやすいことが指摘される．結果の解釈を慎重に行い，必要に応じ個別式検査を用いた再評価も検討する．

3 発達検査

　発達検査は乳幼児の全般的な発達評価やスクリーニングを目的としている．代表的なものとして，新版K式発達検査，6領域から分析する遠城寺式乳幼児分析的発達診断検査，4領域104項目を評価する改訂日本版デンバー式発達スクリーニング検査（JDDST-R），5領域を評価する津守・稲毛式乳幼児精神発達診断法がある．いずれも0歳から利用できるが，遠城寺式と津守・稲毛式は，主な養育者に乳幼児の発達について質問し間接的に評価していく方法で，K式は日常生活でみられる刺激を用いて，直接子どもの反応や行動を観察記録し評価する方法である．デンバー式は，検査項目への子どもの反応を記録するが，養育者からの聴取で評価してよい項目もある．

2 性格検査

　個人の行動・思考・感情・態度などの特性，対人関係のもち方など「その人らしさ」「人間のありかた」を示すものとして，**パーソナリティ**という概念がある．心理学では，性格や人格と訳されるが，人格という言葉には道徳的な意味も加味されるため，あえてパーソナリティという言葉をそのまま用いることも多い．性格を理解する方法としては，いろいろな場面での行動観察，面接を用いる方法のほかに**性格検査**がある．検査は形式によって質問紙法，投影法，

用語解説*
四つの指標
言語理解，知覚推理，ワーキングメモリー，処理速度のこと．ワーキングメモリーとは，情報を一時的に記憶し，同時にその情報を使って処理をする能力をいう．

表2.2-3　**主な性格検査**

形　式	名　称	適応年齢	内容・特徴
質問紙法	矢田部ギルフォード性格検査（YG性格検査）	小学生用 中学・高校・一般用	ギルフォードらが考案した人格目録に基づき，矢田部達郎らにより作成，辻岡美延により改訂．大学・一般用では120項目からなる．12の性格特性ごとに粗点を計算した後，プロフィールを作成し，その型を判定する．
	ミネソタ多面的人格目録検査（MMPI）	15歳～成人	ミネソタ大学のハサウェイとマッキンリーが精神医学的診断を客観的に行うことを目的に開発．550項目で構成され，妥当性尺度，10の臨床尺度，追加尺度からなる．
	新版TEG 3東大式エゴグラム	16歳～成人	アメリカの精神科医バーンの提唱した交流分析に基づいて開発された検査．53の質問項目から構成．五つの自我状態の強弱で性格特徴をとらえる．
	NEO-PI-R人格検査	大学生用 成人用	青年期から老年期に至る幅広い年齢層に対して，神経症傾向，外向性，開放性，調和性，誠実性の五つの人格特徴を把握する．240項目からなる通常版と60項目の短縮版NEO-FFIがある．
投影法	ロールシャッハ・テスト	幼児～成人	スイスの精神科医ロールシャッハが考案．左右対称的なインクのしみが描かれた10枚の図版を提示し，個々の言語反応や反応速度を記録・評価する．結果の分析・解釈は，量的分析と質的分析によってなされる．
	SCT精研式文章完成法テスト	小学生用 中学生用 高校・成人用	未完成の文章を提示し，その後に続く文章を自由に完成させてもらい，被検者の表現や筆跡から，その人の知能や性格，興味，生活史，対人関係などパーソナリティ全体を把握する．
	TAT絵画統覚検査	児童～成人	アメリカの心理学者マレーとモルガンが考案．具体的な生活場面の中にいる人物を描いた多義性のある絵図版31枚（うち1枚は白紙）のうち数枚から20枚を示し，その人物の過去・現在・将来にわたる空想的な物語を作ってもらい，その内容から性格・行動傾向を分析し，パーソナリティを把握する．
	P-Fスタディ（絵画欲求不満テスト）	児童用 青年用 成人用	ワシントン大学のローゼンツァイクが開発．欲求不満をもたらす場面が描かれた刺激図を用い，被検者はその不満を感じるだろうと思われる人物の立場になり，空白の吹き出しに，発言を記述する．その反応を，アグレッション（攻撃性）の方向（他責的，自責的，無責的）と型（障害優位型，要求固執型，自己防衛型）の二次元に基づいて分類する．
作業検査法	内田クレペリン検査	幼児～成人	ドイツの精神科医クレペリンの研究に基づき，内田勇三郎が開発．ランダムに並んだ一桁の数字の隣り同士を足し算して，一の位の値をその数字の間に書く．この作業を1分間ごとに測定．作業の成績から得られる曲線の型と全体の作業量，誤答の有無などから，処理能力や性格，行動特徴をとらえる．

作業検査法に大別できる（**表2.2-3**）．

■1　質問紙法

検査の目的に応じて設定された質問項目に，被検者が自己評定により回答する．実施の手続きが比較的容易なため，集団に対して一斉に行えるのが利点である．被検者が自分で気付いているこころの領域をとらえることができ，結果を数量化しやすい．短所として，自己評価であるため意図的に回答をはぐらかしたり，全般的に自分をよく見せようと回答をゆがめたりする傾向があることなどがある．矢田部ギルフォード（YG）性格検査，ミネソタ多面的人格目録検査（Minnesota multiphasic personality inventory：MMPI），モーズレイ性格検査（Maudsley personality inventory：MPI）などが開発されている．交流分析理論に基づいて性格特性と行動パターンを把握する東大式エゴグラム（Tokyo University Egogram-New Ver.3：TEG 3）もよく利用され

ている．近年は，パーソナリティの特性が5大因子に集約されるとするビッグ・ファイブ説*に基づき，NEO-PI-R（Revised NEO-Personality Inventory）などの開発が進んでいる．

2 投影法

投影法とは，あいまいで多義的な刺激や課題を提示し，被検者がどのようにその刺激に反応し意味付けていくかを分析して，その人のパーソナリティについて理解を深めようとする方法である．検査の意図が見えにくいので，被検者が意識していないパーソナリティの側面を把握できることもある．一方，反応の分析・解釈には習熟と経験が必要であり，検者の技量に左右される難しさがある．解釈には主観性が入り込みやすい点も否めず，客観性の弱さが指摘されてきた．代表的な検査としてロールシャッハ・テスト，SCT（文章完成法），TAT（絵画統覚検査），P-Fスタディ，描画法（バウムテスト，風景構成法，HTP）などがある．

3 作業検査法

一定の作業を課し，その作業の質，態度などから個人の特性を探ろうとするものである．代表的なものに，内田クレペリン検査がある．検査そのものが簡単で，集団場面において短時間で実施できるため，他の検査と組み合わせることで，行動・性格面の特徴，作業における意欲などを把握することができる．

3 神経心理学的検査

神経心理学的検査は，脳の病変や損傷部位の特定などを主な目的として開発されてきた歴史がある．近年では脳の形態学的画像診断技術の進歩に伴い，神経心理学的検査は，脳損傷部位の検出ではなく，画像ではとらえきれない脳血管障害，脳腫瘍，頭部外傷などによる**高次脳機能障害***の多様な症状を評価し，受傷後のリハビリテーションを検討する役割が大きくなっている．

本来，神経心理学的な評価は，意識水準の評価から始まり，感情・情動状態の確認と見当識の評価，言語機能・注意機能・記憶機能の評価，前述した知的機能の評価までを含む総合的なものである．しかし，検査の内容・方法に加え，脳機能について一定の知識を有した評価者の不足，時間的な問題，標準化された検査バッテリーの少なさなどの理由から総合的評価は難しく，いくつかの検査が取り出されて実施されることが多い．現在日本で入手可能，かつ標準化されている検査を**表2.2-4**に示した．

言語機能に関しては，失語症検査の代表的なものとして標準失語症検査（SLTA），WAB失語症検査がある．記憶機能では，言語性・視覚性記憶などが評価できる包括的な検査としてウェクスラー記憶検査（Wechsler Memory Scale-revised：WMS-R），より日常生活に近い状況での記憶機能評価を目的とするリバーミード行動記憶検査（The Rivermead Behavioural Memory Test：RBMT）などがある．全般的な注意機能評価には，2006年に発表され

表2.2-4　主な神経心理学的検査

分　類	検査名
記憶機能	●三宅式記銘力検査（東大脳研式記銘力検査） ●BVRT ベントン視覚記銘検査 ●WMS-R ウェクスラー記憶検査 ●RBMT リバーミード行動記憶検査
言語機能	●新日本版トークンテスト ●SLTA 標準失語症検査 ●WAB 失語症検査 ●CADL 実用コミュニケーション能力検査
知　覚	●VPTA 標準高次視知覚検査 改訂版 ●BIT 行動性無視検査
行　為	●SPTA 標準高次動作性検査 改訂版
遂行機能	●日本版BADS 遂行機能障害症候群の行動評価 ●KWCST 慶應版ウィスコンシンカード分類検査
知的機能 （前述の知能検査を除く）	●RCPM レーヴン色彩マトリックス検査 ●コース立方体組み合せテスト ●日本語版 COGNISTAT 認知機能検査 ●JART（Japanese Adult Reading Test）知的機能の簡易評価

宮森孝史. 神経心理学的検査のすすめ方. 高次脳機能障害とリハビリテーション. 大橋正洋ほか編. 金原出版, 2001. p.77-88.（リハビリテーションMOOK, 4）より一部改変.

たCAT／CAS 標準注意検査法・標準意欲評価法が有用である.

4 その他の心理検査

そのほか，臨床現場で用いられ，さまざまな症状を評価する下記のような検査がある.

■ うつや不安など

うつ症状／状態の評価では自己記入式として，最近2週間の状態を質問し抑うつ症状の重症度を評価するベック抑うつ質問票（Beck Depression Inventory-Second Edition：BDI-Ⅱ），うつ性自己評価尺度（Self-rating Depression Scale：SDS），CES-Dうつ病自己評価尺度（The Center for Epidemiologic Studies Depression Scale：CES-D），DSM-Ⅳの大うつ病性障害の診断基準に対応する特長を持つ簡易抑うつ症状尺度（Quick Inventory of Depressive Symptomatology：QIDS-J）などがある. また評価者が面接で評価を行うものとして，15分程度の面接で抑うつ重症度を評価するハミルトンうつ病評価尺度（Hamilton Rating Scale for Depression：HAM-D），モンゴメリーアスベルグうつ病評価尺度（Montgomery-Asberg Depression Rating Scale：MADRS）などがある.

そのほか，最近1週間の気分状態を六つの因子で評価するPOMS2日本語版（Profile of Mood States 2nd Edition），個人の特性としての不安の強さ（特性不安）と現在の不安の状態（状態不安）を測定するSTAI状態・特性不安検査（State-Trait Anxiety Inventory），身体的・精神的自覚症状を把握する

質問紙としてCMI健康調査票（Cornell Medical Index：CMI）などが利用されている.

2 認知症や軽度認知機能障害

近年の高齢者人口の増加を受け，認知症や軽度認知機能障害のアセスメントの需要も高まっている．認知症の存在が疑われる場合，簡易スクリーニング検査として長谷川式簡易知能評価スケール改訂版（HDS-R）やMMSE（Mini-Mental State Examination）などが使用されている.

3 発達特性など

自閉スペクトラム症に対応した日本語版M-CHAT（Modified Checklist for Autism in Toddlers：M-CHAT），AQ日本語版自閉症スペクトラム指数（Autism-Spectrum Quotient），親面接式自閉スペクトラム症評定尺度テキスト改訂版（PARS-TR）などや，注意欠如・多動症／注意欠如・多動性障害に対応したConners 3 日本語版，成人期のADHD自己記入式症状チェックリスト（Adult ADHD Self-Report Scale-V1.1 Screener：ASRS-V1.1）などがある．2016年に保険適用となった発達障害の要支援度評価尺度（Multi-dimensional Scale for PDD and ADHD：MSPA）は，多面的な特性評価を行い，必要な支援を考えることができる.

引用・参考文献

1) 吉川眞理. "人間の心を理解するとはどういうこと？". 臨床心理学：全体的存在として人間を理解する. 伊藤良子編著. ミネルヴァ書房, 2009, p.102, （いちばんはじめに読む心理学の本, 1）.
2) Wechsler, D. The Measurement of Adult Intelligence. 3rd ed. Williams & Wilkins, 1944, p.3.
3) 宮森孝史. 神経心理学的検査のすすめ方. 高次脳機能障害とリハビリテーション. 大橋正洋ほか編. 金原出版, 2001, p.77-88, （リハビリテーションMOOK, 4）.
4) 無藤隆ほか編. よくわかる心理学. ミネルヴァ書房, 2009.
5) 鑪幹八郎ほか. 臨床心理学：心の専門家の教育と心の支援. 培風館, 2009, （心理学の世界, 基礎編8）.
6) 下仲順子編. 臨床心理査定技法1. 誠信書房, 2004, （臨床心理学全書, 6）.
7) 鹿取廣人ほか編. 心理学. 第3版, 東京大学出版会, 2008.
8) 津川律子ほか. 心理的アセスメント. 遠見書房, 2019, （公認心理師の基礎と実践, 14）.

重要用語

心理アセスメント	生活年齢	パーソナリティ
検査バッテリー	精神年齢	性格検査
知能検査	発達差	神経心理学的検査
発達検査	四つの指標	高次脳機能障害

3

精神科での治療

学習目標

◍ 精神科における治療がどのように行われているかを理解できる.

◍ 薬物療法で使用される薬について学び，作用と有害反応を理解できる.

◍ 主な精神療法とそれぞれの特徴を理解できる.

◍ 主な社会療法とそれぞれの特徴を理解できる.

◍ 電気けいれん療法の適応と注意点を理解できる.

1 精神科における治療の特徴

1 治療契約と治療構造

　人間の健康は，生物・心理・社会的要素で成り立っており，いずれかが不調になったり，あるいは全体のバランスが悪くなったりすることで，「病気*（illnessまたはsickness）」の状態になる．医療では，この不調を改善したり，回復に向けた援助をしたりすることで，健康な状態へと向かわせ，これを維持するように努めるものである．

　特に精神科医療においては，単に生物的要素に対して薬物療法を行うことのみで病気が改善するのではなく，心理的な関与や社会的な援助があって，初めて病気が治癒・寛解し，患者の社会への再参加が可能となる．精神科で行う代表的な治療として，

生物（学）的治療：薬物療法，電気けいれん療法など

心理的な関与：精神療法や作業療法など

社会的援助：種々のソーシャルワーク

が挙げられる．

　医療行為は，提供する医療者と受ける患者との間で交わされた契約の下で行われる．精神疾患において，精神症状は患者本人の自覚的なものであり，しばしば医療者による他覚的所見とは異なるため，患者の求めるものと医療者が提供するものとの間に差異が生じる場合がある．このため，精神科においては，**治療契約**を重視している．治療契約には，単に治療内容，例えば「薬物療法によって病気を治します」などの方法を示すのみにとどまらず，治療を行う場，状況，対象とする症状・状態，到達目標などの治療の枠組みを包括した内容が含まれる．

　こうした治療全体の枠組みを**治療構造**と呼ぶ．いわば治療者と患者が守るべきルールのようなものである．ルール内で治療が行われることで，患者および医療者の双方が混乱することなく，協力して治療を進めることができる．治療構造は，治療者が一方的に設定するものではなく，患者とともに設定することが重要である．

　精神科医療においては，精神分析などの特殊な状況以外，多職種によるチーム医療が行われており，チーム内で治療構造についての意思統一を図る必要がある．

2 多職種によるチーム医療

　急性期医療が複雑・高度化し，高い質と安全性が求められる一方で，療養は早期の在宅移行が推進されている現代では，多職種によるチーム医療が欠かせないものとなっている．多職種によるチーム医療では，同じ目標に向かって，

用語解説 *

病気と疾病

病気（illness または sickness）は，医学的な診断がつかなくても具合が悪いという状態をいう．疾病（disease）は医学的に診断されるもの．

コンテンツが視聴できます（p.2参照）

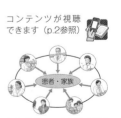

●多職種とのつながり〈動画〉

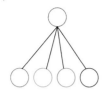

マルチディシプリナリー・モデル

リーダーの指示により，構成員はチームの中で与えられた専門職としての役割を果たすことに重点が置かれる.

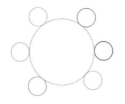

インターディシプリナリー・モデル

各専門職がチームの意思決定に主体的に関与し，それぞれの役割を協働・連携しながら果たすことに重点が置かれる.

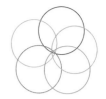

トランスディシプリナリー・モデル

各専門職がチームの中で果たすべき役割を，意図的・計画的に，専門分野を超えて横断的に共有する「役割解放（role release）」を行う.

図3.1-1　チームアプローチのモデル

それぞれの専門性を生かして役割分担するとともに，情報を共有し連携しながら，多方面から患者の治療やケア，援助に当たる．チーム医療を効率的に機能させるためには，カンファレンスなどで定期的にコミュニケーションをとるとともに，日常的には電子カルテなどを通して情報の共有化を図る.

　多職種によるチームアプローチモデルは，大きく三つに分類される（図3.1-1）．急性期医療においては**マルチディシプリナリー・モデル**で行われ，社会復帰支援などは**インターディシプリナリー・モデル**，より生活支援の要素が大きいACT*（assertive community treatment）やアウトリーチは，**トランスディシプリナリー・モデル**となる.

　構成メンバーは，医療から生活支援まで，患者や状況に応じて幅広く集められる．医師，看護師，公認心理師または臨床心理士，精神保健福祉士，作業療法士，理学療法士，薬剤師，栄養士などの病院内のメンバーだけでなく，地域の訪問看護師やヘルパー，ケアマネジャー，行政機関の保健師や福祉職員も加わる．対象者が子どもや学生であれば教師や養護教諭，スクールカウンセラー，職場であれば産業医などとの連携も必要となる．多職種チームで最も重要なことは，メンバー間の信頼関係と目的への共通理解であり，これらを維持するための相互のコミュニケーションである.

1 社会復帰支援チーム

　近年，精神科医療は，地域での医療の方向へ移りつつあり，長期入院患者の在宅への移行が進められている．**社会復帰支援チーム**は，疾患の治療だけでなく，障害のケア，リハビリテーション，在宅での日常生活に至るまでの支援を行い，円滑な退院，在宅療養，社会生活への復帰，そして再発予防を目指す．主にインターディシプリナリー・モデルによる多職種チームで構成されることが多い．各専門職がそれぞれの役割の中心となって行うが，状況に応じてほかの職種が補完することもある.

用語解説*

ACT

重い精神障害を抱えた人でも安心して地域で暮らしていけるように，24時間365日体制で，多職種（精神科医，看護師，精神保健福祉士など）から構成されるチームで提供する包括型地域生活支援プログラム.

plus α

アウトリーチ

Outreach.「手を伸ばす」ことを意味する．精神科領域では人的資源を病院に配置し，訪問を中心とした支援を行うことを指す．その対象は，通院中断者，精神疾患が疑われる未受診者，長期入院等の後に退院した人や入退院を繰り返す人，ひきこもりなど．精神科病院などに医師，看護師，精神保健福祉士，公認心理師または臨床心理士，および相談支援専門員などの多職種から構成される「アウトリーチチーム」を配置し，保健・医療・福祉サービスを包括的に提供し，丁寧な支援を実施することで，新たな入院および再入院を防ぎ，在宅生活の継続を可能にすることを目的とする.

社会復帰支援チームの構成メンバーと活動例

精神科医師：診察を行って治療方針を決定し，薬物療法や精神療法を行う．

看護師：ケアや心理教育を行う．

公認心理師または臨床心理士：心理検査や心理面接，心理療法を行う．

精神保健福祉士：家族との関係調整，社会資源利用の援助，退院支援，地域ケア
計画の調整を行う．

薬剤師：服薬指導や服薬自己管理の援助を行う．

作業療法士：セルフケア，コミュニケーション能力，作業能力などの各種生活機
能の評価，リハビリテーションを行う．

一般科医師・歯科医師およびメディカルスタッフ：身体疾患などの診療が必要と
なった場合に，その治療やケアにあたる．

公認心理師

従来，日本において心理職には，いくつかの学術や資格，職能団体が設けた民間資格があったが，法的根拠がなく，それぞれの資格の間に差異があるなどの理由から，以前から国家資格化が切望されていた．医療，保健，福祉，教育など，さまざまな分野において心理職へのニーズが高まる中，公認心理師法が2015（平成27）年公布，2017（平成29）年に施行され，国家資格となった．

さらに，地域の相談支援事業所，居宅介護支援事業所，地域活動支援センター，グループホーム，就労支援事業所などの地域福祉施設職員や自治体行政職員などが適宜，参加する．

2 精神科リエゾンチーム

身体疾患の治療を目的に入院している患者にせん妄や抑うつなどの精神症状が併存し，身体的治療が困難となる状況が発生することがある．これらの患者に精神科的治療やケア，支援を行うのが**精神科リエゾンチーム**の役割である．多職種による多面的かつ全人的な援助を，患者に直接行うほか，家族に対するケア，身体的治療に従事する医療スタッフへの援助，コンサルテーションも重要な役割である．個々のメンバーが病棟を頻繁に巡回して継続的ケアを行うとともに，問題となる精神症状の早期発見・早期介入や発症予防なども行う．定期的にカンファレンスを実施し，情報共有と方針の決定や修正を行う．

精神科リエゾンチームの構成メンバーと活動例

精神科医師：精神医学的診断と治療法の検討を行う．

リエゾン精神看護専門看護師：看護的立場からの症例検討，身体科病棟看護師の
心理面への援助を行う．

公認心理師または臨床心理士：心理職の立場から症例検討と具体的介入を行う．

精神保健福祉士：生活面での支援や適切な社会資源の導入などを行う．

3 緩和ケアチーム

緩和ケアとは，WHOでは「生命を脅かす疾患による問題に直面している患者とその家族に対して，痛みやその他の身体的問題，心理社会的問題，スピリチュアルな問題を早期に同定し，適切な評価と治療によって，苦痛の予防と緩

和を行うことで，クオリティ・オブ・ライフを改善するアプローチである」と定義されている．**緩和ケアチーム**は，直接患者や家族に対して診療やケア等を行うとともに，症状緩和が困難な事例に対する専門的なコンサルテーションを行う．定期的な回診とカンファレンスを実施し，情報共有と方針の決定や修正を行う．

緩和ケアチームの構成メンバーと活動例

緩和ケア医師：身体医学的な状態の評価や鎮痛薬の調整を行う．

精神科医師：精神医学的評価や精神療法的な関わりを行う．

専門看護師または認定看護師：病棟看護師に看護的関与の専門的なアドバイスを行う．

薬剤師：薬剤に関する情報提供と，服薬時の状況（飲み心地，有害反応）などを患者から情報収集する．

公認心理師または臨床心理士：患者の性格傾向や心理状態を評価し，スタッフに対し患者への関わり方の助言をする．

医療ソーシャルワーカー：他機関との連携，在宅ケアや介護サービスなど必要に応じた社会資源の導入支援や経済的な助言，在宅移行の調整などを行う．

管理栄養士：患者の状態に応じた栄養摂取方法を考え，患者のニーズに合った食事の提供を行う．

3 治療におけるリスクマネジメント

1 医療一般におけるリスクマネジメント

　リスクマネジメントという概念は，もともと組織経営において用いられてきたものであり，組織が負う可能性のある法的責任や財務的リスクを軽減させるための対策を意味する．医療におけるリスクマネジメントは，主に医療事故防止対策を目的として発展し，医療従事者の教育と研さんを通じ，診療業務の改善や医療の質の確保を目指すものである．

　病院内のリスクマネジメントは，医療安全管理委員会を設置して医療安全管理体制の確立を図り，安全に医療が遂行されることである．医療安全管理委員会は，医療安全管理部門の設置と医療安全管理者（リスクマネジャー）の選任を行う．医療安全管理部門において，インシデント・レポート制度や病院内の安全管理マニュアル，患者の権利などを含む倫理指針などが整備される．個々の医療行為のリスクに対して，状況の把握，分析，改善，評価のプロセスを経て，修正を加えていく．

2 精神科におけるリスクマネジメント

　日本精神科病院協会の提言では，精神科における医療事故には，①自殺・

医療事故調査制度

医療の安全を確保するために，起こった医療事故に学び再発防止を行うことを目的とする．本制度の対象となる医療事故は，医療機関で提供した医療に起因し，または起因すると疑われる死亡または死産であって，当該管理者が予期しなかったものをいう．医療機関は，医療事故が発生した場合，まず遺族に説明を行い，医療事故調査・支援センターに報告する．その後，速やかに外部の医療の専門家の支援を受けながら院内医療事故調査を行う．調査終了後，調査結果を遺族に説明し，医療事故調査・支援センターに報告する．

自傷行為，②暴力行為・損傷行為（対患者，対医療者，器物破損，放火），③離院，④誤嚥（窒息），⑤誤薬，⑥抑制による傷害事故，⑦転落・転倒・熱傷，⑧開放中の事故（窃盗，交通事故，万引き），⑨突然死，⑩合併症，⑪悪性症候群・水中毒，⑫院内感染，が挙げられている．ここでは，精神科医療においてその予防や対応が重要となる自殺，暴力行為，無断離院について述べる．

|1| 自殺

自殺企図（実際に自殺行為に及ぶこと）に至る過程は，基礎にうつ状態や幻覚・妄想状態があり，外的・内的刺激が契機となって感情や思考が揺さぶられ，それに対する本人固有の認知パターンによって**希死念慮**（死にたいと思っているが自殺の行動化までは至っていない）を抱き，対処行動パターンが機能せず，自殺企図に発展してしまうというものである．希死念慮は，多くの精神疾患において高い確率でみられるが，自殺の具体的な方法を思い描く段階では，さらにリスクが高まる．自殺する日を決めたり，使用する物品を用意したりするなど，実際に自殺の準備をしたことがあれば，すぐにでも自殺企図に至る危険性が高く，切迫した状況であると考える．

自殺のリスク要因には，患者の状態に関連したものでは，うつ状態，希死念慮，病状の急激な変化，急に多訴的*になった，病識がなく退院要求が強い，治療抵抗性，診断が定まらない，などがある．状況によるものでは，入院や転棟直後，主治医や看護師などの担当が代わるとき，大事なイベントの直前直後，家族との面会直後などがある．本人や家族の自殺企図の既往，家族関係がよくないことなどもリスクとなる．入院患者の自殺手段としては，飛び降り，縊死（いし），飛び込みが8割以上を占めている[1]．

リスクの程度が変化すれば，それに応じて治療や管理の見直しが行われる．必要となる治療と管理の一手段として，患者への**行動制限**があるが，行動制限を行うことは必然的に患者の自由を奪うことになる．そのため，管理と患者の自由との間でバランスを取った行動制限の方法を慎重に検討し，常時再評価を行って制限の再設定を行い，最小化に努めることが必要である．

不幸にして自殺企図という結果に至った場合には，発見後，直ちに救援要請，救命，現場の保全，家族への連絡，警察への連絡，都道府県の精神保健福祉行政機関への報告などを行い，これらの過程を漏らさず診療録に記録する．その後，現場の全スタッフによって，事例に関する振り返りを行うとともに，家族へのケアと医療スタッフへのケアを行う．

|2| 暴力行為

暴力行為も自殺企図と同様，基底をなす精神状態，加わる刺激，本人の認知行動パターンに強く影響される．暴力行為のリスク要因としては，活発な精神症状，衝動性や抑制欠如，内省する能力の不足，否定的な認知行動パターン，治療抵抗性などの臨床的観察や，過去の暴力，幼児期の被暴力，不安定な対人

用語解説*
多訴
患者が繰り返し執拗に訴えてくること．

plus α
包括的暴力行為防止プログラム
2004年に「攻撃的な患者に対してケアとしていかに患者に寄り添い，その怒りがおさまるように治療的に関わるかという視点から，安全で治療的な環境を守る」ことを理念とし，「包括的暴力防止プログラムトレーナー養成研修」として始まった．プログラムは，以下の五つで構成される技術を習得することで，隔離や拘束などの行動制限を少なくすることに役立つ．
リスクアセスメント：リスクの予測．
ディエスカレーション：コミュニケーション技術により興奮状態への介入．
ブレイクアウェイ：突発的な攻撃に対して，効果的に振りほどき離脱する技術．
チームテクニクス：患者を安全に抑制し，保護する身体的介入による技術．
ディブリーフィング：振り返りによる心理的サポート．

関係，パーソナリティ障害，物質使用の問題などの生活史や既往歴に関連するものが挙げられる．

しかし，暴力行為は，自殺企図に比べて即時性が高いため，あらかじめ想定して対処することは困難な場合も多く，標準化された対策はない．暴力行為防止対策マニュアルを作成し，暴力行為に至らないようにする方策，暴力を振るった患者への対処，暴力を受けた患者やスタッフへの治療とケア，スタッフ間での振り返りなど，を対応できるように整備しておく．また，対暴力に関する教育や研修を定期的に実施することも重要である．

│3│ 無断離院

無断離院はどの診療科でも起こり得る事象であるが，精神科では特に，自傷行為や他害行為の危険性がある場合に大きな問題となる．患者側のリスクとして，入院に対する理解が不十分であること，精神症状が直接影響し得る状態，家族の非協力などが要因となる．病院側のリスクとしては，病状把握が不十分であること，職員間の連携不足，病院の施設構造上の不備などが挙げられる．無断離院した場合の対応としては，まず現状を把握し，周囲の捜索，家族への連絡を行う．**行方不明者届**を所轄の警察署へ提出し，患者の発見に努める．自傷他害の恐れがある場合は，精神保健福祉法第39条に基づく**無断退去者探索依頼書**の届出義務がある．

引用・参考文献

1) 石井一彦. 特集リスクマネジメント：精神科病院における医療事故（第3報）. 日本精神科病院協会雑誌. 2015, 34 （4）. p.321-331.

重要用語

治療契約	精神科リエゾンチーム	暴力行為
治療構造	緩和ケアチーム	無断離院
マルチディシプリナリー・モデル	リスクマネジメント	行方不明者届
インターディシプリナリー・モデル	自殺企図	無断退去者探索依頼書
トランスディシプリナリー・モデル	希死念慮	
社会復帰支援チーム	行動制限	

2 薬物療法

外的・内的刺激を認識し，反応として感情や思考，意欲，行動に表れてくるものが精神活動であり，その一連の過程は脳内で行われている．脳内ではそれぞれの精神活動を担う部位がネットワークを形成しているが，ミクロでみれば個々の神経細胞同士がつながり，シナプスというものを形成して情報が伝達される．

一つの神経細胞内では，電気的興奮によって情報が移動するが，細胞間での

移動は**神経伝達物質**がその役割を担う（**図3.2-1**）.
シナプス前神経細胞から放出された神経伝達物質
は，連なるシナプス後神経細胞の受容体に結び付く
ことで情報が伝達される．役割を終えた神経伝達物
質は分解されたり，シナプス前神経細胞に再吸収さ
れたりする.

　精神疾患においては，これらの神経伝達物質が減
少している，あるいは過剰となっている状態である
と考えられている．**向精神薬**は，その他の機序を含
めて中枢神経に作用し，精神機能に影響を及ぼす薬
物の総称であり，抗精神病薬，抗うつ薬，気分安定
薬，睡眠薬，抗不安薬，抗てんかん薬，抗酒薬，
ADHD治療薬などが含まれる.

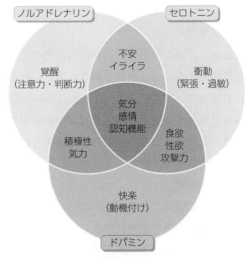

図3.2-1　神経伝達物質によって影響される症状

1 抗精神病薬

1 抗精神病薬の特徴

　抗精神病薬は，主に統合失調症に対する治療薬であるが，双極性障害の躁状
態や中毒性精神障害，脳器質性精神障害など，ほかの精神病状態にも幅広く用
いられる．抗精神病薬の作用機序は，ドパミン神経機能の過剰活動とする統合
失調症における**ドパミン仮説**から，ドパミン神経活動を抑制することにより幻
覚・妄想状態などが改善すると考えられ，もともと麻酔薬であったクロルプロ
マジンの臨床応用に始まり発展していった.

　当初の**定型抗精神病薬**（第一世代抗精神病薬）と総称される薬物では，錐体
外路症状が高率に出現し，抗パーキンソン病薬を併用せざるを得ない場合が多
かった．この点に改良を加えて開発されたのが，**非定型抗精神病薬**（第二世代
抗精神病薬）といわれる薬物であり，現在，第一選択薬として汎用されてい
る．非定型抗精神病薬は，無為・自閉などの陰性症状にも効果を示し，いくつ
かの非定型抗精神病薬で効果がみられなかった場合に，定型抗精神病薬を用い
るのが一般的となっている．抗精神病薬の神経伝達物質への主たる作用のう
ち，**抗ドパミン作用**は主に陽性症状を改善し，**抗セロトニン作用**は錐体外路症
状を軽減させる.

　主な抗精神病薬を**表3.2-1**に示した．定型抗精神病薬には，クロルプロマジ
ンに代表されるフェノチアジン系薬物，ハロペリドールに代表されるブチロ
フェノン系薬物，スルピリドに代表されるベンザミド系薬物がある．非定型抗
精神病薬には，リスペリドンやルラシドンなどの**セロトニン・ドパミン遮断薬**
（serotonin-dopamine antagonist：SDA）のほか，抗躁・抗うつ効果や感
情安定作用のある**多元受容体作用抗精神病薬**（multi-acting receptor
targeted antipsychotics：MARTA）のオランザピンなどや，**ドパミン部分**

plus α
神経伝達物質

ドパミン，アドレナ
リン，ノルアドレナリン，
セロトニン，アセチルコ
リンなどがあり，それぞ
れが異なる精神活動に関
与している.

plus α
目覚め現象

抗精神病薬が定型薬から
非定型薬へと移行してい
く時代に，患者の精神症
状，特に認知機能が改善
することで，自己や周囲
の状況への認知がより現
実的にできるようになっ
たことで，不安や抑うつ
気分などが出現・増悪し
て，自殺企図などのリス
クとなることがあった.
この状態をオリバー・
サックスの小説の題名を
ヒントに目覚め現象
（awakening）と呼ぶこ
ともある.

表3.2-1　主な抗精神病薬

分類		一般名（商品名）	作用機序
定型抗精神病薬	フェノチアジン系	● クロルプロマジン（コントミン®，ウインタミン®） ● レボメプロマジン（ヒルナミン®，レボトミン®）	脳内のドパミン受容体に結合して，ドパミンの結合を阻害する．
	ブチロフェノン系	● ハロペリドール（セレネース®）	
	ベンザミド系	● スルピリド（ドグマチール®）	
非定型抗精神病薬	セロトニン・ドパミン遮断薬（SDA）	● リスペリドン（リスパダール®） ● パリペリドン（インヴェガ®） ● ブロナンセリン（ロナセン®） ● ペロスピロン（ルーラン®） ● ルラシドン（ラツーダ®）	セロトニン受容体とドパミン受容体の両方を遮断する．
	多元受容体作用抗精神病薬（MARTA）	● オランザピン（ジプレキサ®） ● クエチアピン（セロクエル®） ● クロザピン（クロザリル®） ● アセナピン（シクレスト®）	ドパミン受容体を含む多くの受容体を遮断する．
	ドパミン部分作動薬（DPA）	● アリピプラゾール（エビリファイ®） ● ブレクスピプラゾール（レキサルティ®）	ドパミン受容体を適度に刺激する．

作動薬（dopamine partial agonist：DPA）のアリピプラゾールがある．

2 抗精神病薬の有害反応

➡ 服薬治療の看護については，5章3節p.200参照.

|1| 錐体外路症状

　抗精神病薬の最大の有害反応は，**錐体外路症状**（extrapyramidal symptom：EPS）である．これは，黒質線条体におけるドパミン神経が遮断されることで出現し，振戦，姿勢保持困難，小刻み歩行や突進歩行，筋強剛などの**パーキンソニズム**（パーキンソン症候群）がみられる．また，頸部や上肢に異常な筋緊張や眼球上転などが生じる**急性ジストニア**，舌や口唇，下顎の不随意運動や四肢に粗大な振戦などが起こる**ジスキネジア**，体がむずむずしてじっとしていられなくなる**アカシジア**などがみられる．

　定型抗精神病薬が汎用されていた時代は，錐体外路症状の出現は高頻度であったため，使用開始時から対症療法的治療薬である抗コリン薬を併用することが多かった．しかし一方で，**抗コリン作用**は口渇や便秘，イレウスなどの有害反応を発生させ，また，難治性の**遅発性ジスキネジア**などの危険性を高めた．そのため，錐体外路症状の出現の少ない非定型抗精神病薬が主流となった．

|2| 性機能障害

　ドパミン神経遮断による高プロラクチン血症は，性欲低下や射精障害，インポテンツなどの性機能障害も引き起こす．また，アドレナリン遮断作用によって持続勃起症が起こることがあり，対処しない場合にはインポテンツとなる危険性がある．

|3| 多飲・水中毒

　慢性に入院している精神疾患患者の10～20％は病的多飲がみられ，水中毒も3～4％いると算定されている．多飲では1日に3～4L以上の水分をとり，10Lを超える例もまれではない．腎臓の水分排出能力を超えると，低ナト

リウム血症や血漿浸透圧低下を来し，重症例では，脳浮腫を来して意識障害やけいれんを起こす水中毒を呈す．水中毒の原因には精神症状や心理的ストレスなどもあるが，抗精神病薬の抗コリン作用による口渇，薬剤性の抗利尿ホルモン不適合分泌症候群（SIADH）などの影響も考えられている．

|4| 心循環器系

❶低血圧

アドレナリン遮断作用によって，低血圧や起立性低血圧が出現し，それに伴うふらつき，さらには転倒がみられることがあり，高齢者では特に注意が必要である．

❷不整脈

抗精神病薬によって，さまざまな心電図異常が起こり得る．心房性および心室性期外収縮，心房粗動，心室頻拍，心室粗動などの不整脈，QTやPR間隔の延長，QRS幅の増大，ST低下，T波の平板化，U波の出現などがみられる．特にQT間隔の延長については注意が必要で，トルサード・ド・ポワント（Torsade de Pointes）と呼ばれる，多形性心室頻拍の出現につながり，突然死の原因となり得る．

|5| 乳汁分泌

ドパミン神経の遮断による高プロラクチン血症から生じる乳汁分泌や無月経は，定型抗精神病薬のハロペリドールや非定型抗精神病薬のSDAでみられる．

|6| 糖・脂質代謝異常

非定型抗精神病薬で注意しなければならない有害反応として，脂質代謝や糖代謝への影響が挙げられる．体重増加がしばしばみられ，血糖値の上昇，脂質異常症なども起こる．既往の糖尿病が悪化し昏睡などに至る危険性があるため，オランザピンとクエチアピンは糖尿病の患者には禁忌である．糖尿病の既往がなくても，定期的に血糖値を測定し，糖尿病の発症や悪化がないことを確認する．

|7| 悪性症候群

悪性症候群は，抗精神病薬の急激な投与や変更に加え，脱水などが重なって，38℃以上の発熱，発汗，筋強剛などの錐体外路症状を主症状とする有害反応を来したものである．検査所見として白血球増多，CK（クレアチンキナーゼ）の上昇を認め，しばしば意識障害を伴う．重篤になれば，腎不全や多臓器不全を併発し，死に至ることもある．早期に診断し，抗精神病薬の中止，十分な輸液管理，末梢性筋弛緩薬のダントロレンの投与で対応する．

|8| 白血球減少

クロザピンでは，骨髄での顆粒球産生が抑制され，顆粒球減少，さらに無顆粒球症がみられることがある．顆粒球が著しく減量すると，易感染性となり，敗血症などの重篤な病態となり得る．このため，日本での使用は，全患者を登録下で，ガイドラインを満たした登録施設，医師，看護師，薬剤師が，綿密な

有害反応の観察を行いながら治療に携わることとされている．通常，薬物を中止することで骨髄抑制*は改善するが，状況に応じて，無菌的な環境下で対症療法を行う．

2 抗うつ薬

1 抗うつ薬の特徴

抗うつ薬は，うつ病あるいはうつ状態を改善させることを目的とした治療薬である．うつ病では，神経伝達物質であるセロトニンやノルアドレナリンが脳内に不足した状態にあるという**モノアミン仮説**が考えられており，それぞれが欠乏することに応じた症状が出現する．抗うつ薬が神経細胞にあるトランスポーターに結合し，再取込みを抑制してシナプス間隙にセロトニンやノルアドレナリンの量を増やす薬理効果を発揮し，神経活動機能を回復させて症状が改善する．

主な抗うつ薬を表3.2-2に示した．最初に開発された抗うつ薬はイミプラミンで，**三環系抗うつ薬**と呼ばれている．ノルアドレナリンおよびセロトニンの再取込み阻害作用をもち高い効果を示すが，それ以外にも抗コリン作用などを

表3.2-2 **主な抗うつ薬**

分　類	一般名（商品名）
三環系抗うつ薬	イミプラミン（トフラニール®，イミドール®）
	クロミプラミン（アナフラニール®）
	アモキサピン（アモキサン®）
	アミトリプチリン（トリプタノール®）
	ノルトリプチリン（ノリトレン®）
四環系抗うつ薬	マプロチリン（ルジオミール®）
	ミアンセリン（テトラミド®）
	セチプチリン（テシプール®）
選択的セロトニン再取込み阻害薬（SSRI）	フルボキサミン（デプロメール®，ルボックス®）
	パロキセチン（パキシル®）
	セルトラリン（ジェイゾロフト®）
	エスシタロプラム（レクサプロ®）
セロトニン・ノルアドレナリン再取込み阻害薬（SNRI）	ミルナシプラン（トレドミン®）
	デュロキセチン（サインバルタ®）
	ベンラファキシン（イフェクサー®）
セロトニン再取込み阻害・セロトニン受容体調整薬（S-RIM）	ボルチオキセチン（トリンテリックス®）
ベンザミド系	スルピリド（ドグマチール®）
ノルアドレナリン作動性・特異的セロトニン作動性抗うつ薬（NaSSA）	ミルタザピン（レメロン®）

用語解説 *

骨髄抑制

骨髄中の造血細胞が傷害を受け血球減少を来した状態．

けいれん

向精神薬には，けいれん閾値を低下させて，けいれん発作を生じやすくする薬物がある．抗精神病薬ではゾテピン，抗うつ薬では三環系抗うつ薬，気分安定薬では炭酸リチウムが指摘されており，投与量が多いほど発現しやすくなる．単発のけいれん発作であれば重篤になることはないが，重積発作では生命的危機や脳へのダメージから保護するために，適切な発作管理が必要となる．原因薬物の中止や減量と，発作の危険性が消失するまでは対症的に抗てんかん薬を投与する．

トランスポーター

神経終末やグリア細胞の細胞膜に存在する神経伝達物質トランスポーターは，神経終末より遊離された神経伝達物質を再取込みすることによりその神経伝達を終結させる役割を担う．

併せもつため，種々の有害反応が出現しやすいという欠点があった．**四環系抗うつ薬**は，これらの有害反応を軽減する目的で開発されたが，効果も有害反応の軽減も不十分なものであった．

その後，登場した**選択的セロトニン再取込み阻害薬（SSRI）やセロトニン・ノルアドレナリン再取込み阻害薬（SNRI）**は，神経伝達物質を選択的に調節することで抗うつ効果を確保しつつ，格段に有害反応が少なく，現在では，うつ病治療の第一選択薬となっている．さらに近年，**ノルアドレナリン作動性・特異的セロトニン作動性抗うつ薬（NaSSA），セロトニン再取込み阻害・セロトニン受容体調整薬（S-RIM）**も誕生した．

抗うつ薬の効果が出現し，患者がその効果を自覚できるようになるまでに，通常2週間以上はかかる．一方，有害反応は服用を開始してから数日でみられることが多い．したがって，この時点で服薬をやめてしまう場合があるが，有害反応の多くは対症療法により軽減するため，医師に相談するよう説明する．あらかじめ，患者に有害反応出現の可能性とその対処方法を伝えておくことで，アドヒアランスを高めることができる．必要十分量の薬物を使用しても効果が得られなければ，別の種類の薬物に変更する．

抗うつ薬の継続投与に関しては，初回エピソードのうつ病では，症状が改善した後は半年ほど同内容の処方を継続し，状態が安定していれば慎重に漸減し，可能であれば終了する．エピソードを反復している場合は，再発する可能性が高いため，減量することはあっても，通常は継続して服用することになる．

その他に，モノアミン酸化酵素阻害薬（MAOI，MAO阻害薬）は，ノルアドレナリンやセロトニンの分解酵素を阻害することで，それぞれの神経伝達物質の濃度を上昇させて抗うつ効果を得る薬物であるが，有害反応や併用禁忌薬物が多いことから，現在では，抗パーキンソン病薬として使われている．スルピリドは，本来ドパミン遮断作用をもつ抗精神病薬であるが，日本では抗うつ薬としても使用されている．高用量では抗精神病薬として働き，低用量では抗うつ効果を示す．

2 抗うつ薬の有害反応

三環系・四環系抗うつ薬では，**抗コリン作用**による便秘，口渇，排尿困難，複視，**抗アドレナリン作用**による血圧低下，頻脈，めまい，ふらつき，**抗ヒスタミン作用**による眠気などの有害反応がみられる．また，三環系抗うつ薬は心臓や脳への細胞毒性があり，ナトリウムチャネル阻害作用によって，不整脈やけいれん発作を誘発することがある．

SSRIやSNRIでも，上記の神経伝達物質による有害反応がみられるが，三環系・四環系抗うつ薬に比べると穏やかであり，悪心，食欲不振などの消化器症状は，通常，数週間で治まる．SNRIでは，消化器症状よりもノルアドレナリン作用による動悸などを認めることが多い．NaSSAでは，体重増加，口渇，倦怠感，傾眠を認める．

plus α
ナトリウムチャネル
生体膜にあるイオンチャネルは，イオンを透過させる役割をもつ膜タンパク質で，ナトリウムチャネルはナトリウムイオンを透過させるイオンチャネルである．

特にSSRI服用時の特徴的な有害反応には，以下のものがある．

|1| セロトニン症候群

セロトニン症候群とは，脳内のセロトニンが過剰になることで，神経症状や自律神経症状，精神症状などが出現してくる病態を指す．SSRIの多量投与や多剤併用によって生じ，薬物の増量時にみられる．軽症では頻脈や発汗，散瞳，間欠的な振戦，ミオクローヌス*，不安・焦燥などの精神症状の変化がみられ，発熱はないか軽度である．中等度になると，腱反射亢進，持続的なミオクローヌス，振戦に筋強剛が加わり，40℃近い発熱もみられる．

|2| 離脱症候群

SSRIやSNRIはその選択性の高さから，服用を中止したり減量したりした場合に，ホメオスタシスが崩れることによって，めまい，悪心，ふらつき，頭痛，筋肉痛，腹痛，下痢，振戦，複視などの有害な症状が出現してくることがある．これを**離脱症候群**という．

|3| アクティベーション症候群

抗うつ薬，特にSSRIやSNRIの投与初期や増量時にみられ，不安，焦燥，パニック発作，不眠，易刺激性，敵意，攻撃性，衝動性，軽躁や躁状態を呈し，自傷や自殺企図，他害行為のリスクが高まる状態となることがある．この場合は原因となる薬物を減量，漸減中止などの対処が必要となる．

|4| 性機能障害

抗うつ薬，SSRI，三環系，MAOIはオルガスムスや射精障害などがみられる場合がある．また，まれに持続性勃起症が生じる場合もある．

有害反応に対しては，いずれの場合も薬物を中止し，対症療法を行う．

❸ 抗うつ薬のその他の適応

抗うつ薬の中には，全般性不安障害，パニック障害，強迫性障害などを適応疾患とするものもある．これらの疾患への治療では，従来は抗不安薬が主に用いられていたが，抗不安薬による効果の限界や，それに付随する長期投与，多剤大量投与，耐性化，さらに依存性などから，中長期的な治療においては，抗うつ薬を使用することが標準となってきている．

しかし，抗うつ薬の効果もまた限定的であり，認知行動療法を含む精神療法などの非薬物療法が，治療の主体となることが多い．

3 気分安定薬

❶ 気分安定薬の特徴

気分安定薬として用いられるものには，炭酸リチウム，抗てんかん薬のバルプロ酸ナトリウムやカルバマゼピン，ラモトリギンなどがある．抗てんかん薬はγ-アミノ酪酸（γ-aminobutyric acid：GABA）を介して作用し，炭酸リチウムはイノシトールリン脂質の代謝などを通じて作用すると考えられている．また，オランザピンやクエチアピン，アリピプラゾールなどの抗精神病薬

用語解説 *
ミオクローヌス
顔面，四肢，体幹などの筋肉で急速に起こる瞬間的な不随意運動をいう．

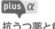

抗うつ薬と飲酒
アルコール（飲酒）は抗うつ作用の増強を来す．抗うつ薬服用中は飲酒を避けるよう指導する必要がある．

も気分安定作用をもつ（表3.2-3）.

双極性障害の躁状態に対して，いずれかの気分安定薬を単剤で投与し，十分量を使用しても改善がみられなければ，別の薬物に変更するか追加を行う．炭酸リチウムは効果発現まで期間を要するため，重篤で迅速な治療を必要とする場合は，抗精神病薬を主薬とするか，併用する．気分安定薬は，抗躁効果のみならず抗うつ効果も併せもち，再発予防効果もあるため，躁あるいはうつ病相を繰り返す症例では継続して用いる.

表3.2-3　主な気分安定薬

分類	一般名（商品名）
気分安定薬	炭酸リチウム（リーマス®）
抗てんかん薬	バルプロ酸ナトリウム（VPA）（デパケン®）
	カルバマゼピン（CBZ）（テグレトール®）
	ラモトリギン（LTG）（ラミクタール®）
抗精神病薬	オランザピン（ジプレキサ®）
	クエチアピン（セロクエル®）
	アリピプラゾール（エビリファイ®）
	ルラシドン（ラツーダ®）

2 気分安定薬の有害反応

炭酸リチウムや抗てんかん薬は，効果と安全性の点から至適用量が定められており，血中濃度をモニタリングしながら，精神症状と有害反応を十分に観察して使用する.

炭酸リチウムによる中毒症状は，軽度の場合は，悪心などの消化器症状，手指振戦などを認め，投与中止や減量によって症状は消退する．重度になると，意識障害，けいれんなどの中枢神経症状，腎不全，不整脈などが生じ，時に致死的となり，緊急の透析などが必要となる場合がある．バルプロ酸ナトリウムは，肝機能障害や高アンモニア血症，振戦などを認めることがある．カルバマゼピンでは発疹などの過敏反応に注意が必要であり，血球減少をみることがある．ラモトリギンでも発疹には注意を要する．いずれの場合でも，これらの症状を認めた場合には，投薬を中止して対症療法を行う.

plus α
薬物血中モニタリング

炭酸リチウムは血中濃度安全域が狭く，有効血中濃度を超えると中毒症状が発現しやすい．そのため，服用開始時や用量変更時に限らず，定期的に血中濃度を測定し，薬物有害反応の出現と用量との関係を観察していく必要がある.

4 睡眠薬

1 不眠への治療

不眠への治療は，まず症状の把握，状態評価，原因（身体的・生理的・精神的・環境的）の特定を行う．これら不眠の原因除去に努め，非薬物療法を施行し，それでも改善されない場合に，薬物療法のリスクを評価して，必要性と安全性が確認されてからはじめて薬物療法を考慮する．また，漫然と使用するのではなく，適宜再評価を行い，必要最少量の短期間での使用に努める.

不眠の原因として，身体的なものには疼痛，瘙痒，頻尿，**レストレスレッグス症候群**など，生理的原因には睡眠覚醒リズムのずれや加齢が挙げられる．精神的な原因には精神疾患や緊張，不安など，環境要因には騒音や気温などがある．これらの原因の除去と，うつ病や統合失調症などの精神疾患があれば，その治療が最優先となる．また，非薬物療法として，睡眠に対する理解を深め，生活習慣を整えるための睡眠衛生指導や，不眠に対する認知行動パターンを変えていく認知行動療法などが行われる.

➡ レストレスレッグス症候群については，1章11節8項p.88参照.

2 睡眠薬の特徴

　現在使用されている睡眠薬のほとんどは**ベンゾジアゼピン系薬物**である．ベンゾジアゼピン系薬物の作用機序は，大脳辺縁系にある抑制系神経であるGABAニューロンから放出されるGABAが，GABA_A受容体にあるベンゾジアゼ□容体に結合して，Cl⁻（塩素イオン）の流入を促進し，催眠効果や抗□揮される．ベンゾジアゼピン系薬物は，その作用時間によって，□型（2～4時間），短時間作用型（6～10時間），中間作用型□時間作用型（24時間以上）に分類される（表3.2-4）.

□型であれば，消失半減期の短い超短時間作用型や短時間作□持障害型（中途覚醒，早朝覚醒）には，消失半減期のより□られる．両型が重複した不眠では，異なる半減期の複数□は，有害反応の危険性を高めるために推奨されておら□療を行う．睡眠覚醒リズムが乱れている場合には，メ□一選択となる．近年，臨床使用が始まったオレキシ□関わるオレキシンを遮断することで睡眠を得る働き□も十分な睡眠が確保されない場合には，抗うつ薬や□を用いることもある.

　　　　　　　　催眠作用に加えて，抗不安作用，筋弛緩作用，

表3.2-4　主な睡眠薬

分　類		消失半減期*	一般名（商品名）
ベンゾジアゼピン受容体作動薬	超短時間作用型	2～4時間	● トリアゾラム（ハルシオン®） ● ゾピクロン（アモバン®）* ● ゾルピデム（マイスリー®）* ● エスゾピクロン（ルネスタ®）*
	短時間作用型	6～10時間	● ブロチゾラム（レンドルミン®） ● ロルメタゼパム（ロラメット®，エバミール®） ● エチゾラム（デパス®）
	中間作用型	12～24時間	● ニトラゼパム（ネルボン®，ベンザリン®） ● フルニトラゼパム（サイレース®，ロヒプノール®） ● エスタゾラム（ユーロジン®）
	長時間作用型	24時間以上	● フルラゼパム（ダルメート®） ● クアゼパム（ドラール®）
メラトニン受容体作動薬			ラメルテオン（ロゼレム®）
オレキシン受容体拮抗薬			● スボレキサント（ベルソムラ®） ● レンボレキサント（デエビゴ®）
バルビツール酸誘導体			● フェノバルビタール（フェノバール®） ● ペントバルビタール（ラボナ®） ● アモバルビタール（イソミタール®）
その他			● 抱水クロラール（エスクレ®） ● ブロモバレリル尿素（ブロバリン®）

＊非ベンゾジアゼピン系薬：ベンゾジアゼピン系薬と化学構造は異なるが，ベンゾジアゼピン受容体に作用する.

用語解説 ＊

消失半減期

血中の薬物濃度が半分の値になるまでの時間．単に半減期とも呼ばれる.

抗けいれん作用を併せもつ．これらの作用が不適切な状況と程度で出現した場合に，有害事象となる．一般に，集中困難，記憶障害，反射力低下，眠気，めまい，ふらつき，脱力感，倦怠感などが生じることがある．特に高齢者では，薬物の効果の持ち越しが生じやすく，筋弛緩作用が起床時に残っていれば，歩行や姿勢保持を困難にし，ふらつきや転倒につながる．催眠作用の残存は日中の眠気につながるため，かえって睡眠覚醒リズムを乱すことになり，高齢者や基礎疾患がある患者では，せん妄を誘発させる．

睡眠薬は，1カ月を超えると身体的依存が生じる．また，長期間，睡眠薬を服用している場合に，急に飲むのをやめるとさらに不眠がひどくなること**反跳性不眠**と呼ぶ．したがって，長期連用から減量する場合は，少量ずつ減らすことが必要となる．

5 抗不安薬

1 抗不安薬の特徴

抗不安薬（**表3.2-5**）は不安障害の治療に用いられるが，そのほとんどはベンゾジアゼピン系薬物であり，その作用と有害反応は睡眠薬の項で述べたものと同様である．最も適応となるのは，パニック障害における不安発作であり，発作時に頓用する．全般性不安障害や強迫性障害などにも一定の効果があるが，限定的であるため，中長期的な治療の場合は，認知行動療法を含む精神療法を主とした治療となる．また，抗不安薬の耐性を避けるため抗うつ薬を使用することが推奨されている．強迫性障害にはフルボキサミン，パロキセチン，クロミプラミン，パニック障害にはセルトラリン，パロキセチン，社交不安障害にはフルボキサミン，パロキセチン，エスシタロプラムなども用いられる．

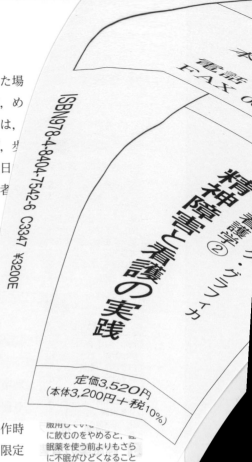

ISBN978-4-8404-7542-6 C3347 ¥3200E

定価3,520円
（本体3,200円＋税10%）

服用している……に飲むのをやめると，……眠薬を使う前よりもさらに不眠がひどくなることを反跳性不眠という．

表3.2-5 **主な抗不安薬**

分類	消失半減期	一般名（商品名）
短時間作用型	～6時間	エチゾラム（デパス®）
		クロチアゼパム（リーゼ®）
中間作用型	6～24時間	アルプラゾラム（コンスタン®，ソラナックス®）
		ロラゼパム（ワイパックス®）
		ブロマゼパム（レキソタン®，セニラン®）
長時間作用型	24～50時間	ジアゼパム（セルシン®，ホリゾン®）
		クロキサゾラム（セパゾン®）
		メダゼパム（レスミット®）
超長時間作用型	50時間以上	ロフラゼプ酸エチル（メイラックス®）
		フルトプラゼパム（レスタス®）
セロトニン1A受容体部分作動薬		タンドスピロンクエン酸塩（セディール®）

② 抗不安薬の有害反応

　抗不安薬には、睡眠薬と同様の有害反応が生じる危険性がある。連用による耐性や依存の問題もまた同様であり、必要最少量かつ短期間の使用が望ましい。一方、睡眠薬と異なり、抗不安薬は日中に使用することが多いため、高齢者では、ふらつきや転倒に特に注意が必要である。アルコールとの併用、自動車などの運転は控えるように伝える。

6 抗てんかん薬

① 抗てんかん薬の特徴

　抗てんかん薬（表3.2-6）の選択は、てんかんの発作型（表3.2-7）によって決められるため、情報を収集して明確な診断をすることが重要である。日本てんかん学会は、全般発作の第一選択薬はバルプロ酸ナトリウム（VPA）としている。第二選択薬は発作型によって、欠伸発作にはエトスクシミド（ESM）、ミオクロニー発作にはクロナゼパム（CZP）、強直間代発作にはフェノバルビタール（PB）、クロバザム（CLB）、フェニトイン（PHT）、脱力発作にはESMを推奨している。部分発作の第一選択薬はカルバマゼピン（CBZ）が推奨されており、第二選択薬にはPHT、VPA、ゾニサミド（ZNS）が推奨

plus α
全般発作
意識障害で始まり、異常放電が広汎に大脳全〔　〕瞬時に興奮させるもの〔　〕で、いくつかの種類に分類される。
全般強直性間代性発作：眼球偏位、四肢の屈曲・伸展、頸部・体幹の過剰伸展。筋をこわばらせる強直性発作と屈曲・伸展を繰り返す間代性発作を伴う。
欠神発作：10秒前後の意識消失発作、脱力発作、強直発作、間代発作、自動症（無意識にいろいろな動作をすること）や自律神経症状の要素を伴う場合がある。
ミオクロニー発作：突然起こる短時間の衝撃様の筋収縮。全般性のことも、顔面・体幹や上肢・下肢などに限局することもある。
脱力発作：突然の筋緊張の減弱。

表3.2-6　主な抗てんかん薬

分　類	略名	一般名（商品名）
従来薬	VPA	バルプロ酸ナトリウム（デパケン®）
	CBZ	カルバマゼピン（テグレトール®）
	ESM	エトスクシミド（エピレオプチマル®）
	CZP	クロナゼパム（リボトリール®）
	PB	フェノバルビタール（フェノバール®）
	CLB	クロバザム（マイスタン®）
	PHT	フェニトイン（アレビアチン®）
新世代薬	ZNS	ゾニサミド（エクセグラン®）
	DZP	ジアゼパム（ダイアップ®）
	GBP	ガバペンチン（ガバペン®）
	TPM	トピラマート（トピナ®）
	LTG	ラモトリギン（ラミクタール®）
	LEV	レベチラセタム（イーケプラ®）
	PER	ペランパネル（フィコンパ®）
	LCM	ラコサミド（ビムパット®）
希少疾病用医薬品	RFN	ルフィナミド（イノベロン®）
	STP	スチリペントール（ディアコミット®）
	VGB	ビガバトリン（サブリル®）

表3.2-7　てんかんの発作型

部分発作	単純部分発作
	複雑部分発作
	二次性全般化発作
全般発作	欠神発作
	ミオクロニー発作
	強直間代発作
	脱力発作

されている

薬剤によって発作が増悪することがあり，CBZ やガバペンチン（GBP）はミオクロニー発作や欠伸発作を悪化させることがある．新世代の薬物であるレベチラセタム（LEV），GBP，トピラマート（TPM），ラモトリギン（LTG）は，基本的には併用で使用するが，LTGとLEVは単剤での使用が認められている．

分　類	一般名（商品名）
アルコール依存症治療薬	シアナミド（シアナマイド®）
	ジスルフィラム（ノックビン®）
	アカンプロサート（レグテクト®）
	ナルメフェン（セリンクロ®）

表3.2-8　主な抗酒薬

てんかんの薬物療法では，第一選択薬を十分量投与し，それでも発作を抑制しきれない場合，第二選択薬を上乗せしていき，発作が抑制されたら，その時点で第一選択薬を漸減していく．発作が消失し，脳波も正常化して3年以上経過している場合は，抗てんかん薬の減量・中止が可能である．重積発作では，呼吸・循環系の激変による生命的危機はもちろんのこと，脳へのダメージから保護するためにも，早急に発作を止める必要があり，ジアゼパム（DZP）を用いる．それに対して反応が悪ければ，ホスフェニトインを用い，それでもコントロールができない場合には，人工呼吸器を用意して，麻酔薬を用いて抑制する．

plus α

てんかん重積

30分以上てんかん発作が持続する，または，30分以上にわたって発作が断続的に起こり，発作間で意識が回復しない状態を，てんかん重積状態という．

2 抗てんかん薬の有害反応

共通する有害反応として神経症状（複視，眼振，眠気，運動失調），精神症状（イライラ，行動遅延，もうろう，自発性の低下）などを認める．これらは神経細胞の興奮を抑制することにより生じる作用であるため，用量依存的に出現頻度は高まる．皮膚障害（発疹，発赤，水症，粘膜部のただれ，びらんなど）や血液障害（再生不良性貧血，無顆粒球症，血小板減少），肝障害，間質性肺炎，SLE（全身性エリテマトーデス）様症状が出現しやすいので，診察時にはこれらの症状に注意する．

7 抗酒薬

1 アルコール依存症治療薬

アルコールを摂取しにくくする作用をもつ薬剤である．アルデヒド脱水素酵素を阻害して，アセトアルデヒドの代謝を抑制する作用をもつ，シアナミドやジスルフィラムの抗酒薬や，断酒維持を補助するグルタミン酸作動性神経活動を抑制して飲酒欲求を抑えるアカンプロサートに加え，新たに飲酒欲求を低減することで節酒を目的とした，オピオイド受容体に作用するナルメフェンがある（表3.2-8）．

8 ADHD治療薬

ADHD（注意欠如・多動症）治療薬は，脳内の神経伝達物質であるドパミンやノルアドレナリンの量を増やしたり，ノルアドレンの伝達を増強したりす

表3.2-9　ADHD治療薬

分　類	一般名（商品名®）
選択的ノルアドレナリン再取込み阻害薬	アトモキセチン（ストラテラ®）
選択的α₂ₐアドレナリン受容体作動薬	グアンファシン（インチュニブ®）
ドパミン刺激薬	● メチルフェニデート（コンサータ®） ● リスデキサンフェタミン（ビバンセ®）

ることで，不注意や多動性，衝動性などのADHDの症状を改善するとされている．現在は4種類（表3.2-9）が使われており，このうち，メチルフェニデートとリスデキサンフェタミンは，リスクが低いものの依存性があるため，患者登録をしたうえで，資格をもつ医師のみが処方可能である．

➡ 患者登録については，
1章2節2項p.37参照.

9 薬物療法の課題

　精神科医療に限らず，疾患に対する治療は単一で当たるべきだが，それでは効果が不十分な場合に，ほかの治療が併用されることがある．例えば，外科的治療に放射線治療や抗がん剤を併用するというやり方である．薬物療法に限ってみても，単剤で行うことが大原則であるが，難治な症例に対して，作用機序が異なる薬物を複数併用することがある．

　しかし，医療が医師の経験則に頼っていた時代には，どの診療科においても同種同効薬を複数投与されてきた薬物療法の歴史がある．精神医療においては特にその傾向が強く，いまだに大きな問題となっている．その理由として，精神疾患や症状のメカニズムが，近年になるまで明らかにされておらず，薬効を客観的に評価する方法もなかったために，信頼に足るエビデンスやガイドラインが作成されなかったことが大きい．また，多くの精神疾患が慢性の経過をたどり，一定の割合で薬物抵抗性の症例が存在し，治療の選択肢として薬物療法しかなかったことも挙げられる．

　近年，徐々に精神疾患の病態生理や薬物の作用機序が解明されるにつれ，また，多剤併用による利点はなく，弊害が大きいことが明らかになるにつれ，多剤併用をやめようとする動きが強まってきた．現在では，ほとんどの国のガイドラインで，多剤併用の不利益について言及しており，日本においては，診療報酬上，2剤を超える各向精神薬の処方はしにくい状況になっている．

　言うまでもなく，多剤併用には，総投与量が増える，有効な薬物あるいは有害反応を発現させた原因薬物の特定を困難にする，至適用量の同定ができない，相互作用による薬効の減弱や増強などのリスクがある．また，各薬物の項で述べたように，耐性を生じさせ，依存を医原性に形成させる危険性も高い．

　許容できる範囲としては，他剤へ変更するための移行期間，期間と量が限定された頓服としての使用などである．また，作用機序が異なる薬物の併用は増強療法などと呼ばれ，例えば，統合失調症の患者で抗精神病薬に加えて気分安

定薬を投与する，双極性障害の患者で気分安定薬に加えて抗精神病薬を加える，などの投与法は診療報酬上も認められている．

 重要用語

神経伝達物質	モノアミン仮説	抗ヒスタミン作用
向精神薬	三環系抗うつ薬	セロトニン症候群
ドパミン仮説	四環系抗うつ薬	離脱症候群
定型抗精神病薬	選択的セロトニン再取込み阻害薬	気分安定薬
非定型抗精神病薬	（SSRI）	レストレスレッグス症候群
抗ドパミン作用	セロトニン・ノルアドレナリン再取	ベンゾジアゼピン系薬物
抗セロトニン作用	込み阻害薬（SNRI）	反跳性不眠
セロトニン・ドパミン遮断薬（SDA）	ノルアドレナリン作動性・特異的セ	抗不安薬
多元受容体作用抗精神病薬	ロトニン作動性抗うつ薬（NaSSA）	抗てんかん薬
（MARTA）	セロトニン再取込み阻害・セロトニ	アルコール依存症治療薬
ドパミン部分作動薬（DPA）	ン受容体調整薬（S-RIM）	ADHD治療薬
錐体外路症状（EPS）	抗コリン作用	
悪性症候群	抗アドレナリン作用	

3　精神療法

　精神療法を定義するのは難しいが，広い意味で精神療法的であるとされる行為は多岐にわたり，精神療法と名の付く介入法は200以上，さらにそれらにまつわる技法は400以上あるとも報告されている．精神科医の小此木啓吾は，「精神療法とは，治療者・患者間の精神的相互作用を通じて，患者の心身に何らかの治療的変化を起こす治療法」[3]と定義している．

　精神療法は，心身を病む人たちに関わる精神科医や心理臨床家らが，訓練を積みながら身に付けていく基本的な技術といわれているが，日々の業務の中で患者との接点が多い看護師には，精神療法の理論と方法を理解し，専門家による治療や適切な指導を受ける必要があるか否かをアセスメントして連絡・調整する役割が求められている．

1　支持的精神療法

　支持的精神療法（supportive psychotherapy）は，精神力動的精神療法の臨床の中で発展してきたもので，あらゆる精神療法の基礎ととらえることができる．支持的精神療法の目的は，患者のもつ防衛機能をサポートし，不安を緩和し，患者自身の適応スキルを高めることである．したがって，治療者が患者の悩みや不安をよく聞き，それを理解して，支持することが基本姿勢となる．そして，支持することによって患者の気持ちを楽にさせて，精神的に自立できるように促すことで回復を目指すのである．「支持的」という言葉から，ほか

の療法の補助的なものとして消極的なとらえられ方をされることもあったが，実際には非常に難しく，熟練を要する技法である．

支持的精神療法は，国によって取り組み方の違いがみられる．日本では軽症例から重症例までを対象とし，適宜，薬物治療を行いながら，強い介入的な動きを避け，患者を精神的に支えて自己回復もしくは介入の機会を待つ場合が多いが，アメリカにおける支持的精神療法は，もっぱら重症例を対象とし，介入が可能な状態であれば，できる限り介入し積極的な治療を行う．

2 認知行動療法

認知行動療法（cognitive behavior therapy：**CBT**）とは，人の気分や行動に影響を与える認知（ものの考え方や受け取り方）の偏りに働きかけることで，バランスのとれたこころの状態をつくっていく精神療法である．適用範囲が広いことから，1980年代以降，世界的に活用が広まっている．認知行動療法には多くの方法があり，統一された体系があるわけではなく，主に行動理論と認知理論の，二つの異なる系譜がある．

また，近年の新しい動きとして，マインドフルネス（mindfulness）やACT*（acceptance & commitment therapy）といわれる考え方や方法も提案されている．

認知行動療法に共通するものに学習の原理があるが，その位置付けの違いや，それぞれの立場による理論，問題の理解のしかたがあるということを知っておく必要がある．

1 ABC理論と認知のゆがみ理論

初期の代表的な認知行動療法に，エリス（Ellis, A.）の**論理療法**と，ベック（Beck, A.T.）の認知療法がある．

エリスの提唱した**ABC理論**は，感情は出来事そのものによって生み出されるのではなく，個人が出来事をどうとらえるかという認知のしかた・思考によって生み出される，というものである（図3.3-1）．

また，ベックは，**認知のゆがみ理論**のモデルを示した．人は，生育歴や生活

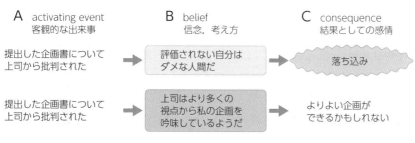

図3.3-1 **ABC理論の例**

plus α

行動理論と認知理論

行動理論とは，習慣化した行動の変容を行うことを目指すもので，1950年代に発展した．
認知理論は，ゆがんだ認知に介入する考え方であり，1960年代以降に発展した．

plus α

マインドフルネス

1970年代にジョン・カバット・ジンが主に痛みの緩和を目的に仏教的な瞑想を取り入れて開発したマインドフルネスストレス低減法が，後にうつ病などを対象とする認知療法へと発展した．マインドフルネスとは「注意を集中する」という意味であり，日本マインドフルネス学会では「今，この瞬間の体験に意図的に意識を向け，評価をせずに，とらわれのない状態で，ただ観ること」と定義している．

用語解説 *

ACT

2000年ごろアメリカで始まった行動療法の流れを受け継ぐ心理療法．ある刺激や出来事に対して恣意的にある考えを関連付けて悩みが生じたときに，行動や認知（思考）を変えることはせず，そのまま受け入れ，とらわれている自己に気付き，重大視しないことを強調している．

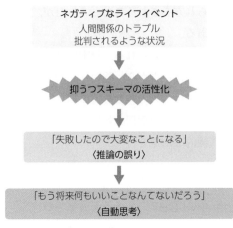

図3.3-2 認知のゆがみ理論の例

表3.3-1 フロイトが考えたこころの成り立ち（三つのこころの構造）

①エス（イド）	●社会規範や論理性を無視して快感原則に従い，満足を求めようとするこころ ●本能的で，性欲も含まれ，快楽原則に従ってすぐに満足を求めようとするような無意識の領域 ●自分の中にあるとは認めたくないような部分
②自我	●エスを満たしつつ，現実社会に適応できるように調整するこころ ●私たちが自分の中で，いわば「これは絶対に自分である」と認める部分
③超自我	●自我を監視する道徳的な良心・罪悪感・自己観察の役割

パーソナリティの基礎となるこの構造は，3歳までに発達すると考えられている.

史の中での経験を総合した「心の構え」ともいえるスキーマをもっているが，ネガティブなライフイベントをきっかけに**抑うつスキーマ***が活性化されることで，推論の誤り（「失敗したので大変なことになる」と推論する）を犯し，さらに「もう将来何もいいことなんてないだろう」といった**自動思考**がつくられて，この自動思考が抑うつ症状を引き起こすというものである（**図3.3-2**）.

認知行動療法は，これらの理論に基づき，さまざまな手法を使って患者と協力しながら進められていく．つらくなったときに少し立ち止まり，その時に頭に浮かんでいる自動思考を現実に沿ったバランスのよい新しい考えに変えていくことで，その時々に感じるストレスを和らげることを目指している.

3 精神分析的精神療法

精神分析的精神療法（psychoanalytic psychotherapy）とは，オーストリアの精神科医**フロイト**（Freud, S.）が創始した精神分析を基本としている．精神分析とは，人間のこころには自覚することのない無意識の領域があり（**表3.3-1**），この働きが夢の内容や意識にも影響を及ぼし，本音が無意識の中に抑圧されることによって症状が現れるという考え方である．精神分析的精神療法は，この考え方に基づいて，**自由連想法**を用いて患者の無意識的な意図を顕在化させる精神療法である.

用語解説*
抑うつスキーマ

スキーマとは，それまでに形成された人生観や世界観を反映した，その人特有の考え，行動，感じ方のパターン，無意識的な反応のしかたなどの比較的安定した認知構造のこと．抑うつに陥りやすい人に特徴的なスキーマを抑うつスキーマという.

plus α
推論の誤り

事実をそのままにとらえるのではなく，誤った推論をして結論づけてしまうこと．全か無か思考，過度の一般化，心のフィルター，マイナス化思考，結論の飛躍，拡大解釈と過小評価，感情的決めつけ，すべき思考，レッテル貼り，個人化などがある.

plus α
自由連想法

感情，観念，夢など，こころに浮かんだことを自由に話してもらうことで，隠された無意識的な意図を表面化させる精神分析の根幹をなす方法.

その中で，転移・逆転移は極めて重要な概念といえる．**転移**とは，ある人にある特定の感情を感じてしまうことをいう．つまり，患者が親や家族に抱いている未解決のままの感情や願望を類似した対象に向けることである．陽性転移と陰性転移の二種類があり，肯定的内容の転移を**陽性転移**，否定的内容の転移を**陰性転移**という．例えとして，幼いころに母親のことが大好きだった患者が，母と同世代の風貌の似ている医療者に対して好意をもつ（陽性転移），父親にいつも怒られていた患者が，父に似た年齢の医療者にとがめられたことに対して過剰に攻撃的になる（陰性転移）ことなどが挙げられるであろう．**逆転移**とは，治療者が患者に対して抱く無意識，不合理なこころの動きのことである．

1 こころの防衛

葛藤や不安を起こすものに自ら向き合って解決しようと取り組むことなく，ほとんど無意識に，不安を起こす事態そのものの知覚や理解を回避したり，歪曲（わいきょく）したりするメカニズムのことを**防衛機制**という（**表3.3-2**）．フロイトは，当初，防衛機制を病的なものととらえていたが，その後に，健康な人たちも防衛機制を使っており，その使い方が適応的かどうかということが問題であることに気がついたと述べている．防衛機制は，健康な人にとっても，現実をありのままに受け入れるとダメージが大きすぎる体験からこころを守る大切な働きであると考えられている．

 防衛機制については，ナーシング・グラフィカ『情緒発達と精神看護の基本』2章2節6項参照

2 精神分析療法・精神分析的精神療法の進め方

精神分析療法では，面接中，患者は寝椅子に仰臥し，こころに浮かんでくることを，すべて言葉にして治療者に伝える．これを続けることで，患者の無意識の中に抑圧されたメッセージが意識に現れ，言葉として語られるようになると考えられている．フロイトは，精神療法を，原則として日曜日以外の毎日（少なくとも週3日）行っていた．

表3.3-2 主な防衛機制

抑　圧 repression	意識に上らせるにはつらい体験，観念を無意識下に追いやること．
投影（投射） projection	受け入れがたい感情を無意識下に閉じ込め，自分の感情なのに，他人がそう感じているのだと思うこと．
否　認 denial	受け入れたくない欲求，体験，現実を認めないこと．無意識下でのことなので，本人は否認した自覚がない．
合理化 rationalization	自分の失敗や好ましくない行為を，なんらかの理由をつけて正当化すること．
反動形成 reaction formation	自我にとって受け入れがたい本能衝動の意識化を防ぐために，その衝動とは反対方向の態度を過度に強調すること．
昇　華 sublimation	欲求を社会的文化的に価値あるものに移し替える（学問，芸術，スポーツなどに熱中する）こと．
置き換え displacement	欲求を本来のものとは別の対象に置き換えることで充足させること．

plus α

月曜日のかさぶた

フロイトは，精神療法を原則として日曜日と祭日以外の毎日行っていた．1日でも休むとすぐに停滞したり，逆戻りを起こしたりして初めからやり直さなければならない場合があることから，「月曜日のかさぶた」と表現した．

現在では，これをもとに修正された精神分析的精神療法を行うことがほとんどであり，患者は椅子に座って治療者と面接する対面法で実施される．日本では，1週間に1回，45分から50分の面接を行うのが一般的である．

4 家族療法

家族療法（family therapy）とは，個人や家族の抱えるさまざまな心理的・行動的な困難や問題について，家族という文脈の中で理解し，解決に向けた援助を行っていく方法のことをいう．家族療法の中には，さまざまな家族援助に関する理論，技法，考え方がある．「家族」を定義することは非常に難しく，家族療法家は臨床場面で，さまざまな関係性や価値観をもった家族と出会う．「親との関係がうまくいかなくてしんどい」「夫婦関係が悪い」などと語られる場合もあり，これらの悩みについて考えていく中で，背景に隠れている共依存的な関係が明らかになることもある．それぞれの家族がもつ価値観に対し，正常，異常などと決めつける態度を慎み，それぞれの家族のありかたを受け入れる柔軟性が求められている．

家族療法は，個人を対象とするのではなく家族を対象とするため，個人療法と異なる特徴がある．それは家族を全体（家族システム）としてみること，家族成員間の相互性や相補性という力動的関係に注目して家族の動きを理解しようとすることである．個人や家族の誰かが原因で問題が起きているというとらえ方をしない，すなわち「悪者探しをしない」ということも家族療法の特徴の一つであろう．このように，原因と結果を直線的にとらえるのではなく，原因と結果は相互に影響を与え合っているととらえ，家族成員間の相互作用やコミュニケーション過程に視点をおく見方を円環的思考という．さらに，それぞれの家族が抱える問題を解決し乗り越えていく力を，家族自身が本来備えていると考えて，そのプロセスを援助していく．

5 集団精神療法

患者と治療者の一対一で行われる精神療法のことを個人精神療法といい，日本ではこの形態がとられることが多いが，共通の課題をもつ人たちや，類似した症状をもつ人たちの集団に対して，1人または複数の治療者が精神療法を行う場合があり，これを**集団精神療法**（group psychotherapy）という．

集団場面を活用した精神療法には，主流である精神分析的集団精神療法のほか，**サイコドラマ（心理劇）**，**森田療法**，ダンスや身体動作を用いたセラピー，認知行動療法など，さまざまな技法がある．広義には，集団で行う作業療法やレクリエーション療法，**自助グループ**（AA，断酒会）なども含まれる．

集団精神療法の基本には，「集団のもつ力により個人の成長を促す」ことがあり，さまざまな力動（**グループダイナミクス**）が生まれる．集団という保護的な，包まれた空間の中で，一人ひとりの自己理解，他者理解を深めながら，

plus α
共依存

共依存は，定義が確立されていないが，1970年代末にアメリカの嗜好に対する臨床の現場で生まれたとされる．それまで個人の問題として治療されてきたアルコールや薬物依存症を，関係性の中でとらえているようになった．つまり依存症者には，その嗜好を支える存在がいて，依存を続けることができる状態をつくり，その結果さまざまな家族間の問題が積み重なり悪循環を生じるという考え方である[13]．

plus α
円環的思考の視点

個人になんらかの原因があるから問題が起きるのではなく，家族成員間の一連の相互作用の中の一場面として理解するという考え方．例えば，不登校をその子どもの問題ととらえるのではなく，子どもを取り巻く関係性の文脈の中でとらえる．

plus α
セルフヘルプグループ（自助グループ）

同じ悩みや苦しみをもつ人同士が集まり，体験談を語り合い，励まし合うグループ．アルコール，ギャンブル，DV，薬物などの依存症者の会，糖尿病やがん患者の患者会，不登校や学習障害などの問題を抱えた子をもつ親の会など，さまざまな広がりをみせている．

学習および修正をしていくことができるといわれている．グループダイナミクスを用いて，グループの成熟を促し，個々の参加メンバーの成長を助ける．その効果は，さまざまであり，幅広い．

集団精神療法を病棟で行う場合など，看護師が進行役（リーダー）になることがある．患者が話す内容だけでなく，非言語的サインに注目し，沈黙についても意味があることを理解し，進行していくことが重要である．

森田療法

森田療法とは，精神科医である森田正馬によって創始された，入院を基本とする神経症の精神療法である．日本で独自に生まれ発展したこの療法は，神経症の不安や恐怖を排除するのではなく，①「あるがまま」の状態を「受け入れること」で「とらわれ」から脱出するという点，②自分の中にある健康な力や自然治癒力を最大限に生かしていくという点に特徴がある．最近では，慢性化するうつ病や，がん患者のメンタルケアなど，幅広く有効といわれている．

サイコドラマ（心理劇）

即興劇の形式を用いた集団精神療法をサイコドラマといい，モレノ（Moreno, J.L.）により創始された．グループで即興劇をつくるプロセスの中で，個々が抱えている問題について，問題を整理し，自己理解を深め，解決の方向を探るものである．さらに「ありのまま」の感情を他者に受け入れられる，共感されるなどの体験にもなる．一般的な演劇と違い，サイコドラマでは，監督，演技者，観客，舞台のほかに，補助自我という重要な要素が加わる．補助自我は，サイコドラマの助監督であり，監督や演技者を助ける人で，劇の進行を左右する重要な意味をもつ．現在では，臨床場面だけでなく，教育現場などにおいても有効であるといわれている．

引用・参考文献

1) 中島義明ほか編．心理学辞典．有斐閣，1999.
2) 堀越勝ほか．精神療法の基本：支持から認知行動療法まで．医学書院，2012.
3) 小此木啓吾．現代の精神分析：フロイトからフロイト以後へ．講談社，2002.
4) 成田善弘編著．精神療法の実際．新興医学出版社，1989.
5) ウィンストン，A. ほか．支持的精神療法入門．山藤奈穂子ほか訳．星和書店，2009.
6) 下山晴彦編．認知行動療法を学ぶ．金剛出版，2011.
7) 福井至編著．認知行動療法ステップアップ・ガイド：治療と予防への応用．金剛出版，2011.
8) 日本家族研究・家族療法学会編．家族療法テキストブック．金剛出版，2013.
9) 青木紀久代ほか編著．徹底図解 臨床心理学：フロイトの理論から現代の臨床事例まで．新星出版社，2009.
10) 公益財団法人メンタルヘルス岡本記念財団．森田療法とは．https://www.mental-health.org/morita.html#moritatowa，（参照2023-06-21）.
11) 東京慈恵会医科大学森田療法センター．森田療法とは．https://morita-jikei.jp/morita_therapy/，（参照2023-06-21）.
12) 長谷川寿一ほか．はじめて出会う心理学．有斐閣，2009.
13) 藤田ミナほか．青年期における母娘関係とアイデンティティとの関連．広島大学大学院心理臨床教育研究センター紀要．2009, 8, p.121-132.

重要用語

支持的精神療法	精神分析的精神療法	防衛機制
認知行動療法（CBT）	フロイト	家族療法
論理療法	自由連想法	集団精神療法
ABC理論	転移	サイコドラマ（心理劇）
認知のゆがみ理論	陽性転移	森田療法
抑うつスキーマ	陰性転移	自助グループ
自動思考	逆転移	グループダイナミクス

4 社会療法

1 社会療法とは

社会療法（social therapy）は，薬物療法や精神療法とともに，精神疾患に用いられる治療法である．**生活療法**もしくは**環境療法**（milieu therapy）といわれることもある．精神疾患では，妄想や幻覚，抑うつ気分，不安感など，症状に起因して社会機能が低下する．また，若年で発症することによる社会経験の乏しさや，再発や長期療養に伴う社会活動の減少に起因して，社会機能が低下する．それを予防し，改善させるためには，症状に対する薬物療法や精神療法とともに，社会性のある環境と，社会療法が必須である．

社会療法には，地域社会の社会資源（地域生活支援センター，デイケア，作業所，就労支援施設，グループホーム，生活訓練施設，保健所など）を利用した生活支援や精神科リハビリテーション，就労支援だけでなく，病院内で行われる作業療法（OT），芸術療法，社会生活技能訓練（SST）などがある．それらは，主に統合失調症による社会機能の低下を改善し，社会生活への適応を目指すものである．社会療法により，社会的な孤立を回避し，社会性を維持することで，再発や増悪のきっかけとなる社会的なストレスを軽減し，薬物療法や精神療法につなげることができる．

1 社会療法の始まり

社会療法の歴史は古く，ベルギーのゲールや京都の岩倉村におけるファミリーケアがその源流と考えられている．いずれも信仰と結び付いて，地域社会を治療の場とした集団生活が営まれていた．1796年には，英国の熱心なクエーカー教徒であるテューク（Tuke, W.）が，患者を同胞として扱い，自分たちで運営するヨーク・リトリートを設立した．そこで行われていた，行動を道徳律に基づいて指導する**道徳療法**（**モラルトリートメント**；moral treatment）が，社会療法の始まりとされる．その後，道徳療法は世界各地に広まり，精神疾患を有する人々に対する人道的処遇に影響を与えた．同時に，規則正しい生活と作業（仕事）が患者の回復につながることから，作業療法が盛んに行われるようになった．

2 社会療法のモデル

社会療法の最もよく知られたモデルは，ジョーンズ（Jones, M.）による**治療共同体**（therapeutic community）である．治療共同体は，第二次世界大戦後の英国で，戦争神経症*の兵士たちの治療の中で生まれた．彼らの病気をストレスに対する反応として理解し，その説明を個人にではなく，地域社会に向かって行い，**コミュニティーミーティング**が生まれた．また，退役軍人や元捕虜の社会復帰を目指して，心理劇（サイコドラマ）や作業療法が用いられた．看護師が心理劇を行うことで，看護師がもつ治療的な役割が重視されるよ

うになった．患者に作業だけでなく，役割と責任を与えることで，患者自身がもつ治療的な役割を引き出そうとした（患者会）．

ベルモント病院で行われていた治療共同体のプログラムを**表3.4-1**に示す．複数のリーダーによるミーティングを重視し，ボランティアを含めた多職種の関与を奨励することで，従来の病院にみられた医師を頂点とする治療構造を解消し，医師，看護師を含めたすべてのスタッフと患者を横一線とする治療構造をつくりあげた．精神疾患による社会機能の低下は，個人の病気によるものではなく，社会的な構造や関係性によるものと考え，病院全体を治療手段とすることでその改善を図るようになった．

表3.4-1　治療共同体のプログラム例

治療ミーティング	全体ミーティング 討論ミーティング 病棟ミーティング スタッフミーティング
作業療法 余暇 その他	講義 セミナー 家族グループ 心理劇 ダンス教室

3　社会療法の意味するもの

社会療法の中心となる概念に，生活しながら学ぶこと（living-learning）がある．日常生活で経験する出来事を通して，自分の考え方や行動，他者との関係，社会で受け入れられることと受け入れられないことは何かを学び，成長するというものである．クラークは，社会療法を，「活動性，自由，責任の三原則を有し，自分自身の生活を通して変化することを助ける治療」と定義し，社会療法のない病院は施設化に陥ることを指摘した．

統合失調症などの精神疾患を有する患者は，長期入院をしているうちに病院内の生活に適応し，一見安定した生活を送る（**院内寛解**）．あるいは，退院すると病院外での生活に適応できずに破綻を来し，再発して病院に戻るといったことを繰り返すこともある（**回転ドア現象**）．結果として，病院への入院を望み，退院に消極的となる状態を**施設病**（institutionalism）という．施設病を防止するため，地域社会とつながりのある社会療法は欠かすことができない．

入院を必要とする患者は，一般的にその症状が重く，それだけにより集中的，統合的な治療を必要とする．治療は，一人の治療者が単一の治療法を用いて行うのではなく，多職種によって構成される治療チームが多様な治療法を用いて行うことが望ましい．できる限り多くの治療法を取り入れて，患者とコミュニケーションを図る手段を多くもつことが，治療上非常に有効である．

plus α

クラーク（Clark,D.H.）

英国の精神科医．精神疾患患者に対する人道的処遇の重要性を強調し，治療共同体方式の治療を実践し，社会療法という概念をつくり出した．1968年には世界保健機関（WHO）顧問として来日し，日本の精神医療に関する「クラーク勧告」をまとめた．

➡ クラーク勧告については，ナーシング・グラフィカ『情緒発達と精神看護の基本』10章5節5項参照．

2　病院内で行われる社会療法

1　作業療法

作業療法（occupational therapy：**OT**）とは，精神疾患による障害を有する者，または障害が予測される者に対し，その主体的な生活の獲得を目的とし，諸機能の回復，維持および開発を促す作業活動を用いて，治療，指導および援助を行うことをいう．作業療法は，休養と安静を要する時期は避け，急性期を過ぎて回復に向かう時期に行う．生活リズムの回復，精神症状の軽減を図

ることから始め，退院や社会生活に向けて，現実検討や生活技能の治療，指導および援助を行っていく．

　具体的には，最初は袋貼り，箱作り，造花などの単純作業から始め，徐々に複雑な作業を取り入れる．近年では，パソコンを導入しているところも多い．また，精神症状の改善とともに，養鶏，農耕，園芸，木工などの屋外作業を行うこともある．作業は，本人の希望を尊重し，主体的な参加を促し，本人の能力が生かせるように工夫する．作業を通して，ものをつくる楽しさ，達成感が得られるようにする．単なる時間つぶしのための作業や義務感を抱くことのできない作業ではなく，責任を伴う作業が望ましい．これらの作業は，医師の処方に基づいて，作業療法士，看護師の指導で行われる．

2 芸術療法

　社会生活には，睡眠や食事，身の回りの用事などの日常生活活動，仕事や学業，家事などの生産的活動に加えて，活動そのものを楽しむ**レクリエーション活動**がある．入院生活はできる限り一般の社会生活に一致させるのが望ましく，ほかの活動とともにレクリエーション活動も重要である．レクリエーション療法は，映画鑑賞やスポーツなどのさまざまな活動を含むものであるが，それらの中で，絵画，コーラス，楽器演奏，手工芸品の制作などは**芸術療法**（art therapy）といわれている．

　芸術療法は，描画や音楽という言語以外のものを媒介にしてコミュニケーションを行うことから，**非言語的精神療法**といわれることもある．ほかの精神療法では防衛や抵抗が強く，治療者の質問に答えられないような患者でも，芸術療法では非言語レベルで治療上有意義なコミュニケーションが可能となることがある．また，楽しみながら参加することで，他の治療法につながり得る．

3 社会生活技能訓練（SST）

　統合失調症などの精神疾患は，薬物療法や精神療法によって症状が改善した後も，対人関係のぎこちなさや日常生活の課題に対処する能力が障害される（**生活障害**）．そのため，家，学校，職場などでの対人関係を築けず，社会に適応できないことがストレスとなり再発をまねくことがある．**社会生活技能訓練**（social skills training：**SST**）は，学習理論に基づいて対人技能の獲得を促す認知行動療法の一つである．対人関係における適切な行動だけでなく，病状把握や服薬管理などの自己管理技能を学び，生活の質を向上させ，再発を防ぐ目的で行われる．

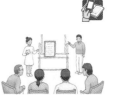

●SSTの一例〈動画〉

　SSTは当初，社会的なひきこもりを対象とした自己主張訓練（**アサーショントレーニング**；assertion training）をもとに体系化された．その後，1970年代に入り，米国の脱施設化に伴う課題が明らかになるなかで，リバーマン（Liberman, R.P.）らによって，統合失調症を中心とした精神疾患の認知・学習障害に対応した学習パッケージとして発展した．

　SSTは，アセスメントに基づき，モデリング，教示，ロールリハーサル，

フィードバックを組み合わせ，構造的に社会技能の再学習を行うものである．学習した技能を生活場面に応用可能なものにすることがその特徴である．通常，数人から10人程度の集団で行われる．

統合失調症を中心とした精神疾患の社会復帰は，薬物療法，精神療法を進めながら，**リハビリテーション，ノーマライゼーション***，**エンパワメント***を総合して行う必要がある．SSTは，生活障害の克服を目指すリハビリテーションに属する治療法の一つである．SSTによって，自立した生活が可能となり，生活の質が向上することで精神疾患の回復につながる．

■ 引用・参考文献

1) 広瀬徹也. 社会精神医学の光と影. 日本社会精神医学会雑誌. 2009, 18（2）, p.209-216.
2) 遠矢福子ほか. 地域精神医療におけるファミリーケアの今日的役割：ゲールコロニーと岩倉村から教示されるもの. 看護学統合研究. 1999, 1（1）, p.11-23.
3) 日本作業療法士協会. 作業療法ガイドライン：2018年度版. 2019. https://www.jaot.or.jp/files/page/wp-content/uploads/2019/02/OTguideline-2018.pdf.（参照2023-06-21）.
4) 山中康裕. 芸術療法. 岩崎学術出版社. 1998.
5) 池淵恵美. SST（社会生活技能訓練）の作用機序と臨床現場での効果的な実施方法. 精神医学. 2013, 55（3）, p.215-222.

📎 重要用語

社会療法	コミュニティーミーティング	芸術療法
生活療法	living-learning	生活障害
環境療法	施設病	社会生活技能訓練（SST）
道徳療法（モラルトリートメント）	作業療法（OT）	アサーショントレーニング
治療共同体	レクリエーション活動	エンパワメント

---

5 電気けいれん療法

1 電気けいれん療法の現状

電気けいれん療法（electroconvulsive therapy：**ECT**）は，薬物療法が登場する以前，1938年のローマにおいて初めて臨床応用され，同時期の日本でも治療に使われるようになった．過去において，反精神医学運動の象徴とされた時期や，乱用や誤用によって野蛮な治療という烙印（らくいん）を押され，臨床現場から姿を消した時期もあった．しかし，薬物療法の効果の限界から電気けいれん療法の効果の確実性が再評価され，また，より安全性を高めた方法が可能になったことから，再び臨床で用いられるようになり，現代の精神科医療においても，基本的な治療方法は変わらないまま，重要な治療選択肢の一つとして用

用語解説 *
ノーマライゼーション
障害の有無にかかわらず，すべての人々が平等に，社会の一員として自立した社会生活や社会活動を営むことを実現しようとする考え方．

用語解説 *
エンパワメント
障害をもつ者が，自らの意向に沿って，主体的に社会資源を利用し，自身の能力を引き出したり，社会環境を改善したりすること．

いられている.

2 電気けいれん療法の適応

　電気けいれん療法の適応は，疾患によってではなく，状態像や状況に応じて決められ，各国の精神医学会などが基準を定めている．日本における指針を表3.5-1に示す.

　電気けいれん療法の一次的使用は，ほかの治療よりも優先して使用を考慮する状況で，二次的使用は，ほかの治療を試みた後に考慮する場合を示している．要するに，早急な治療が求められる場合と，薬物療法などほかの治療で効果がみられない，あるいは副作用のために施行できない場合に，電気けいれん療法が，選択肢として考慮される．これは，電気けいれん療法が，薬物療法よりも効果の出現が速やかで，かつ薬物療法と比較して身体的な有害反応が少ないことによる.

　状態像で最も適応となるのは緊張病状態で，激烈な精神症状とともに身体的な消耗から全身状態が悪化し，早急な治療が必要とされるが，自発的な薬物の服用が困難な場合や悪化した身体状態によって薬物への忍容性が低く，必要十分量を投与できない状態の場合である．ほかの状態像に比べて速やかに著効する．うつ病などの昏迷状態や精神病症状を伴ううつ病なども適応となる．そのほか，早急な治療が求められる場合とは，自殺の危険が切迫している場合，低栄養状態の場合，高齢者や妊婦など，ほかの治療の危険性が高いと考えられる場合などが挙げられる.

　対象となる疾患は，双極性障害や統合失調症などが主となるが，その他の精神疾患やパーキンソン病などの神経内科疾患などにも施行される.

3 電気けいれん療法の実施方法

　電気けいれん療法の作用機序は，いまだ十分に解明されてはいないが，頭部への電気的刺激が脳内に発作性放電を誘発することで，脳内の神経伝達物質の量や作用部位の変調が正常化し，脳機能が回復して精神症状が改善すると考え

表3.5-1　電気けいれん療法の適応状況

一次的使用：向精神薬の治療を試みる前にECTが用いられる	●精神医学的または身体疾患が重篤なために，迅速で確実な反応が必要な場合 ●他の治療の危険性がECTの危険性を上回る場合 ●以前の1回以上のエピソードで，薬物反応が不良かECTの反応が良好であった場合 ●患者の希望
二次的使用：薬物療法などの他の治療を行った後に，ECTを考慮する	●治療抵抗性 ●忍容性と副作用の点で，ECTが薬物療法よりも勝ると考えられる場合 ●薬物療法中に精神症状あるいは身体症状が悪化し，迅速かつ確実な治療が必要となった場合

られている．

　電気けいれん療法の実際は，専用の治療機器を用いて頭皮上から数秒間の電気刺激を行い，刺激によって生じた発作性放電が全身性の強直間代発作として現れ，数十秒で発作が終了するところまでが1回の治療である．この際，筋弛緩薬を用いた全身麻酔下で行い，発作が筋活動として現れないよう，脳内の電気的活動のみにとどめることで，身体的な影響を最小限にすることが可能となる．この電気けいれん療法を従来からの方法と区別して**修正型電気けいれん療法**（modified electroconvulsive therapy：m-ECT）と呼ぶが，現在，ほとんどの施設でこの方法による治療が行われている．

　電気けいれん療法施行後は安静を保ち，1時間ほど身体と精神状態を観察した後，普段通りの生活に戻ってもらう．このような治療を週2～3回行い，症状が改善し再燃がみられないことを確認できるまで，計6～10回程度行う．

　実施に際して，インフォームドコンセントは必須である．治療の目的，方法，得られる効果や有害事象，治療を受けなかった場合の不利益や想定される状態などについて文書と口頭で説明し，理解を得て，同意する旨の署名をしてもらい，記録を残す．精神症状が悪化している場合は，しばしば患者本人の同意能力が不十分なことがあり，家族などの代諾者による同意に基づいて行われることもある．同意能力が不十分な場合でも，不安にならないように本人の理解度に合わせて説明を行う．また，治療が進み，精神症状の改善とともに同意能力も回復してくれば，それに合わせて，あらためてインフォームドコンセントを行い，同意取得に努める．

4 有害事象と実施時の注意点

　電気けいれん療法では，脳内の発作性放電に伴い，身体にもさまざまな生理的な反応が生じる．自律神経系を介して循環器系にその反応が現れ，まず，副交感神経系の活動が優位となり，次いで交感神経系の興奮があり，その後，再び副交感神経系が優位となる．最初の副交感神経優位の相では徐脈がみられ，交感神経優位の相では頻脈や血圧上昇がみられる．その後，副交感神経が優位になることで，ゆっくりと通常の状態に戻っていく．

　この一連の変化を認めることが，臨床的に有効な発作が生じた証となるが，もともと心疾患をもつ患者では，不整脈を誘発したり，心臓に負荷がかかったりする場合がある．ごくまれに死亡もあるが，その出現は5万件に1件といわれ，麻酔単独の事故よりも低い発生率である．死亡例のほとんどが循環器系の基礎疾患をもつ患者であるといわれている．

　脳への通電とこれに続く発作性放電によって精神症状が改善する一方で，認知機能への影響がみられる場合がある．一過性健忘やせん妄は，特に認知症の高齢者など，もともと脳機能の脆弱性がある場合に出現しやすいが，通常は数日から数週間で消失する．また，併用薬によっては，発作を抑制したり，遷

plus α
強直間代発作
突然の全身のこわばり（強直発作）から始まり，意識が消失し，次第に手足をガクガクと震わせるけいれん（間代発作）に移行する．発作は数分で治まり，しばらく意識もうろう状態や睡眠に移行して，その後正常に戻る．

延化させたりするために，認知機能に影響し得るものがある．このような場合は，薬の使用をやめるほか，施行間隔を延長するなどの対策を講じ，対処することができる．

　その他の有害事象には，頭痛，筋肉痛，悪心，歯科的問題などがあるが，ほとんどの場合，適切な対応により予防することができる．頭痛に対しては鎮痛薬を用いるなどの対症療法によって改善する．

　電気けいれん療法の絶対的禁忌というものはない．相対的禁忌としては，頭蓋内占拠性病変（腫瘍，血腫など），頭蓋内圧亢進を来すその他の状態，新しい心筋梗塞，新しい脳内出血，褐色細胞腫，麻酔危険度が高いものが挙げられる．事前に身体的な評価を十分に行い，それぞれに応じた対処方法を取ることで安全に行うことができる．

plus α

**有害事象としての
歯科的問題**

咬筋の収縮により，歯や口腔内の損傷のリスクがある．事前に口腔内の異物，抜けそうな歯，尖った歯の有無を確認しておく．

 引用・参考文献

1) 本橋伸高. ECTマニュアル. 医学書院, 2000.

2) Fink, M. 電気けいれん療法：医師と患者のためのガイド. 鈴木一正ほか訳. 新興医学出版社, 2010.

📎 **重要用語**

電気けいれん療法（ECT）　　　修正型電気けいれん療法（m-ECT）

4

精神科看護における対象の理解

学習目標

◉ 看護の対象者を全人的に把握するために必要な系統的情報の内容を理解する.

◉ 精神的に障害をもつことによって引き起こされる日常生活行動のレベルについて理解し, その意味について考える.

◉ 対象関係の中で生じてくる葛藤や問題を, 個々人の生育歴と照らし合わせながら理解できる.

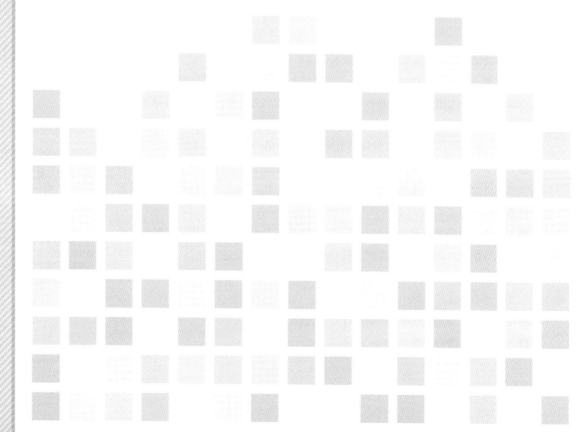

1 精神科での援助におけるアセスメントの視点

精神科病棟に勤務する看護師が，患者と初めて出会ったときからその患者と別れるまで，その患者を理解し援助するために，どのような視点に着目する必要があるのか，どのような点に注目して患者と関わっていけばよいのかを考えていこう．

1 ヒストリーを読む：家族背景と生活体験・生育歴の把握

精神科病棟に入院してきたとき，その患者自身が話す「今，どんな問題で困っていて，それはいつから，どのように始まったのか」などの**ヒストリー**（病歴・生育歴・家族背景など）を，同伴してきた人と一緒に聴くことは，病気のみならず，その患者の健康な部分も含めて全人的に理解するために，とても大切である．場合によっては，本人と，同伴してきた人とに，個別に話を聴くこともある．これを**入院時のアナムネ聴取**という．

入院時の聴取だけでは十分に話を聴くことができないようなことについても，入院中にその人自身とスタッフとの関わりを通して，あるいは患者同士の交流の場面などから観察される振る舞いや話し方，考え方などから，少しずつその患者の背景や「人となり」がわかってくる．

患者を理解するためには，その患者が現在抱えている問題や葛藤[かっとう]を，患者の生育歴などと照らし合わせて考えてみることが大切になる．患者と関わって把握した情報を系統的に理解するときに必要な視点は，具体的には次のようになる．

❶家族背景：出生家族と現在の家族関係はどうか．

❷生活歴：生育歴（幼いころの親子関係はどうか，家族関係に影響を及ぼすような大きな出来事はなかったか），友人関係はどうか，職歴や結婚歴はどうか．

❸性格（発病前・発病後）：発病前と発病後で性格の変化はあったか．

❹知的レベル：精神発達遅滞などがあるか，最終学歴はどうか，社会的活動やクラブ，サークルへの参加経験はどうか，アルバイトや職業の経験はどうか．

❺入院までの経緯：発症当初の様子から現在までの症状の変化，入院を決めたきっかけ，自分から進んで入院したのか，そうでないのか．

❻本人の訴えと治療のとらえ方：入院には同意しているのか，治療に対する受け止め方はどうか．

❼主な既往症（出産時障害・事故などを含む）

❽入院後の経過の概要

plus α
**アナムネ
(Anamnese)**

「アナムネーゼ」の俗称で，既往歴のこと．医療現場では既往歴だけではなく，広く問診の総称として使われることもある．精神疾患患者の場合は，精神症状などの主訴，既往歴のほか，日常生活行動，嗜好，家族歴や家族関係など，過去から現在までの生活情報を知ることが重要であり，これらの情報がその後のケアの方向性や治療方針を決定する要因となることもある．

plus α
情報収集

日常生活援助の場，ひなたぼっこの場，レクリエーションの場，何も話さないで一緒にいるときなど，24時間を通して，患者との関わりの場すべてが情報収集の場といえる．それは，日常生活で観察されるその患者の言動すべてが，ケアのための貴重な情報となるからである．

2 精神・情緒状態の把握

　患者を理解するためには，先ほど挙げた「ヒストリーを読む」ことと同時に，その患者の現在の精神・情緒状態を把握することが大切になってくる.

1 外見および印象

　顔色はどうか，表情が乏しいか，服装はだらしなくないか，動作は緩慢か，ため息はどうか，口数はどうか，早口なのか，涙もろいのか，ぼんやりしているのか，緊張しているのか，太っているのか，やせているのか，というような，その患者を見たときに感じる印象は，患者を理解していくための糸口になる.

　その患者を見たときに，自分が感じた率直な印象を大切にして，自分の言葉で表現し，書き留めてみよう. その印象が看護師各々で異なっていたら，「なぜその患者は異なった印象を与えているのか」をスタッフ間で話し合い，考えることができる.

2 現在の精神・情緒状態

　イライラして落ち着かないのか，怒りっぽいのか，不安感・焦燥感があるのか，意気消沈しているのか，注意力・集中力が減退しているのか，妄想的になっているのか，昏迷，躁状態など，患者の精神・情緒状態を把握することで，その時々の患者の状態を見極めることができる. それと同時に，その人の生活の中で，何が引き金となって現在の状態になっているのかを生育歴と合わせて考えていく. つまり，現在の患者の精神・情緒状態を把握することは，その患者の「ヒストリーを読む」ことと深く関わっている.

3 セルフケアレベルの把握

1 セルフケアの六つの領域：オレム・アンダーウッドモデル

　患者への日常生活行動の援助は，看護の中でも重要な位置を占めている. 日常生活の援助とは，食事や排泄，入浴，睡眠状態，対人交流など，人間が生きていく上で生じる，ありとあらゆる事柄と関連している. 看護師は，その患者が日常生活で「何ができて，何ができないのか」を把握するために，セルフケアアセスメントを行い，患者の全体像を把握する.

　精神科の患者の中には，よく観察してみると，一見，清潔を保つことができているように見える人でも，歯の治療を受けていても食後に歯磨きをほとんどしていない人や，季節によって服装を替えることができない人，あるいは寒い雨の日でも裸足にスリッパといういでたちで歩いている人もいる. 何気なく見過ごしてしまっている日常生活の中にも，看護師が援助を行う機会は多いのである.

　現在，精神看護領域では患者のアセスメントのツールとして**オレム・アンダーウッドのセルフケア理論**が用いられることが多い. これはオレム（Orem，

D.E) のセルフケア理論をもとに，アンダーウッド（Underwood, P. R.）が精神疾患をもつ患者を対象として修正を加えたものである．アンダーウッドは，オレムの八つの普遍的セルフケア要件を，①空気，水，食物，②排泄，③体温と個人衛生，④活動と休息のバランス，⑤孤独と付き合いのバランス，⑥安全を保つ能力，の六つの領域に分けてまとめた．⑥安全を保つ能力は①〜⑤のどの項目にも含まれるが，精神障害者には特に重要であり，独立させた．

セルフケア理論の基本的な考え方は，すべての人間は本来，自立した生活を営むことができる能力をもっているということにある．しかし，疾病や障害によってその自立はしばしば阻害される．その中で，看護師が疾病や障害によって阻害された個人の自立を助けるという役割を担う点では，精神障害をもつ患者に対してもそうでない場合でも，全く同様である．

2 セルフケアのアセスメント

セルフケアの援助にあたっては，まずセルフケアのレベルをアセスメント（評価）することが必要になるが，それは前述の考え方から，セルフケアが不足している点を明らかにした上で，その部分を補い，本人らしく生きることを支えるための看護を行うことになる．見守るだけでよいのか，声を掛けて患者自身が行うよう促すのか，あるいは看護師が一部手伝うのかなど，日常生活に関わる看護師による細やかなアセスメントが求められる．

看護師は，このようなアセスメントに基づき，その看護師独自のパーソナリティや患者との関係性を常に考慮しつつ，看護援助を行っていく．つまり，看護援助の基盤として重要なのは，看護師の丁寧な観察とアセスメントになる．患者の態度や言動，日常生活のささいな変化や変化の兆しを読み取る「観察する力」を身に付けることが，看護援助の基本ともなるのである．「観察する力」を養うためには，対象となる患者に興味関心を向ける必要があることは言うまでもない．また，看護師自身が，自分のパーソナリティや性格傾向をある程度理解していることも大切である．

看護援助の実践にあたっては，同じように患者と関わっている看護師同士が患者に対する情報交換を日ごろから行い，それぞれのアセスメントを共有していくことも必要となる．セルフケアに関するアセスメントの記録用紙の例をp.359〜361に掲載した．

セルフケアアセスメントは，現時点における現象面のみを評価の対象とする．しかし，そうした状況に至った原因や理由は，個々のケースにおいてさまざまであるため，セルフケアアセスメントと同時に，個々の患者の心理・社会的背景，発達・身体的問題など，考え得る限りの影響要因について併せて考察する必要がある．

|1| セルフケアに関するアセスメント

セルフケアの六つの領域におけるそれぞれの観察ポイントを，表4-1に示す．

表4-1　オレム・アンダーウッドのセルフケア理論における六つの領域と観察ポイント

6つの領域	観察ポイント
①空気，水，食物	● 呼吸：呼吸状態・生活の場の換気状態 ● 食事：回数や量・好き嫌い・摂取の仕方（早食い，一皿ずつ食べる，よく噛まずに丸のみするなど）・食欲・間食の有無・栄養状態 ● 水分：摂取量，種類，摂取行動（多飲水など）
②排泄	● 排泄習慣・排泄行動：衣類の着脱，後始末など ● 便秘：下剤服用の有無，イレウスの徴候 ● 下痢・尿閉・月経不順
③体温と個人衛生	● 発熱：向精神薬による有害作用，身体合併症の有無 ● 清潔習慣・清潔行動：洗面・歯磨き・入浴・更衣・整髪などの頻度や方法 ● 環境の整備：自室やベッド周囲 ● 服装：季節や場所に適しているか，化粧は適切か
④活動と休息のバランス	● 睡眠：睡眠薬使用の有無・頻度，熟眠感の有無，入眠困難，中途覚醒，起床困難，昼夜逆転 ● 疲労感・倦怠感・過活動・無為自閉
⑤孤独と付き合いのバランス	● 家族・ほかの患者・医療者との関係，友人関係 ● 対人パターン（自分から／誘われれば／気が向けば／交流をもたない）
⑥安全を保つ能力	● 自殺企図・自傷行為・希死念慮，暴力・暴言・衝動行為，服薬状況，服薬管理（看護師による管理，自己管理など） ● 服薬に対する思い（病識など）

4 対人交流のパターンの把握

　精神科で特に重要なのは，日常生活行動のレベルの把握と同時に，現在の患者の対人関係のありかたと，ヒストリーや生い立ちとの関係をよく吟味してみることである．

　精神障害は対人関係の病ともいわれているが，そのありようは実にさまざまである．日常生活行動はなんとか自立して行うことができるが，人とはほとんど接しない拒否的な人もいる．だからこそ日常生活行動と同時に，**対人交流のパターン**の観察が必要となる．いま現在，患者の抱えている対人関係の葛藤を看護師が理解し，患者本人が自分の対人交流パターンに気付いていけるよう援助をしていくことが大切である．なぜなら，患者自身が，傷ついたり不全感を感じてきたそれまでの自分の対人交流のパターンを振り返ることは，現在自分の抱えている葛藤を解決する手掛かりとなるからである．

5 事例にみるアセスメントの視点

　これまで，患者を理解するための四つの柱，①ヒストリーを読む，②精神・情緒状態の把握，③セルフケアレベルの把握，④対人交流のパターンの把握，について説明してきた．次に，事例をもとに，これらの視点を念頭に置きながら，患者がどんな人物で，どういった問題を抱えているのかを考えてみよう．

1 アルコール依存症と診断されたAさんの事例

事 例

　Aさんは，アルコール依存症と診断されて入院してきた60歳の韓国籍の女性である．身長は低く肥満気味で，膝に関節痛があり，膝をかばうようにしてゆっくり歩く．Aさんは陽気で明るい性格で，スタッフやほかの患者と屈託なく話をする．ある患者はAさんの風貌<ruby>（ふうぼう）</ruby>と面倒見のよい性格から，彼女を「ビッグママ」と呼んでいる．Aさんは，アルコール依存症の治療を受けるのは初めてであるが，入院後，アルコール治療プログラムにもスムーズに適応し，「もう二度と酒は飲まない」と語り，自助グループにも積極的に参加していた．

　ところが，許可されて自宅に外泊した際，スリップ*（再飲酒）して帰ってくることが2回続いた．そしてその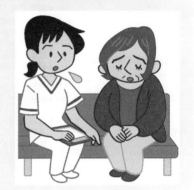たびに，「せっかくよくしてくれるスタッフの皆様に申し訳ない」と涙ながらに反省をする．そうこうしているうちに，Aさんの夫から離婚の話が持ち上がり，Aさんは沈み込むようになった．ほかの患者と一緒にいるときは気丈に陽気に振る舞っていたが，夜になると眠れないと言っては，毎晩のように看護師に「追加眠剤がほしい」と言ってくるようになった．そして，看護師に「少し話を聴いてほしい……」と訴え，これまでの生い立ちを少しずつ語るようになった．

　Aさんが，時折涙ぐみながら語った生い立ちは，次のようなものであった．

*自ら飲酒問題（薬物問題）に気付き，アルコール（薬物）をある期間やめ，回復に向かっている人が再飲酒（再使用）してしまう現象．

Aさん自身による語り（ナラティブ）

　自分は，学がないから，本当は何回も自分の人生を振り返ってみようと思って，いろいろあったことを書いてみようとして，書いてはみたんだけど，全然自分の思ったことが書けなくって……ここから60歳の出発をしたくってね……．

　私が韓国籍っていうのは，看護師さんも知ってるよね．でも，私は韓国に行ったことは一度もなくって……ずっと日本にいたんだよ．小さいころから貧しくって．きょうだいも多かったしね．韓国から日本に来た両親もお互いに子連れで再婚同士だったから，小さいころから義母とはうまくいかなくって，いじわるされることも多かったよね．よく腹違いの弟たちの面倒もみさせられたよ．小学校も，貧乏だから途中で行けなくなって，女中奉公に出されたんだよ．

　それで，19歳のとき，私はまだ結婚したくなかったんだけど，おじが相手は真面目で，堅い人だからって言うから見合い結婚してね．そうしたら，なんと，おじの言っていることは，まるで嘘だったんだよ．結婚してからわかったんだけどね，その結婚相手は覚醒剤をやってて，刑務所を出たり入ったりしてたんだよ．一応，職人だったんだけど，結婚して女の子が二人生まれてからも，覚醒剤には手を出すわ，私たちに暴力を振るうわで，初めの何年間かは夫を説得したり，私も耐えていたんだけれど，もう我慢できなくって，私は子ども二人を連れて家を出たんだ．そのとき下の子はまだ1歳だったから，おんぶして逃げ出したんだよ．夫は，もう二度と覚醒剤はやらないって言ったんだけれど，全然やめられないんだよね．何回も逃げ出したけれど，連れ戻されることが多かったねえ．

ある時，思い切って子どもを連れて東京に出てきたんだよ．ところがそこでも，タクシーの運転手に，お金の入ったバッグを持って逃げられちゃって……もう目の前が真っ暗になって，お金もなくなっちゃったし，死のうと思って，子どもの手を引いて，走ってくるトラックの前に立ったんだけど，トラックが目の前で止まって……「バカヤロー，どうせ死ぬんなら，金のあるやつのところに飛び出せ！！」なんて言われた．でも，そのトラックの運ちゃんも，私らが気になったみたいで，引き返して来てくれて，交番に連れて行ってくれたんだよね．そこでお巡りさんに事情を話したら，ここに行けば住み込みで働けるって紹介してくれて．おまけにそのお巡りさん，当時で10万円のお金，貸してくれて……．紹介してくれたところは旅館だったんだけどね，そこで子どもと一緒に住めたから，死にものぐるいで働いたよ．そのころに，夫と離婚もできたんだ．

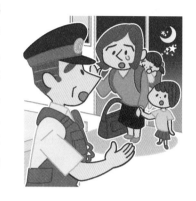

私は家は貧乏だったけど，そのお巡りさんといい，旅館の女将さんといい，なぜかいろんな人によくしてもらってね．こんな性格だから，子どものころから誰にでも話しかけて，つらいことでも笑って，あっけらかんといろいろしゃべっちゃってね．

私が28歳くらいになったとき，よくその旅館に来ていたお客さんにプロポーズされたんだよね．私はもう結婚なんてこりごりって思ってたんだけど，口がうまくってねぇ．おまけにその人，有名な私立大学を出てたから，私も前の夫も学がないでしょ，だから，子どものためにも学のある人と結婚するのもいいかなって，結局その人と再婚したんだよね．それが今の夫．

夫は不動産関係の仕事していて，羽振りがいい時代もあったんだよね．私が30代のころに長男が生まれて，夫が資金を出してくれてね，私は焼肉屋のお店を始めたんだよ．一生懸命働いたね．そのころから，働きながらビールを飲むようになってね．うん，ビールを飲むほうが働けたね．近所に同じ年代の友人もできて，お店が終わってからも，友だち同士で楽しく飲むようにもなってね．

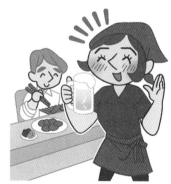

夫は学があっても，冷たい人でね．外づらばっかりよくって，家計が火の車でも，他人におごってばかりいて．私が働いたお金で，その尻拭いばっかりしてたよ．子どもたちもよくそのことを知っててね．夫は暴力も振るったし，外に女もつくった．幸せになろうと思って再婚したのに，実際は苦労の連続だったね．

40代のころね，焼肉のお店をたたんで，またビルの掃除とかで働くようになったんだ．肝炎で何度も内科に入院したし，太ってきちゃって，膝も痛むようになって整形外科にもかかって膝の水を抜いてもらうようになってね．夫は相変わらず女に夢中で，冷たかったね．家に生活費入れなかったし．子どもたちは，私の苦労を見てるから，もう別れろって言い続けてたし，私も考えるようになったんだ．

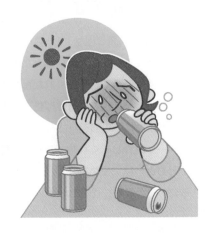

でも，長男が中学に入るまで，高校を卒業するまでって，区切りをつけようとしたこともあったけど，踏ん切りがつかなくって，ここまでずるずる来てしまったの．上の女の子2人は，今はもう結婚して，孫も4人いるしね．お酒が止まらなくなったのは，この3年くらい．朝から飲み続けるようになって，内科で「これ以上飲んだら死にますよ」って言われて．それで入院する決心したんだけどね．

もう，昨日，離婚届にサインしたんだ．決心はついてたんだけど，三十数年が，たったこんな紙切れ1枚で終わるのかと思うと，なんかやりきれなくってね．入院してもお酒飲んじゃって，子どもたちもあきれてるみたい．自分としては，ここで，60歳の区切りをつけたくってね．今，夫と長男の住んでいる家も，競売にかけられていて，今月いっぱいで住めなくなるし．

これからはね，ケースワーカーさんと相談して，生活保護受けて，安いアパートを借りて，自助グループに通っていこうと思っているんだけどね．結婚した娘たちもまだ子どもが小さいから，お金の面倒もかけたくないし，長男も働き始めたばっかりで，あんまり迷惑かけたくないしね．私，外国籍だから，いろいろ手続きが難しいみたいでね．

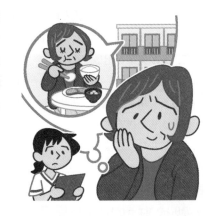

なんか，ごめんなさいね．こんな話，長々と聴いてもらっちゃって．とにかく今は，自助グループに通いたいわ．もう，飲まないようにね．

2　Aさんの語りから見えてきたこと

　看護師は，Aさんの語るヒストリーに耳を傾け，そのプロセスを把握しつつ，Aさんが現在抱えている葛藤や問題を，Aさんの生育歴と照らし合わせながら考えることが大切である．
　Aさんは，外国籍で家庭環境や教育機会に恵まれずに生きてきたこと，子どものためにつらい結婚生活に区切りがつけられなかったこと，さらに今，離婚という現実に直面し，自分の気持ちを語って整理したいという思いがあったの

だと思われる．Aさんが，自分でも受け止めきれないほど苦しかったこれまでの半生を語ることができたのは，入院病棟の看護師との間に，「この人になら話しても大丈夫．ここは安全な場所だ」と感じる信頼関係ができていたからこそであろう．こうした「機が熟した」状況をつくるには，看護師は患者との日常的な関わりの中で，患者の言動，あるいは患者と接した感触から，患者の精神・情緒状態を把握し，そのヒストリーに思いを巡らすことが大切となる．

│1│ Aさんの対人交流パターンを理解する

Aさんは誰とでも屈託なく話ができ，陽気な性格ということだったが，Aさんがそうした対人交流のパターンを身に付けたのは，彼女の生まれ育った家族関係のありようがAさんの情緒体験に影響しているからだと考えられる．

Aさんの両親はそれぞれ子どもを抱えての再婚同士で，さらにきょうだいも多かったことから，Aさんは幼いころから，両親やきょうだいに対しても陽気に明るく振る舞っていた．さらに幼い弟たちの面倒をみることで，自らの甘えたい欲求を抑えつつ，いい子どもであるように振る舞い，義母にいじめられながらも，家の中での自分の居場所をなんとか保っていたのではないかと考えられる．

さらに，Aさんは二度結婚しているが，最初の結婚では，彼女自身は知らなかったとはいえ薬物依存症者の妻となり，夫に暴力を振るわれながらも，最初のころはなんとか結婚生活を続けようとしていた．夫や子どもの面倒をみて，自分が我慢することで，家族をなんとか保たせようと頑張っていたのである．このような，Aさんが家族の面倒をみることで，なんとか居場所を確保しようとするパターンは，Aさんの生まれ育った家族関係の構図そのものである．

家庭に希望を抱き続けたAさんは，今度こそと思った二度目の結婚でも，夫は家に生活費を入れず，女性のところに入り浸りという状況に置かれることになり，Aさん一人で苦労しながら子どもを養ってきた．ここでも，Aさんが家族のために自分を犠牲にするというパターンが生じている．そして，ついにAさん自身がアルコール依存にはまり込んでしまった．二度目の結婚にも自らピリオドを打ち，今ここで過去を振り返りながら，Aさんは自分自身の生き方や対人関係のパターンに改めて気付いたといえるのではないだろうか．

このように，対人関係の中で生じてくる葛藤や問題を，その個々人の生育歴と照らし合わせながら理解していくことが，精神科看護師の重要な役割である．

│2│ 患者情報を共有し，ケア計画と評価に活用する

患者自身に関する情報は，精神科アセスメントとして記録に残し，医療チームで共有していく必要がある．情報を共有することで，

● 個々の見方の違いを確認する
● 患者への理解を深める
● 患者自身の変化を把握する
● ケアの質や看護の関わり方を評価する

● 今後の変化を予測し，新たな複数の仮説を立てる

● 新たなケアの方向性・方法を決定する

など，医療チームで個々の患者を理解し，援助することができる．

2 治療の場の人間関係

　精神科病棟は治療の場であるが，同時に生活の場でもある．それゆえ，病棟内にはさまざまな人間関係が交錯している．患者と看護師の関係はもちろんのこと，患者同士，また患者と家族には，どのような人間関係がみられるのだろうか．また，そこにはどんな**感情表出**がみられるのだろうか．具体的な例を挙げてみよう．

plus α

感情表出

英語ではexpressed emotion，EEと略される．統合失調症の患者とその家族とのEEについての研究（Leff, J.& Vanghan, C. 1985）によると，患者の再発と家族のEEには関連があるとされる．

1 患者同士の関係

　病院というのは，社会一般からみれば閉ざされた環境にある．したがって，新しく入院してくる患者からの情報が，社会の動向を知るきっかけとなることがある．例えば，新しい患者の化粧方法が病棟内にブームを巻き起こしたり，ピアスがたちまち流行したりする．また，入院期間の長い患者らの体験から，「こういうことを言うと保護室に入れられるよ」などという暗黙のうちに形成された情報や，病院近辺のディスカウントショップについての情報などが，患者たちの間に伝わっていることもある．

2 家族関係

　患者と家族の関係にも，いくつかのパターンがみられる．患者に尋ねた質問に対して，ほとんど家族が答えてしまったり，いろいろと注意をしすぎたり，世話を焼きすぎたりする家族は，感情表出の高い（High EE）家族と呼ばれる．患者にとっては，そのような家族との関係がストレスとなっている場合も多い．反対に，患者に対してあまり関心を示さない（Low EE）家族もある．このような家族をもつ患者の中には，あまり振り返ってくれない家族に愛着を求めているといったケースもある．

　1週間に一度，お菓子だけを患者に届ける母親がいた．母親が届ける1週間分のお菓子を，患者がその日のうちにすべて残さず食べてしまうとの申し送りがあった．それは，この患者にとって，母親の持ってくる「お菓子」が母親とのつながりを感じられるものであったからだろう．だからこそ，「母親」を欲し，「母親」を感じるために，むさぼるようにお菓子を食べ，食べてしまえば，またすぐ来てくれるのではないかと望んでいるのかもしれない．そんな結び付きの家族もある．

3 援助関係

　看護師と患者は**援助関係**にあるが，精神科の場合は，その援助関係は患者の日常生活全般に関わる．生活を通して経験する一つひとつのことが，患者にとっては学習の機会となる．ここで，あるケースをみてみよう．

　ある統合失調症の患者が，ある日，洋服を買いに外出することになった．衣料品店の近くにファストフード店があるので，途中で立ち寄る計画を立て，看護師が付き添い外出することになった．患者はファストフード店に行くのは初めてであったため，メニューの種類や注文の仕方を知らなかった．そのため，事前に注文する品を「セットメニュー」と決め，注文時のシミュレーションを繰り返し行ってから出掛けた．しかし，セットメニューの飲み物の種類までは決めていなかったので，店員から「お飲み物は何にしますか？」と質問されたとたんパニック状態に陥ってしまい，行動停止してしまった．その後，看護師に促されて，ようやくコーヒーをセットの飲み物として注文することができたのである．

　病棟を離れ，実際に社会に出てさまざまな出来事にぶつかりながら，体験を通して学習するという援助は，看護師の行う社会生活技能訓練（SST）であるといえる．病院の中，外にかかわらず，実際の日常生活を通して学ぶといった関わりは，彼らの日常生活に寄り添う看護師だからこそ可能となる援助であり，学習支援なのである．閉鎖的な環境で生活する患者には，病院の外に出て街の様子を見たり，街の音を聞いたりすることは，新しい経験や学びの機会となる．

4 患者－看護師関係のプロセス

1 援助関係の四つのパターン

　人と人との関係は，固定したものではなく常に変化し，あるいは進行していくものである．それは看護師と患者との関係でも同様である．ペプロウ（Peplau, H. E.）は，援助関係には**四つのパターン**があると論じている[1]．

|1| 相互性

　互いに同じ態度をとる．例えば，声を掛けても返事しない患者に，看護師は苦手意識を感じて，ともすれば避けてしまいがちになる．つまり互いに相手を避けているのである．このようなケースは「相互的ひきこもり」と呼ばれる（❶）．

|2| 相補性

　「手と手袋」のような関係と表現される．支配と服従の関係や，相手の弱さをかばう関係である．親分と子分，上司と部下のような関係も相補性があると

共同意思決定

患者は，自分に提供される治療や看護ケアについて，自ら選んで意思決定することが保障されなければならない．このような患者の自律性尊重のために，看護師は患者が選択して意思決定をすることの重要性を説明し，患者が十分に情報を得た上でその意味を理解し，判断できるように支援する．これを共同意思決定といい，看護師と患者の協働関係が重要である．

される．ただし，「ギブ・アンド・テイク」の関係ではない（❷）．

|3| 代償的

依存者と援助者にみられる関係で，互いに相手を補い合う．相補性と似ているが，支配的ではない．学生と患者にはこのパターンが多い（❸）．

|4| 対立的

二者が互いに張り合う関係である（❹）．

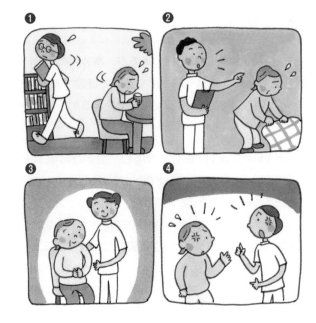

これらのパターンは固定されるものではなく，統合されたり分かれたり，動的で常に変化している．人間関係は常に変化する相互作用のシステムといえる．

例えば，最初は拒否されて，互いに苦手意識を感じる相互性のパターンから始まり，その後，同じ時間・空間を共有していくうちに患者から頼りにされ，それを援助していこうという代償的パターンに移行する場合もある．また，支配的な相補性のパターンから，依存者と援助者の関係である代償的パターンになる場合もある．

2 関係性の四つの局面

ペプロウは，看護者と患者の関係には，方向付け，同一化，開拓利用，問題解決の四つの局面があり，これらの局面は継続的に互いに重なり合いながら関係性を発展させていくと述べている[2]．

|1| 方向付けの局面

患者はなんらかのニード（need：欲求）を感じ，専門的な援助を求めているが，すべてのニードを自覚しているわけではない．看護者は，患者が問題を認識し，必要な援助を求めることができるように支援する．

|2| 同一化の局面

患者は，自分のニードに応えてくれそうな看護者を選んで反応するようになる（同一化する）．看護者は，患者が健康問題を受け入れ，問題に取り組むことができるように支援する．

|3| 開拓利用の局面

患者は，今まで築いてきた看護者との関係性を基盤に，看護者の知識や技術を活用して，健康問題に取り組む．患者と看護者は協働して問題解決の目標を立て，計画を立てる．

|4| 問題解決の局面

必要に応じて目標が修正され，新しい目標が立てられる．患者は徐々に看護者との同一化の段階から抜け出し，自立できる力を身につける．看護者は，患

者の依存のニード（不安）を認識し，患者がその不安に向き合い問題解決できるように支援する．

またペプロウは，このような患者と看護師の相互作用や関係性の変化を詳しく記録する**プロセスレコード**を提唱した．プロセスレコードは，看護師自身が，患者－看護師の相互作用を詳細に記録し，関わりを振り返ることを試みるものである．看護師が感じた感情をスクリーンとすることで，患者理解を深めることが可能となり，関係性の質の変化を導き出し，将来のケアに生かすことが期待できるのである．

➡ プロセスレコードについては，p.183用語解説，10章4節2項p.353参照.

■ 引用・参考文献

1）A・W・オトゥールほか編．ペプロウ看護論．池田明子ほか訳．医学書院，1996.

2）Peplau, H.E. ペプロウ人間関係の看護論．稲田八重子ほか訳．医学書院，1973.

重要用語

ヒストリー	患者自身による語り	四つのパターン
入院時のアナムネ聴取	患者情報の共有	プロセスレコード
セルフケアレベル	感情表出	
対人交流のパターン	援助関係	

◆ 学習参考文献

❶ 神田橋條治．精神科診断面接のコツ．追補版．岩崎学術出版社，1994.

面接という場を介して，五感を研ぎ澄ましながら，対象の状態を正確にアセスメントするためのヒントが盛り込まれている．面接の場に限らず，日常的に患者と関わる精神科看護師にとっても非常に参考になる．

❷ 小森康永ほか編．ナラティヴ・セラピーの世界．日本評論社，1999.

患者自身による語りを聴くことが，ケアにどのような意味をもたらすのかをあらためて考えさせる本．ナラティブ・セラピーの実践として示された事例は，対話を含む関わりがケアの基盤でもある精神科看護師にとっても有用であろう．

5 精神科看護における ケアの方法

学習目標

◐ 精神科における援助の特徴と意義を理解し，その具体的な方法を考えることができる.

◐ 生活を通して学習する患者にとっては，援助者自身が治療的環境の一部であることを理解する.

1 「治療的関わり」の考え方

1 コミュニケーションとは

　コミュニケーションには言語的コミュニケーションと非言語的コミュニケーションの2種類がある. **言語的コミュニケーション**は情報を正しく効果的に伝えるための話し言葉や書き言葉として有効に用いられるが, 感情や微妙な特徴を表すには不十分であるといわれる. 一方, **非言語的コミュニケーション**とは, 視線や表情, 姿勢, 身振り手振りなどの身体的な動き, 身に着けている服やアクセサリーや持ち物, 声のトーンや大きさ, 話し方や速さ, 語気など, また話す位置や距離など, 言葉以外の方法で自分の気持ちや感情を伝える手段である.

　一般的に通常のコミュニケーションにおいては, 言語以外の情報が多くを占めるといわれている. そのため, 人と関わる場面でキャッチされるすべてのことがコミュニケーションであり, どのような行動にもなんらかの意味があると考えられる. 言葉を介さないときも, それは話さないこと, つまり沈黙していることや沈黙そのものに意味があり, その行為を通して相手に何かを伝えているのである. このように, 人と人との関わりのある場面には常にコミュニケーションが存在しているといえよう.

　ここでは, 一般的に難しいといわれている精神障害者とのコミュニケーションの特徴について, コミュニケーションに影響を与えるさまざまな要因と, 看護師に求められる関わりを考えていく.

2 コミュニケーションに影響を与える要因

1 精神症状

　精神障害者との関わりにおいて, 精神症状はコミュニケーションに大きな影響を与える. 精神症状は大きく分けて**陽性症状**と**陰性症状**の二つがあり, 陽性症状とは, 主に幻覚や妄想, 強い興奮や思考障害などである. 幻覚とは現実には存在しないものを知覚することであり, 妄想とは訂正不可能な誤った考えをもっていることである. 患者はまさに現実のこととして話しているのであるが, 周囲の人にはこれが奇異に感じられたり理解できないことが多いため, 陽性症状が現れているときには, 患者の話の内容を理解しようと試みても, なかなか難しい.

　一方, 陰性症状は感情の平板化や思考の貧困化, 意欲の低下などを示す. 喜怒哀楽などの感情が表面に現れにくいため, 言動や表情などから彼らが抱えている感情を知ることが難しい. また, 会話の内容ややりとりが発展しにくく, 一言か二言で会話が終わってしまうことが多いため, 会話が深まらない. 何事にも関心が薄く, 積極性に欠け, 興味や好奇心も減退しているような印象を周

囲に与えてしまうのも，精神障害者のもつ傾向の一つである．

2 薬の有害反応

　抗精神病薬を長期間服用している精神障害者は，有害反応による構音障害で口を動かしづらく，ろれつが回りにくいこともあり，言葉が聞き取りにくいことも多い．患者は何度聞かれても伝わらないと，訴えることをやめてしまう．そのような体験が重なると，「今度もどうせわかってもらえない」という気持ちが生まれ，積極的に話をすることをやめてしまうこともあるだろう．自分の言いたいことが相手に伝わらないもどかしさを感じることに，疲れてしまうのである．訴える手段を見つけられない患者は，自分が言いたいことをうまく表現できなかったり，自分の体験していることを他人にわかってもらえないつらさを繰り返し感じるうちに，次第に他者と関わったり話したいという意欲をなくし，コミュニケーションのきっかけを失うことになる．

3 インフォームドコンセントのありかた

　精神障害者について「病識のなさ」を指摘されることがあるが，実際には自分の病名や治療方針などについて詳しく説明を受けていない人もみられる．そのため疾患に対する理解や治療方針，自分が入院している理由などについては，患者自身が感じていることと，看護師たちが理解していることとの間にギャップが存在することもある．

　また，精神疾患は診断が確定するまでにかなり時間がかかったり，病名が判断できないこともある．病名の告知の是非については，いまだ医師の間でも議論がなされている問題である．しかし自分がどのような病で，今後どのような経過をたどり，どのような治療を必要とするのかなど，自分の身に何が起こっているのかを知らなければ，服薬や入院，またさまざまな制限を受けることなどについて不安を取り去ることはできない．看護師と患者とが疾病や生活障害について認識を異にしながら，関係を築いたり，患者の抱える問題を共有するのは簡単なことではない．

4 対人関係の体験の少なさ

　ライフサイクルに伴うストレスや危機は誰もが体験することであり，自分で対処したり周囲の支援を受けたりしながら，私たちは各期を乗り越え成熟していく．ところが例えば統合失調症の場合，比較的若い時期に発症することが多いため，入退院を繰り返したり，入院生活が長期に及ぶケースも少なくない．学校生活や仕事，結婚など人生のさまざまなイベントを通して積み重ねられる体験が少なく，各発達段階で学習する対人関係やストレスの対処方法などを，体験的に身につけることができなかった患者もいる．発症と同時に社会から閉ざされた精神科病院に入院することによって，生活行動範囲が制限され，生活体験や人間関係が極端に希薄となってしまっている精神障害者は，ストレスや危機を前に混乱してしまうのである．

plus α
病識と病感

病識とは「自分が罹患している疾患，その症状の内容や程度に関する客観的な判断や自覚」をいい，統合失調症では病識の欠如がみられるといわれている．一方，病感とは「自分がどこか平常と違う状態であるという漠然とした感覚」とされている[1]．例えば「嫌な声が聞こえてイライラする」など，患者が自分の病気をどう語り，どのように体験しているのかを丁寧に聴くことが患者の望む援助につながる．

3 日常生活におけるコミュニケーションのかたち

1 訴えの背後にある要求を知る

　強い興奮状態にある患者や訴えの多い患者は看護師の目にとまりやすく，比較的関わる機会は多い．突然ナースステーションのガラス窓から顔を出して大声で叫ぶ患者，患者同士のいざこざで相手を怒鳴り散らしたり，近くにあるゴミ箱を蹴り飛ばす患者などは，必然的に看護師との関わりが多くなる．また，行動面での大きな問題はないものの，何度も看護師にさまざまな要求をしてくる患者もいる．そのような患者の行動は，意識しなくても看護師の注意を引く．どちらの場合も，ひきこもって訴えの少ない患者に比べれば，関わることができるのである．

　「眠れないから薬が欲しい」「どうしても退院したい」など，ひっきりなしに訴えてくる患者の場合でも，訴えそのものが真の要求であるとは限らない．訴えの背景には，経験的に薬を飲めば気分がすっきりすることを知っており，その体験を求めて薬を希望することもある．眠れないと訴えるのは，ただ薬が欲しいだけではなく，看護師と話がしたかったり，一緒にいたいという要求の表れであることもある．自分が退院できないことを十分承知しているがゆえに，高齢の親や家に残してきた子どものことを心配している場合もある．患者の訴えの背後に，どのような気持ちや真の要求が隠されているのかを考える必要がある．

　訴えが多い患者に対して「また同じことを言っている」「無理だと前にも言ったでしょう」と言葉を遮（さえぎ）ってしまっては，患者が本当は何を考え，どうしたいのかを知ることはできず，さらには，患者自身の訴える力を失わせることにもなりかねない．

2 強いひきこもりの状態にある患者たち

　長期にわたって精神科病院に入院している人たちの中には，自ら人との交わりをもとうとせず，社会から隔離された，強いひきこもりの状態にある患者もいる．特に，本人からの訴えがなく，また日常生活上，大きな問題がないようにみえる場合は，病棟の片隅に追いやられ，ケアの枠から漏れているケースもある．

　しかし，彼らにも要求がないわけではなく，注意深く見てみれば，悲しそうな表情やまなざし，やせ細った体形や動きの鈍い体，しばらく櫛（くし）を通していないような髪，穴の開いた下着などが，言葉にならない要求を訴えているのである．このようにして言語的コミュニケーションの手段をもたない患者たちは，身体全体を通して，さまざまな方法で自分の要求を誰かに伝えようとしているのである．

　ケースメント（Casement, P.）は，そのような人たちの「**声なき悲鳴**」について，「そうしなければ語られないままになってしまうことをコミュニケー

トするのに不可欠なやり方として，治療者にこの種の影響力を与え得ることが欠かせない患者たちがいる」[5]と述べている．つまり，患者が非言語的コミュニケーションを使って無意識のうちに訴えているサインを，看護師が受け止め，立ち止まって気にかけなければ，声なき悲鳴を上げることしかできない患者たちの思いは，誰にもキャッチされないままになってしまうのである．

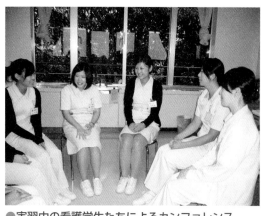

●**実習中の看護学生たちによるカンファレンス**

3 精神障害者との会話に伴う困難さ

精神看護学実習を行う学生が患者について述べるときに，以下のような言葉を聞くことがある．「話している内容がよくわからない」「話が続かない」「話しかけても黙ってどこかに行ってしまう」など，精神障害者との関わりの難しさが，コミュニケーションの特徴としてとらえられることが多い．

確かに精神障害者の中には，対人関係を苦手としている人が多い．多くの精神障害者の生活背景には，これまでに人との関わりで失敗したという体験があり，相手が自分にとってどのような人なのか，安心して話をできる人なのかを確認するまでに時間がかかるのである．

4 信頼関係を築くためのコミュニケーション技術

1 受容

受容とは，あるがままの相手を受け入れる態度である．精神障害者にみられる幻覚や妄想などの症状は，私たちには理解することが困難であったとしても，患者にとっては現実のものである．最も大切なのは，彼らの一つひとつの行動の意味が理解できなかったとしても，実際にそのような体験をしている患者がいるという事実，不安や恐怖などの精神症状に苦しみながら暮らしているという事実を，ありのまま受け入れるということである．つまり，「そのようなことはおかしい」「聞いていることに答えていない」，あるいは「それはもうすでに聞いている」などと，話を遮ったり否定してしまうのではなく，精神症状に苦しんでいる目の前の患者の訴えについて，聞き手の判断を挟まずに耳を傾けてみることである．患者が自分の訴えていることを途中で遮られた，あるいは十分に聞いてもらえず聞き流されたという印象をもったとしたら，患者の**真の訴え**を知ることは難しくなってしまう．

2 共感

共感とは，相手の感情に寄り添い，相手を内側から理解しようとする態度のことである．例えば，幻覚や妄想をもった患者の言葉の内容や行動が理解できなくても，そのような症状をもちながら生活する患者の感情を理解しようとす

ることはできるだろう．「毎日嫌な声が聞こえてきたら，夜も眠れないくらい不安かもしれない」「誰かに監視されているとしたら，怖くて部屋から一歩も出られないのも当然だろう」など，精神症状そのものよりも，精神症状に苦しめられている患者の思いや，いつもどのような気持ちでいるのかということを，患者の身になって考えることが大切なのである．援助者である聞き手が，話を聞きながら「こうしたほうがよかったのに」などと自らの視点を入れてしまうとき，それは相手の立場に立って理解しようとしていることにはならないのである．

3 傾聴

傾聴とは，ただ聞くということではなく，相手が何を言おうとしているのか，どのような気持ちでいるのかということを意識して，相手の話に熱心に耳を傾けることである．相手が何を言わんとしているのかをより深く理解するためには，相手の話し方やジェスチャー，視線，表情などから伝わってくる一つひとつのサインをキャッチしなければならない．患者の非言語的コミュニケーションを注意深く読み取りながら話を聴こうとする姿勢は，自然と相手にも伝わるものであり，安心感を得た患者は自分の気持ちを打ち明けることができるのである．

4 話しやすい環境づくり

話しやすい環境をつくるには，時間や場所，座る位置，部屋の明るさなどの**施設的要因**と，看護師自身のもっている雰囲気や会話の技術，あるいは患者との関係など**人的要因**の二つについて工夫する必要がある．

|1| 時間

十分に時間のとれる時間帯を選び，落ち着いて話を聴く態勢でいることを伝えることが重要である．例えば，話をしながら時計を気にしたり，貧乏ゆすりや視線があちこちに動いたりするなどの落ち着かない素振りが患者に伝わると，患者は遠慮をして話を短く切り上げたり，話したいことをのみ込んでしまったりする可能性がある．

|2| 場所

患者と二人きりになれる場所がよい場合と，大勢の中で二人で話をする場合がある．どちらを選ぶかは，患者の性格や病状，好みなどによって考慮する．二人きりになる場合でも，静かな面接室のような場所と，外で散歩をしながら話をするのでは状況は異なる．お互いがリラックスできる場所を患者に相談するという方法もある．他者が大勢いる場でプライベートな話をすることは避けるなどの配慮が必要である．

聞き手と話し手の位置関係は，一般に対面は緊張感を増長しやすく，90°で座る位置が最もリラックスでき，相手の表情も確認できるといわれている（図5-1）．それでも緊張する場合は，二人とも同じ方向を向いて，お互いの顔が見えない状態で話をすることもある．その際には時折，横を向いて表情を確

認したり，声のトーンや大きさ，話し方などに
注意を払う．

5 聞き手としての看護師の存在

　看護師の印象は，話し手とのコミュニケー
ションに大きな影響を与える要因の一つであ
る．例えば，優しい言葉掛けをしていても，表
情が険しかったり語気が強かったり，視線が冷
たいという印象を与えてしまえば，相手をリ
ラックスさせることはできない．また，患者に
質問ばかりする調査的態度は相手を警戒させて
しまう．

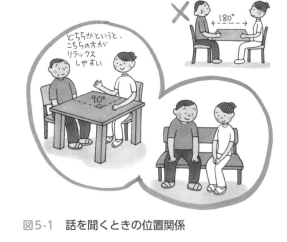

図5-1　話を聞くときの位置関係

　精神障害者は，ろれつの回りにくさや思考障
害など，さまざまな理由で自分の思いを言葉で表現するまでに時間がかかるこ
とは前述したとおりである．時には沈黙する，間を置くなど，余裕のある態度
で接することで，「ゆっくりと自分の話すペースに合わせてくれている」と患
者が感じたときには，安心して，時間をかけてでも自分の気持ちを語ろうとす
るようになる．また時には，看護師自身が自らのことを話すことが患者の緊張
を解き，こころを開いて話すきっかけになる場合もある．

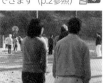

コンテンツが視聴
できます（p.2参照）

●精神科看護におけるケア
　の方法〈動画〉

6 患者の意思表示を支えること

　多くの精神障害者は，病院という管理的な療養環境の中で，選択権，自己決
定権を医師や看護師など，他者に委ねて生きてきた．迷ったり考えたりしなが
ら自分で何かを選び，決定するといった体験が少ないのである．そのため，何
か選択を迫られるようなことが起こったとき，自分がどうしたいのか，何をし
たいのかがわからなくなってしまう．このような患者に関わるとき，患者自身
が迷ったり悩んだりしていることを表現でき，その訴えが看護師に受け入れら
れたと思える体験が必要である．つまり自分の意思が相手に伝わった，望みが
受け入れられたということを実感できる体験が大切なのである．患者からわず
かでも意思表示をされたときには「あなたの言いたいことが私たちに伝わっ
た」ということと，看護師たちもそのことをうれしく思っているということ
を，根気強く患者に伝えていく必要がある．そのような成功体験を繰り返すこ
とによって，何かを選択したり，自分の意思を他者に伝えることに少しずつ自
信をもち始めるようになるのである．

7 そばにいること

　精神看護学実習のプロセスレコード*の中で，患者との沈黙場面を取り上げ
る学生は多い．例えば，「患者の言葉にどう答えたらいいのかわからず，黙っ
てしまった」や，「話すこともなくなり，お互い黙ってしまって，なんだか気
まずく感じたので，自分がどんどん話してしまった」と，沈黙に耐え切れず多
弁になることで解決しようとすることもある．その場をなんとかしなければと

用語解説＊
プロセスレコード

ナーシングプロセスレ
コードの略．患者と看護
者の関わりの中で，出来
事を振り返り，そのときの
の患者の言動や様子，看
護者の言動，看護者の考
えたり感じたことを，で
きるだけそのままの言葉
で記述したもの．一連の
行動を分析することで，
看護者自身の対人関係の
傾向を知ることができる．

気持ちだけ焦ったり，反対に沈黙を恐れて自分から全然違う話題を話し始めたりする．そのような学生の関わりに対して，拒否することもできずに追い込まれてしまう患者や，急に席を立ってどこかに行ってしまう患者もいる．一方，質問ばかりしてしまう学生自身が自己嫌悪に陥ることもある．家族や親しい友人と時間を過ごすときにはあまり気にならない沈黙が，患者とのやりとりの中ではとても気になり，落ち着かないのである．

中井久夫は，「沈黙患者のそばで治療者は，一方では患者に見えないリズムの波長を合わせつつ，他方では自分のもっている（そう豊かでもない）余裕感が患者に伝わるのをかすかに期待しようとする．そのほかに方法はなく，しかも，この時点で，治療者は－とにもかくにも－患者と社会のほとんど唯一の接点であろうから」[4]と述べている．まだ接して間もない患者と看護師が共にいることは，ストレスを生み出すことも多い．しかし，関わりが深まるにつれ，相手の存在がストレスにならない関係を築くことができるのである．たとえ交わす言葉はなくても，患者自身が看護師と共に時間を過ごすことを心地よいと感じることができ，また「自分はここにこうして居ていいのだな」という安心感をもてるようになる．サリヴァン（Sullivan, H. S.）は，このような状態を**居心地よい無関心**と呼び，そのような安心感のある環境を**共感的環境**と呼んでいる[2]．

患者が今，何を考えているのか，どういう気持ちでいるのかなどを考えながら，患者にはそばにいることによる緊張感を抱かせず，看護師自身がゆったりとした気持ちで患者からの言葉を待つことができることが，患者にとって大きな安心感につながるのである．

▉ 引用・参考文献

1) 精神保健看護辞典編集委員会編．精神保健看護辞典．オーム社，2013．
2) Sullivan, H. S．分裂病は人間的過程である．中井久夫ほか訳．みすず書房，1995，p.366-367．
3) 三島徳雄ほか．看護に活かす積極的傾聴法：こころが通い合うコミュニケーションをめざして．メディカ出版，1999．
4) 中井久夫．精神科治療の覚書．日本評論社，1982．
5) Casement, P．患者から学ぶ：ウィニコットとビオンの臨床応用．松木邦裕訳．岩崎学術出版社，1991．

 重要用語

非言語的コミュニケーション	陰性症状	居心地よい無関心
陽性症状	声なき悲鳴	共感的環境

2 日常生活行動の援助

1 入院患者の日常生活

　ひと口に精神障害といっても，その症状は千差万別であり，幻聴や妄想などの精神症状がある人でも，24時間を通してそれらの症状に悩まされているというわけではない．精神症状が軽減しているときには，散歩に行ったり，テレビを観たり，他者と交流しながら自分なりの生活をしている．

　しかし，実際には彼らを悩ませる精神症状はさまざまなかたちで日常生活に影響を与えている．精神障害者の日常生活をみてみると，精神症状の深刻さと日常生活行動の自立度とは必ずしも一致していないことがわかる．その生活パターンの特徴をみてみよう．

　統合失調症の診断を受けている50代のAさんは，病院で10年近く入院生活を送っている女性患者である．表情もやわらかく，同室者とも仲がよい．薬物療法を受けており，現在のところ目立った精神症状はない．普段，自分から積極的に他者に話しかけていくことはあまりないが，看護師が誘えば，プログラム活動や病棟のレクリエーションなどにも継続的に参加する．

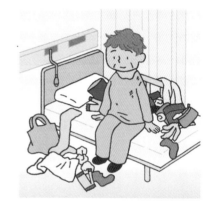

　しかし一方，日常生活面では，物を整理したり，不要な物を判断して処分したりすることができないため，6人部屋であるにもかかわらず，ベッドの周囲は足の踏み場もない状態である．また何日も汚れたままの服を着ていたり，髪の乱れも気にかけない．ときどき整理整頓を勧め，看護師も一緒に片付けをするが，何年も前の週刊誌や食べかけの菓子袋が出てきたり，化粧ポーチから腐ったバナナが出てくるといったこともあった．

　Aさんは穏やかな人で，現在のところ，病棟内に限っては対人関係に関する問題はないようにみえるが，日ごろの生活においては薬の管理や日課に関する自己管理，また感情の自己コントロールができず，共同生活をする上でトラブルを起こしやすいケースである．

＊　＊　＊

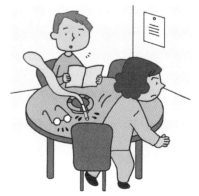

　Bさんは，統合失調症の診断を受け，過去20年間，入院と退院を繰り返している40代の女性患者である．活動することが大好きで，音楽が好きな，人懐こく明るい人である．病院で計画されるスポーツ大会や花火大会，病棟の誕生会などには自分から参加するが，普段の行動には統一性がないことも多い．

　例えば，火のついたたばこをテーブルに置いたまま席を離れたり，ライターや眼鏡を置き忘れてなくしたりするなどは日常茶飯事である．繰り返し声掛けをするが，行動修正ができない．

たばこをなくすと他の患者にたかったり，茶碗に顔をつっこむようにして食べていたり，洗濯機の水を出しっぱなしにするなどの行動がみられる．1日の排泄回数を尋ねれば，排尿40回，排便20回などと答える．病棟で企画されたぶどう狩りに参加したときには，参加できなかった人のためのお土産といって所持金以上のぶどうを買おうとしたり，かごに入れられた試食用のぶどうを全部食べてしまったりしたこともあった．

　Bさんは対人関係に苦手意識がなく，活動性が高いため，かえってトラブルを起こしやすい．その行動パターンが日常生活に大きな障害となっているケースである．

＊　＊　＊

　30代男性のCさんは統合失調症の診断を受け，入院してから5年になる．日常生活はほとんど自立して行える．しかし，マイペースな生活を確立しており，他者との交流はほとんどない．看護師がレクリエーションや散歩に誘っても，「行きません」と一言のもとに拒否し，それ以上会話が続かない状態である．Cさんは，自分が心を許す2，3人の患者がいて，彼らとだけは話をする．そして，買い物に行ってはたくさんのお菓子を買い込み，彼らに振る舞っている．1週間分の小遣いを1回で使い切ってしまうこともあり，看護師が心配して，お菓子にお小遣いを使いすぎているのではないか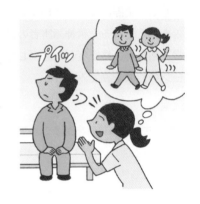と声を掛けても，「いいんです」の一言で終わってしまい，とりつくしまもない状態である．

　Cさんは，日常生活行動は自分なりに自立しているが，Aさん，Bさんとは反対に，自分の世界にひきこもっており，対人交流はほとんどみられない．

　これらのケースにみられるように，同じ統合失調症の患者であっても，その生活レベルや生活パターンの特徴は三人三様である．セルフケアの自立を目指し，生活の質の向上を目指して，日常生活に関わり援助するためには，疾患そのものよりも，精神症状が彼らの日常生活に与えている影響や日常生活の行動の特徴を把握することが必要になってくるのである．

　このように，闘病生活を送る患者たちの生活のパターンはさまざまであるが，概して問題となるのは，妄想や幻聴といった**陽性症状**よりも，社会的なひきこもり，活動の低下，他者との会話の欠如，身の回りへの関心の低下といった**陰性症状**であることが多い．こういった**意欲の低下**が長期入院に結び付いていることが多い．長期入院を生み出す要因としては，薬剤の影響，社会的環境要因の欠如，生活習慣病を併存していることなどが考えられる．

2 セルフケアレベル低下の背景

1 向精神薬の影響

　1952年にクロルプロマジンが発見されて以来，薬物療法は精神障害をもつ患者に大きな希望をもたらした．薬物療法のおかげで，叫んだり暴れたりと

いった激しい精神症状は比較的速やかに改善されるようになり，意思疎通の図れる患者が増えた．長い間，妄想や幻聴などの精神症状に悩まされてきた患者たちの中には，自分に合う薬を頼みの綱として，生活を成り立たせている人もいる．

しかし一方では，向精神薬は神経に強力に作用する薬であるために，患者の健康な部分にまで影響を及ぼしてしまうという側面がある．確かに服薬が始まる前に比べると，薬物の投与によって激しい精神症状が軽減されるようになり，患者と接しやすくなったが，実際に日々患者と関わっている看護師の中には，必ずしも薬物療法を手放しで喜べないという人もいる．それは，薬物療法のおかげで誰もが皆一様におとなしくなってしまい，服薬が始まる前のように患者一人ひとりの個性がみえにくくなったからだという．

薬物療法は，生活に障害を与えている精神症状をコントロールし，彼らが自分なりの生活を取り戻すためには，非常に重要である．しかし絶対的なものとは言い切れない．蜂矢は，「薬物療法が普及するにつれて，薬は興奮とか幻覚や妄想などの陽性症状には効くが，感情が鈍くなったり，意欲が衰えたりといった陰性症状にはあまり効果があがらないことがわかってきた」と指摘している[4]．

シュヴィング（Schwing, G.）は，当時，盛んに行われていたインスリンショック療法をより効果的に活用するためには，その前提として治療者への陽性転移*が先行しなければならないことを示唆しているが，薬物療法が主流となっている現在でも，精神看護の基本はあくまでも援助関係にあるといえよう．つまり看護師が患者にどのように関わるのかが，患者の生活と治療の環境に大きな影響を与えるのである．

患者たちが日常的に訴える慢性的な倦怠感，集中力のなさ，意欲の低下などの症状は，私たちの想像以上に彼らの生活に著しい影響を与えている．中井は「薬を飲んでいる患者は30 kgの荷を背負っているようなものだといわれる」[6]と述べているが，患者の中には，有害反応によるこれらの症状を，「体が重く，まるで全身におもりか鎧をまといながら歩いているようだ」あるいは，「薬物による眠気は自然の生理的な眠気とは全く異なり，どうにも抵抗しようがない」と訴える人たちがいる．精神障害者の中には，疾患の特徴として，もともと抑うつや無気力などの傾向をもち合わせている人も多く，さらに薬の有害反応による倦怠感や眠気といった身体的・精神的な症状が重なり，日常生活行動に深刻な障害を及ぼしているのである．

しかし，一見して感じる印象とは異なり，多くの患者たちはベッドに重い体を横たえながら，こころの中ではベッドで寝てばかりいてはいけないという焦りを感じ，全身的な倦怠感と活動への焦りの狭間で葛藤しているのである．その心理状態は，心身に問題を抱えることなく活動することができる者には，実感しにくいことでもある．

用語解説 *
陽性転移

転移とは，患者が自分に関係した重要な人物（特に両親）に対して抱いていた感情を治療者に向けていくことである．転移が，信頼，憧れ，愛情など好意的な感情で現れている場合を陽性転移という．

2 自己イメージの変化

　患者たちは，倦怠感が強く，思うように活動できない状態が続くと，食事や排泄など最低限必要な行為を済ませるとまたベッドに戻るという，一日の大半を病室で過ごすひきこもった生活になってしまう．そしていつの間にか，朝起きても着替えもしない，整髪もしない，何日も同じ服を着て過ごしたり身体の汚れや髪の乱れも気にならないといった個人衛生の低下した状態が定着してしまうのである．

　また，長い間病棟を生活の場としている患者たちの中には，薬の有害反応で口渇が強く，唾液の分泌が少なく口腔内の洗浄作用が低下している上，歯磨きを怠るために虫歯があったり，歯が抜けたりしている人も多い．しかし，歯が抜けていても気にせず，また食物残渣（ざんさ）があっても無頓着（むとんちゃく），あるいは髪がぼさぼさでも平気という人たちがいる．自分の姿が周囲にどのように映っているのかまるで無関心であるかのように見えるが，彼らはもともと，自分自身に無関心だったわけではない．これらは精神科特有の，社会的な刺激の少ない治療環境の中で生み出されてきた傾向と考えられる．お互いに他者のことを気にとめることの少ない生活環境の中では，自分らしさとはどのようなことか，自分らしくあるためにはどうすればよいのか，などと考える必要がなくなり，自己イメージへの認識が薄れていってしまったのである．その結果，だらしのない自分や歯が抜けた自分の顔などに疑問を抱かなくなり，自己イメージのゆがんだ状態に陥ったのではないかと考えられる．

3 個別性を奪われた生活環境

　現在でも精神科病院の中には，病室にカーテンのないところがある．病室のドアを開けたまま着替えをしている患者もいるが，そのことを指摘すると，彼らは笑いながら「誰も見てないよ」と言う．彼らには自分だけの時間，あるいは自分だけの空間が確保されていないのである．生活の場が治療の場でもある集団生活の中で，個人のプライバシーが軽視されているような状況は，速やかに見直されなければならない．

　また，施設によっては患者が小遣いを使いすぎる，たばこを吸いすぎるといった理由で，看護師によってたばこやライター，小遣いなどが管理されていたり，病室のロッカーや食器などの使用，個人による持ち物の管理が一切認められていないところもある．ある高齢の女性患者が，外泊のために迎えに来る家族を待ちながら，「小遣いを看護師さんに管理されていたので，お正月に孫が見舞いに来たときに，自分の手でお年玉を渡してやれなかったことがいちばん悲しかった」と語ったことがあった．**管理的要素の強い環境**が，患者の心理に与える影響も考えなければならない問題である．

　このような環境の中で最も大切なことは，医師や看護師，また周囲の患者たちに注目されている，関心を注がれていると患者自身が感じられるきっかけが，生活の中にあるということであろう．例えば，歌を歌っているときに，周

りに人が集まってきて拍手をしてくれたり褒められたりされることや，髪型を変えたら「その髪型よく似合ってるよ」と声を掛けられたりといった状況があることである．

　鍵や規則で管理され，集団で生活する生活環境では，大きな失敗がない代わりに，個人に自由がなく，また責任を問われるようなこともない．褒められたり非難されたりといったことがない代わりに，互いに無関心であることも多い．互いに声を掛け合い，応答し，情緒的交流を経験するという，人と人とのつながりが感じられるようなコミュニケーションも欠如してしまう．このような環境は，個人を孤立させるばかりでなく，無援感を抱かせ，自分自身に対する価値を見失ったり，ひいては人生に対する関心や希望さえも奪ってしまう可能性がある．

4 閉鎖的環境の影響

　精神障害者の生活背景をみてみると，思春期・成年期に発症している人が多く，その診断をきっかけに，職場や学校から離れるなど，社会での活動の場を失うケースが少なくない．彼らは精神障害を抱えながら今後の人生を生きるという覚悟を強いられ，社会的役割を失うという**喪失体験**をしているのである．それが，人生に対する意味を見失ったり，生きていく自信を失わせてきた大きな要因の一つであろう．

　統合失調症の診断を受けて，閉鎖病棟に入院していた20代のある男性患者に，統合失調症と知っていちばんつらかったことは何かを尋ねたところ，「自分から周りの人たちに積極的に声を掛けられなくなったこと」という答えが返ってきた．今後，長い人生の中で，多くの新しい出会いを経験したり，人間関係を広げていくことのできる可能性をもちながら，この青年は「統合失調症」という診断ゆえに，わずか20代半ばで，他人と関わることをあきらめてしまっているのである．

　現在，長期入院をしている患者の多くは，若いころに統合失調症の診断を受け，社会の片隅の閉ざされた精神科病院の中で生活してきた人たちである．しかも私立の精神科病院は，社会から切り離された地域に建てられていることが多く，社会との交流は閉ざされ，施設内の生活も変化や刺激の少ない貧困な治療環境にあった．そのような施設の中で，同じ日課が繰り返され，24時間管理された生活を送っているうちに，いつの間にか患者たちはその生活環境に慣れ，わずかな変化をも求めなくなってしまうのである．

　さらに拘束的な生活環境の中で集団生活を送ることに慣れてしまうと，問題を起こさないかわりに，関心や意欲も失い，無表情な患者たちが生み出されてくる．これが拘禁的な施設環境による**施設病**であり，「精神的床ずれ」とも呼ばれるものである．クラーク（Clark, D.H.）は，「収容施設の中での生活のありかたが，患者のリハビリテーションの程度と質（あるいは退行と荒廃の重篤度）を決める」[15]と述べている．

施設病

従来は病院の設備や制度など療養環境の不備を表す用語であったが，現在では長期に入院生活を送る患者に特有の人格の変化や，母親と離れて療養生活を送る小児の心身への影響の二つの意味でとらえられる．institutionalism（施設病）とほぼ同義で用いられる．

表5-1　施設病への対策

張りのある日常生活	● 病院全体や病棟での行事やレクリエーションを患者とスタッフが一緒に企画したり，季節ごとのプログラムを準備する. ● 自分で選択して参加する自由，拒否する自由を認める. ● 生活の場としての病棟に必要な備品について話し合い，生活環境を整える.
相互交流が可能なコミュニケーションの確立	● 患者－看護者関係も開放されており，常に相互交流が可能なコミュニケーションの雰囲気がある. ● 患者が抱えている不安や葛藤をいつでも訴えられる関係が確立している. ● 暑さや寒さ，季節の話，ニューストピックなどを話題にのせる.
社会との交流の機会	● 面会やボランティア，研究，実習などを受け入れる. ● 夏祭り，スポーツ大会など地域に開放された行事を企画し，地域との交流の場を設定する.
プライバシーが保護される環境	● ロッカーやたばこ，お菓子，小遣いなど個人の所有物を認め，個別性を尊重した環境を整える. ● 自分のベッドサイドに思い出の写真やお気に入りのものを置くなど，共同生活であっても個人の空間を感じられる環境をつくる.
薬物療法の効果と生活障害の予防	● 薬物療法をめぐるインフォームドコンセントを確立させる. ● 日常生活に関わりながら薬の効果をきちんと観察し，有害反応の出現を早く察知して対応できるようにする.

　医療者は往々にして，患者にあらかじめ決められた病棟のスケジュールにのっとって生活することを求めがちである．また，スケジュール通りに問題なく生活している患者を「安定している患者」ととらえていることすらある．しかし，環境になじみ，施設慣れした問題を起こさないようにみえる患者は，拘禁的な生活環境が生み出す人為的な障害を抱えているのである．この施設病を予防するためには，人の笑い声や鳥の声，温かい食事のにおいなど，私たちが日常的に五感を通して感じている刺激が何よりも大切で，表5-1のような対策が考えられる.

3 治療としての生活援助

1 生活指導の難しさ

　患者の中には30年，40年という長期にわたって入院生活を送っている人も少なくない．多くは精神症状は落ち着いているものの，引き取る家族がおらず，社会のサポートがないために退院できない**社会的入院**の患者たちである．中には長い入院生活を通して精神科病院の環境になじんでしまい，病院を自分の終生の住み家と考え，受け身の生活を送っている**院内寛解**と呼ばれる状態の人もいる．彼らは現在の生活に満足し変化を求めないため，このような患者の生活を整え，活性化させることはなかなか難しい.

　さらに，臺（うてな）は「精神障害者の場合は，個別の経験が生かされにくく，次のステップの足がかりにならない」[14]ことを指摘しており，患者の中の経験された学習が積み重なっていかないという傾向が，看護師に徒労感や無力感を生じさせることがある．精神障害者の生活に関わり生活を整えるという援助には，その困難さと同時に治療的な意味もあるのである.

2 生活療法，生活臨床の考え方の見直し

　かつて日本では，ロボトミー手術後のケアとして**生活療法**というユニークな

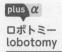

plus α

ロボトミー
lobotomy

loboは「葉」という意味で，大脳の前頭葉を切開し，他部位との異常な神経結合を遮断する手術．日本では1941年に最初に行われ，統合失調症（著しい興奮，不安，妄想などを呈する症例）などの治療として，1960年ごろまで広く行われていた．語源がロボット（robot）という誤解が多い.

治療法が行われていたことがある．生活療法とは，1956年に小林八郎が**生活指導，レクリエーション療法，作業療法**を3本の柱にしてまとめた概念である．それまでの精神医療は，患者たちは鍵のかかった病棟に収容され，生活の大半を看護師によって管理されていたが，生活療法の出現によって患者たちは病棟から外へ連れ出されるようになり，作業やレクリエーションに参加しながら，その活動を通して対人関係に必要な技術を学ぶという方針に大きく変化した．臺はこの生活療法について「それまでの閉鎖的で沈殿していた病院の空気を一新させたので

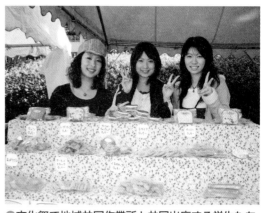
●**文化祭で地域共同作業所と共同出店する学生たち**

あった」[14]と述べている．まさに，生活療法の考え方は，生活に密着した，**living-learning**（生活経験）を通した学習に基づいているのである．

　ところが，この治療法は，作業療法という名の下に行われる作業が，治療のためだけではなく，患者が掃除やシーツ交換などを行い使役的に用いられることがあったということ，集団処遇が原則で個別性が軽視されたという事実が明るみに出て批判され，まもなく下火になっていった．しかし，近年では，個々の患者たちの生活様態に注目し，生活を通して学習するという生活療法の理念をもう一度見直そうとする人たちが出てきている．

　一方，1960年代に群馬大学病院によって，患者の退院後の生活様式や生活姿勢に焦点を当てた，「再発予防5カ年計画」が展開された．これが**生活臨床**と呼ばれる治療法である．ここでは生活姿勢が積極的であるか消極的であるかによって，その生活特徴を能動型と受動型に分け，その特徴に応じて治療法が試みられた．生活臨床とは，生活に注目し，患者の生活特徴に合わせた治療を試みようとするものであった．これはまさに，精神障害者の生活を重視した治療法であるといえよう．

　この生活特性による二つの患者群のうち，必ずしも変化を求めて行動を起こす能動型の患者のほうが経過がよいとはいえない．能動型の患者たちは，活動性が高く自分の世界を広げすぎて収拾がつかなくなってしまう，以前の経験が生かされない，などの傾向があり，再発しやすいという一面ももっているからである．

3 看護の精神療法的意味

　精神障害をもつ人の多くは，幼いころの生活体験の中で満たされなかった思いを抱き続けているといわれる．今も解決できていないその体験が，こころの中に葛藤や不安として存在し続け，現在の対人関係の障害となって現れていると考えられている．しかし，表面的に受ける印象とは異なり，彼らには感情豊かで，こころの底では他者との交流を求めている一面があることが知られている．

長い間，抱え続けてきた人間関係に関わる不安や葛藤は，時にはイライラや不眠という形で現れるが，表面上に現れている症状に対しては，薬物療法でコントロールすることはできる．しかし，それらの症状の原因となっている患者自身の根本的なこころの問題に，薬物だけで対処することは難しい．感情の問題には，感情をもって対処するしかないのである[10]．

　こころの中にあるストレスを解決し，自分らしい生活を取り戻すには，人と人との関わりを通して，対人関係のスキルを学習できる環境が必要である．看護師はその治療的環境の一部であり，患者の日常生活に関わり合う看護師との出会いがその学習のきっかけとなる．次項で，看護師の関わりが，患者の心理に与える影響について考えてみる．

4 看護師によるケアの精神療法的な意義

■1 日常的ケアの中にある象徴的な意味：「母なるもの」の体験

　生後間もない赤ん坊は，母親にすべてを委ねて生きていくしかない．母親は，その無力な赤ん坊を抱きかかえながら，あやし，乳を与えて空腹を満たし，手厚く世話をする．母親は赤ん坊への深い関心をもってその世話をしているのである．一方，赤ん坊は，母親の手厚い世話を受けながら，同時に深い愛情を受け取り，心地よい満足感を得る．そして赤ん坊が満足すれば，それは母親の満足となって返っていくのである．

　シュヴィング（Schwing, G.）は，母親の世話を通して経験される肯定的で安全な世界に包まれた感覚を，「**母なるもの**」と呼んだ．この母なるものの体験を，幼い子どものころにうまくできず，いまだ愛されているという充足感，安心感を体験することのできていない人々がいる．その人たちが精神障害者であるとし，看護の役割は，遅ればせながらその母なるものを提供することである，とシュヴィングは述べている[7]．

　しかし，彼らが今までの生活の中で体験できなかった「母なるもの」を，幼いころに戻ってもう一度体験し直すことはできない．そこで，温かさや安心感，包み込むといった母の象徴を用いて，彼らの要求を充足し，母なるものを体験させることに成功したのが，**セシュエー**（Sechehaye, M.A.）であった．看護師がケアを通して，母のもっている象徴的なイメージである，温かさや安心感などを患者に伝えられれば，そこには精神療法的な意味があるとされる．

　実際，臨床の場でケアを提供するとき，多くの看護師は，知らず知らずのうちに象徴的に関わっていることが多い．例えば，私たちが患者の入浴や洗髪を介助するとき，患者は温かいお湯に包まれて安心感を得，それに身を委ねる心地よさを体験しているのである．このような体験こそが「母なるもの」の体験といえる．

plus α
母なるもの

シュヴィングは1905年スイスに生まれ，看護婦として，重篤な身体疾患をもつ患者の看護にあたった後，精神医学を学んだ．シュヴィングによる母なるものとは，以下をいう．
・相手の身になって感じる能力
・他の人の必要とするものを直感的に把握すること
・（相手が必要を感じたときに援助できるよう）いつでも準備していること

身体的なケアを提供するということは，相手の身体に働きかけて関係づくりをすることである．ひきこもって言葉を失い，有効な治療法がないと思えるような患者も，看護師のケアを受け入れることもある．その意味では，看護によって接近できない患者はないといえよう．

2 身体的ケアが患者に働きかけるもの

自分の世界にひきこもり，周囲への関心を示さない患者たちは，これまで愛する人に拒絶されたり傷つけられてきた経験をもち，他者は皆自分を傷つけたり 陥（おとしい）れたりする存在であると感じている場合が多い．だからこそ，一緒に散歩に行ったり，のんびり日なたぼっこをしたり，時には黙ってそばに座っているだけ（**being**）でも患者にとっては大きな意味をもつ．ここでは，看護師が行う日常生活行動の援助場面の中から，清潔ケアについて看護の役割とその根拠を振り返ってみよう．

|1| 入浴

入浴には，温かいお湯に包まれる安心感と心地よさがある．母親の胸に抱かれておっぱいを飲んだときの，母親の皮膚の湿度と温かさの感覚と結び付いているのである．人類学者のモンタギュー（Montagu, A.）は，生活の中で経験する**温かさ**について「『愛情を得る』ということは『温かみを得る』ことを意味する」[16] と述べている．さらに入浴には，直接皮膚に触れるという要素もある．母の胸に抱かれた子どもは，**皮膚と皮膚との接触**を通して母親との一体感を感じる．患者もケアをする看護師の手を通して温かい感触を受け取ると同時に，看護師に受け入れられた感覚をも得ることができるのである．ボウルビィ（Bowlby, J.）は，人との関わりや接触などの情緒的な絆を**愛着（アタッチメント）**，愛着を求めて起こす行動を**アタッチメント行動**と呼んだ[3]．またアンジュー（Anzieu, D.）は，「このように行動する傾向は愛着をもっている人物の属性であり，時間がたってもあまり変化せず，そのときの状況にも影響されない持続的な属性である」と示唆している[1]．人と関わりたい，接触したいという愛着の要求は，生涯にわたって続くことを意味している．特に水，または温水につかることには，温泉療法にみられるように治療的効果があることが古くから知られている．

|2| 足浴

足は身体の中で最も汚れている部分であり，人に洗ってもらうことがはばかられる部位の一つであろう．その足が看護師によって大切に扱われ，洗われる経験は，自分自身が大切にされているという感覚につながる．ある高齢の女性患者は足浴の援助を受けたとき，ケアをしてくれる若い看護師に「こんなことは娘にも孫にもしてもらったことがないよ」と申し訳なさそうに言ったという．この言葉に象徴されるように，自分の中の最も汚い部分，弱い部分，人前にさらしたくない部分を，大切にケアされることを通して，拒否されて傷つき，自分を大切に思えなくなっていた過去の出来事を振り返るとともに，自分

も他者もともに大切な存在であるという，人間に対する信頼感を取り戻すきっかけとなるのである．

|3| 洗髪

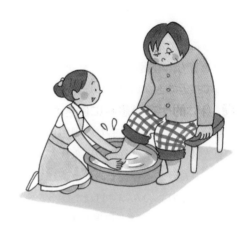

動物の毛づくろいは，互いの親密さを示し確認し合うという愛情表現の手段であるだけでなく，社会的な関係を築き，維持するといった機能をもっていると考えられている．子どものころ，私たちも親や周囲の大人たちからよく頭をなでられたものであるが，頭をなでられた子どもは，そのときの大人たちの手の温かさやなでるという行為を通して，自分に向けられた愛情を確認しているのである．身体や精神を病み，ストレスや葛藤を抱えて闘病生活を送る人たちの中には，人間的なつながりに希薄さを感じている人も多い．しかし彼らは，洗髪の援助を受けながら，子どものころに頭をなでられたときの感覚を思い出しながら，今ケアをしてくれている相手との間につながりを感じているのである．

モンタギューは，皮膚の接触と自我の関係について，「なでられたり，愛撫されたり，抱かれたり，抱きしめられたり，優しい声でささやかれたりして愛されることによって，子どもはなでたり愛撫したり抱きしめたり，優しい声でささやいたり他の人々を愛することを学習する」[16] と述べている．

人が他者を信じるに値する存在であると思えるきっかけは，日常生活の中の小さな経験から始まる．同時に，日常生活に関わり合っている最も身近な看護師が，患者が自尊心を取り戻すきっかけを，提供できるか否かが決め手となることは多い．こころに障害を抱える患者たちが，長い間，求め続けてきた母なるものを感じられるような体験を，看護師によるケアを通して追体験できるなら，看護援助は精神療法的な意義を大いに発揮することになる．音楽療法が音楽を用いた精神療法であるといわれるように，身体的なケアは，身体に働きかける精神療法であるということができる．ケアにおける心理的介入は特別なものである必要はない．武井は「看護行為を通じて精神療法的介入を行うのではなく，看護行為自体に精神療法としての象徴的意味がある」[9] と述べている．

5 社会学習への援助

人は誰でも，人と関わっていたいという愛着の要求を一生もち続けるといわれる．障害をもっているか否かにかかわらず，私たちは常に他者と関わり合い，互いに影響し合いながら，その相互作用の中で成長しているのである．ストー（Storr, A.）は「人は孤独のうちにあっては自己の人格を発展させることはもとより，これを実現することも不可能である」[17] と述べているが，人格の成熟は，人間関係を通して達成されるのである．

精神障害者の多くは，背景に人間関係に傷ついた体験をもっており，現在で

も対人関係に関わる葛藤を抱き続けている．つまり，その傷つき体験が他者と関わることに恐怖感を抱かせ，対人交流を妨げているのである．彼らが対人関係に関わる問題を解決し，再び他者との交流を取り戻すためには，必要な対人関係技術を学習するとともに自分の弱点や対人交流のパターンを認識し，行動を修正する必要がある．

① 生活学習状況

患者の生活学習を助ける治療的環境とはどのような環境なのだろう．クラーク（Clark, D. H.）は，生活経験を通して学べる機会を**生活学習状況**（living learning-situation）と呼び，次のように説明している．

人間が最も多くのことを学ぶのはその日常生活においてであり，毎日の生活で遭遇する具体的な出来事を通じて，自分の行動と感じ方，それに対する他人の反応についてより多く学び，社会で許されること，許されないことは何かを学んでいくことができる．

そして社会療法において最も大切な理念は，「生活しつつ学ぶこと」（living-learning）である．これは，日常生活の中で経験される具体的な出来事を通して，自分の行動パターンや他人の反応の仕方，あるいは集団生活における規範などを学習するという考え方である[15]．

このような学習状況を生み出す基本となるものの一つは，治療に対する考え方である．従来の医学モデルでは，患者に与えられた診断をもとに，薬物療法や精神療法などの治療が行われてきた．一方，社会的なモデルでは，私たちが普段の生活で人と関わりながら，互いに喜びを共有したり，傷ついたり，なぐさめ合ったりしながら成長するのと同様，病院という一つの社会の中で，他者とさまざまな相互作用を繰り広げながら，精神障害者がその経験をもとに生活学習をしていくと考えるのである．

このような生活学習を推進する治療環境においては，精神障害者に関わるスタッフ自身が，精神障害に対するとらえ方を生物学的・医学的モデルから**社会学的モデル**へと意識変換することが求められる．医師や看護師が一方的に指示やケアを与え，患者はそれを受けるという従来の援助関係ではなく，患者を取り巻くすべての人が，互いに関わり合い，相互作用を通して学習する機会を与える対象となっているのである．

家庭や学校，地域のサークルなどが学習の場であるのと同様，精神障害者にとっては，病院が彼らの生きる社会であり生活の場でもある．病院は一般社会の縮図であると表現されることがあるが，病院という集団の中でさまざまな人間模様が繰り広げられており，その中で生活する精神障害者たちも，毎日貴重な生活体験を積み重ねているのである．だからこそ，生活を通して学ぶという考え方と，その理念にふさわしい治療環境が必要であるといえる．

2 社会学習の機会

|1| レクリエーション

　芸術療法など治療を目的としたプログラム活動と，散歩や日なたぼっこなどの日常的な触れ合いや心地よいと感じる活動を，**レクリエーション**と区別して考えることがある．八尋は「快さ，心地よさといった遊びの要素が多く含まれるレクリエーションの場こそ，その活動を通して社会性，社交性を身につけたり，あるいは感情発散や個人的な関心を広げるきっかけを提供する」[13] と述べている．精神科病院では，他者と交流することを苦手とする一群の患者たちが，集団の場や他者との接触を避け，自分の病室にこもって一日を過ごしている．そのような生活パターンが，ますます人と交流しなくても生活していくことのできる状況を定着させてしまうことになる．

　しかし，長く精神科病院に入院しており，一見，周囲に無関心でひきこもっているように見える人の中にも，こころの中では人との接触を求めている場合が少なくない．何もすることもないままに他者と向き合うのは苦痛を伴うが，対人関係を苦手とする人でも，レクリエーションの場では，人と対面する緊張感が和らぎ，活動に参加できる場合も多い．八尋は「不安や圧迫感の対象となっている病棟集団の中にいるストレスを和らげるのがレクリエーション活動である」[13] と示唆している．ウィルソン（Willson, M.）も「レクリエーションは，治療的に働くとともに，治療と日常生活との間でバランスをとる役割をもっているのである」[18] と述べている．

　レクリエーションは，患者とスタッフや学生などが互いに話し合いながら企画し，準備を進めるが，その一連の活動を通して，他者と交流する多くの機会がある．

▶元音楽教師のDさんのケース

　学生が実習中に受け持ったDさんは，パーソナリティ障害の診断を受けている元音楽教師である．もともと人間関係にストレスを感じており，対人関係に苦手意識をもっていたため，病棟でもあまり他者とは交流せず，自分の病室で過ごしていることが多かった．ある日，受け持ちの学生に促されて，音楽活動に参加したところ，自分が音楽の教師であったころ得意としていた音楽の技術を生かし，自主的にキーボードを操作して他の患者たちのために伴奏し始めた．びっくりして集まってきた患者たちも，その伴奏に合わせて歌い始めた．Dさんは，このときの活躍をスタッフや他の患者から驚かれたり褒められたりし，認められ，その後，音楽活動のたびに演奏を依頼されることになったのである．

▶料理が得意なEさんのケース

　料理の場面のことである．30代の統合失調症のEさんは，病棟で企画された豚汁大会について，最初はおっくうだとグループワークに参加するのを避けていた．

しかしスタッフに勧められて，しぶしぶ，料理班に加わってみると，実は料理が得意であることがわかり，率先して他の患者を指導し，その場を盛り上げた．豚汁を食べた患者たちから「おいしいよ」と声を掛けられ，Eさんはこの料理班に加わってよかったと感じたのである．

このようにレクリエーションは，社会から離れ，期待されることの少ない治療環境の中で失いかけていた彼らの役割を思いがけず引き出し，自分も人の役に立つのだという有用性を認識するきっかけとなり得るのである．

人から拒否された体験をもつ精神障害者たちは，自分は他者から受け入れられず，他者のためにも役立てないと無力感や孤立感を覚えていることが多い．しかし，レクリエーションは，これらのケースからわかるように，自分が関わることで他者が喜んだり楽しんだりする様子を目の当たりにすることで，「自分も人の役に立つことができた」と感じる経験を積むことができる．ハーマン（Herman, J. L.）は「外傷が人の心を傷つける本質は，孤立無援感にあるのだと認識していること，そして快復には自分には力があり役に立っているのだという，力と有用性との感覚が必要だということがわかってきた」[5]と述べている．このようにレクリエーションは，患者に自己の有用性を認識するきっかけを提供する大切な機会であるといえる．

| 2 | 自己選択，自己決定のための環境づくり

買い物や外出，散歩などの活動は，長期にわたって閉鎖的な環境に慣れてきた患者が，社会のルールを再び学習するきっかけを提供する．

自分の要求に従って自分のとるべき行動を選択・決定し，実行に移すという，社会ではごく当然のことが，閉鎖的かつ拘束的な施設の中に暮らす患者たちには与えられてこなかった．24時間を通して決められた日課が繰り返され，治療方針は医療者が決定し，患者たちは選択する必要も自由もないまま，衣食住が保証される管理的な療養生活を通して，一方的に与えられることに慣れてきた．

さらに，これまで日本のほとんどの精神科病院には，鍵のかけられた閉鎖病棟や個室（保護室）があったが，ここに収容されている患者たちは，医療者が開錠しなければ外には出られなかった．治療行為という名のもとに，鍵のかかった病棟や部屋に収容されるといった**行動制限**を受けている患者たちに代わって，看護師が買い物に行ったり，必要な用事をすませる**代理行為**と呼ばれる援助がある．これは，行動制限という医療行為に伴って生み出されてきた援助行為である．

また，日常生活の中でも患者の自己管理能力のいかんにかかわらず，小遣いは画一的にナースステーションに預けられ，必要時に患者が要求して受け取るという形であった．たばこも一日の本数が決められ，定められた時間にナース

ステーションに受け取りにいくといった状況だったのである.

　精神医療における人権や倫理が問われるようになるにつれ，療養環境の中でも徐々に管理的な関わりが見直されるようになってきた．例えば，看護師によって慣習的に行われていたロッカーや私物の整理は，患者の個人管理に任されるようになり，小遣いやたばこなどについても自己管理となりつつある．1カ月分の小遣いを1日で使ってしまったり，たばこをひっきりなしに吸うといった行為は，看護師が管理を行っていれば避けることはできるかもしれない．しかし，それではいつになっても，患者は管理されなければ行動を変化させることができず，患者が**自己コントロール**を身に付け自立するといった機会を，奪うことになりかねない.

　近年ようやく，患者の服用している薬物について，薬剤師から直接説明を受ける機会が提供されたり，医師との面接でもインフォームドコンセントの必要性が叫ばれるようになってきた．その一方，日常生活の場面では，まだまだ患者の意思が尊重されるまでには至っていないのが現状である．例えば，外出や買い物をする場合でも，「何が欲しいのか」「どこへ行くのか」「どのような方法で目的地に行くのか」などの行動を，患者自身が選択し実行することは難しい．それは，今まで管理される環境の中で過ごしてきた患者には，自分で決定・実行し，その責任を負うという機会がほとんど与えられてこなかったからである．今，求められているのは，患者の意思を引き出す関わりと，患者自身が自己決定をする環境が保証されることであろう.

①身近なところから答えやすい質問をし，迷っている患者に付き添う.

②患者が表現した選択肢（例えば，買い物がしたい，映画が観たい，散歩に行きたい，など）の中から，今，何をしたいのかを患者自身が自己決定できるような関わりをする．そのためには，患者が迷っている間も，看護師はその迷いに寄り添い，患者自身が答えを出すまで待つ.

③患者に自分で決定したことを実行する体験をしてもらう.

　バートン（Barton, R.）は「精神科の看護師や看護人の技術とは，患者が自分で物事を行う機会を奪うことなく，患者の尊厳や自信を守るために，いつ介入するかを判断することである」[2)]と述べている．そのためには，看護職者が根気強く患者の選択，決定の場面に付き添い，彼らのペースに合わせながら自分で考え判断することの大切さを学習できる環境を整えることが求められるのである.

| 3 | 身だしなみを気にすること

　普段，病棟では身なりや髪の乱れを気にしない患者でも，外出やプログラム活動に参加するようになると，新しい服に着替えたり化粧をしたりするなどの変化がみられるようになることがある.

　また，コーラスなどのプログラム活動に参加する際，事前に歯を磨いたり，髪を整えたりする患者もいる．プログラム活動やグループワークへの参加は,

こうした社会性も同時に身に付けていく機会となるのである.

▶ 久しぶりに化粧をしたFさんのケース

閉鎖病棟に入院している患者たちのバスハイクが企画されたときのことである.いつも他者との接触を避けるFさんが,出発時間になっても姿を現さないため,看護師が病室に様子を見に行った.その看護師は「きれいな服に着替えて,お化粧をしているんだけど,まだ終わらないんだって……」と帰ってきた.Fさんは普段は化粧をしたことがなかったので,時間がかかっていたというのである.

▶ 喫茶店に出かけたGさんのケース

Gさんが喫茶店に行きたいと訴え,スタッフが付き添って行ったところ,後から入ってきた二人連れが,こちらをちらちら見ながら,少し離れた席に座った.Gさんとスタッフは不快な思いをしたが,なぜだろうと話し合っている中で,Gさんが,自分の化粧のしかたや服装が季節はずれであることなどが原因ではないだろうかと言い出した.

接する人や目にするものが毎日同じという閉鎖的な環境に慣れてしまい,人の目を気にしなくなりがちな患者にとって,散歩や外出など,人の前に出る機会は,自分の服装や言動が周囲に与えている影響について考えるきっかけとなる.

これらのような,日常生活の中で学ぶ対人関係の技術を,認知行動療法として治療に活用したのが,**社会生活技能訓練（SST）**である.

| 4 | 治療共同体としての活動

共同生活の場である病棟では,日常的にさまざまな問題が起こる.例えば,外に干していた洗濯物がなくなった,入浴の順番が守られない,食事がおいしくないと不平を言うなどである.そういった問題がもち上がったとき,苦情の標的となるのは,そのトラブルに巻き込まれている当事者だけでなく,看護師であることも多い.

こうしたトラブルの解決だけでなく,病棟運営に関わるさまざまな問題を患者とスタッフが一緒に話し合ったり決定したりする**コミュニティーミーティング**が行われている施設もある.

コミュニティーミーティングの場は,「スタッフが『できることはできる.できないことはできない』と応えればよいのだ.どんな問題であれ,解決の責任を負うのは患者もスタッフも同じである」[11]と考えられている.患者もスタッフも共に病棟（コミュニティー）に関わる対等な存在として,トラブルを自らの問題としてとらえ,それがなぜ起こったのか,何が原因なのか,今後どうすればよいのか,などを共に考える経験を重ねることが大切とされる.

plus α
**コミュニティー
ミーティング**

治療共同体において重要なプログラムの一つである.治療共同体とは自助グループと専門的な治療が統合されたコミュニティーに近いイメージで,そこでは,療養生活の主体である患者とスタッフが同じ立場で話し合う.患者が,集団の中で自分の意見を言う体験の場ともなる.

■ 引用・参考文献

1) Anzieu, D. 皮膚：自我. 福田素子訳. 言叢社, 1993.
2) Barton, R. 施設神経症. 正田亘訳. 晃洋書房, 1985.
3) Bowlby, J. 親子関係の理論Ⅰ. 黒田実郎ほか訳. 岩崎学術出版社, 1976.
4) 蜂矢英彦. 心の病と社会復帰. 岩波書店, 1993.
5) Herman, J. L. 心的外傷と回復. 中井久夫訳. みすず書房, 1996.
6) 中井久夫ほか. 看護のための精神医学. 医学書院, 2001.
7) Schwing, G. 精神病者の魂への道. 小川信男ほか訳. みすず書房, 1966.
8) Sechehaye, M. A. 象徴的実現：分裂病少女の新しい精神療法. 三好暁光ほか訳. みすず書房, 1986.
9) 武井麻子. わが国における精神看護学の現状と課題. 平成9年度看護白書. 日本看護協会, 1997.
10) 武井麻子. 精神看護学ノート. 医学書院, 1998.
11) 武井麻子. グループとしての病棟. 精神看護. 1999, 2（5）, p.52-55.
12) 土居健郎. 精神分析. 創元社, 1967.
13) 八尋緑. 創作活動を利用したレクリエーション療法の試み. 日本集団精神療法学会. 1988, 4（1）, p.13-17.
14) 臺弘. 生活療法の復権. 精神医学. 1984, 26（8）, p.803-814.
15) Clark, D.H. 精神医学と社会療法. 秋元波留夫ほか訳. 医学書院, 1982.
16) Montagu, A. タッチング. 佐藤信行ほか訳. 平凡社, 1977.
17) Storr, A. 人格の成熟. 山口泰司訳. 岩波書店, 1992.
18) Willson, M. 精神科のロングターム・ケア. 山田義夫ほか訳. 協同医書出版社, 1989.

重要用語

陽性症状	院内寛解	愛着（アタッチメント）
陰性症状	生活療法	生活学習状況
意欲の低下	生活臨床	社会学的モデル
管理的要素の強い環境	シュヴィング	レクリエーション
喪失体験	母なるもの	社会生活技能訓練（SST）
施設病	セシュエー	治療共同体
社会的入院	being	コミュニティーミーティング

3 服薬治療に関わる援助

1 精神科における薬物療法の特徴

　精神科治療には薬物療法をはじめ，精神療法や作業療法，社会療法など，多様な治療方法があるが，日本では薬物療法が主流となっている．

　精神科の薬物療法で用いられる薬物は，次のように分類される．主に幻覚・妄想や興奮状態に作用する**抗精神病薬**，うつ状態の治療に用いられる**抗うつ薬**，躁状態の治療に用いられる**抗躁薬**，不安の治療に用いられる**抗不安薬**，睡眠障害の治療に用いられる**睡眠薬**，てんかん発作などの抑制・予防に用いられる**抗てんかん薬**などである．ひと口に薬物療法といっても，その作用や効果はさまざまである．向精神薬は，多くの患者に欠かすことができない重要な薬物であるが，その一方で，全身に及ぶさまざまかつ深刻な有害反応があり，患者たちの日常生活に多大な影響を与えているという側面がある．薬物療法の効果と有害反応による生活障害の程度を観察することは，看護師の大切な役割の一つである．

2 抗精神病薬

精神科においては，薬の効果や有害反応を検査結果やデータの数値から判断することが難しく，患者の訴えや，イライラしている様子，表情が硬いなど，看護師の観察内容が，その後の治療方針を左右する大切な情報となる．しかし，有害反応の症状を適切に訴えられない患者も多く，便秘を「おなかに蛇がいて，気持ち悪い」などと表現することもある．また，日ごろ訴えの多い患者に，アカシジア（➡p.202参照）などが出現すると，「落ち着きがない」と言われたり，便秘でイライラしていても「またいつものように騒いでいる」と受け取られたりすることもある．このようなときには，精神症状の背後にある生活上の問題が見過ごされてしまうことがある．だからこそ患者の訴えに耳を傾けるとともに，患者の小さな変化やサインなど，看護師の観察が何よりも有力な判断材料となるのである．

ここでは精神科で最も使用頻度が高く，特徴的な有害反応がみられる抗精神病薬について説明するが，さまざまな有害反応に対する援助として，どの薬にも共通して必要なことは，服薬後どのくらいの期間にどのような有害反応が出たのかを観察し，**早期発見**することである．また，どのような有害反応の可能性があるかについて，事前に患者に話をしておくと，出現したときに患者が無用な不安を抱かずに済む．

1 抗精神病薬の有害反応と看護のポイント

抗精神病薬は，主に脳内のドパミン受容体を遮断することにより症状を鎮めるが，ドパミン受容体の遮断によって**急性ジストニア，パーキンソン症候群**（パーキンソニズム），**アカシジア，遅発性ジスキネジア**などの**錐体外路症状**（extrapyramidal symptom：**EPS**）を呈する．

|1| 急性ジストニア

筋緊張の異常であり，不随意に首が横や後ろに曲がってしまったり，顎が勝手に動いてしまうといった症状である．また，舌が飛び出る，眼球が上転するなど（図5-2）の症状がみられる．

＜看護のポイント＞
- 筋緊張の異常がみられたり，顎や舌の異常な動き，眼球上転等の症状の出現や悪化の場合は，医師に情報提供する．
- 患者には，適宜声を掛け，不安軽減に努める．
- 構音障害によって自分の声が聞き取りにくくなる場合があるので，ゆっくり大きな声で話すように促す．しっかり理解しないまま患者に返事をすることは信頼関係を損ねる可能性があるので，聞き取れなかったときはそのことを伝え，筆談などに方法を変えて訴えを聞いてみる．
- 意図的もしくは無意識的に眼球を上転させている場合もある．

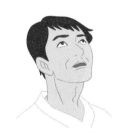

図5-2　急性ジストニア眼球上転

そのようなときには，少し話をしたり，そばにいるなどして，しばらく患者の様子を観察する．

|2| パーキンソン症候群

手や指の震え，また小刻み歩行*と呼ばれる，つま先立ち歩きで突進するような歩き方が特徴である（図5-3）．顔の筋肉が硬くなるため無表情となるが，これは仮面様顔貌（かめんようがんぼう）と呼ばれている．口角からよだれを垂らしていることもあり，奇異な印象を与えることもある．

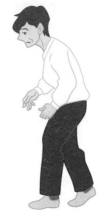

用語解説 *

小刻み歩行

歩幅が小さいため，なかなか足を前に出すことができず，床に足底が貼り付いたようなすり足になる歩行．足を一歩出すと，次は突進して止まらなくなることも特徴である．

＜看護のポイント＞

- 小刻み歩行や手指の震え，仮面様顔貌などの症状の出現や悪化の場合には，医師に情報提供する．
- 有害反応としての震え以外に，緊張による震えや，てんかん発作であるけいれんの前兆が出現している場合もあるので，さまざまな可能性を考えながら観察する．

❶小刻み歩行への援助

- 周りの患者にも有害反応による小刻み歩行のため転倒しやすい状態であることを説明し，お互いにぶつかることのないように協力を求める．
- 靴やスリッパは，足にしっかりフィットし，滑りにくいものを選ぶよう伝える．
- 時間には余裕をもって行動し，焦って歩かないよう伝える．
- 足元ではなく，少し前のほうを見て歩くことで，障害物や人との接触に注意するよう伝える．
- 小刻み歩行が激しい場合は，車椅子を使用したり，歩行器に重りをつけて前に滑らないよう工夫する．
- 床が濡れている場合は，滑って転倒する危険があるので早急に拭く．
- ふらつきが激しく，またベッドから転落などの危険性があるときは，床に硬いマットを敷いて寝るなどの工夫をする．

図5-3　パーキンソン症候群の姿勢および歩行（小刻み歩行）

❷手先の震えへの援助

- 歯磨き粉のふたを取る，紙パックジュースのストローをさす，食事で，はしやスプーンを使うなど，手先の細かい動作が難しいときは，いつでも看護師に声を掛けるよう伝える．
- たばこを吸うときは，灰が床や衣服に落ちやすいので注意する．
- 折り紙や塗り絵など，手先を使う細かい作業をしていた人は，作業内容を見直し，細かすぎない作業に変更する．

|3| アカシジア

多くの患者にみられる有害反応の一つである．「足がムズムズする」「じっとしていられない」とつらい表情で訴えたり，落ち着きがなくそわそわする感じがみられる．病棟内を頻繁に歩き回っている場合は，アカシジア（静座不能）が疑われる．

<看護のポイント>

- 落ち着きがなく，病棟内をうろうろするなどの症状が観察されたり，「じっとしていられない」などの言動がみられた場合は，医師に情報提供する．

- 気持ちが落ち着かないために，じっとしていられないと訴える患者もいる．それが有害反応によるものなのか，不安や焦燥感からくるものなのかを，日ごろからしっかり観察することが大切となる．

- 落ち着きがないといった身体症状や，イライラ感にどう対処してよいのかわからないなどの苦しみを抱える患者の気持ちを理解する．

- 不安や焦燥感に理解を示し，場合によってはしばらく一緒に病棟内を歩くなど，患者の行動に付き添う．

- 足のマッサージや足浴，冷湿布などによる気分転換を図り，患者の気持ちが落ち着くよう援助する．

- アキネトン®やタスモリン®などの抗パーキンソン病薬には，重大な有害反応として依存傾向が挙げられる．服薬に関して患者から「この薬を飲むと，スーッとする」などの依存と疑わせる言動がみられた場合は，注意が必要である．

| 4 | 遅発性ジスキネジア

遅発性ジスキネジアは長期間，抗精神病薬を服用し続けると起こる不随意運動の一種で，無意識に舌が飛び出してしまったり，口がモグモグと動いてしまうなどの症状を呈する（図5-4）．併せて，背中が丸くなり，腹部が突き出たような前傾姿勢となる．急性ジストニアとは異なり，内服を中止してもなかなか症状が治まらず，治療困難な有害反応の一つといえる．

<看護のポイント>

- ろれつが回りにくく，患者の言葉を聞き取りにくくなることがあるため，できるだけゆっくり話すように促す．どうしても聞き取れない場合は，あいまいなままにせず，そのことを本人に伝え，再度話をしてもらったり，筆談を用いたり，その患者の話を聞き慣れている看護師に一緒に聞いてもらうなどして，患者の訴えをしっかり聞く．

- 飲み込みにくさなどが生じている場合は，餅やパンなどを喉に詰まらせて窒

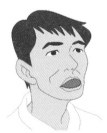 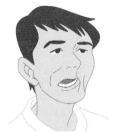 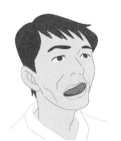

舌が飛び出す　　　　　口をゆがませてモグモグする　　　舌の回転が不随意に起こる

図5-4　遅発性ジスキネジアの口周囲の異常

息する危険性がある．また朝食時や，しっかりと覚醒していない状態での食事は，誤嚥の危険性があるため，食事時間をずらすなどの配慮が必要である．

|5| 悪性症候群

生命の危険につながる有害反応の最たるものは，悪性症候群である．発熱，発汗，頻脈，筋強剛（筋固縮），尿閉などの症状を呈した場合，適切な治療が施されなければ，死に至る場合もある．初発症状は風邪に似ているため見極めにくく，解熱薬や抗生物質を投与しているうちに手遅れになってしまう可能性もある．

<看護のポイント>

● 急に高熱などを発症した場合は，悪性症候群の可能性を考えて医師に報告し，筋強剛が出現していないかなどを，特に注意深く観察する．悪性症候群を発症すると，CK（クレアチンキナーゼ*）の上昇や白血球の増加がみられる．

● 悪性症候群の有無を早期に判断できるよう，悪性症候群にみられる特徴的な症状をチェックリストにまとめ，各勤務帯のスタッフが継続的に細かく観察できるよう工夫する．

|6| 抗コリン作用に伴う症状

抗精神病薬はドパミン受容体を遮断することによって，アセチルコリンを抑える作用（**抗コリン作用**）もある．アセチルコリンが抑制されると，副交感神経に関連して消化液の分泌活動や消化管活動などが抑えられ，口渇，尿閉，便秘，イレウス*などの症状を呈する．口渇は，水中毒*の患者との関連が議論されているが，その原因や治療法はまだ明らかになっていない．

便秘に関しては，便が何日間も出ていないにもかかわらず訴えてこない患者もいれば，「おなかに何かがいる」といった表現をする患者もいる．重篤になるとイレウスになる危険性もある．そのほか，眼症状としてかすみ目や緑内障の悪化がみられることがある．

<看護のポイント>

❶口渇

● 飴や水をなめることや，うがいを促す．

● 唇が渇いている場合は，リップクリームなどを塗布する．

● 飲水の制限は困難であるため，患者のコップを小さいものに取り替え，また1回の飲水量を話し合いによって決めておく．

● 口腔内の洗浄作用が低下するため，時間を決めてうがいを促すなど，口腔内の感染予防に努める．

● どの程度飲水しているかを観察する．また血液検査などで経過観察を行う．

❷便秘

● 毎日の排便の有無をチェックする．

<aside>
用語解説 *

CK（クレアチンキナーゼ）

全身の筋肉や心筋にある酵素で，筋の収縮に関係する．筋疾患や心筋梗塞などで上昇する．
</aside>

<aside>
用語解説 *

イレウス

腸閉塞症とも呼ばれ，消化管にある内容物が排出されない，もしくは正常に運ばれない状態のことをいう．原因によって，機械的イレウスと麻痺性イレウスに大きく分けられる．
</aside>

<aside>
用語解説 *

水中毒

体内の水が過剰になった病態．血中のナトリウム濃度が低下する低ナトリウム血症によって，意識障害，けいれんなどが起こる．精神科領域では薬物療法を受けている長期入院患者によくみられるもので，患者が大量に水を飲むために起こる．
</aside>

- 腹部の観察と腸音聴取を行う．
- 腹部膨満感などの自覚症状の有無を確認する．
- 栄養士と連携を図り，繊維の多い食事を提供するなど工夫する．
- 散歩や病棟歩行を促し，適度な運動を勧める．体操など，身体を動かすプログラム活動への参加を勧める．

❸その他

尿閉がみられるときは導尿するが，尿路感染などに気を付ける．特に，抗うつ薬のアナフラニール®使用の初期は一時的に尿閉が出現することが多いので，症状を患者に尋ねたり，観察を十分に行う．

眼症状が出現しているときは，医師に報告する．もともと緑内障のある患者は，抗精神病薬の使用によって悪化する危険があるので既往歴に注意する．

|7| 内分泌・代謝系症状

食欲増進や脂質代謝の変化による肥満も，比較的よくみられる有害反応の一つである．さらに，活動の低下などからくる運動不足や間食も肥満を助長するので，活動量や食事内容を観察し，看護師間でその情報を共有する．また，乳汁分泌や月経の変化などの内分泌代謝異常がみられることもある．女性は，特に月経の変化や無月経を生じることによる不安を抱きやすいため，心理面への援助も重要となる．

＜看護のポイント＞

❶月経の変化

- 月経の有無について情報を得る．主治医や担当看護師が男性の場合には訴えにくいため，女性スタッフが話を聞くなど配慮する．
- 無月経の場合は，薬の影響，妊娠や摂食障害などの可能性も考慮する．原因の追究とともに，援助が必要な場合は早急に対処する．
- 若い女性の場合，出産を希望し，薬を自己判断で中止してしまうことがある．急な症状の変化や，服薬中断の徴候には注意が必要である．

❷乳汁分泌

突然に乳汁分泌の症状が出現すると患者本人も驚いてしまうので，事前にその有害反応について伝えておく．特に男性患者の場合，男性としてのアイデンティティーに影響する可能性もあるため，入浴時などを利用して男性看護師から尋ねてみるなど配慮する．

❸肥満

- 適宜体重を測定し，間食の制限や食事摂取量とカロリーの見直しを行う．チームでその情報を共有し，必要に応じて医師や栄養士と連携しながら援助方法を考える．
- 肥満から引き起こされる生活習慣病を予防するため，定期的に行われる採血などの検査値をチェックする．
- レクリエーション活動への参加を勧めたり，気分転換も兼ねた散歩や運動を

促す.

● 便秘予防対策と同様，散歩や病棟歩行などの適度な運動を勧める．体操など
の身体を動かすプログラム活動への参加を促す.

|8| 精神症状

鎮静作用をもっているはずの薬が，逆にイライラ感，興奮，落ち着きのなさ
などを引き起こしたり，精神症状を改善させるはずのものが，かえって精神症
状を悪化させて抑うつ，無気力，関心の低下の原因となっている場合もあるの
で注意する.

＜看護のポイント＞

● 毎日のバイタルサインのチェックや食事の摂取量，睡眠状況などを観察し，
患者の体調および自覚症状（抑うつ感，やる気のなさ，倦怠感（けんたいかん）など）を確認
する.

● 精神症状（陰性症状として無為，自閉，関心の低下など）との区別が困難で
あるため，日ごろから注意深く観察する.

|9| その他の症状

その他の症状として，起立性低血圧や心電図異常などの循環器症状，肝機能
障害，光過敏性皮膚炎などがみられる.

＜看護のポイント＞

光過敏性皮膚炎の予防のためには，外出時に長袖の服を着る，帽子をかぶ
る，日焼け止めクリームを塗るなどの対処とともに，なるべく日陰を歩くよう
伝える．症状が出現してしまったときには，医師に報告する.

② 抗精神病薬の種類と特徴

抗精神病薬は，主に脳内のドパミン経路でのドパミン受容体を遮断すること
により，この経路における過活動を抑制し，幻覚，妄想，興奮，不安などの症
状が鎮められると考えられ，クロルプロマジンの臨床応用に始まる．それ以
降，クロルプロマジンに代表されるフェノチアジン系薬物やブチロフェノン系
薬物（ハロペリドール）が発表され，ベンザミド系（スルピリド）も含め，こ
れらを定型抗精神病薬という．定型抗精神病薬は，錐体外路症状（EPS）が強
く出現し，その症状を抑えるために抗パーキンソン病薬が併用される場合が多
かった.

その後，ドパミン受容体だけでなくセロトニン受容体など，他の受容体を遮
断する作用をもつ非定型抗精神病薬が登場した．患者を苦しめてきたEPSが少
なく，これまで効果がみられなかった統合失調症の陰性症状と呼ばれる意欲の
低下，自閉，感情鈍麻などにも有効で，現在統合失調症の第一選択である.
2021年1月現在，日本で認可されている非定型抗精神病薬は，リスペリドン
（リスパダール®），パリペリドン（インヴェガ®），ペロスピロン（ルーラ
ン®），ブロナンセリン（ロナセン®），クエチアピン（セロクエル®），クロザ
ピン（クロザリル®），オランザピン（ジプレキサ®），アセナピン（シクレスト®），

アリピプラゾール（エビリファイ®），ブレクスピプラゾール（レキサルティ®）の10種類である．陰性症状の改善効果がみられ，有害反応が少ないこれらの薬により，患者や家族の生活の質を高めることが期待されている．

3 薬物療法における看護

1 観察の大切さ

薬の種類や量が同じでも，その効果や有害反応の出現の仕方は個人によって異なり，患者が訴える症状（嫌な声が聞こえる，足がムズムズして気持ち悪い，おなかに何かがいて重いなど）が薬物の量に直接反映されることが多いため，**患者の訴え**や**行動の変化**が，その後の薬物療法の内容を決定するための重要な情報となる．

精神障害者は自身の疾患についてあまりよく理解できていないと認識しがちであるが，実際にはよく聞いてみると，自分の身体上の変化に気付いている患者は多い．病名や治療について詳しい説明を受けてこなかったという背景をもつ患者も多いが，たとえ病名を知らなくても，日常生活の中で困っていることが表出できれば，援助は可能となる．例えば，部屋で寝てばかりいるように思える患者は，周囲に，怠けているといった印象を与えているかもしれないが，本人は「動きたくても動けない」という焦りの中で「なんとかして起きたい」という思いとの狭間で，深刻な葛藤に苦しんでいることもある．

看護師は，表面に現れる症状と患者の要求や思いは必ずしも一致していないことを理解した上で，薬物療法を受ける患者の観察を行う必要がある．精神科では特に精神症状の観察に重点が置かれやすく，身体症状に関する観察や対応が遅れてしまうことがあるため，注意が必要である．

2 薬物療法をめぐるインフォームドコンセント

最近では薬剤師が病棟に赴いて，直接患者に薬の説明を行っている病院もみられるが，病棟では看護師が，患者から「この白い粒の薬はなんの薬？ どんな有害反応があるの？」といった質問を受けることもある．薬や病名について，患者がどのような説明を受けているのかを把握し，看護記録や看護計画などを利用して，スタッフの誰もが確認できるようにしておくとよいだろう．すべての有害反応や作用について患者に知らせることで，かえって混乱を招いたり，説明内容によっては拒薬につながる可能性もあるため，スタッフ間で情報を共有し，対応を統一することが必要である．

精神科におけるインフォームドコンセントを考えるとき，薬についての説明と同意を得ることはもちろん，服薬後に日常生活に支障を来すような有害反応の出現があるか，その可能性がある場合にはどのような症状を来すのかについてきちんと伝えることが重要となる．また，薬を服用しながら今後どのような生活が可能であるかなどについて，**個別に話し合う**ことも，精神科看護師に与えられた大切な役割の一つである．

❸ 服薬拒否の理由

　服薬指導をきちんと行うことにより，入院中は規則正しく服薬していることは多いが，再入院の原因として，患者自身の判断による服薬中断がかなり多くみられるのが現状である．精神科ではなぜ拒薬が問題となるのか，そして患者自身の訴えをもとに**拒薬**を招く原因とその理由について考えてみたい．

- 「面倒」「ついうっかり飲むのを忘れちゃった」「飲んだか飲まなかったかわからなかったから，飲まなかった」「飲んでも病気がよくならない」など，特別な理由なく中断している．
- 「病気だと思っていない」「薬を飲むと具合が悪くなる」「治ってきたからやめた」「身体が重くて起きられない」「考える力がわいてこない」など，誤った病識や病感により中断している．
- 「毒が入っているから」といった妄想，薬の時間がちょうど何かの儀式の時間だった，強迫行動の最中で飲むことができなかった，誰かが「薬を飲むな」と命令する声が聞こえるなどの理由により，中断している．
- 「薬代がかかる」といった経済的要因から自ら服薬を中断している．
- うつ状態がひどく，薬を飲む気力がないため中断している．
- 手が震えたり，飲み込みが悪くなるなどの有害反応により，服薬を躊躇（ちゅうちょ）するため中断している．
- 薬を服用するたびに，自分が精神障害者であることを思い知らされ，つらいため中断している．

　このように，身体的・精神的に深刻な有害反応と付き合いながら，服薬し続ける患者もいる．服薬すれば，幻覚や妄想が軽減し，それに伴い気持ちが落ち着いたり日常生活をスムーズに送ることができるにもかかわらず，自ら薬を中断するにはそれなりの理由があることを知っておきたい．患者が治療に同意できるよう根気よく話し合い，どうしても納得できない様子のときには，医師と情報交換しながら，水薬やデポ薬*の使用を検討する．

4 薬に対する患者の思い

　薬が増えたり，退院が延期になったり，外出が制限されることなどを恐れて，有害反応が出現したり，精神症状が悪化しているにもかかわらず，なかなか訴えてこない患者もいる．しかし患者同士では，「薬が変わったんでしょ．どう？」「なんで薬を飲まないのよ．飲んだら少しは楽になるんだから飲みなよ」などと，話し合っていることも多い．一見，他人には興味や関心がないかのような印象を受ける患者たちも，実はお互いの状況をよく見ており，支え合っているケースもある．このような患者同士の関係は，治療の継続にも大きく影響する．

　薬物がこれほど生活に大きな影響を与え，ときに有害反応という苦痛を与えているにもかかわらず，現在の精神科患者に対する治療は薬物療法が主流と

用語解説 *

デポ薬

効果が2〜4週間持続する薬品の筋肉注射のこと．薬が油性成分で包まれており，吸収速度が緩やかであるため，長期間の薬効が期待できる．デポ薬は毎日継続して内服する必要がないというメリットがあり，拒薬傾向が強いなどの服薬管理が困難な患者や，退院後さまざまな理由で継続して服薬することが困難だと思われる患者に処方される．しかし一方，有害反応が出た場合に，服薬を中止しても薬効が続いているため，悪性症候群やイレウスなどを起こした場合，深刻な事態を招く可能性もある．

なっている．薬物療法への援助とともに，日常生活場面に関わり合い，ケアを通してこころの傷を癒し，自らを取り戻すための働きかけを行うことは看護師の重要な役割となる．ほかの患者たちと緊張することなく交流できるレクリエーションの場を提供したり，日常生活の出来事を通して対人技術を学習できる環境を整えるなど，患者が徐々に自分の思いを言葉で語り，感情を表現できるような治療環境の中で，生活を送ることができるような援助が求められるのである．

コラム 　　**身体合併症のある患者の看護**

　精神科病棟に入院している患者の身体症状をアセスメントすることは難しいといわれる．なぜなら，患者は身体症状を妄想や幻覚に関連した表現で訴えることがあるためである．患者が「お腹の中にヘビがいる」「背中に赤ちゃんがいる」など，便秘や背中の違和感を訴えた場合，精神症状が悪化していると判断するかもしれない．そのため，看護師がタイムリーに正確なアセスメントをすることは非常に困難といえる．しかしある意味，そこが精神科看護のおもしろさともいえるのではないか．

　さまざまな表現方法で自分の身体や症状を訴える患者に，いま何が起こっているのだろうかと日々の観察の中から探っていくことは，患者の安全を守る上で重要なアセスメント技術である．検査データや画像診断だけでなく，毎日の患者との関わりの中で看護師が抱く違和感を手掛かりに，さまざまな症状を見極めていくことが求められる．

　精神科治療において薬物療法は重要である反面，さまざまな副作用による患者への負担につながる．副作用で多くみられる症状や注意したい合併症については日頃から注意し，重要な訴えを見過ごすことのないよう心掛けたい．そのためには患者の言葉に頼らず，非言語的コミュニケーションの観察の重要性を理解し，看護に生かしていくことが大切である．

1) 宮本忠雄ほか．こころの科学：こころの病気と薬．日本評論社，1994．
2) 水島裕．今日の治療薬2002．南江堂，2002．
3) 中河原通夫．精神科治療薬の上手な使い方．金剛出版，1995．
4) 鈴木純一．「騒ぐ患者」への処方．精神看護．1998，1（3），p.72-73．
5) 武井麻子．精神看護学ノート．医学書院，1998．

急性ジストニア　　　　　　　遅発性ジスキネジア　　　　　非定型抗精神病薬
パーキンソン症候群（パーキンソニズム）　　　錐体外路症状（EPS）　　　拒薬
アカシジア　　　　　　　　　悪性症候群　　　　　　　　　デポ薬
　　　　　　　　　　　　　　抗コリン作用

◆ 学習参考文献

❶ **ブルスアルハ．家族のこころの病気を子どもに伝える絵本（1〜4）．細尾ちあき文・絵，北野陽子解説．ゆまに書房，2012．**
　家族がこころの病気になったとき，どうしたらいいのか，子どもはどのような気持ちでいるのか，どのように病気のことを伝えたらよいのかなど，かわいい絵とともに解説も加えられ，わかりやすく書かれている．

❷ **ハウス加賀谷，松本キック．統合失調症がやってきた．イースト・プレス，2013．**
　統合失調症をもつお笑い芸人のさまざまな貴重なエピソードが書かれている．

5
精神科看護におけるケアの方法

6 入院環境と治療的アプローチ

学習目標

◉ 精神科病棟の特徴と入院する精神障害者のもつ問題を理解し，基本的援助について学習する.

◉ 精神科病棟に入院するということの意味について考え，理解する.

◉ 治療的環境について理解することができる.

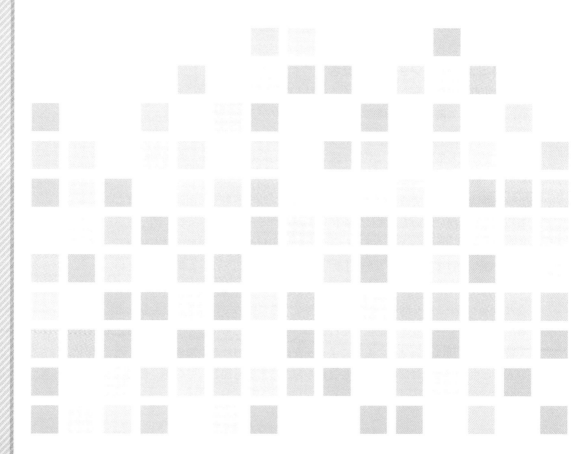

1 治療の場としての精神科病棟

1 入院する精神障害者がもつ特徴

　精神科病棟に入院する精神障害者は，年齢をはじめ疾患や病状，入院に至った経過もさまざまだが，①本人の病識が十分でない，②コミュニケーションが困難である，③ストレス耐性，環境への適応能力が低下している，④多くの疾患が慢性疾患である，という特徴をもつことが多い．ここではこの4点について，それらに対する看護の視点も含めて述べる．

1 病識が十分でない

　精神疾患の急性期には，例えば，幻覚や妄想などの症状に支配されていたり，うつ症状により気力がわかないことを自分の性格の問題ととらえていたりするなど，自分を苦しめている症状が，病気によって引き起こされているということが理解できていないことも多い．そのような病識の欠如は，さらに，治療の必要性を正しく認識できないことにつながり，入院することや治療を受けることを拒絶することにもなり，看護ケアを行うことが困難な状況となる．

　後述するように，治療が長期的なプロセスをたどるケースが多いことからも，患者自身が自分の疾患や必要な治療について理解・受容し，自ら積極的に治療に参加できるように援助することが重要となる．患者がこのような姿勢を保てるようにするためには，患者－治療者間に**信頼関係**が成立していることが不可欠となる．看護師も含めた医療スタッフには，その信頼関係を築くための働きかけ，適切な治療を受けるための援助，さらには疾患や治療などに関する知識を患者が得られるような教育的な関わりなどが求められる．

2 コミュニケーションの困難さ

　精神疾患患者は繊細で傷つきやすく，対人関係が苦手な傾向にあることが多い．さらに，入院した精神障害者とのコミュニケーションの困難さは，前述した病識の欠如などにより自らの入院治療を拒否していることや，さまざまな精神症状が悪化していること（不安が強い，被害的になっている，自閉傾向が強くなる，病的な依存など）からも起こってくる．

　看護師は，その患者個々のコミュニケーションの特徴やその困難さの**背景**にあるものが何かについて，常に気を付けながらコミュニケーションを図っていく必要がある．さらに，コミュニケーションの困難さとは，単に会話が成立しない，話しかけても返答がない，「話しかけないでください」と拒絶するということだけではない．例えば，常に自分の不幸な話を一方的に語り同情をひこうとする，相手を振り回そうとする，妄想をさらに強めていくような会話なども，コミュニケーションを拒否する行動の一種としてとらえることができる．

　特に入院当初は，病気そのものによる不安に加え，慣れない環境で，知らない人々と生活しなければならないことから起こる不安も加わっている．環境へ

の適応が苦手であることを考えると，看護師には配慮ある温かなコミュニケーションが求められている．

3 ストレス耐性・環境への適応能力の低下

コンテンツが視聴できます（p.2参照）

●治療の場としての精神科病棟〈動画〉

精神疾患患者の特徴の一つとして，疾患により自我がもろくなる傾向がある点が挙げられる．そのため患者は，他者の言動，および職場や学校・家庭などの環境の影響を受けやすく，環境からの刺激が強すぎると，さまざまな適応障害を引き起こしやすい．精神科病棟での臨地実習で初めて精神障害者と接した看護学生が，「とても細かくいろいろと気遣いをしてくれて，患者さんが優しかった」「社交性が豊か」などとその印象を語ることもあるのだが，実際は実習生に対して過剰に気を遣い，その後に具合が悪くなってしまう患者もいる．このように，自分にとって負担にならない程度の，ほどよい気遣いができないということも一種の適応障害ととらえることができる．そしてその結果，仕事に行けない，買い物などのための外出ができない，入浴できない，食欲がなく食事がとれない，人と話ができないといったように，さまざまなかたちで日常生活に支障を来すことになる．

病院に入院する患者は，そのようにしてなんらかのかたちで日常生活に破綻を来した結果の来院であるケースが多い．昏迷状態の患者では，体位変換やおむつ交換なども必要になり，被毒妄想（「食べ物に毒が混ぜられており食べると死んでしまう」と思い込んでいるなど）によって食事がとれない患者に対しては，食行動への援助を行うこともある．看護師は清潔・整容，排泄，食事，睡眠など1日の流れに沿って，その患者にとって必要なケアを展開していかなければならない．破綻した部分だけにとらわれることなく，その患者の健康な部分にも目を向け，それを拡大していくことにも配慮しつつ，日常生活への援助を行っていくという姿勢をもつことが大切である．

また，家族や職場などサポート体制の調整，および社会生活を送る上で必要となる社会資源の活用（生活保護や障害年金の受給，訪問看護や作業所，デイケアなどの通所施設の利用など）について働きかけを行うといった生活調整も，重要な看護援助の一つとなる．地域で患者に関わる周囲のさまざまな人々（家族や友人，雇用主，訪問看護師など）の温かい関心や観察が，精神症状の悪化を早期に発見することにつながり，入院に至らずに治療できることも多い．

4 多くの疾患が慢性疾患である

精神疾患の多くは慢性疾患であり，症状が安定し退院した後も長期的なフォローが必要となる．このため，退院後の社会復帰に関しては，入院と同時にその援助が開始されなければならない．社会復帰に際して看護師は，これまで述べてきたような長期的な治療継続の必要性，ストレス耐性や適応能力，周囲のサポートの重要性などに配慮していかなければならない．具体的には，患者が自己管理によって内服を適切に継続実施できるような服薬教育プログラムを実施する，家族会や家族教育プログラムなどによる家族のサポートとともにソー

シャルワーカーと連携した環境調整を行う，訪問看護スタッフと連携して訪問看護の導入を図るなどの援助が挙げられる．

2 精神科病棟での入院治療

■1 入院に至るプロセス

人はどのようなときに精神科病棟に入院して，治療されることになるのだろうか．いくつか具体的に入院に至った例をみてみよう．

事例❶

54歳女性のAさんは，20年近く自宅にひきこもっていた．食事や身の周りの世話は両親がしていたが，父親は認知症の症状で入院し，母親は脳内出血の発作で突然亡くなった．Aさんは食事もとれなくなって衰弱し，寝たきり状態となっているところを地域の社会福祉事務所の職員が発見し，付き添われて入院となった．診断の結果，統合失調症ということになったが，半年以上入浴していないため，体からは異臭が放たれ，頭髪は糊で固めたようにべっとりと頭に張りついており，仙骨部には褥瘡ができていた．医師から入院を促されるとAさんは特に抵抗もなく，無反応のまま病棟へと向かった．

事例❷

78歳男性のBさんは，妻と死別し長男夫婦と同居していた．ある日，食欲不振と不眠症状が出現し，近所のかかりつけの内科クリニックを受診した．医師からは，念のために総合病院で精密検査を受けることを勧められたが，それを聞いたBさんは「もうよくならない大変な病気にかかってしまった」と悲観し，家族に「死にたい」と漏らすようになった．そんなある日，トイレで首をつろうとしているところを長男が発見し，「ちゃんと内科の大きな病院に行って検査をして，治療をしてもらおう」とBさんを説得した．長男はかかりつけ医の助言に従い，Bさんを精神科病院に連れてきた．

事例❸

24歳女性のCさんは，アメリカに留学し，希望していた経営学修士の学位を取得して帰国したばかりである．まじめで頑張り屋，かつ向学心旺盛なCさんだったが，友人に誘われるままに留学中にマリファナ，スピード（麻薬の一種）などを使用し始め，帰国後は覚醒剤を常用するようになった．幻覚症状で自宅前の道路で奇声を上げる，全裸になるなどの行動がみられたため逮捕された．その後，執行猶予処分で保護観察となったのだが，その期間中に再度，覚醒剤を使用した．そして，アルバイトの勤務中に幻覚症状が現れて激しく興奮し，ビルから飛び降りようとしたため，警察官に伴われて精神科病棟へとやって来た．

精神科病棟への入院が内科や外科などの他の診療科の入院と大きく異なる点は，本人の意思を問わずに入院治療が導入される**医療保護入院**，**措置入院**などの入院形態があることである．Aさんは病状が重く，今自分のいるところが精

plus α

入院形態の割合

2022年における日本の精神科入院患者の入院形態別患者数からみると，全国で任意入院は48.5％，医療保護入院は50.4％，措置入院は0.6％であり，本人の意思によらない入院は，全入院患者の51％以上を占める（精神保健福祉資料：令和4年度6月30日調査の概要）．

➡ 入院形態については，ナーシング・グラフィカ『情緒発達と精神看護の基本』11章3節1項参照．

神科病棟かどうかさえわかっていない可能性があり，Bさんは内科の病院と偽って精神科病院に連れて来られている．またCさんは警察官によって，いわば強制的に連れて来られたのである．

入院治療の開始にあたっては，患者本人が同意し，納得の上で行われる**任意入院**が望ましく，実際，自ら進んで精神科を受診する人も少なくない．受診の経緯にかかわらず，本人の納得が得られない入院となれば，患者と医療スタッフ間の信頼関係の構築も難しくなる．

精神障害の発症は，もともと人間関係に傷つくような体験をしてきて，適応能力が底をついたときに起こるともいえる．医療保護入院や措置入院での入院治療の導入は，患者にさらなる人間不信や入院生活への不安を強く生じさせ，治療関係の構築を阻害することになりかねない．この場合，患者にとっては「納得のいかない」「強引な」入院という体験となり，看護師はその怒りや不信の対象となりやすい．看護師は，患者がどのような経緯で入院に至ったのかを理解し，患者の不安や緊張を強めたり，入院による生活の変化に対する興奮や混乱を増悪させたりすることのないよう，気をつけて対応しなければならない．

本人の病識が乏しい場合であっても，ほとんどの患者は，強固な不安や恐怖感を抱きながら苦しんでいる．それは表出されないかもしれないが，助けを求めているのである．そのような気持ちに配慮し，入院することによって苦しみは軽減されるというメッセージを伝えることも大切である．患者が自らの入院治療の必要性を受け入れ，納得して入院できるよう根気強く働きかけていくことが看護師の役割として重要となる．

2 入院治療の利点

|1| ストレス状況となっていた生活環境から離れ休息できる

入院する患者は，学校や職場での人間関係上のトラブルや，仕事・学業の悩み，家庭での育児や家事労働の負担など，さまざまなストレスにより，身体的にも精神的にも**疲れきっている**ことが多い．精神的に，そして身体的に疲れきった状態では，人間は**マイナス思考**となりがちであり，自分自身で気分転換を図ることは困難となる．そのような状況が続けば，食欲不振，不眠症状の悪化，倦怠感といったさまざまな**身体症状**が出現する．また「もう死ぬしかない」といった抑うつ症状や，「みんなが自分に意地悪をしている」といった**妄想症状**などの精神症状がさらに悪化するといった悪循環に陥ることになりかねない．

入院は，患者にとってそのようなストレスの原因となっている環境から距離を置くことになる．そして，これまでのストレスに満ちた生活を一時的に保留し，十分に休息することで，心身両面の疲労から回復することができる．その結果，ストレス場面に対して以前よりもゆとりをもって対応できるようにもなり，そのストレスに今後どのように対処していけばよいかを考えたり，調整したりする機会をもつことができる．患者を支えてきた家族や周囲の人々もまた，疲れきっている場合が多い．患者の入院によって周囲の人々も休息できる

plus α

逃避

ヘンダーソンは，「不健康とは，楽ではない状態とか生命への威嚇（いかく）以上のものであり，健康を害した人間の逃避的行動について，逃避こそが満たされ得る唯一の基本的欲求ともいえる」と位置付けた．逃避にはマイナスのイメージがあるかもしれないが，病院に入院することにより，不健康となった人々が自分の現実生活から避難するという意味合いも含まれていると考えられる．

という副次的な効果もあり，患者に対するサポート体制の立て直しや，改善を図るきっかけにもなる.

|2| これまでの生活を振り返り立て直す機会となる

入院することで，ある一定のサービスが病院から提供されることになる. 例えば，3回の食事が給食として出されることは，うつ状態にある主婦にとっては，苦痛に感じながらも頑張って行っていた炊事などの家事から解放される.

また，不眠症状により昼夜逆転の生活に陥り，規則的に内服を行うことができていなかった患者にとって，規則正しい生活を送ることで，乱れてしまった生活リズムを修正することができる. 仕事に追われ多忙な生活を送ってきた人にとっては，自分のこれまでの人生や家族との関係，さらには将来の人生設計などについてじっくりと考える時間となる.

このように，日常生活行動の一部を病院に**肩代わり**してもらうことにより，少しずつ日常生活を立て直すことができるようになる.

|3| 専門スタッフによる治療やケアを統合的に受けることができる

入院中は医師，看護師，ソーシャルワーカー，公認心理師または臨床心理士，薬剤師，作業療法士など，さまざまな専門スタッフと日常的に関わる機会があるため，患者はケアを統合的に受けることができる. 例えば，内服薬の調整について，入院中であれば副作用の出現時や作用が不十分なために起こってくる苦痛などへの対応が，医師・看護師の関わりによって迅速に行うことができ，薬剤師にも気軽に相談することができる. また，作業療法士の勧めで参加した絵画や陶芸などのプログラムがきっかけで，退院後の趣味の活動としてそれらを続けるようになり，心身ともに安定した生活を送ることができるようになる人もいる. また，コーラスなどの音楽療法で初めて生活の中での安らぎを体験し，それをきっかけにその後は安心して入院生活が送れるようになったという患者も少なくない.

|4| 対人交流を学習する機会となる

精神障害者は家族関係がうまくいっていなかったり，学校や職場で友人や上司との関係をうまく構築できなかったりする人が多く，それぞれ傷ついた体験や葛藤を抱えている. その結果，対人関係を恐れて自閉的になってしまっている患者も多い. このため，入院中に患者が安心して対人交流できるような場が保障されること，また患者自身が自分の対人関係上の癖を理解することが，精神科治療にとって重要となる.

❸ 入院治療によって生じる危険性とその問題点

精神疾患患者が入院によって体験する苦痛は，精神疾患によってもたらされる症状のほか，入院生活でのさまざまな規則や制限などでこれまで通りの日常生活を営むことが困難になることや，精神疾患に対する偏見や差別などが複雑に絡み合い，形成される. 入院生活によって患者にどのような苦痛がもたらされる危険性や問題点があるのか，具体的に考えてみよう.

|1| 精神科病棟への入院によって引き起こされる反応

　精神科を受診すること，そしてさらに精神科病棟に入院するということは，そのこと自体が，患者に計り知れない大きなショックを与えることが多い．「どうして自分が精神科なんかに入院しなければならないんだ」「もう一生ここから出られないのではないか」「自分はだめな人間なんだ」といったような，恐怖と恥辱感を伴う体験として受け止められるのである．そこには，患者自身も感じている，精神疾患や精神科病院などに対する差別や偏見といった感情が働いている．また，実際に閉鎖的な環境に置かれ自由を奪われるという体験は，それ自体が外傷的な体験となり得る．

　患者が入院することに納得していない場合，その不安が入院治療へと導いた家族や医師，さらにはその他の医療スタッフへの攻撃というかたちで現れてくることがある．また，強いうつ症状を呈する患者は，入院すると「ホッとする」と感じる場合も多いが，「自分は価値のない人間だ」「入院なんかしてしまって情けない．死んでしまったほうがいい」という思いから自殺しようとすることもある．そのため，看護師は入院後の患者観察と対応には十分注意する必要がある．

　また，入院費用といった経済的な問題が患者にとって精神的な苦痛となり，症状に影響することもある．患者が表出する症状は，単に疾患によるものだけではないことを知っておきたい．

|2| 入院環境が患者の自律性や主体性を奪う恐れがある

　入院治療の利点として，生活上の責任の一部を一時的に肩代わりしてもらえることがあるが，これは一方では，患者の依存性を助長してしまい，生活能力を低下させてしまう危険性がある．また，朝は病棟で一斉に行うラジオ体操で始まり，患者は決められた日課をこなすのみ，といった精神科病棟もいまだ多いが，こうした生活では，患者が自分で考え，自分のやりたいことを見つけてそれに取り組もうとする自律性や主体性を失ってしまうという側面がある．特に入院が長期化している場合は，**施設病**（→p.189 plusα参照）と呼ばれる深刻な状態を引き起こすことになる．

　入院により患者は，自分の身分や所有物をある意味取り上げられ，「入院患者」として生活することを余儀なくされる．そして自律性を剝奪され，固定化された患者役割を演じるようになっていく．従来は感情鈍麻や意欲の減退，無為・自閉といった症状は，統合失調症の慢性期の症状と考えられていた．しかし現在では，これらは長期的な入院により引き起こされる施設病の症状，**医原病***であるとする指摘もある．

|3| 家庭や職場への社会復帰を困難にする

　現実社会から距離をとって休養するということは，同時に家族や職場，地域などから切り離されてしまうことにもつながりかねない．入院前に暴力行為があるなど，家族が自分たちの休養を強く望んで入院に至った場合，元の環境で

用語解説*
医原病

医療行為によって起こる疾患を指す．医療行為による外傷，心理的に引き起こされた精神的障害，抗生物質の大量・長期投与による菌交代現象など．

再び受け入れられるには相当な抵抗が予想され，入院も長期化しやすいため特に注意が必要である．入院時にあらかじめ退院のめどを伝えておくのも，こうした事態を避ける一つの方法である．

入院によるこれらの弊害は単独で起こるというより，同時かつ複雑に絡み合っていることが多い．そのため入院がさらに長期化し，それにより患者のもつ能力がさらに低下し，退院がより困難になるという悪循環へと陥る危険性が高くなる．

3 入院生活における環境調整

入院するということは，それまで慣れ親しんできた生活環境から，病院というこれまでとは違った生活環境に身を置くということを意味している．また現在の日本においては，患者が入院する病棟の多くが閉鎖病棟である．これは患者にとって不安や緊張を感じさせる体験となり，その程度には個人差があるものの，なんらかの不自由を余儀なくされることになる．まして，自らの意思に反して入院となり，行動が制限される患者にとって，その環境が与える影響は計り知れない．

もとより精神科病棟に入院する患者は，自分という人間の存在そのものが脅かされているといった不安や恐怖を感じていることが多い．それだけに看護師は入院生活において，その患者が人間としていやされ，さらに自己成長することを促進するような，安全で安らぎのある環境を調整することが求められる．例えば，急性期の入院治療においては，幻覚や妄想といった病的体験に支配され苦しんでいる患者を庇護し，周囲の刺激から患者が保護されていると感じられるような環境の調整，また患者が安心感をもてるような関わり方で看護ケアを行っていく必要がある．

さらに，環境とは単なる物的な環境のみを指すのではなく，対人的な環境をも含んでいる．精神科病棟という環境においては，患者が自分の感情や考えを安心して自由に表出できるような雰囲気や場が保障されている必要がある．患者がそのような場でさまざまな**対人交流**を体験することは，入院治療における回復のプロセスにとって不可欠であり，看護師は病棟におけるそのような場や雰囲気づくりを常に心掛けなければならない．看護において環境調整というと，ベッドメーキング，また床頭台やロッカーの整理や掃除といったことのみをイメージしがちである．しかし，治療の場であり生活の場でもある病棟で，患者が安心して入院生活を送ることができるよう調整することは，看護師が果たすべき重要な役割の一つである．

1 保護室

病的体験が活発な状態，あるいは自傷行為や他者への暴力行為がみられる場合に患者の心身を保護し安全を確保する目的で，一時的に保護室が使用されることがある．また，急性期の患者の中には病気によって感覚が過敏になってお

り，他者の話し声や足音，ドアの開閉音などの生活音が，耐えられないほどの苦痛をもたらす刺激になってしまうこともあり，このような場合，周囲からの刺激を遮断し安定を図る目的で保護室を使用することもある．保護室の使用は，治療によりよい効果をもたらすことを目的としているが，長期的な保護室の使用は拘禁反応*や精神的退行などを引き起こす可能性もあるため，使用目的を明確にし，最小限度の期間での使用とする．かつ15〜30分ごとの定期的な巡回を行う．

2 閉鎖病棟・開放病棟

閉鎖病棟とは，病棟の出入口に鍵がかけられていて，人が自由に出入りできない構造の病棟を指す．治療に対する協力が得られず，精神症状が活発で自身や他者を傷つける危険性の高い患者への治療に隔離を行うことは法律でも認められているが，日本では任意入院患者が精神科における入院患者の50.7％程度であるにもかかわらず，全国の精神科病棟のうち閉鎖病棟の割合が68％以上であることは，再考されなければならない課題の一つといえるだろう．

とはいえ，鍵のかかっていない開放病棟を増やせばよいという単純な問題では決してない．患者によっては「閉鎖病棟は外界から守られているように感じられて安心できる」「鍵をかけておいてもらわないと，自分は外に行って何をしてしまうかわからない」など，閉鎖病棟に入院することを自ら希望する人もいる．しかし，鍵の力を借りなければ患者に安心して生活できる環境が提供できないとしたら，それは医療従事者としてあまりにも悲しいことである．可能な限り「鍵をかける」という物理的な手段に頼らずに，患者が「守られている」と安心感を抱き，患者が自身の衝動性をコントロールできるような援助を行っていくことが求められている．

市橋は，「入院環境として単に病棟の構造が開放化されればよいということではなく，そこで働いているスタッフの心が開かれているということが重要なのだ」と指摘している．

6

入院環境と治療的アプローチ

「開放病棟であっても，ただそれだけでは，病者の心は開かれることはない．開放病棟を治療の場として運営していくには，スタッフの意識改革が必要である．『開放』とは単にドアに鍵がかかっていないということではない．単に無拘束ということでもない．社会とのふれあいの場であり，社会に向かって開かれた場である．患者とスタッフが，人間として，対等な人としてふれあえる場でもある．ただし，それにはまず，無拘束ということが条件になろう．鍵をもっている者ともたない者の間には，基本的には対等ということはありえないからである」[9]

3 精神科病院における災害時の安全管理

　起こり得る潜在的リスクを把握し，事故発生を未然に防止する安全管理体制は，治療的環境を提供するために極めて重要である．精神科病院（病棟）における安全管理というと，従来は火災，医療過誤，院内感染，転倒転落や窒息，さらには自傷他害などの事故予防が中心であった．しかし，阪神・淡路大震災（1995年），新潟県中越沖地震（2007年），東日本大震災（2011年）と相次いだ地震災害が契機となり，現在は，自然災害も視野に入れ，患者，職員などの安全を確保しつつ病院（病棟）を適切に継続して運営できる危機管理能力が求められている．このため，精神科病院（病棟）では，各々の施設の状況に合わせた災害マニュアルの作成や，災害発生直後の的確かつ迅速な対応を可能にするための訓練，ライフライン停止を想定した食糧や医薬品，飲料水や燃料の備蓄などが整備されつつある．

　また，精神科医療では治療上やむなく，隔離や拘束などの行動制限が実施されることがあるため，患者の安全を守り，災害時に適切な避難誘導が行えることは，必要不可欠な看護スキルである．

|1| 避難訓練，誘導方法の工夫

　そのためには，患者参加型の避難訓練を定期的に実施することが重要となる．精神科病棟に入院している患者の場合，日常とは違う出来事が起こると敏感に反応する，不安や恐怖の感情が引き起こされるなどのリスクもあるので，たとえ訓練であっても，事前の説明も含め，患者の病状に配慮した対応を忘れてはならない．

　災害時の誘導マニュアルを準備しておくことも重要なことだが，誘導時の声掛けや説明を聞き，情報を取り込み，状況を理解するということが困難な患者も少なからずいるので，混乱してパニックを起こすことも考えられる．このため，入院している患者にとって，安全を守るために有効な声掛けや誘導方法か，定期的な見直しを行うことが大切である．例えば，発達障害や認知症をもつ患者の場合は，口頭での指示や説明よりも，絵カードなどで示すほうが効果的な場合も多い．日ごろから，患者が安全に落ち着いて避難行動がとれるような誘導方法を工夫し，準備しておくことが望ましい．

|2| 夜間の災害時の対応

　さらに，患者が就寝中であり，勤務するスタッフ数も少ない夜間の災害時の避難誘導については，精神科病棟の場合は，患者の多くが就寝前に睡眠薬を内服していることもあるため，容易に覚醒しない，覚醒しても歩行時にふらつく，などの事態が起こることが予測される．日中の救護区分以外に夜間の救護区分について，患者個々の状況をアセスメントし，夜間に発生した災害時の具体的な誘導方法を理解しておくことは，精神科病棟に勤務する看護師にとって，重要な看護援助の一つといえるだろう．

2 治療的環境を整える

ナイチンゲールが「心身に癒やしを与えるための環境をつくり出すことが看護の仕事である」と強調しているように，早い時期から看護における癒やしのための環境の重要性が認識されていた．精神科病棟では患者の心身を癒やすための環境をつくり出すために，看護師にはどのような援助が求められるのだろうか．

1 治療的環境とは何か

1 治療的環境

人間は自分の欲求と環境との相互作用の中で生き，自己を形成していく．したがって，治療においても環境が重要な役割をもつということは古くから認識されており，**治療的環境**という用語が精神医療の分野で用いられてきた．この言葉の起源は，18世紀末，**ピネル**（Pinel, P.）がフランスのビセートル病院で行った人道的アプローチにあるといわれているが，その後の精神科医療におけるモラルトリートメントや，**コノリー**（Conolly, J.）らの非拘束運動，作業療法やレクリエーション療法の発展，環境療法，閉鎖病棟の開放化や治療共同体の発展へという一連の動きを含む広義の概念としても，この語は使われている．

一般的には治療的環境とは，精神障害者が社会生活を送ることのできる力を身に付けるといった自己成長を目的に調節された環境のことで，物理的環境や心理・社会的環境などを含む（**表6-1**）．精神科医療においては，特に対人関

表6-1 精神科病棟の環境を観察する視点の一例

物理的環境	1．安心して休むことができる環境 ●空間，構造：患者が一人で安心して休むことができるような場や設備が保証されているか． 　　　　　　　プライバシーへの配慮は十分になされているか． 　　　　　　　十分な収納スペースが用意されているか． 　　　　　　　トイレの数や洗面所の広さなどは適当か． ●室温，換気，採光：外界の自然が室内からも感じられるか． 　　　　　　　　　　喫煙室などの分煙対策はきちんとしているか． ●音：廊下の足音，病室やトイレのドアの開閉音は響かないか． ●清潔と安全：掃除が行き届いていて，汚れや悪臭はないか． 　　　　　　　故障や破損した物品や器具はきちんと取り替えられたり，修理されたりしているか． 2．生活上の欲求が満たされる環境 ●金銭はどのように管理されているか． ●私物の管理はどうなっているか，病室に持ち込んではいけない物やスタッフに預けていて使用時のみ手元に持てる物などの規則がどうなっているか． ●危険物としては，どのような物がどのような理由で持ち込みが禁止されているか． ●嗜好品（たばこ，インスタントコーヒーやジュース・菓子類）の管理はどうなっているか．
心理・社会的環境	●通信（病棟の公衆電話，私物のスマートフォンやインターネット環境，手紙のやりとりなど）はどうなっているか． ●面会は具体的にどのように実施され，制約はあるか． ●散歩や買い物，外出はどのように行われているか． ●作業療法や病棟でのグループ活動などのプログラムはどうなっているか． ●患者が必要なときにスタッフと相談することができるか． ●テレビやラジオ，新聞などの情報と十分に接する機会があるか． ●患者が自分たちの意見を言ったり，話し合いを行ったりする場は保証されているか．

係への働きかけが重要なため，時に治療的環境という言葉がこの心理・社会的環境のみを指して用いられることもある．この場合，治療的環境とは，多様な人間関係の中で患者が自分の感情や考えを自由に，そして罰せられたりとがめられたりすることなく表現できるような，柔軟な雰囲気や豊かな環境を意味している．そのような環境をつくり出すためには，管理や統制によって患者が自由に発言できないような雰囲気にしてしまってはいけないし，かといってスタッフが治療的な介入や指示を全く行わないといったような，自由と放任を取り違えた状況にしてしまってもいけない．

精神科医の**サリヴァン**（Sullivan, H.S.）は，「患者にとって残虐さがなく，その代わりに場に関与する人々の人格が無意識的な共感に基づいた，相手のレベルまで降りていった知的な寛容さや居心地のよい無関心がある環境」[3]を治療的環境であると位置付けている．

2 治療的環境と看護

ヘンダーソン（Henderson, V.）は，「入院という現象，そして日常の看護のやり方（これをヘンダーソンは戒めの意味もこめて"束縛"と呼んでいる）は，患者が大切にしているものから長期間引き離すことになり，そのことが，治療しようとしている病気よりも悪い影響を患者に対して与えることがあるのだ」[4]と指摘している．このような観点からも，施設病の予防は看護師が取り組まなければならない重要な課題であるといえるだろう．外科手術後の肺炎や<ruby>褥<rt>じょくそう</rt></ruby>瘡と同じで，治療目的で行ったことにより別の障害を引き起こすといったことは，避けなければならない．そのためにも，ヘンダーソンが指摘するような"束縛"ではない看護が実践される必要がある．

武井は，「スタッフはむやみに手出しも口出しもしないが，いつも必要なときにはそこにいて助けが得られる．もしくはいつでもスタッフが利用可能である（英語でavailableという）．そんな存在感が治療的環境を作り出す」[5]と述べている．

セルフケアを十分に行うことのできない患者に対して，看護師がその患者の入浴や整髪などの日常生活援助のケアを行うことは，患者の身体面に影響を及ぼすだけではない．自分の訴えを言語で的確に表出することが苦手な傾向にある精神障害者にとっては，身体面への働きかけが，精神面も含めてその患者という人間の存在そのものへの働きかけの契機ともなり得る．また，困っているときに助けが得られるという経験が，患者にとって十分に治療的な意味合いをもつ．

看護師は，精神科病棟の環境を整える上で，このような点について配慮する必要がある．臨地実習の際には，自分が配属された病棟の環境がどのようになっているか，その内容について検討してみるとよいだろう．

❸ 規則や制限

　入院生活において制限の設定は不可欠なものであるが，精神科病棟には根拠や目的が十分でない慣習的な規則や制限がみられることがある．そのような治療にとって意味がないと思われる，そして何より患者の自由や自律を阻害しているような制限はないかを常に検討する必要がある．制限は，病棟という単位など全体に対するものと，個別に対応すべきものとがある．すべてを一律に制限するのではなく，対応の仕方については整理，吟味するよう心掛けるべきである．

> 事例❶
>
> 　ある精神科病院の急性期病棟では，本や新聞については自由だったが，週刊誌や月刊誌などの雑誌類は病棟に持ち込んではいけないという規則があった．ほかの病棟から異動してきた看護師は，「なぜ雑誌だけが？」と疑問に感じながらも，急性期病棟は治療上そういうことになっているのだろうと考えて，患者が入院してくるたびに，オリエンテーションで雑誌は持ち込めないということを説明していた．
>
> 　しかし，あるとき，「雑誌が持ち込めないという根拠はなんなのだろう」という声がほかの看護師から上がった．この病院では看護師は数年ごとに病棟を異動するため，この規則ができた当時の看護師はすでにおらず，その経緯ははっきりはしなかったのだが，雑誌の中に綴じ込まれている通信教育や通信販売などの資料請求や申し込みの葉書を患者が記入して投函してしまうことが理由らしいとわかり，この規則は廃止された．数名の看護スタッフから，「何か問題が起きても困るから，雑誌から綴じ込み葉書を外して持ち込むようにして，様子をみたほうがいいのではないか」といった意見も出されたが，結果的にはそういった制限は設けずに様子をみてみようということになった．
>
> 　その後，時折綴じ込み葉書を使って請求したと思われるペン習字や保育士の通信教育講座のパンフレットが患者の元に届けられているが，何も問題は起きていない．

　このように，根拠が不明瞭なままに独り歩きしてしまっているルールというものが少なからず存在する．そして根拠のないルールであっても，これをなくすことに対してスタッフは漠然とした不安を感じ，この事例にみられるように，別のルールを設定してその不安に対処しようとすることがある．病棟ルールの見直しがなかなか進まない原因の一つに，ルールを変えることへのスタッフの善意に基づく反対意見（「患者にとって病状が悪くなるきっかけになるのではないか」「このルールがなくなったら患者が困惑するのではないか」）がある．しかし，精神科看護師として求められることは，ルールによって問題が起こらないようにすることではなく，むしろ，問題が起こったときにどう対処するかなのである．

　病状が安定せずに，入院して３年が経つ54歳の男性Aさんは，普段はスタッフとも
ほかの患者とも交流をもつことはほとんどなかった．病室で怒鳴るような口調で独り
言を言いながら一人で過ごしていることが多いのだが，ある寒い冬の朝，Aさんが珍
しく食堂のテレビをじっと見ていた．そして，いつも持ち歩いているノートに何かを
一生懸命メモしていた．その数分後，病院に通信販売会社から電話連絡が入った．A
さんがその日の朝，テレビで紹介されていた羽毛掛け布団を50枚，電話で注文してい
たのだ．この連絡を受けた看護師は，Aさんとこの件について話し合った．Aさんは，
「ここ数日の夜の冷え込みはつらく，病院の布団は重いだけで暖かくないのでぐっすり
眠れない．この病気では睡眠をちゃんととることは大事だし，風邪をひいてもつまら
ないと思った．そうしたらテレビでよさそうな布団があるのを知って，あれならみん
な気持ちよく眠れるんじゃないかと思った」と言うのだ．そして，この「みんな」と
して，病棟に入院している患者総数に夜勤の看護師の人数を加えた数の布団を注文し
たというのである．

　この話を聞いた看護師は，「Aさんの優しい気持ちがとてもうれしかった」と伝えた．
その後，50枚の布団の支払いにはいくらのお金が必要かをAさんとともに計算し，さ
らにAさんが現在，自由に使えるお金がいくらなのかを照らし合わせて，どうすべき
かをAさんに考えてもらった．結果的にAさんは，自ら通信販売会社に注文のキャンセ
ルとおわびの電話をしたのである．

4　治療共同体

　精神科病院，そして精神科病棟はそれ自体が一つの社会システムである．こ
のシステムの中で患者，そして治療スタッフたちはさまざまな場面，方法で交
流をもつ．その交流のありかたが，その場のもつ雰囲気や文化を生み出し，病
院や病棟の環境をつくり上げていく．

　1950年代，イギリスの精神科医**マックスウェル・ジョーンズ**（Jones, M.）
は，病院の環境が患者の症状や言動，そしてその予後に大きな影響を及ぼすこ
と，患者同士の関わり合いにより患者は成長するという点に着目し，精神科病
院は患者の健康的なパーソナリティを促進させるような治療的な環境でなけれ
ばならないと考え，**治療共同体**という概念を発展させた．

　治療共同体では，病棟を一つのコミュニティーとしてとらえ，そこで起こっ
てくるさまざまな人間関係の問題は，コミュニティーが解決するものと考えら
れている．さらに，病院全体で生じてくる事柄，例えば病棟運営の問題や，患
者と治療スタッフとの人間関係などを全員で分かち合い，考えるという文化を
もつ．

　また，治療的な環境として，治療スタッフと患者間の自由な交流，院内の階
層構造の打破，民主的な病院運営も重視された．ジョーンズが治療共同体を実
践したベルモント病院では，医師や看護スタッフは制服を着用せず，患者と同
じく普段着姿で過ごし，お互いをファーストネームで呼び合っていたという．

　治療共同体では，患者と治療スタッフの誰もが参加できるコミュニティー

ミーティングが毎日開かれ，患者同士のトラブル，病院や病棟の規則，病院行事の企画のほか，治療スタッフの退職や異動，ある患者がなぜ退院したのかなど，日々の生活におけるあらゆる出来事について話し合われる．この話し合いや検討は，問題についての理解を深めるだけでなく，話し合いや検討のプロセスそのものが，同様の状況が起こった時に同じ失敗を繰り返さないための学習過程となった．コミュニティーミーティングでは，患者あるいは治療スタッフといった立場は関係なく，テーマとなる人の行動について，オープンに議論される．

　ベルモント病院には作業所もあり，患者は作業への参加も奨励されていたが，作業所においても，作業そのものよりも働く者同士のやりとりのほうがずっと重視されていたという．ベルモント病院を訪れた精神科医の**クラーク**（Clark, D.H.）は，そのときの印象を次のように記している．

　「ベルモントで行き会う患者たちは薄汚く，部屋はみすぼらしく雑然としていて，どこも汚れていた．まるで"病院のようではない"場所だった．しかし，ベルモントの実績には感動させられた．失職，刑務所暮らし，精神病院への入院などにより落胆の果てにあった人々がよみがえり，隠れていた才能を発揮した．彼らは口々に証言した．罰せられることなく平等に扱われる環境にいて，これまで行ってきたことやこれからの変化を初めて許容し，理解してくれたと」[1)]

　この治療共同体におけるミーティングでは，看護師自身の言動ももちろん議論や批判の対象となる．精神科看護において，患者と看護師の交流の中で生じた問題については，患者の病理そのものだけが問題視されがちだが，実際には看護師のパーソナリティが深く関与していることも多い．患者と自分との間に何が起きたのかをきちんと理解するためには，患者との関わりにおいて自分の示した言動が，患者に対する攻撃性の現れなのか，転移によるものなのか，不安によるものなのかなどをきちんと把握することが，精神科看護師として非常に重要となる．

　ミーティングの場において，看護師が自分自身の傾向やそのときの感情，自身の心的外傷体験など，患者とのやりとりの中で生じてくる自己について問われることは，治療者として，また人間として成熟していく上で必要なことである．治療共同体における実践は，患者だけではなく治療者をも癒やし，成長させるものといえるだろう．

x

a

3 精神科病棟での語りの場： ミーティングの事例から考える

　これまでみてきたように，治療的環境をつくり出すことは看護師に求められる重要な役割の一つである．看護師が患者個々とじっくり関わることは大切なことであるが，二者関係だけに埋没してしまうと患者自身の問題解決を阻害することにもなりかねない．そうなると，患者－看護師間は治療的関係から程遠いものになってしまう．患者が治療を受け，生活している病棟は一つの小社会である．さまざまな患者，治療者と関わること，他者とのやりとりを見ることから学ぶことは多い．その社会のもつ治療的な効果を引き出すことも，病棟の看護師に求められる役割の一つといえるだろう．

　では，看護師は具体的にどのようなことができるのだろうか．ここでは，ある精神科急性期病棟で看護師が実践している病棟ミーティングの事例をもとに，治療的な意味について考えてみよう．

1 ミーティングの枠組み

　ミーティングは毎週決まった曜日の決まった時間に，病棟のホールで40分間行われる．入院患者，この病棟に勤務しているスタッフは誰でも自由に参加することができる．特に議題はなく，時間になると集まって話したいことを自由に話すというフリートークの会である．必ず看護師と病棟医師が各1名以上は参加することになっているが，取り立てて司会という役割は担わない．もちろん患者への指導や，講義などは一切行わず，患者と一緒にフリートークに参加するかたちとなる．スタッフの役割は，開会と閉会を告げることくらいである．

　ミーティング時，ホールに円を描くように椅子を配置し，参加者は好きな場所に自由に座る．病棟のホールで行うミーティングなので，ミーティングの途中であってもホールの片隅で話をする，くつろいで新聞を読むといった患者もいる．人数にはばらつきがあるものの，毎回8〜12人程度の入院患者が参加している．参加者の6割は統合失調症の患者であり，そのほか気分障害，パーソナリティ障害，覚醒剤精神病がそれぞれ1割ほどの構成となっている．

　そのようなミーティングの中で，患者からはさまざまな語りが生まれていく．その中から二つのケースを紹介しよう．

2 50代女性のAさんのケース

　50代女性患者のAさんは，被害的で自分の感情を言語化することが困難な患者だった．自分の思いがうまく伝えられず，そのことにいら立ち暴力に及ぶことが多々あり，それが原因で来院，入院となったが，急性期病棟での入院はすでに半年に及んでいた．

　ミーティングに参加し始めた当初，Aさんは全く発言しなかった．そして，ミーティング終了直後，積極的に発言していた患者に「あなた，生意気すぎるわよ」「偉そうにするんじゃないわよ」などと言い，殴りかかることが何度もあった．その後もAさんはミーティングへの参加を続けていたが，次第に好んで看護師や医師の隣の席に座るようになり，不安になると隣のスタッフの腕にしがみついたり，手を握ったりするようになった．そして少しずつ「私は退院したいんだけど，まだ無理みたい」「退院していける人たちがうらやましい」など，自分の気持ちをミーティングの場で語るようになった．それと並行するように，ミーティングの場のみならず日ごろの入院生活においても，他者に対する暴力行為がみられなくなっていった．

　この病棟は急性期病棟のため，緊急入院の受け入れなども多く，ミーティングには原則として医師が参加しているものの，やむなく中座しなければならないこともある．そのことに強い反応を示したのが，このAさんだった．

　ある時，ミーティングに参加していた医師が2回続けて，ほかの業務のためにミーティングの場から離れることがあった．「用事が終わったら戻ってくる」と言い残して医師は席を立ったのだが，終了時間になっても戻ってこなかった．

　その次のミーティングにおいて，また途中で医師が中座した．その直後に以下のようなやりとりがみられた．文中のC～Fもミーティングに参加している入院患者である．

A「いつもこうなの．『また，あとでね』とか言っていなくなっちゃう．うちの人もそうなの．外泊したいって言うと，『また今度ね』って．でも，ずっとだめ．お父さんなんかね，突然，自殺して死んじゃったのよ」

C「そうなんだ，そんなことがあったんだ……知らなかったよ」

D「私は生まれてすぐに父親が死んじゃったんだけど，人それぞれねえ，いろいろあるのね，つらいことが」

C「でもさあ，Aさん，かわいそう」

D「そうねえ…」

A「先生，帰ってこないわよ．行っちゃったから」

E「でも，『ちょっと電話だけしてきます』って言ってたから，戻ってくるんじゃないかなあ」

A「ううん，だめよ．だめ」

F「そうだよね．先生，ちゃんと帰ってくると思うけど．でも，心細いんだよね，Aさんは」

A「うん，そうなのよ．先生にはちゃんといてほしかったのよ」

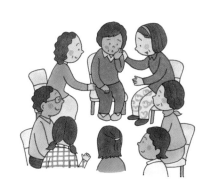

Aさんは30年ほど前に父親を自殺で亡くしている．ちなみに連続して中座せざるを得なかった医師が，彼女の主治医であった．Aさんは，ミーティングの場で医師が急にいなくなったことに対する自分の感情を語り，ほかの患者たちは彼女をいたわっていた．このやりとりの10分ほど後，医師は用事を済ませてミーティングに戻ってきた．

このエピソードの後，Aさんは，ほかの患者の発言に腹を立てたときには，その場で言語化して表現できるようになり，発言しない患者には「あなたも話してみませんか」と声掛けをするなど，他者への配慮も示すようになったのである．

3 30代女性のBさんのケース

ある日のミーティングでのこと．参加していた患者たちは「ここ4日，便秘で苦しい」「私は下剤もらったら下痢しちゃった」「昨日から咳が出る」「今日はだるい」「目がくぼんだような気がする」など，自分の身体不調について口々に話し始めた．それを黙って聞いていたBさんが，次のような発言をした．

B 「私，これが初めての精神科病院での入院だったんですけど，精神的に何かパニックみたいになってしまって．入院してだいぶ落ち着いて，ああもうよくなった，元気になったんだ，大丈夫だって思ったんですね．退院もだいたい決まって．そうしたら熱が出ちゃって．検査しても特に問題ないって言われて．なんだったんだろうって思っていたんです．それで，今，皆さんのお話を聞きながらそのことを考えていたんですけれど，これって，もしかしたら私が思っているほどまだ元気になってないんだよって，まだ退院するのは早いよって，体が教えてくれていたのかもしれないなって気がしたんです．精神のほうで元気になっていないっていうことが，体に何か症状みたいにして出てるのかなって」

Bさんは休息を目的として入院した患者で，2週間前に退院する予定だった．ところが，退院3日前に原因不明の高熱が出て，精密検査と治療を行うために入院期間が延長されたのである．その内科治療が終了した翌日のミーティングで，Bさんは上記のように語ったのだった．

Bさんの「これって，もしかしたら，私が思っているほどまだ元気になってないんだよって，まだ退院するのは早いよって，体が教えてくれていたのかもしれない」という語りは，ミーティングに参加していたほかの患者たちにとっても新鮮な気付きだったようで，この発言をきっかけに，「私の便秘は，家の人が面会に来てくれないことに，体が反応しているのかな」など，おのおのが自分の身体症状についてもう一度振り返り，次々と新たな語りを生み出していった．

4 語りの場を創造する

　精神科病棟，特に急性期病棟においては，他者との交流などによる刺激から患者を遮断することが治療として望ましいとする考え方も根強くあるが，ここに挙げた事例からも明らかなように，一概にそうとは言い切れない．むしろ，安心して語ることのできる場が存在することが，治療環境として必要だということがわかる．

　ここで紹介したミーティングでは，何かを決めるとか，事前にテーマを決めておいてそれについて話し合うようなことは行われていない．斉藤は，精神疾患患者の回復は語ることから始まり，大切なことは意見や論点を整理して結論に至るプロセスではなく，そこで出会い言葉を交わし，一つの場を共有すること，それ自体に意味を見いだすことであると述べている[13]．

　さらに野口は，グループは語りの場であり，参加者が他者の言葉やふるまい，あるいはグループ全体の雰囲気から何かを学ぶと同時に「何かを生み出す場」であるとし，グループを人々の自由な語りが生み出され，それらが交錯する場，つまり「語りの共同体」であると位置付けている[14]．

　このような視点をもちつつ，病棟でのミーティングや患者のさまざまなグループ活動に関わり援助していくことが，よりよい治療的環境の提供へとつながっていくのである．

■ 引用・参考文献

1) Clark, D. H. 21世紀の精神医療への挑戦：フルボーンは眠らない．蟻塚亮二監訳．創造出版，2002，p.327.
2) 鈴木純一．治療共同体序説．季刊精神療法．1984，10（3），p.235-242.
3) Sullivan, H. S. 分裂病は人間的過程である．中井久夫ほか訳．みすず書房，1995，p.366-367.
4) Henderson, V. 看護論：25年後の追記を添えて．湯槙ますほか訳．日本看護協会出版会，1994.
5) 武井麻子.「グループ」という方法．医学書院，2002，p.69.
6) Jones, M. 治療共同体を超えて：社会精神医学の臨床．鈴木純一訳．岩崎学術出版社，1976.
7) 吉松和哉．精神分裂病者の入院治療：すべての治療スタッフのために．第2版，医学書院，1993.
8) 中井久夫．新版 精神科治療の覚書．日本評論社，2014.
9) 市橋秀夫．精神科・治療と看護のエッセンス．星和書店，1981，p.101-102.
10) 中井久夫．西欧精神医学背景史．みすず書房，1999.
11) 松下正明ほか編．精神医療の歴史：臨床精神医学講座 S1巻．中山書店，1999.
12) 精神保健福祉白書編集委員会編．精神保健福祉白書2014年版．中央法規出版，2014，p.206.
13) 斉藤道雄．悩む力：べてるの家の人びと．みすず書房，2002.
14) 野口裕二．ナラティヴ・コミュニティとしてのグループ．集団精神療法．2000，16（2），p.129-136.

📎 **重要用語**

入院形態	対人交流	ミーティング
施設病	治療的環境	語りの場
環境調整	治療共同体	

7 「地域で暮らす」を支える

- 日本における精神障害者と精神病床の現状を理解する.
- 精神医療におけるリハビリテーションの意味を理解する.
- 入院医療から地域社会での生活に向けた流れを理解する.
- 地域生活を支える社会資源について理解し，その活用について考える.
- 家族への支援を理解する.
- 災害時の支援について理解する.

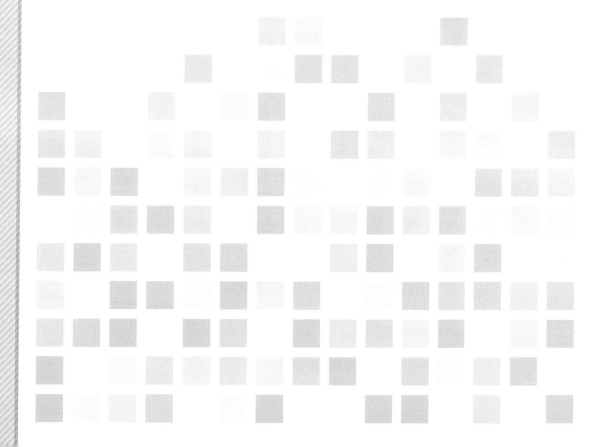

1 日本における精神障害者と精神病床の現状

　日本の精神科医療は**地域移行支援**が進んでいる．地域生活を送る精神障害者を支えるために，精神科医療の現状について，さまざまなデータから理解を進めよう．

1 精神障害者の増加

1 ５大疾病に精神疾患が加わる

　2011（平成23）年に厚生労働省は，地域医療の基本方針となる医療計画に取り組むべき疾病として指定してきたがん，脳卒中，急性心筋梗塞，糖尿病の４大疾病に，新たに精神疾患を加えて**５大疾病**とした．その背景には，職場でのうつ病や高齢化に伴う認知症の患者数が年々増加していることがあり，国民に広く関わる疾患として重点的な対策が必要と判断したからである．2017（平成29）年の患者調査によると，精神疾患の患者数は推計419.3万人と過去最多であり（**図7.1-1**），悪性新生物（がん）178.2万人，糖尿病328.9万人，心疾患（高血圧性のものを除く）173.2万人，脳血管疾患111.5万人と，５大疾病の中で精神疾患が最も多かった．また，精神疾患の総患者数の内訳は，入院患者数が減少傾向にあり，外来通院は15年前（2002年）と比べ約1.7倍に増加している．

2 精神科外来患者の傾向

　では，外来通院で増加傾向にあるのはどんな疾患か．同患者調査から精神疾患を有する外来患者を疾病別にみると，特に認知症（アルツハイマー病）が15年前と比べ約7.3倍，気分（感情）障害が約1.8倍，神経症性障害，ストレ

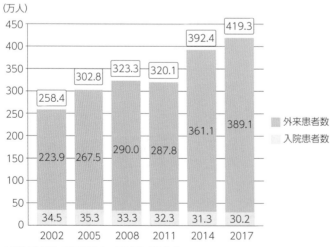

※2011年調査では宮城県の一部と福島県を除く．
日本能率協会総合研究所　精神障害にも対応した地域包括ケアシステム構築のための手引き（2020年度版）．

図7.1-1　精神疾患を有する総患者数の推移

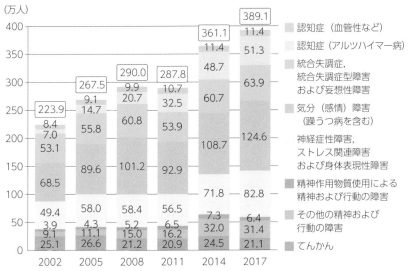

（万人）

	2002	2005	2008	2011	2014	2017
合計	223.9	267.5	290.0	287.8	361.1	389.1
認知症（血管性など）	8.4	9.1	9.9	10.7	11.4	11.4
認知症（アルツハイマー病）	7.0	14.7	20.7	32.5	48.7	51.3
統合失調症，統合失調症型障害および妄想性障害	53.1	55.8	60.8	53.9	60.7	63.9
気分（感情）障害（躁うつ病を含む）	68.5	89.6	101.2	92.9	108.7	124.6
神経症性障害，ストレス関連障害および身体表現性障害	49.4	58.0	58.4	56.5	71.8	82.8
精神作用物質使用による精神および行動の障害	3.9	4.3	5.2	6.5	7.3	6.4
その他の精神および行動の障害	9.1	11.1	15.0	16.2	32.0	31.4
てんかん	25.1	26.6	21.2	20.9	24.5	21.1

日本能率協会総合研究所. 精神障害にも対応した地域包括ケアシステム構築のための手引き（2020年度版）.

図7.1-2　精神疾患を有する外来患者の推移（疾患別内訳）

ス関連障害および身体表現性障害が約1.7倍と増加が顕著である（**図7.1-2**）．また，すべての年代で増加傾向ではあるが，特に後期高齢者（75歳以上）が15年前と比べ約3.2倍に増加している．日本は2018年に国民の21％が65歳以上である超高齢社会に突入しており，人口の構造変化とともに精神疾患の構造も変化してきていることがわかる．

2　日本の病床数・平均在院日数の特徴

1　日本の精神病床数の特徴

　2021年の医療施設調査・病院報告によると，精神科病院は全国に1,053施設ある．精神病床数は32万3,182床にのぼり，全病院のベッドの21.6％を精神病床が占めている．病床利用率は全病床の76.1％に対し，精神病床は83.6％と高いのが現状である．一方，欧米諸国では1970年代以降，入院医療から地域医療への脱施設化が進んだ結果，精神病床数は減少化が進んだ．日本でも減少傾向ではあるが，その変化は決して大きいものではない．

2　平均在院日数の海外との比較

　国内における精神科病院の2021年の平均在院日数は275.1日である[1]（**表7.1-1**）．平均在院日数は年々短くなってきたものの，16.1日の一般病床よりも圧倒的に長く，介護療養病床の327.8日に次ぐ長期間である．日本では多くの精神病床は慢性疾患患者の長期入院にも利用されているが，それを考慮し，諸外国と比較しても明らかに突出している．この結果の要因の一つとして，医療経済上の違いがある．欧州では精神科医療を国や公的機関で担う国が多く，政策として入院医療から地域医療へ予算配分をスムーズに行えたことが大きかったと考えられる．

❸ 民間の精神科病院が多いため在院日数の短縮化が進まない

　日本でも，「入院医療中心から地域生活中心へ」の転換を打ち出してきた．2004年に厚生労働省は**精神保健医療福祉の改革ビジョン**を定め，約7万人とされる社会的入院の患者を10年間で解消するとしたが，なかなか進まなかった．その要因として，民間の精神科病院数の多さがある．日本では精神病床の約9割が民間病院に存在しており，経営維持のためには，一定数の入院患者の確保が必要となる．政府は2年ごとの診療報酬改定で入院医療から地域医療への促進を図るも，その予算配分は決して十分とはいえない．日本の精神科病院の入院期間短縮化への道のりは遠いのが現状である．

表7.1-1　精神病床数と平均在院日数の推移（諸外国との比較）

	2017年 精神病床数（床/千人）	2014年 平均在院日数（日）
ベルギー	1.4	10.1
フランス	0.8	5.8
ドイツ	1.3	24.2
イタリア	0.1	13.9
日本	2.6	275.1
韓国	1.3	124.9
スイス	0.9	29.4
イギリス	0.4	42.3

精神病床の定義は各国により異なる．日本は2021年のデータ．
OECD Health Dataより．

■ 引用・参考文献

1) 厚生労働省. 令和3（2021）年医療施設（動態）調査（確定数）・病院報告の概況. https://www.mhlw.go.jp/toukei/saikin/hw/iryosd/21/index_html,（参照2023-06-16）.

2) OECD Health data. https://stats.oecd.org/Index.aspx?DatasetCode=HEALTH_STAT,（参照2023-06-16）.

重要用語

地域移行支援　　　　　　　　5大疾病　　　　　　　　精神保健医療福祉の改革ビジョン

---

2 「入院医療」から「地域社会」での生活へ

1 精神科リハビリテーション

❶ リハビリテーションとは

　WHOは1982年に提唱した「障害者に関する世界行動計画」の中で，リハビリテーションとは「身体的，精神的，かつまた社会的にもっとも適した機能水準の達成を可能にすることによって，各個人が自らの人生を変革していくための手段を提供していくことを目指し，かつ，時間を限定したプロセスである」と定義した[1]．このことは，「全人間的復権」とも訳され，単なる社会復帰や機能訓練だけでなく，人間としての権利の回復や復権を意味し，社会参加や生活の向上を目標にし，そのための訓練を行うことを指している．

2 精神科リハビリテーションの概念の変遷

|1| 1960年代

1960年代に始まった向精神薬を使用した治療や精神療法の導入を背景に，それまで困難とされてきた，社会的入院によって長期間入院している患者の退院が可能となった．長期入院によって患者に生じた生活技能の乏しさを改善するために，当時は作業療法士や理学療法士が精神科病院内でのリハビリテーションを担当し，作業療法やレクリエーションなどが盛んに行われていった．しかし，それらは退院をゴールとする狭い観点から行われていた．

|2| 1970年代

1970年代に入り，長期入院患者の社会復帰の促進を目的に，社会復帰関連施設が設立され，リハビリテーションが行われるようになった．1974年には作業療法とデイケアの診療報酬加算が開始され，病院での取り組みが増えていった．一方，地域では退院した精神障害者をコミュニティーで支援する必要性が高まり，保健所の保健婦による家庭訪問の開始や家族会の設立，共同作業所の立ち上げなどが整備されていった．

|3| 1980年代以降

1980年代になると，1981年の「完全参加と平等」をテーマとした国連の国際障害者年を契機に，**ノーマライゼーション**の理念が世界に普及した．日本では，1987年に精神保健法が成立し，法律の中で初めて精神障害者の人権擁護と社会復帰促進が明記され，社会復帰施設が制度化された．

1993年成立の障害者基本法では，初めて行政施策の中で精神障害者が障害者として定義された．それまで，精神障害者は医療の対象ではあったが，福祉においてほかの障害者と同等の処遇を受けることができず，施策も遅れたため，社会から偏見や差別を受けてきた．精神科リハビリテーションもようやく医療から福祉の領域まで枠組みが広がっていった．

1995年に制定された**障害者プラン（ノーマライゼーション7か年戦略）**では，ノーマライゼーションとリハビリテーションの理念を踏まえ，1993年に策定された「障害者対策に関する新長期計画」を具体的に推進していくための重点施策実施計画の位置付けで，7年の期間（1996～2002年）を設定し，具体的な目標達成数値を掲げ，約3万人の精神障害者の退院と精神障害者が地域で生活するための福祉施策が本格的に検討されるようになった．

3 医学モデルから生活モデルへの転換

前述の障害者プランや，1995年の**精神保健及び精神障害者福祉に関する法律（精神保健福祉法）**では，法律の中に福祉の視点が明確に位置付けられた．1999年の精神保健福祉法の一部改正では，地域生活支援の促進および在宅サービスの充実が示された．こうした長い経過を経て，医療中心のケアは抜本的な変革を求められ，精神障害者に対する生活主体者としての認識とその実現に向けての取り組みは，制度上の裏付けがなされてきている．

plus α
障害者プラン

リハビリテーションの理念とノーマライゼーションの理念を踏まえて，障害者対策が策定された．
基本的な考え方
①地域で共に生活するために
②社会的自立を促進するために
③バリアフリー化を促進するために
④生活の質（QOL）の向上を目指して
⑤安全な暮らしを確保するために
⑥心のバリアを取り除くために
⑦わが国にふさわしい国際協力・国際交流を

表7.2-1 医学モデルと生活モデルの比較

	社会復帰活動 （医学モデル）	生活支援活動 （生活モデル）
主 体	援助者	生活者
責任者	健康管理をする側	本人の自己決定による
関わり	規則正しい生活へと援助	本人の主体性のうながし
とらえ方	疾患・症状を中心に	生活のしづらさとして
関係性	治療・援助関係	ともに歩む・支えとして
問題性	個人の病理・問題性に重点	環境・生活を整えることに重点
取り組み	教育的・訓練的	相互援助・補完的

谷中輝雄. 生活支援：精神障害者生活支援の理念と方法. やどかり出版. 1996. p.178.

　精神科リハビリテーションにおける医学モデルと生活モデルの比較を表7.2-1に示す. 医学モデルは，援助者である看護師が精神障害者の病状や問題行動に着目し，その原因を除去することで問題の改善を図ろうとしていた. しかし，問題を発生させている精神症状の増悪は，障害者自身の内面にある思考や行動特性と環境の問題が相互に関わる中で変化する. 個人の内面に焦点を当てる医学モデルでは，この環境要因への関心が薄く，「個人と環境の相互関係のありかたをとらえることで，生活や問題状況を全体的に理解することを中心に支援を展開しよう」[4]とする生活モデルが新たな主流となった. 看護師は病状だけでなく障害者の生活全体に着目し，生活のしづらさの原因をアセスメントし，主体性が乏しい場合は自ら選択して生活できるように促し，本人の自己決定がある場合は伴走者として支援することが重要である.

４ 精神科リハビリテーションの基本と援助の視点

　WHOは1980年に，国際障害分類（International Classification of Impairments, Disabilities and Handicaps：ICIDH）を提唱した. その障害に対する考え方は，障害者の生活上の困難は本人の障害によるものであり，疾病→機能・形態障害→能力障害→社会的不利という一方向のとらえ方であった. その後，障害があることが必ずしも能力障害や社会的不利につながるわけでないという批判もあり，2001年に**国際生活機能分類**（International Classification of Functioning, Disability and Health：**ICF**）が採択され，精神科リハビリテーションにおいてICFは重要な考え方となった. ICFは図7.2-1のように，障害の有無にかかわらず，人が生きることの全体像をとらえるために「生活機能」という側面から分類し，生活機能に影響する背景因子として「環境因子」と「個人因子」を加えたモデルである. 生活機能は，さらに「心身機能・構造」「活動」「参加」という視点でとらえる. また，これらの生活機能は図の矢印のように相互に作用し合い，それらに対し「健康状態」「環境因子」「個人因子」が影響するという考え方もICFの特徴である.

　ここで，統合失調症をもつAさんの健康状態をICFに基づきアセスメントしてみよう.

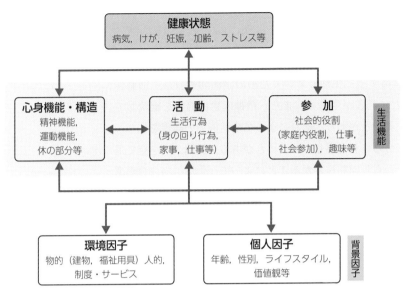

図7.2-1 ICFの概念図

厚生労働省. https://www.mhlw.go.jp/stf/shingi/2r9852000002ksqi-att/2r9852000002kswh.pdfを参考に作成.

事 例

　40代女性，Aさん．6歳の子どもと二人で暮らしている．「家の外に出ると人が自分をじっと見てきて視線が怖い」という注察妄想*があり，一人では買い物に行けない日が続き，子どもに付き添ってもらって必要な買い物をしている．最近は外来受診も休みがちになり，服薬を継続できていない．子どもの保護者会の係を担当していたが，参加できない日が続き担当を外されてしまった．親は病気への理解が乏しく，「気持ちが弱いから外出ができなくなるのだ」と言ってサポートをしてくれない．

用語解説 *
注察妄想

ほかの人にとってはあり得ないことを確信し，周囲の人が説得しても受け入れられない．さまざまな妄想の種類があるが，いつも誰かに見張られていると思い込むことを注察妄想という．

|1| 心身機能・身体構造に関する支援の視点

　精神障害における心身機能の障害には，幻覚や妄想などの**陽性症状**，そして，意欲低下や感情鈍麻の**陰性症状**がある．いずれも薬物療法や精神療法によって軽快し，治療の継続によって再発予防につながる．

　Aさんの心身機能の障害には，「家の外に出ると人が自分を見てきて怖い」という注察妄想が挙げられる．Aさんは注察妄想から外来を休みがちになり，治療が中断している状況にある．リハビリテーション看護では，機能障害が長期間にわたることで，さらに生活に必要な活動（家事や育児など）や社会参加（保護者会や近所付き合い）などの生活機能に障害が生じることを認識し，Aさんに働きかけて本人が認識して問題に取り組めるように支援することが重要である．

　例えば，Aさんに何がつらいかを確認し，そのつらさを軽減する方法を一緒に考えることも支援である．「付き添いで症状が軽減する」とAさんが認識している場合は，付き添いを依頼して外来受診できるように支援することで，生

活機能全体への改善が期待できる.

｜2｜活動に関する支援の視点

　精神障害における活動の障害には,記憶や思考・判断などの認知機能障害が影響しており,精神症状によって生活していくための諸活動や日常生活動作(ADL),家事や仕事などに問題が生じる.また,精神疾患は治療を継続していても精神症状が残存することがあり,それによって生活能力の障害を生じ,精神障害者が「生活のしづらさ」を感じていることがある.長期入院を経て退院した患者の場合,社会から長期間遠ざかることによって,生活行為(食事準備,掃除,金銭管理等)が低下していることが予測される.そのためリハビリテーションでは,患者が入院中にあっても社会参加の機会が減ったり生活能力が低下しない,または必要な技術を訓練・学習できるなどの教育的なプログラムに参加できる場を提供することが重要である.例えば,院内デイケアや**社会生活技能訓練(SST)**,作業療法,レクリエーション療法に参加することは,活動におけるリハビリテーションとして効果的である.日常生活では,友人とのあいさつや外出・外泊の体験,食事や金銭管理,掃除,整容など,生活能力が高まる支援が活動の障害予防となる.

　Aさんの活動における障害は,心身機能の障害である注察妄想のため一人では外出ができず,買い物や外来受診ができなくなっていることである.先述した付き添いなどの活動支援によって活動制限を減らし,定期的な受診や買い物など,生活行為に広がりが出ることで,心身機能障害としての注察妄想も軽減し,健康状態が回復することが期待できる.

｜3｜参加に関する支援の視点

　参加とは,精神障害者の家庭や周辺の社会に関わり,その中で役割を果たすことである.単に社会参加だけではなく,Aさんのように親としての家庭内役割や職場での役割,趣味やスポーツへの参加,保護者会や町内会といった地域組織での役割を果たすなど,広い範囲の主体的な参加が含まれる.近年は障害者基本法やノーマライゼーション策定によって精神障害者の社会参加が促進され,障害者自身の意識も変化し,主体的な参加が増えてきている.しかし,精神障害者に対する地域の受け入れ体制はまだ整備されているとはいえない.障害者の社会参加促進のためには,障害への理解と知識の普及は重要であろう.リハビリテーション看護では,障害者があらゆる場に参加できるような関わり,また社会に向けた接点の場をつくる支援が必要である.

　Aさんの参加における障害は,心身機能の障害である注察妄想から外出ができず,子どもの保護者会の役割が果たせずに係を外れることになってしまったことである.心身機能の障害が改善され,活動の障害が改善されることで,参加の障害も回復することが期待できる.

｜4｜障害や因子が相互に影響し合うICFモデル

　最後にAさんの背景因子である環境因子を考えてみよう.環境因子は,物的

な環境（建物・道路・交通機関・自然環境）だけでなく，人的な環境（家族，友人，職場の仲間等），制度的な環境（医療，保健・福祉サービス等）など，広い視点でとらえる．Aさんには人的環境として親の存在があるが，健康状態の障害である統合失調症への理解が乏しく，支援を受けることが難しい．例えば，Aさんの希望に沿って訪問看護を利用することで環境因子の支援を行い，買い物や受診の付き添いなどの活動支援によって活動制限を減らすことで，心身機能の障害である注察妄想も軽減し，健康状態が回復していくというように，ICFモデルでは障害や因子が相互に影響し合って回復や悪化につながると考える．

2 地域における保健・医療・福祉への転換

1 長期入院が減少しない日本の現状

　2017（平成29）年患者調査によると，精神疾患を有する入院患者数は，15年前と比べ約4.3万人減少している（図7.2-2）．疾病別にみると，認知症（アルツハイマー病）が15年前と比べ約2.6倍の4.9万人に増加している．一方，統合失調症による入院患者数は徐々に減少傾向にあり，2002年から2017年の間に約4.9万人減少して，15.4万人である．

　また，在院日数は1年未満の短期入院患者が約11万人，1年以上の入院患者が約17万人であり，1年以上の長期入院患者が全体の約6割を占めている．平均在院日数は275.1日（➡p.233参照）と減少傾向にあるが，これは主に1年未満の短期入院患者の在院期間が短縮したためであり，1年以上の長期入院患者は多く，入院患者の高齢化も課題となっている．

　精神科病院における1年以上の長期入院患者（認知症を除く）の退院の可

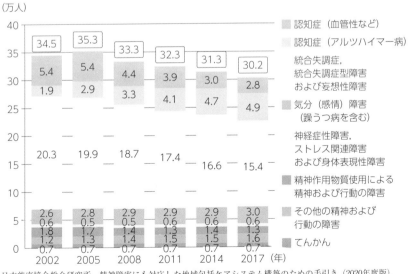

日本能率協会総合研究所. 精神障害にも対応した地域包括ケアシステム構築のための手引き（2020年度版）.

図7.2-2　精神疾患を有する入院患者数の推移

能性および退院困難理由を調査したところ，長期入院患者のうち，14％は「退院可能」な状態である一方，退院困難とされた者のうち，3分の1は居住・支援がないために退院が困難であることが明らかとなった[8]．

② なぜ社会的入院患者が退院できないのか

　日本の精神科医療において長期入院患者が多く，かつ退院できない背景には，社会防衛の視点により精神障害者に対して隔離収容を施策としてきたこと，そして福祉施策の遅れがある．1900年の精神病者監護法において精神障害者は治安の対象とされ，国による「私宅監置」という社会からの隔離が始まった．その後，1950年の精神衛生法制定で，精神障害者は治安から医療の対象とみなされるようになった．その結果，精神科病院設置・運営に対する国庫補助の導入によって，民間の精神科病院（病床数）が急速に増加し，精神病床への入院患者数も急増した．精神科医療は民間病院に依存することになり，病院の経営面や社会背景を理由に在院患者数の確保が長期間助長されることになった．また，精神障害者は障害者福祉施策の対象とはみなされず，地域での受け皿が整備されていない状況で，症状が改善しても入院の継続を余儀なくされたことも，社会的入院による長期入院患者を多く生み出す要因となった．

③ 長期入院の解消に向けて

　障害者プランは2002（平成14）年に終了したが，厚生労働省は翌2003（平成15）年から精神保健福祉対策本部を設置し，今後取り組むべき重点施策を「受け入れ条件が整えば退院可能」な7万2千人の退院を推進する対策として，こころの健康問題に関する国民への普及啓発や精神病床の削減など，精神障害者の地域ケア推進等の検討会の開催を進めた．

|1| 精神保健医療福祉の改革ビジョン

　検討会のまとめを受けて，厚生労働省は2004（平成16）年に**精神保健医療福祉の改革ビジョン**（以下，改革ビジョン）を公表した（**図7.2-3**）．その中で「入院医療中心から地域生活中心へ」という方策を今後10年間で促進するため，①国民の理解の深化，②精神医療の改革，③地域生活支援の強化を取り組むべき課題とし，「国民意識の変革」「精神医療体系の再編」「精神保健医療福祉施策の基盤強化」という柱が掲げられた．

　また，前期（2005～2009年）の実施状況の評価と，後期（2010～2014年）の施策を策定するための検討会が設置され，取りまとめた報告書「精神保健医療福祉の更なる改革に向けて」が発表された．報告書には，長期入院患者の退院促進が進んでいないこと，退院患者の再入院率の高さなどが指摘された．そこで，精神障害者の地域生活を支える医療や福祉などの体制が不十分との認識から，①精神保健医療体系の再構築，②精神医療の質の向上，③地域生活支援体制の強化，④普及啓発（国民への理解の深化）の重点的実施の4項目が示された．また，統合失調症による入院患者数を15万人以下にするという数値目標も示し，目標値には達していないものの約3万人（2002年：34.5万人

精神保健福祉施策について，「入院医療中心から地域生活中心へ」改革を進めるため，
①国民の理解の深化，②精神医療の改革，③地域生活支援の強化を今後10年間で進める．

国民の理解の深化
「こころのバリアフリー宣言」の
普及等を通じて精神疾患や精神障害者に
対する国民の理解を深める

精神医療の改革
救急，リハビリ，重度などの機能分化を進め，
できるだけ早期に退院を実現できる
体制を整備する

地域生活支援の強化
相談支援，就労支援等の施設機能の強化や
サービスの充実を通じ，市町村を中心に
地域で安心して暮らせる体制を整備する

基盤強化の推進等
・精神医療・福祉に係る人材の育成等の方策を検討するとともに，標準的なケアモデルの開発等を進める
・在宅サービスの充実に向け通院公費負担や福祉サービスの利用者負担の見直しによる給付の重点化等を行う

「入院医療中心から地域生活中心へ」という
精神保健福祉施策の基本的方策の実現

※上記により，今後10年間で受け入れ条件が整えば退院可能な者約7万人について，解消を図る．

図7.2-3　精神保健福祉施策の改革ビジョンの枠組み

→2014年：31.3万人）の退院となった．

|2| 長期入院精神障害者の地域移行に向けた具体的方策の今後の方向性

　改革ビジョンは2014（平成26）年に終了した．終了後の課題として，精神病床の人員配置基準の低さ，長期入院患者の退院後に新たに増え続ける長期入院患者の存在，65歳以上の長期入院患者の増加，入院患者の高齢化による死亡退院の増加等が挙げられた．

　こうした課題を踏まえ，精神障害者の地域生活移行を促進するため，精神保健福祉法の改正，第4期障害福祉計画（平成27〜29年）に係る国の基本指針において，長期入院患者数の減少の成果目標設定などの取り組みが行われた．基本指針には，地域の受け皿づくりのありかたなどについて今後も検討を行うことが記載され，検討会で取りまとめた内容が「**長期入院精神障害者の地域移行に向けた具体的方策の今後の方向性**」として公表された．今後は長期入院患者の地域移行支援を進めるため，本人の退院に向けた意欲喚起を行い，本人の意向に沿った移行支援や地域生活支援を徹底して行うとしている．

　また，病床削減など病院の構造改革の必要性に初めて言及しており，地域移行支援に病床削減が加わることで長期入院患者の退院促進が進むことが期待できる．

「入院医療中心から地域生活中心へ」という方策をもとに精神保健医療福祉の改革ビジョンが示され，**「こころのバリアフリー宣言」〜精神疾患を正しく理解し，新しい一歩を踏み出すための指針〜**が2014年に公表された．指針では，正しい理解を得ることで精神疾患や障害者に対して誤解をもたず，誰もが人格と個性を尊重して互いに支え合い共に暮らしていく共生社会を目指すことができるように，八つの柱を示した（**表1**）．この指針をもとに，地方公共団体や当事者，家族，精神医療保健福祉職，教育や雇用関係者，メディアなどあらゆる関係者が協力して国民の意識変革が促進されるよう活動していく．正しい知識の普及を行い，自分自身の問題としてとらえることができ，当事者や家族と触れ合う場が増えることで，国民がこれまでの態度を変え，適切な行動がとれることが期待されている．

表1 八つの柱

1	精神疾患を自分の問題として考えていますか？（関心）
2	無理しないで，心も身体も（予防）
3	気づいていますか，心の不調（気づき）
4	知っていますか，精神疾患への正しい対応（自己・周囲の認識）
5	自分で心のバリアを作らない（肯定）
6	認め合おう，自分らしく生きている姿を（受容）
7	出会いは理解の第一歩（出会い）
8	互いに支え合う社会づくり（参画）

厚生労働省．心の健康問題の正しい理解のための普及啓発検討会報告書：精神疾患を正しく理解し，新しい一歩を踏み出すために．平成16年3月（概要）．https://www.mhlw.go.jp/shingi/2008/04/dl/s0411-7i.pdf，（参照2023-06-21）．

|3| 精神障害にも対応した地域包括ケアシステム

2017（平成29）年の「これからの精神保健医療福祉のあり方に関する検討会」報告書では，「地域生活中心」という理念を基軸としながら，精神障害者の地域移行をさらに進めるための地域づくりを推進する観点から，**精神障害にも対応した地域包括ケアシステム**」（以下，地域包括ケアシステム）の構築を目指すことを新たな理念として明確にした．地域包括ケアシステムでは，精神障害者が地域で安心して自分らしい暮らしができるよう，医療，障害福祉・介護，社会参加，住まい，地域の助け合い，教育が包括的に確保されている．地域包括ケアシステムの構築は，障害のあるなしに関係なく住民一人ひとりの暮らしと生きがいや，地域を共に創る**地域共生社会**の実現にも寄与する．国も同システムの構築に向けた具体的な取り組みを総合的に展開していくことが必要であり，各自治体が取り組む事業として，保健・医療・福祉関係者による協議の場の設置，普及啓発，アウトリーチ支援，精神障害者の住まいの確保支援に係る事業など，14の事業内容が示された．

➡ 精神障害にも対応した地域包括ケアシステムの概要については，p.258図7.3-3参照．

地域移行への施策がさらに発展するために，地域への退院を進める精神科病院や地域医療施設の収入源として診療報酬による加算がある．

2008（平成20）年の診療報酬改定では，長期入院患者の退院促進を反映した**精神科地域移行実施加算**が新設された．精神科病棟における入院期間が5年を超える患者に対して，退院調整を実施し，計画的に地域への移行を進めた場合に診療報酬加算がされるしくみである．2016（平成28）年の改定では，精神科病院における**地域移行機能強化病棟**の設置が加算となった．この病棟は，入院期間が1年以上もしくは入院が1年以上に及ぶ可能性がある患者に対し，退院後に地域で安定的に日常生活を送るための訓練や支援を集中的に実施し，地域生活への移行を図る病棟である．このほか，精神科訪問看護の加算など国の施策として展開は続いているが，いまだ長期入院患者は精神科の全入院患者の約6割を占めている．

plus α

精神科退院時共同指導料

精神障害者にも対応した地域包括ケアシステムの構築を推進するため，2020年の診療報酬改定で新設された．精神科病棟の退院時の多職種による共同指導について加算が可能となった．

3 長期入院患者の退院を困難にしている要因

1 本人の要因

従来のいわゆる「**社会的入院**」では，精神症状が十分に改善されないことや薬物療法の副反応などで，社会生活能力が低下してしまい，地域社会での生活が困難となることもあった．近年，精神科薬物療法は飛躍的に発展し，治療困難とされていた統合失調症の陰性症状の治療も可能となり，薬物の副反応も従来と比較するとかなり改善されてきている．

現在，本人の要因として最も留意しなければならないこととして，精神科病棟に入院したことで，患者が絶望や傷つき，無力感，「自分はダメな人間だ」といった自己価値の引き下げなどを体験し，その結果，退院への意欲がそがれてしまう危険性があるということが挙げられる．看護師には，このような体験を患者がしていないか，入院直後から注意深く見守り，その気持ちに寄り添うことが求められる．

さらに本人の要因として，入院患者の高齢化がある．高齢患者は，入院中の身体疾患の併発や，日常生活能力の低下から引き起こされる窒息や転倒事故などのリスクが高く，入院期間の長期化を招く原因となっている．

2 家族の要因

社会的入院によって数年，数十年の長期入院となっている患者の場合，家族との関係は希薄となっていることが多い．両親やきょうだいはすでに他界しており，血縁者は面識のない遠縁の親戚しかいないなどのケースも多く，退院後の支援を得ることは難しい．

最近の入院患者は，入院前から患者の地域生活を支援する家族がいないことも多い．例えば，身寄りがない単身生活者であったり，患者自身が認知症の親を自宅で介護する支援者の立場であったり，過去に家族から虐待を受けていた

ため家族とは絶縁しているなどのケースもある.

　支援してくれる家族がいる場合も，家族が高齢化や身体疾患などの問題を抱えていて，「入院を契機に，支援者の役割をやめたい」と相談してくることもある. そのような家族の思いを受け止めることも，ケアの重要な役割である. 家族への配慮がないままに負担をかけ続けると，家族は患者の退院に対して拒否的になり，患者と家族の関係性も壊れかねない. そうなると，患者の退院への意欲も著しく低下してしまう.

❸ 社会の要因

　最も深刻な社会的要因は，**退院後の住居確保**の問題である. 入院が長期化することによって，家族と共に暮らしていた住居が転居や売却ですでになくなっていたり，住民票の住所が病院所在地となっていたりする患者もいる. このような現実を受け入れられず否認し，退院拒否に至るケースもある.

　新たに入院した患者でも，退院後の住居確保が困難になることは多い. 例えば，精神症状から自傷他害に至ったケースや，ゴミ屋敷のような社会問題を発生させた場合，入院前の住居に戻ることは難しくなり，新たな住居が確保できないことで入院が長期化してしまうこともある.

❹ 精神科病棟という環境要因

　過去の精神科医療の反省点として，精神科病棟という治療環境が，**施設病**（➡p.189 plusα参照）のような状態を患者に出現させ，退院を阻む要因になってしまったということがある.

　現在の精神科病棟の治療環境は，この反省が十分に生かされているといえるだろうか. 管理的な治療環境も改善されつつあるが，ほかの診療科と比較すると，いまだに精神科病棟のスタッフの配置人数は少ない状況が続いており，問題は少なからず残っている.

　治療環境が管理的となっている要素の一つとして，精神科医療が**問題解決型志向**で展開されていたことの影響もあるだろう. 医学モデルに基づく問題解決志向のアプローチでは，患者の健康的な面に焦点が当てられることはほとんどなく，症状によって出現している問題点や不十分なセルフケア能力が注目され，その改善や向上を目指して，治療や看護ケアが実践される. このため患者は，医師や看護師との関わりにおいて，自分自身の欠点やできないことを指摘，指導される場面が多くなる. これは，患者の尊厳や自信，自己効力感を損なうリスクが高い関わりといえるだろう. もちろん，問題解決型志向のアプローチにもメリットはある. 近年の精神科治療では，問題解決型志向のアプローチと，**生活モデルを基盤としたアプローチ**を併用する治療モデルが用いられるようになってきている. 精神科看護でも，生活モデルの視点から，患者個々の**ストレングス**に着目し，そのストレングスを生かす視点で看護ケアを展開することの重要性が強調されている.

➡ ストレングスについては，ナーシング・グラフィカ『情緒発達と精神看護の基本』2章2節8項参照.

5 精神科看護師として，長期入院患者の退院を促進する

　従来の社会的入院の解消に努めると同時に，新たな入院患者を適切に支援し，入院を長期化させないことは，精神科看護に求められる重要な役割の一つである．そのためには，過去の反省を踏まえて，患者の生きる希望，意欲，能動的に取り組む力などを失わせないように配慮した看護ケアを提供していくことが必要不可欠である．精神科の看護師として，治療環境の改善に努めると同時に，患者の退院後の生活への希望に耳を傾け，退院への不安に共に向き合い，自己決定を支え，患者が退院後の地域生活の実現に主体的に取り組めるようにする．そのような看護実践が，患者の退院を促進することにつながっていく．

■ 引用・参考文献

1) 蜂矢英彦ほか編．精神障害リハビリテーション学．金剛出版，2006，p.20.
2) 稲地聖一．精神科リハビリテーションの概観．医療．1999，53（11），p.693-697.
3) 東大生活技能訓練研究会編．わかりやすい生活技能訓練．金剛出版，1995，p.19-20.
4) 社会福祉士養成講座編集委員会編．相談援助の基盤と専門職．中央法規出版，2009，p.66-67.（新・社会福祉士養成講座，6）.
5) 谷中輝雄．生活支援：精神障害者生活支援の理念と方法．やどかり出版，1996，p.178.
6) 佐藤登代子．"精神科看護と精神保健・医療・福祉の現状"．精神科看護白書2002-2003．日本精神科看護技術協会編．中央法規出版，2002，p.72.
7) 厚生労働省．国際生活機能分類－国際障害分類改訂版－（日本語版）の厚生労働省ホームページ掲載について．https://www.mhlw.go.jp/houdou/2002/08/h0805-1.html，
（参照2023-06-21）.
8) 新しい精神科地域医療体制とその評価のあり方に関する研究：平成24年度厚生労働科学研究費補助金障害者対策総合研究事業（精神障害分野）．2012.
9) 厚生労働省．第8回精神障害者に対する医療の提供を確保するための指針等に関する検討会．長期入院精神障害者をめぐる現状．https://www.mhlw.go.jp/file/05-Shingikai-12201000-Shakaiengokyokushougaihokenfukushibu-Kikakuka/0000046397.pdf，（参照2023-06-21）.
10) 厚生労働省．「長期入院精神障害者の地域移行に向けた具体的方策の今後の方向性」とりまとめについて．https://www.mhlw.go.jp/stf/shingi/0000051136.html，（参照2023-06-21）.
11) 厚生労働省．「精神障害にも対応した地域包括ケアシステム」の構築：各自治体における精神障害に係る障害福祉計画の実現のための具体的な取組．https://www.mhlw.go.jp/content/12201000/000307970.pdf，（参照2023-06-21）.

📎 重要用語

ノーマライゼーション	長期入院精神障害者の地域移行に向けた具体的方策の今後の方向性	精神科地域移行実施加算
障害者プラン		地域移行機能強化病棟
国際生活機能分類（ICF）	精神障害にも対応した地域包括ケアシステム	社会的入院
精神保健医療福祉の改革ビジョン		施設病
こころのバリアフリー宣言	地域共生社会	ストレングス

3 地域生活を支える社会資源の活用

1 ケアマネジメント

1 ケアマネジメントとは

　1960年代にアメリカでは，脱施設化政策で退院した精神障害者に対する地域での生活支援システム構築の必要があり，その手法としてケアマネジメント（ケースマネジメント）が開始された．日本では，2000（平成12）年に介護保険制度が開始され，介護支援専門員（ケアマネジャー）によるケアマネジメントが開始された．そして精神障害者の退院促進とともに，2003（平成15）年に障害者（身体・知的・精神）に対する障害者ケアマネジメントが市町村を実施主体として全国に導入された．ケアマネジメント従事者は利用者を個別に担当し，マネジメントの中心的な役割を担う．

　厚生労働省は障害者ケアマネジメントを「障害者の地域における生活を支援するためにケアマネジメントを希望する者の意向を踏まえて，福祉，保健医療のほか，教育・就労など幅広いニーズと，さまざまな地域の社会資源の間に立って複数のサービスを適切に結び付け調整を図るとともに，総合的かつ継続的なサービスの供給を確保し，さらには社会資源の改善および開発を推進する援助方法である」と定義している[1]．ケアマネジメントの対象である精神障害者のニーズには，表7.3-1のようなものがある．

2 ケアマネジメントの考え方と支援プロセス

　ケアマネジメントを構成する考え方には，①個性化を重視した援助，②利

<aside>
plus α

ケネディ教書

1963年，アメリカ大統領のJ.F. ケネディが「精神病および精神薄弱に関する教書（ケネディ教書）」を合衆国議会で発表した．精神科の脱施設化や総合的地域社会精神衛生センターの設置により地域精神保健活動を推進していくことを重点施策とする内容であった．しかし，患者の退院後をケアする地域資源の不足から，精神障害者のホームレスが増えるという結果が生じた．
</aside>

表7.3-1　**精神障害をもつ人のニーズの領域**

医療に関するニーズ	通院の状況・精神症状に対する対処・服薬管理・副作用・合併症など
日常生活能力に関するニーズ	バランスのよい食事の摂取や栄養管理，清掃や洗濯・身だしなみ，生活リズムなど
社会生活に関するニーズ	交通機関・公共機関の利用など
住居に関するニーズ	住居の確保や家主との交渉など
対人関係に関するニーズ	友人や職場，家族との関係，近隣とのつきあいなど
就労・教育に関するニーズ	就労・就学のための支援，継続のための支援など
経済生活に関するニーズ	所得の保障，社会保障制度の利用，金銭管理など
日中活動・社会参加に関するニーズ	社会参加場面の開拓，余暇活動の推進など

厚生労働科学特別研究事業 精神障害者の地域生活支援の在り方に関する研究（H16-特別-009）．精神障害者ケアガイドライン：市町村で精神障害者ケアマネジメントを行うために．https://www.ncnp.go.jp/nimh/chiiki/documents/pdguideline.pdf,（参照2023-06-21）．

表7.3-2 ケアマネジメントのプロセス

①インテーク	受付・初期面接相談
②アセスメント	現在の内的資源（土地，現金，人脈などの資産やセルフケア能力など）・外的資源（病院，行政，会社などのフォーマルなサポートと家族，友人，近隣などのインフォーマルなサポート）と利用者が抱えるニーズやデマンド（要望，要求）を明らかにする
③プランニング	支援計画の作成
④介入	支援計画の実行．ケアマネジメント機関が行う直接介入と，周囲の人や関係者に働きかける間接介入がある
⑤モニタリング（見直し）	支援計画を定期的に見直し，計画を修正する
⑥総合評価	これまでの結果を総合評価し，終了・継続・再契約を行うかどうかなどを決定する資料とする
⑦終結または見直し	「⑥総合評価」をもとに，うまくケアマネジメントが行われていない場合は，再度「②アセスメント」を行う．うまく行われている場合は終了する．

用者のニーズ中心主義，③生活者として障害者をとらえる，④生活の質・QOLの重視，⑤利用者自身の問題解決能力の向上（エンパワメント），⑥自己決定の重視，⑦利用者の権利擁護（アドボカシー），⑧サービス提供者と利用者間の「契約」概念[3] がある．

　この考え方を基本として，利用者の望む暮らしを実現するために，**表7.3-2** のプロセスで支援を行う[3]．

　支援形態にはさまざまな種類があり，精神保健サービスを仲介し精神障害者に結び付けることを中心とするものは「ブローカ型」と呼ばれ，多職種でのアウトリーチ（訪問支援）を行う「包括型」は，精神障害者支援において効果的とされている．包括型には日本では，Assertive Community Treatment（ACT，包括型地域生活支援プログラム）や医療観察法におけるマルチディシプリナリー・チーム（MDT，多職種チーム）などがある．

➡ ACTについては，3項 p.253参照.

　ケアマネジメントでは，できるだけ多くの社会資源の選択肢を用意し，利用者の目標を満たす可能性の高いものを提示することが重要である．例えば，仕事を求めている利用者に対しては，就労に力を入れている精神科デイケアを紹介するよりも，一般の事業主と協力して就労先を探し，またその職場で仕事が継続できるように職場内外での支援を行うことが可能である．このように，フォーマルな社会資源である精神保健福祉サービスだけでなく，インフォーマルな社会資源も活用することで，利用者の自己決定やエンパワメントを向上させ，地域生活の継続につなげていく．

2 自立支援給付と地域生活支援事業

1 障害者自立支援法から障害者総合支援法へ

　障害者に対する福祉は，それまでは措置制度というしくみで，市区町村が支

援の種類や提供量を定めて，障害者に提供していた．高齢者福祉が2000（平成12）年の介護保険制度によって，一人ひとりに応じたサービスを提供するかたちとなったように，社会福祉基礎構造改革の流れの中で，障害者福祉の分野でも一人ひとりに合ったサービスを提供するしくみづくりの流れとなった．2003（平成15）年には措置制度の課題を解決するため，障害者の自己決定に基づき，サービスを利用できる**支援費制度**が導入された．

2006（平成18）年には**障害者自立支援法**が施行され，支援費制度に代わり，障害者に費用の原則1割負担を求めた．そして，障害者の福祉サービスを一元化し，保護から自立に向けた支援を行うとした．

その後，障害者自立支援法の課題の見直しが行われ，2013（平成25）年4月に**障害者の日常生活及び社会生活を総合的に支援するための法律（障害者総合支援法）**が施行された．その中で，自立支援給付の対象者，内容，手続き等，地域生活支援事業，サービスの整備のための障害福祉計画の作成，費用の負担等について定められている．

この法律では，障害者自立支援法の目的規定にあった「自立」から「基本的人権を享有する個人としての尊厳」と明記された．また，2011（平成23）年に成立した改正障害者基本法を踏まえ，障害者の定義も見直され，難病患者も障害福祉サービス等の対象となった．

2 自立支援給付

障害者総合支援法による支援内容は，自立支援給付（介護給付，訓練等給付）と地域生活支援事業で構成されている（**図7.3-1**）．

自立支援給付は障害の種類にかかわらず，障害者が必要なサービスを受けられる制度である（**表7.3-3**）．サービスを受けるためには，障害者本人やその保護者が市区町村に申請し，障害区分認定と支給決定を受けたのち，事業者と契約を行う必要がある．

3 地域生活支援事業

地域生活支援事業とは，都道府県や市区町村が，地域に住む障害者のニーズや地域の実情に合わせて，その自治体の創意工夫により事業の詳細を決めることができる事業である（**表7.3-4**）．

4 就労支援事業

障害者総合支援法における**就労支援**には，就労移行支援，就労継続支援（A型，B型），就労定着支援がある（**表7.3-5**）．

コンテンツが視聴できます（p.2参照）

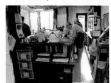

●社会資源の活用〈動画〉

➡ 就労支援については，3節5項p.258参照.

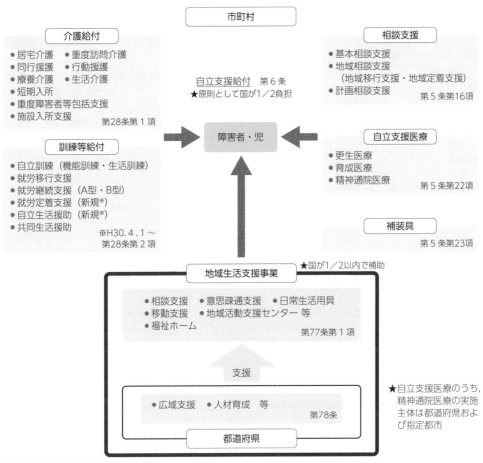

図7.3-1　障害者総合支援法の給付・事業

3 地域生活を支える医療サービス

　精神障害者の地域生活は，自立支援医療（精神通院医療）に基づく医療サービスと障害者総合支援法に基づく障害福祉サービスによって支援される．医療サービスには以下のようなものがある．

1 外来通院（病院・診療所）

　精神疾患の多くは継続的な治療を必要とし，基本的に外来治療が中心となる．患者は前回の受診から次の通院までに起きた出来事や症状について医師に報告し，症状や日常の困り事について医師や看護師に相談する．そうすることで危機介入，対人関係，社会適応に関する助言をもらう．つまり外来は，患者が病気とうまく付き合い，地域でその人らしく生活するための点検と立て直しをしていく場である．そして時には家族や訪問看護師，ソーシャルワーカーなど，必要に応じて構成された多職種で検討する場をもつことも有効な方法である．

表7.3-3　障害者総合支援法における自立支援給付

	サービス	具体的内容
介護給付	居宅介護（ホームヘルプ）	自宅で入浴，排泄，食事の介護等を行う
	重度訪問看護	重度の肢体不自由者または重度の知的障害もしくは精神障害により行動上著しい困難を有する者で常に介護を必要とする人に，自宅で，入浴，排泄，食事の介護，外出時における移動支援などを総合的に行う
	同行援護	視覚障害により，移動に著しい困難を有する人に，移動に必要な情報の提供（代筆・代読を含む），移動の援護等の外出支援を行う
	行動援護	自己判断能力が制限されている人が行動するときに，危険を回避するために必要な支援，外出支援を行う
	重度障害者等包括支援	介護の必要性がとても高い人に，居宅介護等複数のサービスを包括的に行う
	短期入所（ショートステイ）	自宅で介護する人が病気の場合などに，短期間，夜間も含め施設で，入浴，排泄，食事の介護等を行う
	療養介護	医療と常時介護を必要とする人に，医療機関で機能訓練，療養上の管理，看護，介護および日常生活の世話を行う
	生活介護	常に介護を必要とする人に，昼間，入浴，排泄，食事の介護等を行うとともに，創作的活動または生産活動の機会を提供する
	障害者支援施設での夜間ケア等（施設入所支援）	施設に入所する人に，夜間や休日，入浴，排泄，食事の介護等を行う
訓練等給付	自立訓練（機能訓練・生活訓練）	自立した日常生活または社会生活ができるよう，一定期間，身体機能または生活能力の向上のために必要な訓練を行う
	就労移行支援	一般企業等への就労を希望する人に，一定期間，就労に必要な知識および能力の向上のために必要な訓練を行う
	就労継続支援（A型・B型）	一般企業等での就労が困難な人に，働く場を提供するとともに，知識および能力の向上のために必要な訓練を行う
	就労定着支援	一般就労に移行した人に，就労に伴う生活面の課題に対応するための支援を行う
	自立生活援助	施設等から一人暮らしに移行した人に，定期的な居宅訪問や随時の相談対応等により必要な情報提供および助言等を行う
	共同生活援助（グループホーム）	主として夜間において，共同生活を行う住居で相談，入浴，排泄または食事の介護その他の必要な日常生活上の援助を行う

令和 2 年版 厚生労働白書. https://www.mhlw.go.jp/wp/hakusyo/kousei/19-2/dl/09.pdf, （参照2023-06-21）.

表7.3-4　障害者総合支援法における地域生活支援事業

市町村	都道府県
● 理解促進研修・啓発事業 ● 自発的活動支援事業 ● 相談支援事業 　・基幹相談支援センター等機能強化事業 　・住宅入居等支援事業（居住サポート事業） ● 成年後見制度利用支援事業 ● 成年後見制度法人後見支援事業 ● 意思疎通支援事業 ● 日常生活用具給付等事業 ● 手話奉仕員養成研修事業 ● 移動支援事業 ● 地域活動支援センター機能強化事業	● 専門性の高い相談支援事業 　・発達障害者支援センター運営事業 　・高次脳機能障害およびその関連障害に対する支援普及事業 　・障害者就業・生活支援センター事業 ● 専門性の高い意思疎通支援を行う者の養成研修事業 　・手話通訳者・要約筆記者養成研修事業 　・盲ろう者向け通訳・介助員養成研修事業 ● 専門性の高い意思疎通支援を行う者の派遣事業 ● 意思疎通支援を行う者の派遣に係る市町村相互間の連絡調整事業 ● 広域的な支援事業 　・都道府県相談支援体制整備事業 　・精神障害者地域生活支援広域調整等事業

地域生活支援事業の実施について. 障発第0801002号. 平成26年 6 月10日改正.

表7.3-5　障害者総合支援法における就労支援

	就労移行支援	就労継続支援A型 （雇用型）	就労継続支援B型 （非雇用型）	就労定着支援
目的	就労に必要な知識や能力の獲得を支援する	●就労機会の提供 ●生産活動に必要な知識および能力の向上・維持	●就労機会の提供 ●生産活動に必要な知識および能力の向上・維持	●就労継続のための関係各所との連絡調整 ●雇用されることに伴い生じる日常生活・社会生活面での各問題への相談・指導・助言など
対象	一般就労を希望し，適性に合った職場への就労が見込まれる人	現時点で一般就労が困難な人，不安な人	現時点で一般就労や雇用契約に基づく就労が難しい人，不安な人	一般就労移行後6カ月が経過し，就労に伴う生活面・就業面に課題が生じている人
年齢	18歳以上 ※一般的に定年となる65歳以上の場合，利用要件あり	18歳以上 ※一般的な定年となる65歳以上の場合，利用要件あり	18歳以上，制限なし	18歳以上，制限なし
雇用契約	なし	あり	なし	なし（ただし利用者と雇用主との間では結ばれている）
利用期間	原則2年間	制限なし	制限なし	3年間
賃金・工賃	なし（事業所によってはあり）	8.2万円（令和3年度全国平均）	1.7万円（令和3年度全国平均）	一般就労後の定着実績による

厚生労働省．障害者の就労支援対策の状況．https://www.mhlw.go.jp/stf/seisakunitsuite/bunya/hukushi_kaigo/shougaishahukushi/service/shurou.html，（参照2023-06-21）．

外来通院には，精神科病院や総合病院に併設されている**精神科外来**のほかに，夜間や休日に受診ができる**診療所（精神科クリニック）**がある．診療所の特徴として思春期の問題，依存症，発達障害などの診療が可能であることを診療案内に明記していたり，断酒会や当事者ミーティング，家族を対象としたミーティングなどを実施しているところもある．

外来看護師は，初診・再診を問わず，さまざまな患者に対応する．そのため，個々の患者の言動からアセスメントを行う観察力が必要となる．また患者との対話から生活状況を把握し，本人の努力を適正に評価し，状態の変化に伴って再入院を適宜受け入れるなど，地域での生活継続のための支援を行う役割がある．

2 精神科訪問看護

退院促進と外来患者の増加などの背景から，訪問看護ステーションの利用者は増加している．1986年に精神科の訪問看護が診療報酬の対象となり，居宅で訪問看護を受けている人は2001年に6,728人であったのが，2022年には206,243人と，急激に増加している[10]．

精神科訪問看護には，訪問看護ステーションによる訪問，精神科医療機関からの訪問の二つがある．訪問看護は，精神科主治医による**精神科訪問看護指示書**に基づいて開始される．指示書には，①生活リズムの確立，②家事能力，社会技能等の獲得，③対人関係の改善（家族含む），④社会資源活用の支援，

plus α

精神科オンライン在宅管理料

2018年の診療報酬改定で新たな医療提供の形態として導入された．対面診療の原則のもと，訪問診療とオンライン治療を組み合わせた在宅診療計画を作成し，計画に基づいてオンライン治療を実施する．通院が困難で在宅で過ごす重度の精神疾患患者や，長期入院後に在宅へ移行する中で定期的な訪問診療を行っている人が対象となる．

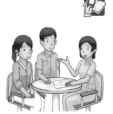

●地域へつなぐ：多職種連携～退院支援〈動画〉

表7.3-6　精神科訪問看護のケア内容

1	日常生活の維持／生活技能の獲得・拡大
	食生活・活動・整容・安全確保等のモニタリングおよび技能の維持向上のためのケア
2	対人関係の維持・構築
	コミュニケーション能力の維持向上の援助，他者との関係性への援助
3	家族関係の調整
	家族に対する援助，家族との関係性に関する援助
4	精神症状の悪化や増悪を防ぐ
	症状のモニタリング，症状安定・改善のためのケア，服薬・通院継続のための関わり
5	身体症状の発症や進行を防ぐ
	身体症状のモニタリング，生活習慣に関する助言・指導，自己管理能力を高める援助
6	ケアの連携
	施設内外の関連職種との連携・ネットワーキング
7	社会資源の活用
	社会資源に関する情報提供，利用のための援助
8	対象者のエンパワメント
	自己効力感を高める，コントロール感を高める，肯定的フィードバック

瀬戸屋希ほか．精神科訪問看護で提供されるケア内容：精神科訪問看護師へのインタビュー調査から．日本看護科学会誌．2008，28（1），p.44-49をもとに作成．

⑤薬物療法継続への援助，⑥身体合併症の発症・悪化の防止等，利用者とその家族まで対象にした留意・指示事項が記されている．訪問看護を提供する医療職種は，訪問看護ステーションでは保健師，看護師，准看護師，作業療法士が主であるが，精神科医療機関では精神保健福祉士による訪問も行われている．多職種がチームとなり支援する場合は，継続した支援のために各職種の情報を共有することが重要である．

　精神科訪問看護では，利用者の自宅や精神障害者施設に入居している場合は施設を訪問し，表7.3-6にある支援を提供する．訪問看護の利用により，服薬や通院がスムーズになり再入院のリスクが軽減する，危機介入が早期に実施されるため地域生活の継続が可能となるなどの効果が研究でも示されている[6]．また，利用者の自宅に直接訪問し，日常生活を通して関係を構築していくため，本人のストレングスや潜在的な力に着目することが看護の視点では重要となる．本人が地域の中でどのように生活していきたいのかという希望に寄り添いながら，強みを生かす支援が看護師には必要となる．

3　精神科デイケア／ナイトケア／デイ・ナイトケア／ショートケア

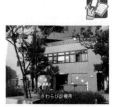

●デイケア活動〈動画〉

　いずれも精神障害者が社会参加，社会復帰，復学，就労などを目標に，グループ活動を通して対人関係能力の向上や社会生活機能の回復を目指す通所型プログラムである．精神科デイケアは精神疾患の再発予防に効果があり，精神科リハビリテーションとして保険適用が認められている．実施施設は，病院（総合病院・精神科病院），診療所（精神科クリニック），保健所，精神保健福祉センターなどがある．利用者は自身の状態や興味関心に合った通所施設を選択し，利用開始時には実施施設の精神科医による診察を行い，開始が決定する．

デイケアは日中の活動の場所を必要としている人が対象であり，実施時間は6時間程度である．**ナイトケア**は，日中は就労あるいは社会復帰施設に通所している人を対象とし，16時以降に4時間程度実施する．**デイ・ナイトケア**はデイケアより長時間の活動場所を必要とする人を対象に，10時間程度実施する．**ショートケア**は退院直後の精神障害者がデイケアに慣れる目的や長時間のデイケア参加が困難な人を対象とし，実施時間は3時間程度である．

これらは，精神障害者が地域で生活を送る上で課題となる時間帯に参加することができ，支援者や仲間と過ごすことで安心感が得られるという点で効果は大きい．支援者は看護師，作業療法士，精神保健福祉士，臨床心理技術者の多職種で構成される．医療者は患者の症状変化に気付くことが可能であり，多職種が多方面から支援することで退院後のさまざまな課題に幅広く対応できる．支援者が退院後の患者の相談相手になるなど，病状の安定や質の高い生活を送ることができるようになる．

プログラムの内容は，集団精神療法やレクリエーション，作業療法として，創作，スポーツ，料理，ミーティングなどが個々のニーズに応じて幅広く行われている．例えば，退院後に昼夜逆転した生活を送っている患者がデイケアに通うことで，日中の生活が規則正しくなることが期待できる．また，夕方から不安症状が出現する場合は，仲間と過ごしたい，あるいは日中働いているため就労の悩みやストレスなどを仲間と話したいなどの目的でナイトケアを利用する人もいる．支援者の役割は，グループの中でメンバーが成長し，メンバー間の相互作用が高まるような働きかけをすることである．さまざまな人との付き合いや経験の積み重ねが，プラスになるような支援が重要となる．

4 ACTとアウトリーチ

1 アウトリーチとは

アウトリーチ（訪問支援）は「手を外に伸ばすこと」を意味し，支援が必要である状態でも自ら助けを求めたり，制度を申請することが難しい人に対し，行政や支援機関などが積極的に働きかけて情報や支援を届けることをいう．

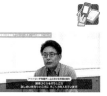

●アウトリーチ〈動画〉

精神科領域では，受療中断者，精神疾患が疑われる未受診者，長期入院後に退院した人や入退院を繰り返す人，ひきこもりなどを対象とし，対象者の生活の場に医療者が出向いて支援を行う．支援者となる職種は，精神科病院の医師，看護師，精神保健福祉士，臨床心理技術者，作業療法士，相談支援員などの多職種であり，これらの職種で「アウトリーチチーム」が構成される．この多職種チームの支援によって，これまで個々で提供されていた保健・医療・福祉サービスを包括的に提供することが可能となり，対象者の主体性や希望に沿った支援が可能となった．その結果，再入院の予防や在宅生活の延伸につながっている．

2 ACTとは

ACT（Assertive Community Treatment, **包括型地域生活支援プログラ**

ム）は，1960年代後半にアメリカの精神科医療で課題となっていた頻回に入院する患者数を減らす目的で1970年代に始まり，入院期間の短縮や地域生活の安定に効果が認められ，発展してきた．日本では2002（平成14）年から開始され，現在は全国に普及している．ACTの理念は，重度の精神障害を抱える人であっても地域で暮らす権利をもつことである．そのために多職種チームで24時間365日のサービスを実施し，アウトリーチによって包括型地域生活支援プログラムを提供する．日本では，2002年から厚生労働科学研究として開始され，2003年以降より全国での取り組みが広がっている．

ACTの特徴は，①多職種〔看護師，精神保健福祉士（PSW），作業療法士，精神科医など〕によるチームアプローチ，②スタッフと利用者の比率は，10人程度のチームスタッフに対して100人程度の利用者を上限とする，③すべての利用者についてケアの共有をチーム全員で行い，十分な知識をもち，ケアを分担して支援する，④利用者が生活している場面での相談・支援が原則で，積極的に訪問を行う，⑤必要な保健・医療・福祉のサービスの大部分をチームが責任をもって直接提供する，⑥1日24時間・週7日対応で，危機介入にも対応する，⑦原則的にサービスの提供に期限はない，⑧必要なときに，必要な場所で，必要なサービスを提供する，支援の場は自宅だけでない，などがある[7,8]．

支援の目標は，精神疾患の治癒や回復ではなく，障害があっても希望や自尊心をもち，可能な限り自立した生活を送るなどの，利用者のリカバリーの過程を支援することである．そのため，利用者の問題点に着目するのではなく，強さや長所といった**ストレングス**に着目することで本人の得意な事や好きな事を引き出し，動機を高めるような個別性に富んだ支援を行う．

3│精神障害者アウトリーチ推進事業から精神障害者地域生活支援広域調整等事業へ

地域では退院後に外来通院を中断する者や自らの意思では受診が困難な精神障害者には，日常生活を送る上で生活に支障や危機的状況が生じないための訪問（アウトリーチ）や相談対応を行うことが必要とされている．地域生活の継続には，医療と日常生活の支援の両方を提供する必要がある．そして，本人の意向に寄り添う医療と生活支援を両立させるためには，精神科医・保健師・看護師等の保健医療スタッフと，精神保健福祉士等の福祉スタッフとが多職種チームとして，多面的に共同して支援を行うことが極めて有効である．

2011（平成23）年に厚生労働省は，**精神障害者アウトリーチ推進事業**を展開した．この事業では，ACTをモデルとした多職種チームを全国25カ所に設置し，①受療中断者，②未受診者，③ひきこもり状態の者，④長期入院後に退院し病状が不安定な者を対象に支援サービスを提供し，入院・再入院率の抑制効果が示されている[9]．同事業は2013年に終了し，2014（平成26）年には精神障害者アウトリーチ推進事業における医療機関の活動が**精神科重症患者早**

期集中支援管理料として診療報酬化された（2018年の改定で廃止され，精神科在宅患者支援管理科が新設）．また，未治療，治療中断者へのアウトリーチは，引き続き保健所や市町村の役割であるとして，円滑な実施を支援する**精神障害者地域生活支援広域調整等事業**が2014年に開始され，2018年から実施主体を都道府県，指定都市，保健所設置都市または特別区とし，地域生活支援事業の中で体制整備に取り組むことが求められている．

4 地域生活を支えるサービス

1 地域の相談窓口

　地域における相談窓口は，多様なニーズに対応するため，保健・医療・福祉が連携した相談からサービスの提供に至る体系的なシステムの整備が進められている．一人ひとりに合った支援やサービスへつなげるためにも，相談支援は非常に重要な役割を担っている．しかし，相談支援のサービスは多岐にわたり，当事者が利用しようと思ったときに，どこに窓口があるのか，どの窓口を選べばよいのかを把握するのは難しい．そのため，必要な情報を提供できるように精神疾患，精神障害に関する相談支援体制を理解すると同時に，関与する地域ではどのようなネットワークが構築されているのかを把握しておく必要がある．

|1| 行政の相談窓口

a 保健所

　保健所はこころの相談，保健・医療・福祉に関する相談から，未治療や医療中断の相談，思春期の問題，ひきこもり，アルコール・薬物依存まで，幅広い相談を行っている．相談方法は電話相談や面談があり，保健師や医師，精神保健福祉士などの専門職が対応している．本人が直接相談することは難しい場合でも，家族相談を行っている．

b 市町村保健センター

　市町村保健センターは，保健・医療・福祉において，身近で利用頻度の高い相談に対応している．個別相談や訪問指導をはじめ，デイケアを行っている市町村保健センターもある．個別相談から始まり，デイケアへの参加を経て，コミュニケーションスキルや生活リズムの獲得を促し，さらに障害福祉サービス利用へと移行していくことで，支援のネットワークが地域に広がっていく．

c 精神保健福祉センター

　精神保健福祉センターはこころの健康についての相談，精神科医療についての相談，社会復帰についての相談，アルコール・薬物依存症の家族相談，ひきこもりなど思春期・青年期の問題に関する相談，認知症高齢者の相談など，精神保健福祉全般にわたる相談を行っている．デイケアや職場復帰（リワーク）支援を行っているところもある．

　センターの規模によって異なるが，医師，看護師，保健師，精神保健福祉

士，臨床心理技術者，作業療法士などの専門職が配置されている．

精神保健福祉センターの名称はさまざまで，「こころの健康センター」などと呼ばれている場合もある．

|2| 障害者総合支援法における相談支援

障害者総合支援法における**相談支援**は，個別給付で提供される相談支援と，地域生活支援事業で実施される相談支援の二つに大別される（**図7.3-2**）．個別給付はサービスを利用した本人へサービス利用料が給付される（実際にはサービス提供事業者が代理受領をする）しくみであり，地域生活支援事業は実施主体が市町村で，地方交付税措置がとられている．

ⓐ 特定相談支援事業（個別給付）

特定相談支援事業所は市町村の指定を受けた事業所で，専従の相談支援専門員が配置され，**基本相談支援**と障害福祉サービス等の利用にかかる**計画相談支援**を行っている．サービス等利用計画の作成と支給決定後のサービス等利用計画の見直し（モニタリング）を行い，地域生活を送る上でその人に最適なサービスを選択し，利用できるように支援する．

ⓑ 一般相談支援事業（個別給付）

一般相談支援事業所は都道府県の指定を受けた事業所で，専従の指定地域移行支援従事者，相談支援専門員が配置され，基本相談支援と施設や精神科病院などに入所・入院している精神障害当事者が地域で生活すること（**地域移行支援**），また，地域で生活を継続していくこと（**地域定着支援**）を目的とした地

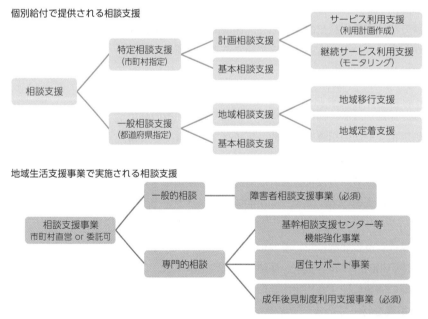

厚生労働省．第124回市町村職員を対象とするセミナー：行政説明「障害者福祉における相談支援の充実に向けた取組について」．

図7.3-2　相談支援の種類

域相談支援を行う．

ⓒ 地域生活支援事業における相談支援

地域生活支援事業は，障害者・児が自立した日常生活や社会生活を営むことができるよう，地域の特性や利用者の状況に応じ，柔軟な事業形態による事業を計画的に実施し，障害者等の福祉の増進を図るとともに，障害の有無にかかわらず，国民が相互に人格と個性を尊重し安心して暮らすことのできる地域社会の実現に寄与することを目的とした事業である．

その中で行う相談支援事業には，一般的相談と専門的相談がある．

一般的相談である障害者相談支援事業では，①福祉サービスの利用援助（情報提供，相談等），②社会支援を活用するための支援（各種支援施策に関する助言・指導），③社会生活力を高めるための支援，④ピアカウンセリング，⑤権利の擁護のために必要な援助，⑥専門機関の紹介などを行う．

専門的相談としては，専門的職員（社会福祉士，保健師，精神保健福祉士等）を配置し，地域における相談支援の中核的な役割を担う機関である基幹相談支援センター等の強化事業，住居サポート事業，成年後見制度利用支援事業がある．

これらの相談窓口は，地域の特性に合ったかたちで設置されているため，それぞれの地域によって状況を確認する必要がある．

| 3 | 精神障害にも対応した地域包括ケアシステム

精神障害にも対応した地域包括ケアシステムとは，精神障害者が地域の一員として，安心して自分らしい暮らしをすることができるよう，医療，障害福祉・介護，住まい，社会参加（就労），地域の助け合い，教育が包括的に確保されたシステムのことを指す（図7.3-3）．このしくみが「入院医療中心から地域生活中心へ」の理念を支えるものになり，また，多様な精神疾患等に対応するための土台づくりとしての基盤整備にもつながることが期待されている．

その中でも，困ったときにどのような相談でもできる窓口，サービスを利用したいときにサービス利用支援をする窓口，地域で安定した生活をするために地域移行や地域定着を支援する窓口など，各種相談窓口の役割は重要となってくる．

② 地域活動支援センター

地域活動支援センターは，障害者総合支援法の地域生活支援事業として位置付けられている．障害者等を通わせ，創作的活動または生産活動の機会の提供および社会との交流の促進等の便宜を供与することが目的とされている．

具体的なプログラムは各センターで異なるが，利用者の居場所や他者とのコミュニケーションの場としての役割が大きい．地域のボランティアによる講座の開催や地域のイベントへの参加を通し，社会参加を促している場合もある．調理，手芸，パソコン，体操，映画鑑賞，外食や散歩など，利用者の多様なニーズに対応し，つながりをもち続けられるようプログラムの工夫がされている．

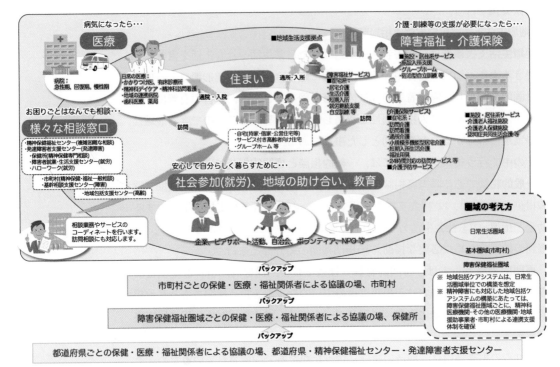

厚生労働省．これからの精神保健医療福祉のあり方に関する検討会報告書（参考資料）．

図7.3-3　精神障害にも対応した地域包括ケアシステムの構築（イメージ）

5 就労支援

　日本における精神障害者の職業関連施策は，身体障害者や知的障害者と比べ大幅に遅れていたが，1992年の障害者の職業リハビリテーション及び雇用に関する条約〔ILO（国際労働機関）第159号条約〕の批准を受け，大きく整備が推進した．

　2006年には精神障害者も**障害者雇用率制度**の対象となり，さらに2013年には障害者雇用促進法が改正され，2018年から法定雇用率の算定基礎に精神障害者を加えることになった．

1 ハローワーク

　ハローワークの法令における正式名称は「**公共職業安定所**」である．ハローワーク内の専門援助部門に窓口が設けられており，障害者への直接的な就労支援としては，職業相談・職業紹介がある．

　就職を希望する障害者の求職登録を行い，専門の職員・職業相談員が障害の状態や適性，希望職種等に応じ，ケースワーク方式で，きめ細やかな職業相談，職業紹介，職場適応指導を実施している．また，求人者と求職者をマッチングする場として就職面接会も開催している．

　専門職として，精神保健福祉士や臨床心理士などの資格を有する精神障害者

雇用トータルサポーターが配置されており，就職準備段階から職場定着までの一環した支援が実施されている.

❷ 障害者就業・生活支援センター

障害者就業・生活支援センターは，就業およびそれに伴う日常生活上の支援を必要とする障害のある人に対し，センター窓口での相談や職場・家庭訪問などを実施する．名称が長いため，「なかぽつ」や「しゅうぽつ」と呼ばれることがある.

❸ 地域障害者職業センター

地域障害者職業センターは，ハローワークとの密接な連携のもと，障害者に対する専門的な職業リハビリテーションを提供する施設として，全国47都道府県に設置されている.

個々のニーズに応じて職業評価，職業指導，職業準備支援，ジョブコーチ（職場適応援助者）による支援，休職中の精神障害者や事業主に対する精神障害者職場復帰支援などを実施している.

❹ 障害者総合支援法における就労支援サービス

|1| 就労移行支援

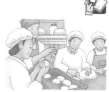
●地域で生きる：働く場所
〈動画〉

一般就労などを希望し，知識・能力の向上，実習，職場探し等を通じ，適性に合った職場への就労等が見込まれる障害者を対象としている．標準期間（24カ月）内で利用を設定しており，必要性が認められた場合に限り，最大1年間の更新が可能である．基本的に2年間で一般企業などへの就労を目指すため，事業所内の訓練プログラムに加え，職場実習なども利用しながら，就労に必要な知識や能力の向上を図る.

|2| 就労継続支援A型（雇用型）

通常の事業所に雇用されることが困難であり，適切な支援によって雇用契約に基づく就労が可能な障害者を対象としている．利用期間の制限は設けられていない.

利用者は就労継続支援A型事業所と雇用契約を結び，支援を受けながら働き，最低賃金以上の給料が保証されている．働くことを通して体力や職業能力の向上を図り，一般就労を目指すケースもある．作業内容はカフェやレストラン等の飲食業，パソコン入力作業，清掃作業や製造業など多岐にわたる.

|3| 就労継続支援B型（非雇用型）

通常の事業所に雇用されることが困難であり，雇用契約に基づく就労が困難な障害者を対象としている．利用期間の制限はない．通所によって就労や生産活動の機会を提供するとともに，一般就労に必要な知識，能力が高まった者は，一般就労等への移行に向けて支援する．日々の生産活動には工賃が支給される.

就労支援としての役割の一方で，居場所やコミュニケーションスキルを獲得する場所，生活支援を受ける場所としての役割も大きい.

コラム　超短時間雇用

　法定雇用率を満たす週20時間以上の就労は難しくとも，週１〜２時間程度であれば働くことが可能な障害者は多く存在する．また，企業側にも資格や経験を必要としないが必要不可欠な業務があるため，両者をうまくマッチングさせて，障害者が地域でより活躍できる．双方にとって有益である超短時間雇用への取り組みが，企業や自治体に広がりつつある．

│4│就労定着支援

　就労移行支援，就労継続支援A型・B型事業所などを経て一般就労した場合，就職から６カ月までは就職前に利用していた事業所の支援を受けられる．また，６カ月経過後も，就労に伴う環境の変化によって日常生活や社会生活に課題が生じている障害者は対象となり，最長で３年間利用できる．

　継続して就労定着支援が行えるため，就労移行支援事業所が行っている場合が多い．

6 当事者・家族による相互支援（ピアサポート）

　精神障害の当事者または家族による相互支援も重要な社会資源である．**ピア**（peer）とは，（年齢・地位・能力などが）同等の者，同僚，同輩，仲間を意味し，**ピアサポート**とは同じような課題に直面する人々が互いにサポートし合うことをいう．対等な立場で相談し合い，当事者・家族ならではの知恵や経験を生かした支援を行うことが期待できる．広義では，ピアの力を生かした有形無形の支援があるが，ここでは組織化された活動について説明する．

1 患者会・当事者団体

　精神障害者の患者会・当事者団体は，一つの病院で発足した患者会やある地域を基盤とした当事者会が各地で活動しており，その集合体として都道府県ごとの当事者団体連合会があり，さらに全国組織といった組織化が進んでいる．その規模や取り組みの内容はさまざまであるが，定例会を催し日々の悩みや心配事の相談や体験の共有，医療や福祉に関する情報交換や勉強会，権利擁護や制度の拡充に向けた社会への啓蒙などを行っている．一例として，**全国精神障害者団体連合会**（通称：全精連／ぜんせいれん）では，厚生労働省への政策提言や電話によるピアカウンセリングなどを行っている．

2 家族会

　精神障害者の**家族会**とは，精神障害者を家族にもつ人たちが，お互いに悩みを分かち合い，共有し，連携することで支え合う会であり，支え合いを通して，地域で安心して暮らすための活動を行っている．それぞれの家族会によって規模や活動内容はさまざまだが，精神障害者の家族会の全国組織である**全国**

plus α

全国精神障害者団体連合会

精神障害者が自ら中心となって，精神障害者に対するピアカウンセリング，福祉サービスの利用援助・相談，人権擁護の理念の普及・啓発・教育などに関する事業を行う組織．

精神保健福祉会連合会（愛称：みんなねっと ➡p.283 plus α 参照）によると，相互支援・学習・社会的運動は家族会の 3 本柱と呼ばれる．

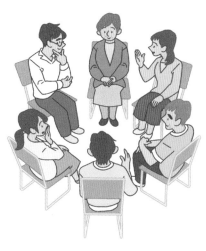

3 自助グループ（セルフヘルプグループ）

自助グループとは，共通の障害やニーズをもつ人同士が集まり，自分たちの生きにくさを乗り越えていくことを目的としたグループである．自助グループの原型は，米国で1930年代に設立されたアルコール依存症者による**ＡＡ**（アルコホーリクス・アノニマス）であるといわれている．「言いっぱなし，聞きっぱなし」を原則としたＡＡミーティングが各地で開かれ，そこでは飲酒にまつわる問題や回復について自分の体験を話し，ほかの参加者の話を聞くことができる．そしてＡＡの12ステップと呼ばれる回復の指針を実践することで，飲酒問題からの回復を目指すグループである．

このミーティングと12ステップを活用した自助による回復支援の手法は，ほかの依存症からの回復支援にも応用されている．また，現在では自死遺族や性的マイノリティー，ひきこもり，トラウマをもつ人など，多様な自助グループ活動が展開されている（表7.3-7）．

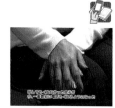

● 「飲まないで生きてゆく」アルコホーリクス・アノニマス（AA）〈動画〉

plus α

MAC（マック）/ DARC（ダルク）

依存症からの回復者が運営しているリハビリテーション施設に，MAC（アルコールなどの依存症）やDARC（薬物依存症）があり，それぞれ全国各地で通所・入所施設を運営している．

4 ピアサポーターの活躍の場

ピアサポート活動を行う人を**ピアサポーター**と呼ぶが，彼らは医療や福祉の専門職とも協働し，精神障害者の生活を支えている．例えば，障害者総合支援法に基づく地域生活支援事業では，地域移行支援・地域定着支援の一環としてピアサポーターが精神科病院を訪れ，入院患者に地域での生活の様子を伝えたり，退院後の生活を見据えた同行支援を行うほか，退院後にもさまざまな相談支援を行っている．また，ACTや精神障害者アウトリーチ推進事業においても，当事者がピアサポーターとなり，医療や福祉の専門職と共にチームの一員

表7.3-7 自助グループの例

アルコール依存症	ＡＡ，断酒会
アルコール依存症の家族・友人	Al-Anon，家族の回復12のステップ
薬物依存症	ＮＡ（ナルコティクス アノニマス）
薬物依存症の家族・友人	Nar-Anon
摂食障害	ＮＡＢＡ（Nippon Anorexia Bulimia Association）
ギャンブル依存症	GA（ギャンブラーズ・アノニマス） Gam-Anon
ゲーム障害	OLGA（On-Line Gamers Anonymous）ゲームをやめる会

クラブハウス

精神障害者の自助活動による相互支援を基盤にした活動. クラブハウスでは, サービスの利用者は「メンバー」と呼ばれ, スタッフと対等な立場で運営に携わる. このクラブハウスの運営活動を通して相互支援が培われ, 自信と誇りを取り戻し, 地域生活における自立を図る. 1940年代のニューヨークで誕生し, 現在ではクラブハウス国際基準に従い, 世界30カ国以上, 300カ所を超える団体が活動している.

として対象者への訪問活動などを行っている.

ピアサポートの中でも, カウンセリングの基本姿勢を身に付けて電話相談や個別の相談を受けるピアカウンセリング, 精神障害者のためのホームヘルプサービスを行うピアヘルパーなどの活躍の場が開発されている. 事業所に所属して当事者としての強みを生かした職員として働くピアスタッフも増えているが, 雇用条件や研修制度, 役割葛藤などの課題もある.

アメリカやカナダでは, 1980年代から認定ピアスペシャリスト制度が成立し, 雇用ガイドラインや研修プログラムが開発されてきた. 日本でも, 2015年度から日本メンタルヘルスピアサポート専門員研修機構による専門的な研修を受けて認定された**ピアサポート専門員**が誕生した. また, ピアサポートの有効な活用と質の高いピアサポート人材育成の必要性を求める流れを受け, 2020（令和2）年度には**障害者ピアサポート研修事業**が新設された. これは, 都道府県（または政令指定都市）がピアサポーターの養成や, 管理者等がピアサポーターへの配慮や活用方法を習得する研修を行うものである. 今日では, ピアサポートの診療報酬化に向けた検討が進められている. ピアサポートの活用と人材育成は今後一層進められ, 彼らの活躍の場は広がっていくものと思われる.

■ 引用・参考文献

1) チャールズ. A ラップ. 精神障害者のためのケースマネジメント. 江畑敬介監訳. 金剛出版, 1998.
2) 浅井邦彦編. "アメリカ合衆国における脱施設化とコミュニティ・ケア". 日本の精神科医療：国際的視点から. ライフ・サイエンス, 1998, (精神医学レビュー, 29).
3) 蜂矢英彦ほか監. 精神障害リハビリテーション学. 金剛出版, 2000, p.257-262.
4) 厚生労働科学特別研究事業 精神障害者の地域生活支援の在り方に関する研究（H16-特別-009）. 精神障害者ケアガイドライン：市町村で精神障害者ケアマネジメントを行うために. https://www.ncnp.go.jp/nimh/chiiki/documents/pdguideline.pdf, （参照2023-06-21）.
5) W. アンソニーほか. 精神科リハビリテーション. 野中猛ほか監訳. 第2版, 三輪書店, 2012.
6) 萱間真美. 厚生労働科学研究費補助金医療技術評価総合研究事業：精神科看護における介入技術の明確化および評価

に関する研究：精神科訪問看護と急性期病棟における看護業務研究報告書. 平成16年3月.
7) 認定NPO法人リカバリーサポートセンター ACTIPS. ATCの特徴. https://actips.jp/wp5479/wp-content/uploads/2022/01/ACT%E3%81%A8%E3%81%AF.pdf, （参照2023-06-21）.
8) 西尾雅明. ACT入門：精神障害者のための包括型地域生活支援プログラム. 金剛出版, 2004, p.14-19.
9) Kayama, M. et al. Community outreach for patients who have difficulties in maintaining contact with mental health services : longitudinal retrospective study of the Japanese outreach model project. BMC Psychiatry. 2014, 14 (1), 311.
10) 厚生労働省. 訪問看護実施施設数・利用者数概況（都道府県別）. 精神保健福祉資料：令和4年度630調査.
11) 訪問看護について. 第15回今後の精神保健医療福祉のあり

方等に関する検討会. 平成21年4月23日. https://www.mhlw.go.jp/shingi/2009/04/dl/s0423-7c.pdf, (参照2023-06-21).

12) 精神障害者アウトリーチ推進事業の手引き. 平成23年4月 厚生労働省社会・援護局障害保健福祉部精神・障害保健課. https://www.mhlw.go.jp/bunya/shougaihoken/service/dl/chiikiikou_03.pdf, (参照2023-06-21).

13) 精神障害にも対応した地域包括ケアシステムの構築とアウトリーチ支援に係る事業の取り組み. 2019年3月1日 厚生労働省障害保健福祉部精神・障害保健課長 得津馨. みんなねっとフォーラム2018.

 重要用語

ケアマネジメント	精神障害者アウトリーチ推進事業	就労定着支援
障害者自立支援法	精神障害者地域生活支援広域調整等	ピアサポート
障害者総合支援法	事業	全国精神障害者団体連合会（ぜんせ
自立支援給付	保健所	いれん）
地域生活支援事業	市町村保健センター	家族会
就労支援	精神保健福祉センター	全国精神保健福祉会連合会（みんな
精神科外来	相談支援	ねっと）
診療所（精神科クリニック）	精神障害にも対応した地域包括ケア	自助グループ（セルフヘルプグルー
精神科訪問看護指示書	システム	プ）
デイケア	地域活動支援センター	AA（アルコホーリクス・アノニマ
ナイトケア	ハローワーク（公共職業安定所）	ス）
デイ・ナイトケア	障害者就業・生活支援センター	ピアサポーター
ショートケア	地域障害者職業センター	ピアサポート専門員
アウトリーチ（訪問支援）	就労移行支援	障害者ピアサポート研修事業
ACT（包括型地域生活支援プログラ	就労継続支援A型	
ム）	就労継続支援B型	

4 地域生活（移行）支援の実際

1 地域生活への移行に必要な支援体制

　日本の精神科医療が抱える長期入院の問題を解消するためには，入院期間が数年以上に及ぶ長期入院患者の退院および地域移行を促進することと，新規入院患者の入院期間を長期化させずに地域生活に戻れるように援助することの二つの支援が必要である．

　2014（平成26）年に国が設置した「長期入院精神障害者の地域移行に向けた具体的方策に係る検討会」は，その具体的方策の今後の方向性として，長期入院精神障害者の地域移行を進めるため，本人に対する支援として「退院に向けた意欲の喚起」「本人の意向に沿った移行支援」「地域生活の支援」を徹底して実施することを提示している．これを実現するためには，精神障害者に対する質の高い精神科医療の提供と，精神障害者本人の意向を踏まえ，精神科病院や行政機関などが連携して地域生活への移行を支援するシステムが必要となる．

1 入院医療機関

入院している精神障害者が地域生活に移行するためには、入院している医療機関（精神科病院，精神科病棟）の支援が必要不可欠である。

長期入院患者の地域生活への移行を推進する目的で，2014（平成26）年に地域包括ケア病棟が，2016（平成28）年には地域移行機能強化病棟が，診療報酬の改定時に新設された。

|1| 地域移行の支援を重点的に行う病棟機能

a 地域包括ケア病棟

地域包括ケア病棟とは，急性期病棟での治療が終了し病状が安定した患者が，退院後すぐに地域生活へ移行することに不安がある場合に，安心して地域に戻れるように支援するために入院を継続し，診療や看護，リハビリテーションなどを行う病棟と位置付けられている。

また，すでに地域で生活している障害者の病状が悪化した場合に，再び在宅生活が送れるようにするための入院治療を提供する在宅療養後方支援病棟としての役割を担うことや，在宅生活において障害者の介護を担っている家族等の休息を目的としたレスパイト入院*の受け入れも可能とされているが，いずれの場合でも地域包括ケア病棟への入院は原則的に60日以内とされている。

b 地域移行機能強化病棟

地域移行機能強化病棟とは，入院期間が1年以上となった患者もしくは入院が1年以上に及ぶ可能性がある患者に対し，地域生活への移行を図ることを目的として，地域で安定的に日常生活を送るための訓練や支援を集中的に行う病棟と位置付けられている。地域移行を円滑に進めるために，病棟に2人以上（入院患者が40人を超える場合は3人以上）の精神保健福祉士（常勤）を配置することなどが規定されている。

国は長期入院患者の退院および地域移行を促進するため，機能分化によって専門病棟で効果的な支援を実施する方策をとっているが，地域包括ケア病棟や地域移行機能強化病棟などの病棟を設置する精神科病院は多くないのが現状である。このため，精神科病院においては，それぞれの精神科病棟で個々の入院患者に対して退院に向けた支援を行っているのが一般的である。

|2| 外来作業療法（外来OT）

入院医療機関が，入院中から退院後まで途切れることなく治療プログラムを精神障害者に提供することは，退院によって生活が大きく変化した精神障害者にとって，安心して過ごせる居場所の確保にもつながる。現在，医療機関で行われている**外来作業療法**のプログラムがその役割を果たしている。

外来作業療法は医師の指示のもと，リハビリテーション専門職（理学療法士，作業療法士など）が医療機関の外来で行うリハビリテーションプログラムで，入院時から退院後に地域生活に移行した後まで一貫したリハビリテーションを行う。

<aside>
用語解説 *
レスパイト入院

介護家族支援短期入院ともいい，なんらかの事情で在宅介護が困難になった場合に，患者が医療保険を利用して一時的に入院できる制度。レスパイトは，「休息」や「小休止」を意味する語である。
</aside>

<aside>
plus α
地域移行機能強化病棟の現状

地域移行機能強化病棟の認定には施設基準やさまざまな要件があり，当初の期待どおりに施設数は増えていない。そのため，2020（令和2）年3月末までであった新規届出期間は，施設基準などを一部緩和した上で2024（令和6）年3月末まで延長された。
</aside>

地域生活への移行後に，入院時に参加していたプログラムに継続的に参加することも可能であり，入院中から慣れ親しんだスタッフや入院患者との交流が維持されることが情緒的サポートとなり，地域生活移行の意欲を支えることが期待できる．また，地域生活への移行を体験している退院患者との交流は，外来作業療法に参加している入院患者が自分自身の退院，地域生活への移行について考える機会ともなり得る．

2 行政機関

精神障害者が地域で生活していくために行政が行っている公的支援には，障害者総合支援法に基づく市町村管轄の障害者福祉サービスと，自治体が行う地域生活支援事業がある．

|1| 市町村

地域生活支援事業における障害者相談支援事業を担っている．精神障害者への支援としては，精神保健福祉行政の実施主体として，障害福祉サービスや生活に関する相談窓口，通院医療公費負担制度や精神障害者保健福祉手帳に関することなどの業務を所管し，障害福祉サービスが必要な精神障害者への支援を行っている．

|2| 保健所

保健所は，精神保健福祉センター，福祉事務所，市町村，医療機関，障害福祉サービス事業所などと連携し，精神障害者の地域生活への移行促進のための活動を行う．活動内容は，設置主体である地方自治体によって異なるが，精神保健福祉に関する電話・窓口相談，保健師による訪問指導，デイケアやショートケアの実施，福祉サービスの利用支援などがある．

|3| 精神保健福祉センター

地域生活移行支援のための具体的な活動内容としては，精神保健福祉相談，通所プログラムとしてのデイケアなどがある．

3 地域生活支援センター

障害者総合支援法の地域生活支援事業に位置付けられる事業所であり，地域生活移行支援として，退院後の居場所にもなるように，社会との交流の場や食事，レクリエーション，スポーツや創作などの作業プログラムの提供などを行う．

さらに，個々の障害者の具体的な困り事への支援を行う場として，利用できる社会資源やサービス，障害年金や生活保護，日常生活での悩み事などの相談にも幅広く対応する．

4 社会福祉協議会

地域福祉の増進を図ることを目的として日常生活自立支援事業*などを行っている非営利の民間組織で，すべての都道府県・市町村に設置されており，地域住民や社会福祉関係者が参加して地域の福祉増進を図る役割を担っている．保健福祉行政，医療機関やさまざまな地域の事業所と協働し，地域包括ケアシ

plus α
精神障害者保健福祉手帳

1995（平成7）年に改正・成立した精神保健福祉法第45条に基づく制度．都道府県知事に交付を申請する．区分は，障害年金の等級（1級，2級，3級）に準拠する．更新は2年ごと．手帳に基づく支援施策は，通院医療費の公費負担制度や生活保護の障害者加算手続きの簡素化，税制の優遇措置などがある．

用語解説*
日常生活自立支援事業

認知症高齢者，知的障害者，精神障害者等のうち判断能力が不十分な者に対して，地域で自立した生活が送れるように福祉サービスの利用援助などを行う事業．判断能力が不十分な者とは，当事者のみで日常生活を営むのに必要なサービスを利用するための情報の入手，理解，判断，意思表示を適切に行うことが困難な者を指す．

ステムの構築に力を入れており，精神保健福祉ボランティアの育成やボランティア・コーディネートなどの活動も行っている．

地域で暮らす精神障害者が利用している援助の具体例として，日常的金銭管理（預貯金の払い戻し・預け入れ・解約の手続きなど，利用者の日常生活費の管理）や生活変化を察知するための定期的な訪問支援などがある．

全国各地の社会福祉協議会の中央組織として全国社会福祉協議会があり，各地の社会福祉協議会とのネットワークによって，福祉サービス利用者や社会福祉関係者の連絡・調整，活動支援，各種制度の改善への取り組みなどを行っている．

⑤ 訪問看護ステーション

訪問看護ステーションは，精神科医師による精神科訪問看護指示書に基づき，地域で暮らす精神障害者に対して，体調管理や服薬に関するサポート，生活環境の整備，生活習慣病予防の指導などの看護援助を，対象者の状況やニーズに合わせて訪問看護によって提供する機関である．保健師や看護師，准看護師だけでなく，精神保健福祉士，作業療法士の訪問も認められているため，多職種による効果的な支援の提供が可能である．

さらに，入院中の外泊時に利用したり，患者の家族への看護ケアも可能であり，家族の不安への対処や，患者との関わり方の支援も訪問看護の一環として行える．そのため，地域生活への移行を継続的にサポートできる重要な機関といえる．

⑥ 地域包括支援センター

精神科病棟の入院患者は高齢者も多いため，地域生活移行にあたり，社会資源として介護保険による在宅介護サービスの適用となることもある．その相談窓口となるのが，**地域包括支援センター**である．

地域包括支援センターは介護保険法で定められており，地域住民の保健・福祉・医療の向上，虐待防止，介護予防マネジメントなどを行うことを目的としている．設置主体は市町村であるが，自治体から委託された社会福祉法人や社会福祉協議会，民間企業などが運営しているケースもある．

65歳以上の高齢者の地域生活を支援するために，介護サービスや介護予防サービス，保健福祉サービス，日常生活支援などの相談に対応し，介護保険の申請窓口も担っている．介護認定審査において要支援１・２の判定が出た高齢者を対象に，介護予防ケアプランの作成支援を行っており，職員としてケアマネジャー，社会福祉士，保健師などが配置されている．

2 地域生活（移行）支援における多職種連携

地域生活への移行と，その後の地域定着に向けて効果的な支援を行うためには，専門職が連携する**多職種チーム**は欠かせない．この多職種チームに参加する専門職は，医療職者や福祉領域の専門職，場合によっては地域の民生委員や生活保護担当のケースワーカーなどが含まれることもある．

多職種が連携して，さまざまな視点から患者に対して客観的・多面的にアセスメントしてケースマネジメントを行うことで，必要かつ適切な支援を迅速に提供することが可能となり，入院患者の退院，地域生活への移行が促進される．また，多職種が連携すると，互いの職種をフォローし合うことも可能となるので，一つの職種が患者についての悩みや負担を一人で背負い込むような事態を防ぐことも期待できる．

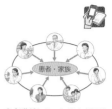

●多職種とのつながり〈動画〉

看護師が多職種連携のチームメンバーとしてチーム活動を効果的に行っていくためには，自らの看護の専門性を発揮することと，他職種の専門性を理解した上で協働していく姿勢をもつことが求められる．

看護師が地域生活を支援するために連携する他職種には，以下のようなものがある．

1 精神科医師

患者の診断や治療方針を決定し，治療薬の処方を行う精神科治療チームのリーダーであると同時に，多職種チームのリーダーでもあり，さまざまな職種のスタッフと連携して，地域生活への移行支援を行う役割を担う．

2 歯科医師

精神障害者は，幻聴や幻覚などの病的体験や陰性症状などから口腔内の清潔保持が困難になったり，抗精神病薬の副反応である口渇のため甘味飲料を多飲することなどが誘因となり，う歯や歯周病になるリスクが高い．また，歯科治療に拒否的なことも多い．さらに，入院形態や精神症状によっては院外の歯科クリニックなどで歯科診療を受けることが困難なことも多く，適切な口腔ケアや早期の歯科治療を行うために，院内に歯科外来を開設している精神科病院も少なくない．また，地域で暮らす精神障害者でひきこもりなどの状態の人に対して，在宅歯科診療，訪問歯科診療を行っている歯科医師もいる．

3 保健師

地域に移行した後の精神障害者の健康管理や保健指導などを担当する看護職であり，入院生活において支援を行った看護師との連携が重要な職種である．

病棟の看護師は，市町村や精神保健センターなど行政の保健師，精神障害者が就労している場合は企業の保健師と連携することもある．訪問看護ステーションで訪問看護に従事している保健師もいる．

4 精神保健福祉士

社会生活を送る上で問題を抱えている精神障害者とその家族を対象として，相談，助言や調整などを行い，問題解決を支援する国家資格である．具体的な活動は，病院への入退院の援助，地域生活移行に向けた住居確保，各種年金や保険などの手続きや日用品購入の援助，家族関係の調整など多岐にわたる．精神科病院に所属する精神保健福祉士は，患者および家族のニーズに合わせた生活支援，地域との連携を行いながら，退院後の生活環境相談員の役割を果たすことが求められる．

5 作業療法士

作業療法士（OT）は，患者の地域移行に必要な能力の向上を図るために，障害の程度に合わせて，生活リズムや生活能力の改善，健康維持への支援，対人関係能力や行動の応用力の向上，心理的な安定などを目指してリハビリテーションを行う職種である．本人のADL訓練，IADL訓練*などの支援を基本として，地域住民やさまざまな支援者と交流する場の提供なども行う．

6 精神保健福祉相談員

精神保健福祉相談員*は，保健所や精神保健福祉センターなどで精神保健および精神障害者の福祉に関する相談に応じて病状悪化を防ぐとともに，精神障害者やその家族を訪問して，必要な指導や援助を行う．

7 ピアサポーター

入院患者が地域で暮らしているピアサポーターと関わり，彼らの体験を聞くことで，退院後の地域生活がイメージしやすくなり，地域生活に移行することへの意欲向上や不安軽減が効果として期待できる．同時に，病院スタッフにとっても精神障害者の地域生活の様子を知ることは，地域移行を支援していく活動のモチベーションにつながる．

8 薬剤師

薬剤師は，薬局や病院・診療所で医師の処方箋どおりに薬を調剤する業務のほか，服薬の意義や正しい薬の飲み方，効果・副反応などを患者に説明し，不安を傾聴し，疑問に答える服薬指導を行う．また，本人の希望に沿った剤形を選択できるようにしたり，飲み忘れを防ぐための内服薬の一包化やお薬カレンダーの使用を提案するなど，さまざまな工夫によって安全で確実な服薬が行えるように支援することも，薬剤師の役割の一つである．

9 栄養士

栄養士は，病院給食の献立を提案し，バランスのよい食事を提供する業務とともに，医師の指示により栄養指導を行うことも重要な業務の一つである．

一部の精神疾患では内服薬の副反応などの影響もあり，生活習慣病になりやすいことが指摘されており，その予防と病状の悪化を防止するためには食事療法が必要となることが多い．このため，栄養士による栄養相談，栄養指導は重要な支援である．

10 臨床心理技術者（臨床心理士，公認心理師）

臨床心理技術者は，こころの問題や悩みを抱えている人に対し，臨床心理学の知識や技術に基づいた支援を行う職種である．精神科医と連携して，カウンセリングや集団精神療法，心理検査などを実施し，こころの問題の解決やこころの安定の維持を目指す．

臨床心理技術者には，臨床心理士と公認心理師の資格があり，いずれも資格試験に合格すると資格を取得できる．

用語解説*

IADL

Instrumental activity of daily living. 手段的日常生活動作．厚生労働省はIADLの尺度の指標として，① 電話を使用する能力，② 買い物，③食事の準備，④家事，⑤洗濯，⑥移送の形式，⑦ 自分の服薬管理，⑧財産取り扱い能力の8項目を挙げている．

用語解説*

精神保健福祉相談員

精神保健福祉法で，任用資格の条件の一つに「大学で社会福祉に関する科目または心理学の課程を修めて卒業した者であって，精神保健，精神障害者の福祉に関する知識および経験を有する者」と定められている．精神保健福祉相談員は職業名称で，業務内容は精神保健福祉士と同じである．精神保健福祉士は，国家資格の資格名称．

臨床心理士，公認心理師

　臨床心理士は，日本臨床心理士資格認定協会によって1988年に資格化されたもので，国家資格ではない．指定大学院の修士課程で心理学を修めることなどの条件を満たすと，資格試験を受けることができる．

　公認心理師は，「国民のこころの健康の保持・促進を担う専門職」として2017年に誕生した国家資格で，①４年制大学で指定科目を履修し，さらに大学院で指定科目を履修する，②４年制大学で指定科目を履修し，指定の施設での実務経験が２年以上である，③外国の大学で心理に関する科目を修め，かつ，外国の大学院において心理に関する科目を修了，のいずれかで，公認心理師資格試験を受けることができる．

3 長期入院患者の退院支援

　現在では，退院支援は入院と同時に開始する支援と位置付けられているが，ここでは１年以上の長期入院となっている患者の退院支援のプロセスについて解説する．

1 患者の自己決定を支えることから退院支援は始まる

　退院支援は，「退院し，その後にどのような生活を送るのか」という患者自身の**自己決定を支援**することである．長期入院患者は入院生活の中で，「自分は一生，退院させてもらえないのではないか」といった疑念，「退院して地域に戻っても，自分は生活していけない」といった自信の喪失，退院して新しい生活にチャレンジすることへの不安や恐怖などを抱くようになることも少なくない．その結果，「退院したい」という思いが失われて，「退院はしたくない」という言葉につながることもある．

　では，そのような「退院したくない」という言葉を，病院での入院生活の継続を望んでいるととらえることは，患者の自己決定を支える支援といえるだろうか．精神疾患の症状や長期の入院生活などが弊害となり，自分らしい生活への夢や将来への希望を見失っている患者が，「今後の人生でやりたいこと」「生活の中で実現させたいこと」を再び取り戻すことで，自己決定は始まる．この自己決定する力を取り戻すことへの支援が，まさに**リカバリー（回復）**＊の視点をもった看護ケアである．

　ささいなことに思えるかもしれないが，例えば，何気ない日常の関わりの中で，「好きな時間にゆっくりお風呂に入りたい」「一人になれる部屋がほしい」「病院の食事に飽きてしまった」などの患者のつぶやきを聞いたときに，看護師がそれをきちんとキャッチできれば，それが自己決定を支える退院支援の糸口となり得る．看護にとって，患者の自己決定を支えるということは，患者のその人らしい生活の実現を支えるということなのである．

＊
リカバリー（回復）
精神医療福祉の領域で注目されている考え方で，精神障害者がもつストレングス（強み）に着目して，本人のチャレンジや主体的な選択などを尊重し，それを支援するというもの．

② 自己決定を実現させるためのマネジメント

患者の自己決定の実現に向けて退院支援を行っていくためには，患者本人や家族の意向を丁寧に確認しながら，多職種で治療やセルフケアへのサポートを行いつつ，退院に向けたマネジメントを行っていくプロセスが必要となる.

退院支援のプロセスは，スクリーニング，アセスメント，退院支援計画の立案，資源やサービスの調整，退院準備の評価・再調整と進んでいくが，このプロセスにおいて繰り返し行われる**多職種カンファレンス**が，適切なマネジメントを行うためには必要不可欠である.

| 1 | スクリーニング

退院支援の開始にあたり，退院支援に関わる多職種チームは，現在の患者の希望や思いなどを確認し，その実現のためにどのような支援が必要になるのかを把握する.

| 2 | アセスメント

患者の自己決定を実現するため，退院後の具体的な生活を患者がイメージできるように，現在の患者の能力，ADLやIADLに必要と思われる支援など，それぞれの職種が医療・福祉における自らの専門職の視点でアセスメントを行う.

| 3 | 退院支援計画の立案

多職種による合同カンファレンスを行い，前述のアセスメントを持ち寄り，その内容を吟味・検討し，チームのアセスメントへと発展させる. それを基に治療やケアの具体的な目標を設定し，退院に向けた具体的な行動計画として退院支援計画を立案する. 一般的に，カンファレンスは退院までに数回行われ，当事者である患者や家族などが参加することもある.

| 4 | 資源やサービスの調整

退院後の地域生活への移行が円滑に行えるように，患者に必要な社会資源や制度，サービスの妥当性や実現可能性などを確認・検討しながら，適切なサービスが受けられるように調整する. 退院後に患者が相談できる人や機関などの支援体制を地域社会に確保できるように調整していくことも重要である.

| 5 | 退院準備の評価・再調整

退院後の生活への不安の軽減や，調整したサービスが適切かどうか確認するなどの目的で，退院後の生活を体験する機会を設けることがあり，退院前訪問という. 退院前訪問後には評価を行い，必要があればサービスの再調整を行う. 退院前訪問の回数や期間には個人差があるが，患者もスタッフも焦ることなく，退院準備を適切に進めていくことが重要である.

退院の日程が決定したら退院前カンファレンスを行い，利用するサービスについての最終的な調整や確認を行う.

③ 入院患者を対象とした退院支援プログラムの提供

地域生活への移行のために必要な情報，技術などを身に付けることを目的と

した**退院支援プログラム**は，退院支援を開始した患者10人程度を対象に週1回，2〜3カ月で終了する集団プログラムとして実施されることが多い．

　具体的な内容としては，①病気に関する講義，②心理教育，③ストレス対処法，④服薬指導，⑤社会資源の説明，⑥交通機関を活用して行う外食や買い物などの体験，⑦地域の施設見学（グループホーム，地域生活支援センター，精神保健福祉センターなど），⑧ピアサポーターとの交流などがある．

　プログラムの運営は，作業療法士や精神保健福祉士が中心的な役割を担い，医師，看護師，臨床心理技術者，薬剤師などの職種も適宜プログラムに参加・協力するという形態が一般的である．地域の保健師やグループホームの職員，地域生活支援センターの職員，ピアサポーターなどがスタッフやゲストとして参加することもある．

4 訪問支援（アウトリーチ）による地域生活支援

◼️1 訪問支援の対象者の生活

　訪問支援の対象となるのは，大別すると①治療を受けている人，または中断している人，②未治療であるが精神科疾患の可能性がある人である．

➡ 訪問支援については，3節3項p.253参照．

　では，対象者はどのような生活を送っているのだろうか．①に該当する人を対象とした全国精神保健福祉会連合会（みんなねっと）による調査[1]では，地域で生活する精神障害者のうち，家族と同居しているのは72％であり，一人暮らしは12％である．日中の活動では「地域の作業所や通所施設」に通う人が41％いる一方で，「何も利用していない」が20％，「自宅にいて，家事をしている」が21％と，社会資源を活用しない自宅だけの生活を送っている人も同じ割合となっている．

　日常生活で困っていることは，部屋の掃除，役所の手続き，初対面の人と話すことなどが多かった一方で，食事や着替えなどの日常生活の動作においては，多くの回答者が困難を感じずにできている．しかし，訪問支援の場面では，本人が「困っている」という自覚がなくても，実際にはできておらず，家族が困っている場合もある．また，定期的に収入があるのは82％であり，平均収入額は約75,000円，主な収入源として勤労収入は作業所（現在の就労継続支援）が多く，勤労以外の収入では年金（障害年金，老齢年金）が多い．平均収入だけで独居生活を継続することは難しい状況がわかる．

◼️2 地域生活の継続を阻む精神症状

　精神障害者の地域生活を阻む要因に，退院しても残存する**精神症状**がある．全国精神保健福祉会連合会（みんなねっと）の調査[1]では，病気の状態で困っていることとして「気分が落ち込む」「新しいことを覚えるのが苦手」という訴えが多い．中には，治療を受けていながらも，依然として妄想や興奮などの症状で困っている人が存在している．そして，68％が再発を経験しており，平均再発回数は4.9回，入院を伴う再発が多いという課題も明らかとなってい

る．このように訪問支援では，日常的に精神症状を抱えながらも再入院することなく地域生活を継続できるように，日中の活動や日常生活動作において困っている人への支援が求められている．

３ 地域生活継続のためのアウトリーチ

多くの精神障害者が地域での日常生活を送る中で，症状や対人関係，日常生活動作，金銭管理等，さまざまな困難を抱えている．地域生活を継続するために，医療機関ではさまざまな職種がチームを作成し，協働しながら精神障害者や家族に**チームアプローチ**を行う．チームアプローチには，社会復帰支援に適しているインターディシプリナリー・モデル（各専門職がチームの意思決定に主体的に関与し，協働・連携しながら役割を果たす）や，生活支援に適している**トランスディシプリナリー・モデル**（各専門職がチームの中で果たすべき役割を，意図的・計画的に専門分野を越えて横断的に共有する）がある．ACTはトランスディシプリナリー・モデルに該当する．

チームメンバーは，医療から生活支援まで，専門的な支援を行える職種が集められる．精神科医師，看護師，精神保健福祉士，臨床心理技術者，作業療法士，理学療法士，薬剤師，栄養士，相談支援専門員などの病院内のメンバーだけでなく，訪問看護師やホームヘルパー，ケアマネジャー，保健師，福祉職員などで構成される．チームは定期的にミーティングを行い，情報共有とアセスメント，ケア介入について検討を行う．このように，多職種によるチームで保健・医療・福祉サービスを包括的に提供し，こまやかな支援を実施することで，新たな入院や再入院を防ぎ，在宅生活の継続を可能にする．

事例

母の他界後に地域生活が困難となったAさん

Aさん，63歳男性．母親と5歳年上の兄の3人暮らしをしていた．高校卒業後，バーテンダーとして夜間の仕事に就いた．夜明けまで働き，日中に睡眠をとることができない日々が続き，Aさんは仕事に集中できなくなっていった．19歳ごろから自分を責める声が聞こえ始め，職場や自宅で独語や大声を上げてトラブルとなり，母親に付き添われて精神科病院を受診し，21歳で統合失調症と診断された．その後は治療中断や怠薬による入退院を繰り返し，再就職することなく現在に至る．

兄は結婚して遠方に居住しているため，Aさんは公営住宅に80代の母親と二人で暮らしていた．母親は，Aさんの食事，洗濯，薬の内服，通院の付き添い，小遣い管理など身の回りの世話をすべて行ってきた．主治医は通院先のデイケアや，就労継続支援事業所などの利用をAさんに勧めてきたが，対人関係が苦手との理由で長続きはしなかった．

●母親の死と訪問看護の利用開始

Aさんが60歳のときに母親が他界すると，Aさんは精神科の定期受診が途絶えがちになった．主治医は，再発のリスクを考え，診察の際にAさんに「週2回看護師に来てもらって，内服の確認と日常生活で困っていることを支援してもらってはどうか」

と訪問看護を提案した．Aさんは最初，「他人が自宅に入るのはいやです」と拒否したものの，主治医から再入院のリスクが高いことを説明されると，「再入院はいやです」と了承した．看護師が初回訪問すると，Aさんは緊張した表情で玄関を開けて室内を案内してくれた．体臭から，入浴はあまりしていないと看護師は感じた．室内にはカップ麺の容器が散乱し，食事はあまりとっていない様子がみられた．また，内服カレンダーには残薬があり，Aさんに理由を聞くと「夜中まで起きていたりして飲む時間を忘れてしまう」とのことであった．生活費については，母親が他界した際に病院の担当PSW（精神保健福祉士）が調整を行い，生活保護が支給されていた．看護師は関係構築のために1時間滞在し，Aさんの好きなことを中心に会話を行った．Aさんは硬い表情をしながらも「軍艦や飛行機，歌が好き」「コーヒーが好き，自分で淹れて飲むんだ」と好きなことを話してくれた．

ケア会議の開催

看護師は「日常生活リズムの乱れから内服が定期的にできていない，食事や掃除，清潔に関するセルフケア不足」との判断を主治医に報告し，Aさんの今後の生活支援について検討するケア会議の開催を提案した．主治医は病院のAさん担当PSWに会議の設定を依頼し，PSWがAさんの支援者に声を掛けた．Aさんの自宅には，Aさんの兄（別世帯），地域担当の保健師，生活保護担当のケースワーカー，病院のAさん担当PSW，訪問看護師が集まり，Aさんの希望を反映した今後の生活について話し合いを行った．PSWと看護師からAさんと兄に対して，現在の状態を伝え，Aさんの今後の生活への希望を聞いた．Aさんは住み慣れた自宅で生活を続けることを希望し，そのために支援者とAさんで考えた課題と希望は以下の通りであった．

①薬を飲み忘れてしまうので確認してほしい
②一人で外出すると誰かに見張られていて怖いので，通院は誰か一緒に行ってほしい
③食事は自分で作れない，部屋の掃除が苦手，ゴミ出しは促してほしい
④時々，お金が足りなくなるほどたくさん買い物をしてしまう
⑤母が亡くなり一人暮らしが寂しい，話し相手がほしい

地域生活を継続するための訪問支援

Aさんが希望する生活の実現のために，障害者福祉サービス等の活用を会議で話し合い，Aさんは兄と相談して，上記①〜⑤について下記のように決めた．

①訪問看護師が週2回訪問し，内服状況の確認と症状の観察，内服を忘れない方法をAさんと考える
②障害者総合支援法の居宅介護（通院等介助）を使い，ホームヘルパーに自宅から病院までの往復同行を依頼する
③障害者総合支援法の居宅介護（家事援助）を使い，週2回ホームヘルパーが訪問して掃除や食事作りを行う．ゴミ出しは看護師とヘルパーが前日に促す
④訪問看護師が毎週Aさんと一緒に家計簿と残金の確認を行う
⑤兄，病院PSWや保健師，ケースワーカーは可能な範囲での訪問や電話支援を行い，訪問看護師，ホームヘルパーは訪問時に本人の精神的サポートを行う

その後，支援者のアウトリーチによって，薬は主治医に1日4回の内服から朝夕の2回に処方を変更してもらい，看護師が声掛けをすることで残薬がなくなった．通院の同行で不安は軽減し，定期的に通院できるようになった．また，食事や掃除はホームヘルパーがAさんと一緒に行い，室内は清潔になり風呂掃除もすることで入浴できるようになり，体臭もなくなった．金銭管理は家計簿を看護師と一緒につけることで

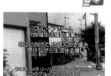

●精神障害者とともに生きる
〜NPO法人陽だまりの会に集う人たちPart1〈動画〉

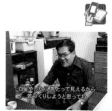

●精神障害者とともに生きる
〜NPO法人陽だまりの会に集う人たちPart2〈動画〉

月末にはお金が少し余るようになり，好きなコーヒーや飛行機の雑誌を買うようになった．対人関係が苦手で，訪問開始時には支援者に対して緊張した様子であったAさんだが，同じ支援者が訪問することで関係が構築され，笑顔を見せるようになり，自分の症状について相談するようになった．

■ 引用・参考文献
1) 池淵恵美監修．精神障がい者の生活と治療に関するアンケート：より良い生活と治療への提言．公益社団法人全国精神保健福祉連合会（みんなねっと），2011, https:// seishinhoken.jp/files/medias__files/src/016yx0qdrr8kbzkagtxsfknw59.pdf，（参照2023-06-21）．

重要用語

地域包括ケア病棟	地域生活支援センター	リカバリー（回復）
地域移行機能強化病棟	社会福祉協議会	多職種カンファレンス
外来作業療法	訪問看護ステーション	退院支援プログラム
市町村	地域包括支援センター	訪問支援
保健所	多職種チーム	精神症状
精神保健福祉センター	退院支援	チームアプローチ

5 事例で学ぶ 長期入院患者の退院支援から地域生活支援

この節では，30年の長期入院後に精神科病院を退院し，現在は地域のグループホームで単身生活をしているBさん（66歳，男性）の事例から，長期入院患者の退院支援から地域生活支援の流れとポイントを学んでいこう．

1 61歳で精神科病院を退院するまでのBさんの経過

1 61歳までの生活歴

Bさんは，幼いころに父親と死別し，母親と3歳年上の姉との3人暮らしをしていた．中学卒業後，自宅近くの工場で働き始めたが，17歳ごろから独語や大声を上げるなどの行動が出現し，工場では作業中に行動が停止する，同僚を怒鳴りつけるなどの言動が目立ち始めた．18歳の時に母親が付き添って精神科病院を受診し，**統合失調症**と診断された．薬物療法が開始され，母親の管理のもと内服していたが，次第に工場を欠勤し，自宅にひきこもるようになった．

その半年後，自宅で姉を怒鳴りつけ，窓ガラスを割るなどしたため，精神科病院に入院となったが，1カ月で病状が落ち着いたので主治医から退院が提案された．しかし，家族が退院には消極的で，そのまま入院が継続されることになり，Bさんは入院生活を送りながら，勤務先の工場に働きに行っていた．そして，入院から2年後にようやく自宅に退院できた．

その後，病状悪化による5回の入退院を繰り返し，工場は26歳で退職した．

そのころ，姉が結婚し，母親と二人暮らしとなった．Bさんが30歳の時に母親が脳梗塞で入院し，一人暮らしとなったBさんは精神症状が悪化し，精神科病院に7回目の入院となった．母親はBさんが34歳の時に他界し，結婚した姉は遠方で生活していてBさんの支援はできなかったこともあり，それから約30年，Bさんの入院生活は続いていた．Bさんは，生活保護を受給している．

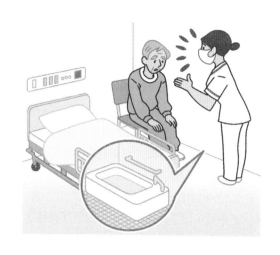

２ 入院生活の様子

Bさんは，病棟内でのADLはほぼ問題はないが，入浴や洗濯は看護師に促されないとやらず，外出時に決められた時間に病棟に戻ってこないことがたびたびあり，病棟生活での問題とされている．また，ほかの患者に気前よくおごったり，金銭を貸してしまったりすることが時々あるため，1日分のお小遣い（500円）を事務で受け取るという自己管理の方法がとられており，金銭管理にはサポートが必要な状況である．作業療法は「もう，飽きたし，定年だよ」と言って行きたがらず，院内の売店への買い物や病院の中庭への散歩以外は，ほぼ病棟内で何をするわけでもなく1日を過ごしている．自分の病気については「統合失調症らしいよ．薬は医者が出すから飲んでいる．仕方ないよね，病院だからさ．飲まないと追い出されちゃう．そうしたら行くところもないしね．薬には効果はないと思うけどね」と言いながらも，内服薬は自己管理で問題なく服薬している．

Bさんの看護記録には，看護問題として「無為自閉」「病識欠如」「金銭自己管理能力が不十分」「清潔に関するセルフケア不足」「退院後の家族支援が得られない」の五つが挙げられていた．

2 長期入院患者であったBさんの退院支援

１ 出張講演会への参加

Bさんが入院してから30年がたったある日，退院促進支援室の精神保健福祉士（PSW）のXさんが，中庭で缶コーヒーを飲んでいたBさんに「病院の近くにある精神障害者の施設に通っている人が，出張講演に来るので参加してみませんか？ Bさんみたいに長く入院していて，今は退院して一人暮らしをしている人が体験談を聞かせてくれるみたいですよ」と，声を掛けた．Xさんは長年，病棟でBさんを担当していたPSWである．Bさんは出張講演に興味はなかったが，「おれは退院なんて面倒なことをする気はないから関係ないけれど，誘ってくれたXさんへの義理があるから行くよ．暇だしね」と言い，自発的にこの講演会に参加した．

出張講演は，病院がある地域で活動している社会福祉法人が行っている活動

の一つである．この社会福祉法人は，事業所として通所施設（就労継続支援B型）や精神障害者を対象としたグループホームを運営しているほか，Bさんのような長期入院患者の退院支援や地域生活への支援を積極的に行っていた．出張講演は，近隣の精神科病院に長期入院している精神障害者の退院支援のきっかけづくりとして，長期入院の退院後に精神障害者が地域で生き生きと生活していることを入院患者やその家族，病院スタッフに伝えるために，事業所から病院に赴き，長期入院から退院を体験した当事者の体験談や，通所施設やグループホームの様子を紹介する講演プログラムである．

　Bさんが出張講演に参加して2週間後，院内でばったり会ったXさんが「講演，どうだった？」と聞いてみると「意外とよかったね」と言い，「Bさんも退院してみない？」という声掛けに「おれは，別に退院しなくていいけどさ…Xさんがそのほうがいいって言うのなら，してもいいよ」と答えた．この一言がきっかけで，Bさんの退院支援がスタートした．

❷ 通所施設への体験通所

　Bさんは，出張講演で紹介された通所施設に興味を示し「見に行きたい」と言ったことから，早速，通所施設の見学が調整された．見学後，Bさんが「退院はしなくていいけれど，ここには通いたい」と言ったため，社会福祉法人のPSWであるYさんがBさんと面接を行ってBさんの意向を確認し，退院支援の第一歩として，病棟で入院生活を続けながら，通所施設に体験通所をするプランを提示した．体験通所は，通所施設に試験的に通所して各種作業に参加するプログラムで，入院患者の場合は入院中の病棟から施設に通う．退院後に安心して過ごすことができる日中生活の場を入院中に確保できるため，退院後の地域生活への移行が円滑に進むほか，地域のPSWのYさんのようなスタッフと入院中から顔なじみになることで，退院後に困り事などを気軽に相談できる人的環境が整えられるといった利点もある．

　通所施設のプログラムは朝9時に始まるのだが，病院からはバスを利用して通所するため，Bさんは8時に病棟を出発しなければならない．病棟看護師はBさんの遅刻や無断欠席を心配したが，PSWのXさんが「Bさんが自分でやると決めたことなので，まずは見守ってみましょう」と提案し，主治医もBさんの自主性を尊重し，体験通所を行うことになった．市営バスには運賃割引の利点もあることから，主治医がBさんに**精神障害者保健福祉手帳**の取得を勧め，Bさんの同意のもと手続きを行った．

　体験通所の初日，看護師たちの予想に反して，Bさんは自ら7時に起床して8時前に病棟を出て通所施設へと向かった．その後も看護師が通所の朝にBさんを起こす必要はなかった．

　Bさんが月曜日から金曜日まで週5日の通所を始めて3週間がたち，多職種で情報共有を行い，退院支援の基本方針を決めるために，合同カンファレンスが開催されることになった．

3 多職種カンファレンスの開催

病棟で開催されたカンファレンスには，主治医，病棟看護師長，Bさんの受け持ち看護師のZさん，退院支援室PSWのXさん，社会福祉法人のPSWのYさんが参加した．病院職員の懸念事項としては，「施設から戻ると不機嫌でイライラしている」「独語も活発で，『通所施設のYさんが病院と手を組んでおれをこの病院から追い出そうとしている』など，被害妄想的な発言がみられる」などが挙げられた．Yさんは「作業所では毎日，積極的にプログラムに参加し，ほかのメンバーとも打ち解けていてムードメーカー的な存在

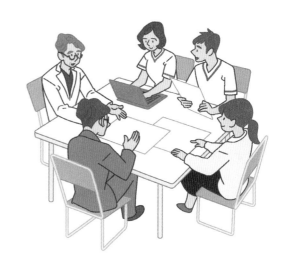

になっているため，そのような状態が想像できない」と驚いた．

環境の変化にうまく対応できない部分もあり，今のように病棟での生活を少しさぼったり，看護師に甘えたりすることでBさんなりにバランスをとっているのではないかと考えられ，もうしばらくBさんの体験通所を皆で見守る支援をしていくということで意見が一致した．

4 地域生活移行を見据えた具体的な支援

1回目の多職種カンファレンスから1カ月たち，Bさんは通所を開始したころよりもさらに生き生きと通所施設で過ごすようになり，病棟での生活ぶりも安定してきた．施設でグループホームに居住しながら通所している通所メンバーと親しくなったことも影響したのか，グループホームに関心をもつようになったため，Yさんはグループホームを見学する機会を設けた．Yさんからこの経緯を聞いた病院のPSWのXさんがBさんと面談すると，「退院してアパートでの一人暮らしはおれには無理だ．でも，グループホームならやっていけるかもしれない」と言われたため，退院とグループホームへの入居を目指して，2回目の多職種カンファレンスが開かれることになった．

カンファレンスでは「施設に通うことに慣れたためか，精神的に安定してきたようにみえる」「精神障害者保健福祉手帳も取得して，グループホームの具体的情報が得られたことで，退院への自信につながったようだ」など，病院職員からも前向きな意見が出た．

一方で，体験通所開始時のようにBさんが頑張りすぎてしまわないよう，夕食会に参加してみる，試験的に宿泊してみるなどの段階を踏んでグループホームに慣れていけるような支援を行うことになった．

その後，Bさんもカンファレンスに出席し，Bさんの意向が確認された．Bさんは「できるかどうかはわからないけれど，退院してグループホームに住みたい．そして，今と同じ施設に週5日通えたら最高！」と即答した．こうして，Bさんの希望の実現を目指して，支援が行われることになった．

5 退院に向けた最終調整

　ある日，グループホームの夕食会に参加したBさんは，病棟に戻る予定時刻の20時を過ぎ，21時に戻ってきた．病棟看護師のZさんが心配して尋ねたところ「一緒に夕食会に参加した友人に缶コーヒーをおごったら，バス代がなくなった」と言う．以前からZさんは，Bさんの金銭管理能力に不安を感じていた．退院後もこのような問題が起こるかもしれないと思い，退院後にBさんを担当するPSWのYさんに情報提供した．その後，グループホームに実際に宿泊してみる試験外泊を何度か行い，いよいよBさんの退院日が決定した．そして，最後の多職種カンファレンスが開催されることになった．今回は，Bさんが生活保護を受給していることもあり，Bさんを担当している行政（市役所）のケースワーカーも参加した．

　グループホームは個室で食事の提供はない．Bさんには自炊をする気はまったくないのだが，週末以外は通所施設で昼食をとり，週末の試験外泊時にはコンビニエンスストアを活用して食事ができていたことから，Yさんやグループホームのスタッフの見守りのもと，食事に関する支援の必要性については経過をみることになった．看護師が問題としていた入浴や洗濯についても，同様にまずは見守り，必要があれば声掛けをしてみるということになった．

　病棟看護師から服薬支援などのために訪問看護の利用が提案されたが，新しい生活になじむ段階で，自分の部屋に訪問看護師を受け入れるということはストレスになる危険性が高いため，PSWらスタッフが見守りながら主治医とも相談して，必要時には訪問看護を検討することになった．

　金銭管理については，Bさん自身が金銭管理について困っているのか，不安があるのかも含めて，行政の担当ケースワーカーとPSWのYさんが面談を行い，金銭管理サービスの情報提供を行い，今後の支援について考えていくことになった．

　このような支援を受け，Bさんは61歳で精神科病院を退院した．

支援のポイント

- まずは地域との関わりの最初のステップとして，Bさんが興味を示した通所体験からスタートし，自信がついてから，退院を視野にグループホーム入所の支援を行った．
- 節目で多職種カンファレンスを開催し，課題の共有・解決に向けた支援を行った．

💭 **考えてみよう** 看護職と福祉職の視点の違いについて考えてみよう

　Bさんへの多職種チームのそれぞれの関わりについて，医学モデルの視点での関わり，生活モデルの視点での関わりを抽出してみることで，看護職と福祉職のアプローチの違いについて具体的に理解できるはずである．

　看護職は問題解決型志向の傾向が強く，医学モデルに示されるような関わりの展開と

➡ 医学モデル，生活モデルについては，p.236 表7.2-1参照.

なりやすい．現在，レジリエンスやストレングスという生活モデルの考え方が医学モデルにも取り入れられるようになってきており，生活モデルに基づく看護支援のニーズも高まっていることへの意識付けができることが重要である．

3 社会資源を活用して地域生活へと移行したBさん
（退院から 1 年まで）

1 グループホームでの生活と施設通所

　精神科病院を退院したBさんは，生活保護を受給しながら，地域にある精神障害者の支援を行う社会福祉法人の精神障害者向けのグループホームで一人暮らしとなった．同法人の通所施設（就労継続支援B型）に月曜日から金曜日まで毎日通所し，グループホームや通所施設の職員・仲間のサポートを受け，地域での生活をスタートさせた．退院前に申請した障害年金も受給できることになった．週末には入院していた病院に行き，中庭で缶コーヒーを飲みながら入院患者と交流するのを楽しんでいた．看護師の懸念事項であった入浴や洗濯は，「施設には見学に来る人たちもいる．その人たちに不快な思いをさせたら施設の迷惑になるから」と言って，毎日ではないものの自発的に行っており，スタッフが声掛けをする必要は全くなかった．

　金銭管理は，社会福祉協議会の支援を活用して1週間分の生活費を自己管理していたが，通所しているメンバーに缶コーヒーなどをおごることが時々あり，PSWのYさんに「お金がもらえる日までまだ2日あるのに，金がもうない．部屋の冷蔵庫に豆腐と牛乳があるだけで，あとはパンとカップ麺が2個」と嘆くこともあったが，なんとかやりくりしていた．お金に余裕ができた時には，Yさんに「今週はうまくいったから，まだ金が残っている．一緒に夕飯を食べに行こう」と声を掛けて，Yさんと二人で割り勘でラーメンを食べに行くこともある．

2 再入院

　順調に暮らしているようにみえていたBさんだったが，退院して半年たったころ，通所施設を無断欠勤した．Yさんがグループホームに様子を見にいくと，自室内で硬い表情で座り込んでいたBさんは，Yさんの声掛けにも反応しなかった．Yさんとグループホームの職員は，主治医と連絡をとり，Bさんは診察を受け，精神科病院に再入院することになった．血液検査で抗精神病薬の血中濃度が低値であることが判明し，自己管理の服薬が確実に行えておらず精神症状が悪化したと診断され，入院直後は点滴で抗精神病薬が投与された．

　その後，順調に回復したため，入院から10日後に主治医，病棟看護師長，受け持ち看護師のZさん，病院のPSWのXさん，病院薬剤師，行政（市役所）のケースワーカー，Bさんの支援を行っている社会福祉法人のPSWのYさん，当事者のBさんが同席して，退院に向けた多職種カンファレンスが開催された．

カンファレンスの議題の中心は、Bさんの内服薬飲み忘れの予防策であった。病棟看護師のZさんが「訪問看護部の看護師に相談したら、カレンダー式になっている壁掛けの"お薬ポケット"が飲み忘れ予防にはよいと言っていました」と情報提供すると、Bさんも「それはいいね」と乗り気だったので、退院前にPSWのYさんが付き添って外出し、店舗で購入することになった。Bさんが「飲み薬が朝食後・夕食後・寝る前の3回ある。夕食後と寝る前は、時々どっちを飲んだのか、記憶がごちゃごちゃになる時がある。疲れていると、夕飯の後にすぐ寝ちゃうこともあるし」と言ったことから、主治医が「では、飲み薬は朝食後と寝る前の2回にして、夕食を食べた時に眠かったら、すぐに飲んでいいことにするのはどうだろう。もしBさんがそれでよければ、明日から早速、統合失調症の薬は基本的に朝だけにして、寝る前の薬は睡眠導入薬だけに調整しましょう。入院中は、飲み薬を変更しても、問題が起こったらすぐに対応もできる。せっかく入院したのだから、退院してからの生活の負担を減らすように調整しましょう」と言い、Bさんも同意し、内服薬の変更後に問題がなければ2週間後に退院することが決まった。

　そして、退院後はグループホームや通所施設の職員が時々Bさんに内服を確認する声掛けを行うことになり、2週間後、Bさんは退院して地域に戻った。

支援のポイント

- ●Bさんの金銭自己管理は十分ではない状況だったが、積極的に早期介入をせずに、見守りながら必要な支援を行った。
- ●内服の飲み忘れを「断薬」「拒薬」「コンプライアンス不足」などととらえずに、Bさんと相談しながら再発防止の手立てを考えた。

考えてみよう 日中生活の場として通所施設を活用したことで、Bさんにはどのようなメリットがあったか、具体的に考えてみよう

　地域における通所施設としては、主に治療継続を目的とした医療機関のデイケアや、他者と関わる社会生活の場としての地域活動支援センターや当事者会、雇用や就労支援の場である就労継続支援・就労移行支援の施設など、さまざまな社会資源がある。当事者の希望に基づき、医師や精神保健福祉士らが当事者と相談しながら活用する施設の決定を支援している。

　通所施設のメリットは多いが、大きく以下の2点がある。まず下記の①、②の視点からBさんの事例について具体的に抜き出してみることで、通所施設の具体的なメリットを理解できるだろう。

①医療・福祉専門職が継続的に関わることができる

　当事者の生活状況や精神症状について多職種が見守り、継続的に関われるため、困り事や精神症状の悪化の徴候を早期にキャッチすることができる。このため、早期介入に

よって障害者の地域での生活継続が可能となる．また，その時々の当事者の意向や能力などについてアセスメントできるため，障害者にとって最も適切な社会資源が何かを常に吟味・検討でき，活用する施設の変更をタイムリーに行うための支援も可能となる．

②地域生活における障害者の孤立を予防し，その力を発揮できる場を提供できる

施設への継続的な通所によって，日常生活にメリハリができ，昼夜逆転やひきこもりなどを予防できる．これは，適切な服薬行動を継続していく上でも重要であり，病状の悪化予防にもつながる．さらに，施設で他者と関わる場面が存在することは対人スキルの維持・向上につながり，これによって施設をとりまく地域社会との豊かな交流も可能となる．

結果的に，施設に通所し活動を継続することによって，障害者がやりがいや生きがい，自己肯定感などを獲得・維持することも期待できる．つまり，障害者のストレングスが見いだされ，その強化にもつながるので，効果的なリハビリテーションとなる．

4 地域での生活に根付いていったBさん（退院から5年後）

地域で暮らし始めて5年が経過した現在のBさんは，グループホームで一人暮らしをしている．当初はグループホームからアパートでの一人暮らしに移行する予定であったが，再入院によってBさん自身がアパートでの単身生活への不安が高まり，「もうしばらくグループホームで暮らしたい」とPSWのYさんに相談してきた．このため，Yさんが調整して行政のケースワーカーとBさんとの面談を行い，引き続きグループホームでの生活を継続することになった．

もともと自炊には関心がなく，食事はコンビニエンスストアで購入する弁当が中心だったが，グループホームでの生活にすっかり慣れてゆとりができたのか，「料理もやってみようかな」と言い始めて，週5日通所している施設（就労継続支援B型）のスタッフと相談しながら，簡単な料理のレシピをもらったり，施設内にあるミニキッチンで，PSWのYさんたちと一緒に料理作りに挑戦したりもしている．さらに，通所施設に実習生や見学者が来たときには，Bさんは率先して施設案内の役割を引き受けていて，Bさんの楽しみの一つになっている．

通所を始めたばかりの新人メンバーや，精神科病院入院中から体験通所をしているメンバーに対する心配りはよいのだが，時々やり過ぎてしまうため，スタッフから注意を受けることがあるものの，ユーモラスな人柄はメンバーやスタッフから愛されている．

Bさんが30年の長期入院から退院へと進んだきっかけは，Bさんが入院中に参加した出張講演だったが，今ではBさんが入院していた精神科病院に出張講演に出向き，講師として自らの退院や地域での生活に関する体験談を話すこともある．

ある日の病院での出張講演の時，Bさんは受け持ち看護師だったZさんが講演を聞いていたことに気付き，講演後に声を掛けた．Zさんが「講演よかった

plus α

グループホームの種類

グループホームには入居期間の制限がない「滞在型」と，原則として一人暮らしへの移行の場と位置付けて入居期限を概ね3年と定めている「通過型」がある．

ですよ．Bさん，入院していた時と表情が全然違う．幸せそうに見えます」と言うと，Bさんは「退院して本当によかった．面倒なこともいろいろあるけれど，気の置けない仲間がいて，Yさんみたいなスタッフたちがいてくれる．朝起きたらシャワーを浴びて，その後で新聞を眺めながら飲むコーヒーはうまいよ．コーヒーは安物のインスタントだけど．でも，本当にうまい．こういうのが人間らしい生活だと思うよ．病院ではこういう生活はできない．退院させてもらえてよかった．Yさんや施設の人たちには本当に感謝している．病院の看護師さんや先生にも感謝している」と，Zさんがこれまで見たことがない笑顔で語った．

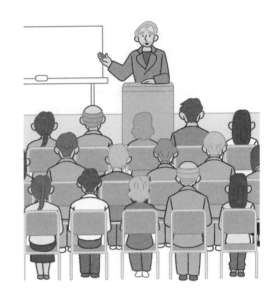

支援のポイント
- 障害者の状況や意思を尊重し，柔軟にグループホームの運用規則について調整することで，BさんのQOLの向上へとつなげることができた．

考えてみよう　地域生活のメリット，デメリットについてBさんの事例から具体的に考えてみよう

　まず自分自身を例に，一人暮らしと家族との同居生活のメリット・デメリットについて具体的に考えた後，精神障害者が精神科病院に入院していることのメリット・デメリットを考えよう．この二つの検討から，精神障害者が地域で暮らすこと（一人暮らし，家族との生活）のメリット・デメリットに気付くことができる．その後で事例のBさんの生活の様子を具体的に抜き出していくことで，精神障害者の地域生活のメリット・デメリットの理解は深まるはずである．難しいと感じる場合，表7.2-1（➡p.236）を参照して，地域生活のメリットは「生活モデル」として書かれた内容が豊かとなる一方で，「医学モデル」とされる介入が希薄になる点がデメリットとなることに目を向けよう．

　基本的には，ほかの身体疾患や障害同様に，入院は原則的に急性期の症状改善のための治療や退院後の生活に向けた調整を行うための場であり，精神障害者の生活の場は地域であるべきだと理解できることが重要である．

重要用語

統合失調症	多職種カンファレンス	服薬支援
通所施設（就労継続支援B型）	グループホーム	医学モデル
精神障害者保健福祉手帳	金銭管理	生活モデル

6 家族への支援

1 家族のケア負担

　精神障害に罹患した患者と暮らす家族には，患者の病状理解の困難，患者との接し方への戸惑い，患者との対立などが生じやすい．さらに，専門的支援を受けられず孤立したり，家族成員自身やほかの成員の生活に影響が出たり，健康状態が悪化したりすることが報告されている．全国精神保健福祉会連合会（みんなねっと）が行った統合失調症などの精神疾患患者の家族への全国アンケート調査の結果[1]によると，当事者の15.7%が「重度」の障害を有すると判定される一方，44.5%が障害者総合支援法のサービスを利用していなかった．病状悪化時には3割以上の家族が患者による暴言や暴力を経験し，「いつ問題を起こすかわからないという恐怖心」や「家族自身の精神状態・体調に不調が生じた」とされる．また相当数の家族会会員が，自身の高齢化に伴う問題，特に「親亡き後」に強い不安を抱いていた．回答した家族の5割以上がうつ病や不安障害を発症する可能性が高いストレスを抱えていた．調査の結果，2014年に保護者制度が廃止された後も家族の負担は軽減していないことが強く示唆された．家族と関わる際は，家族自身も支援の対象であることを忘れないようにすることが大切である．

2 家族心理教育

1 家族心理教育

　心理教育は，精神障害や後天性免疫不全症候群（AIDS）など受容しにくい問題をもつ人たちに，心理面への十分な配慮をしながら正しい知識や情報を伝え，病気や障害の結果もたらされる諸問題・諸困難に対する対処法を習得してもらうことによって，主体的に療養生活を営めるように援助する方法である．心理教育のうち，家族に行う場合には**家族心理教育**というが，本人と家族を含む単一家族を対象とするプログラムもある．家族心理教育は，医師，看護師，臨床心理技術者，精神保健福祉士などがチームで実施することが多い．

2 家族教室

　医療機関や保健所では，統合失調症やうつ病などの家族を対象に，**家族教室**という形で心理教育を実施している．家族教室への参加者は，通常5〜10人程度で3回程度行われる．**表7.6-1**に第1回目のセッションの流れを示した．第2回目では接し方の説明，第3回目は地域家族会の紹介や社会資源の紹介が行われることが多い．グループで問題解決法やロールプレイを用いたコミュニケーション訓練を行ったり，当事者や家族からの談話の時間を設けたりする場合もある．

　家族教室では，家族の孤立感を減少させ，精神疾患の治療に対する不安を軽

plus α

全国精神保健福祉会連合会（みんなねっと）

精神障害者の家族の会の全国組織．家族に対する支援活動として情報誌「月刊みんなねっと」の発行や家族に対する電話相談，学習会や研修会，また，行政への要請活動や市民への普及啓発活動などを行っている．市町村単位でも，地域家族会や病院家族会が活動している．

plus α

保護者制度の廃止

主に家族がなる保護者には，精神障害者に治療を受けさせる義務等が課されていたが，家族の高齢化等に伴い，負担が大きくなっているなどの理由から，精神保健及び精神障害者福祉に関する法律の一部改正において，保護者に関する規定が削除された．

283

減することが目標となる．進行役は，参加者の反応を確かめながらセッションを進めるようにする．各セッション終了後，担当者はアフターミーティングを開き，振り返りと次回の打ち合わせなどを行う．

3 その他の家族支援プログラム

メリデン版訪問家族支援は，行動療法の手法を取り入れて，患者を含む家族メンバー全員に参加を求めて行う有期限のプログラムである．プログラムは，コミュニケーション訓練，家族全員での問題解決法への取り組みなどを含み，通常，約半年にわたって行われる．プログラム終了時までに，家族が相互に協力しながら，患者の療養と自分たちの生活を支障なく行っていける力をつけることを目指す．このプログラムの実施によって，統合失調症の再発率を下げるなどの有効性が報告されている．

CRAFT（community reinforcement and family training）は日本で「**コミュニティー強化法と家族トレーニング**」と訳される，アルコール問題などに悩む家族のためにアメリカで開発されたプログラムである．CRAFTでは，本人との対立を避けるコミュニケーション技術を家族に学んでもらい，本人の治療への動機付けと家族の負担軽減を目指す．

表7.6-1　家族教室の初回セッションの流れと時間配分

① スタッフからの家族教室についての説明（10分）
- あいさつ（参加してくれたことへのねぎらいの言葉）
- 会の目的やスケジュールの説明
- ほかの患者，家族の個人情報保護についての確認

② 参加家族からの自己紹介（一人5分とし，約30分程度）

③ 精神疾患の症状，原因，治療法，経過に関する情報提供（約30分）

④ 質疑応答（約20分）

⑤ スタッフによるまとめ（約5分）

事例

家族への支援

　50代男性，Cさん．若いころから統合失調症の治療を続けてきた．Cさんは，発病時に「仕事人間」だった父親がろくに話を聞かないで精神科病院に入院させたことを恨んでいた．最近，母親が病死してから間に立つ人がいなくなり，年金暮らしでいつも家にいるようになった父親とCさんの関係が険悪になった．父親はCさんがすることをことごとくけなし，Cさんは父親のことを「酒ばかり飲んでいる」などと言って責めた．時には，怒ったCさんが父親に包丁を向けることもあった．

　Cさんの主治医は，父親に病院の家族教室に参加してもらい，Cさんの病気の説明や接し方について学んでもらった．父親は，当初「なぜ息子にお世辞を言わなければいけないのか」などと言っていたが，家族教室で職員やほかの家族から話を聞いた後，「この年まで息子の病気のことをよく知らずに息子に苦しい思いをさせたことに気付いた．これからは良いところは素直にほめ，けんかしないようにしていく」と言ってくれた．その結果，Cさんも「最近，父親は変わった」と言うようになり，大きなトラブルもなく2人で生活するようになった．

引用・参考文献

1) 公益社団法人全国精神保健福祉会連合会 平成29年度家族支援のあり方に関する全国調査委員会．平成29年度日本財団助成事業精神障がい者の自立した地域生活の推進と家族が安心して生活できるための効果的な家族支援等のあり方に関する全国調査報告書．https://seishinhoken.jp/files/medias_files/src/01cad2zemg7s2xkecaha98mv6a.pdf，（参照2023-06-21）．

重要用語

| 家族心理教育 | メリデン版訪問家族支援 | CRAFT（コミュニティー強化法と |
| 家族教室 | | 家族トレーニング） |

7 災害時の支援

1 災害時ストレスケアの始まり

　現在，突然の惨事が，その事象に直面した人や様子を見聞きした人にストレス反応をもたらすということは，広く世間に知られている．そのような災害時のストレスに関する理論が確立する発端は，産業革命後の19世紀，イギリスとフランスで起こった鉄道事故の被害者たちに出現した心理的反応が始まりといわれている．

　その後，戦時下での兵士たちのストレス反応に医師が注目するようになり，南北戦争中のアメリカでは，戦闘中の兵士に特異な心臓症状を伴うストレス障害が多数出現したことが報告された．さらに，第一次世界大戦時には，砲弾の炸裂を至近距離で体験した兵士が，その恐怖から不安や興奮状態，さまざまな身体症状を呈して戦闘不能となった状態に着目した軍医たちが，シェルショック*と名付けて報告した．

　その後，第二次世界大戦やベトナム戦争でも，兵士が強度の不安や興奮症状，抑うつ，不眠など多岐にわたる身体の不定愁訴のほか，戦闘を想起させる物音や光景などに反応してパニックを起こしたり，このパニックの出現を恐れてひきこもるなど，さまざまな心身の不調の問題が長期に及ぶ場合があることが明らかになり，兵士たちに生じるこのような心因性の症状を戦争神経症と呼ぶようになった．そして，この戦争神経症と同様の症状が，災害などのさまざまな惨事の体験者にも出現することが明らかになり，**急性ストレス障害**や**PTSD**の概念が形成されていった．

　大量輸送が可能となったことで，鉄道事故は大惨事につながるリスクが増し，爆弾の開発が進み殺傷力が向上したことで，大量殺傷の無残な現場がつくり出された．つまり，産業革命後の目覚ましい科学の進歩は，同時にさまざまな惨事とそれを体験した人々のこころの傷を生み出すことにもつながった．

　現在の「災害時のこころのケア」や「災害支援者へのサポート」などの災害時支援の基盤となっている知見は，戦争を中心としたさまざまな災害がもたらした先人たちの悲惨な体験から得られたものなのである．

用語解説 *
シェルショック

砲弾ショックとも呼ばれる．当初は，炸裂した砲弾の破片などによる脳の外傷性の障害が原因だという説もあったため「外傷性神経症」とも呼ばれていた．

2 災害によるストレスの影響

　地震や事故，テロなどの災害は，多くの死者や身体的損傷，家財の損壊をもたらし得るのに加え，心理的にも多大な影響を及ぼす．災害そのものによる直接的な恐怖体験，死や外傷の目撃，その後の生活環境や人間関係の変化は，被災者の**心理的ストレス**となる．

　こうしたストレスは，多かれ少なかれ，身体，思考，感情，行動，睡眠などに影響を及ぼす．ストレスに対する反応は，時間の経過とともに変化し，①急性期（災害直後～数日），②反応期（1週間～6週間），③修復期（1カ月～半年）に分けて考えられる．

　急性期には，心拍数増加，血圧上昇，発汗などの身体症状，集中力や記憶力の低下，茫然自失など思考の変化，不安や恐怖，怒り，悲しみなど感情の変化，落ち着きのなさやコミュニケーション能力の低下などの行動の変化を認める．**反応期**には，疲労感，抑うつ，喪失感，罪悪感，気分高揚，過活動，不眠，悪夢などを認める．**修復期**には，身体症状，心理的な反応は徐々に回復し，日常生活や将来について考えられるようになる．このような反応は，個人によって出現の程度，順番，期間が異なることもある．

　こうした災害によるストレス反応の多くは，「異常な事態に遭遇した際に起こる自然な反応」である．通常，多くの人はストレスに適切に対処することができ，種々の身体的・心理的反応も自然に改善する．しかし，一部の人では，精神障害の診断基準を満たすような症状を呈する．これには，**急性ストレス障害，心的外傷後ストレス障害（PTSD）**，うつ病，アルコールを含む物質使用障害，不安障害が含まれる．これらの徴候は，災害直後から1年以内にみられることが多いが，災害後しばらく無症状の時期を経て，遅れて反応がみられることもある．

3 災害時のこころのケア

　1995年の阪神・淡路大震災，2011年の東日本大震災などの経験を受け，災害時のこころのケアの重要性は広く認識されるようになった．

　2001年には「災害時地域精神保健医療活動ガイドライン」が策定され，2011年に「災害精神保健医療マニュアル」として改訂された．2003年には日本赤十字社はこころのケアを災害救護活動の柱の一つとして位置付け，2013年には**災害派遣精神医療チーム**（disaster psychiatric assistance team：**DPAT**）が設立された．さらに，DPATの派遣や活動の記録などを支援する情報システムとして，**災害精神保健医療情報支援システム**（disaster mental health information support system；**DMHISS**）の運用も開始された．このように日本では，災害時に適切なこころのケアが提供される体制が整備されつつある．

plus α

サバイバーズ・ギルト
災害や戦争，事故など，周囲の人が亡くなる状況に遭遇して生き残った人が，自分が助かったことに対してもつ自責感，罪悪感のこと．自分がしたことは間違っていたのではないか，周囲の人を助けられなかったのは自分の責任ではないかと感じる．

災害時のこころのケアの対象となる人は，被災者だけでなく，災害支援者も含まれる．実際にケアを担うのは精神保健の専門職で，精神科医師，精神科看護師，精神保健福祉士，精神保健を専門とする保健師，心理職などで構成される．被災者へのケアとして重要なことは，被災者が安心感を得られること，被災者の気持ちに寄り添うこと，心身の健康の維持・回復をサポートすること，プライバシーを守ることなどである．そのために，被災地での正確な情報収集，被災地域のネットワークとの緊密な連携が重要である．また，ケアを行う支援者は，被災者や被災地域の負担を増やさないように，そして，被災者にこころのケアを押し付けないような配慮が求められる．

4 悪化・再発を防ぐための支援

災害の規模にもよるが，災害の直後には，通常，現場は混乱し，被災者は強烈な体験に圧倒されている．被災地でのこころのケアにおける初期（急性期および反応期）の対応で重要となるのは，**現地スタッフとの連携**である．現地の状況に詳しい関係者，行政職員，保健師，その他の急性期医療関係者と連携し，可能な限り正確な情報収集を行う．これをもとに，こころのケアのニーズを評価し，時には関係スタッフに必要な助言を行う．

■1 安心感と正確で現実的な情報の提供

被災者に対しては，安心感の提供に努める．そのために必要なものは，正確な情報である．特に安否確認，衣食住に関する相談や支援の窓口，短期的な見通しなど，現実的な情報があると不安は軽減しやすい．この際，支援者から「異常な事態に遭遇した際に起こる自然な反応」として起こり得る心理的変化に関する情報提供も推奨される．

ただし，被災者に体験を詳細に語るよう勧めてはならない．被災者の外傷体験が強化されるリスクがあるためである．むしろ，共感的な態度で寄り添う姿勢で接することが望ましい．メンタルヘルスに関するパンフレットの利用，講演会などによる情報提供や個別の電話相談窓口の設置も有益である．被災者のプライバシーを守り，二次被害を避けるよう配慮する．支援者は，誠実で現実的で柔軟であることが肝要である．

■2 配慮を必要とする人へのケア

被災者の中で，特に脆弱な人々，すなわち高齢者や子ども，乳幼児を抱えた人，障害者，精神疾患・身体疾患の既往のある人，外国人に対しては，早期からそれぞれのニーズに応じた特別なケアが求められる．こうした人々の問題は見過ごされがちなため，特に注意を払う必要がある．

|1|高齢者

高齢者は，それまで築いてきたものを失った喪失感を抱きやすく，また家族や近隣などとのつながりから取り残され，孤立しやすい．身体的にも疾病への罹患リスクが高く，持病がある人も多い．

|2| 子ども

　子どものストレス反応は，大人と違った形で表出されることがある．普段より大人にまとわりついたり，退行したり，時にはしゃぎすぎたりする．子どもの安心は周囲の大人が安定することで得られることも多いため，周囲の大人へのサポートは重要である．また，できるだけ普段通りの生活を継続し，いつもより甘えることを許容したり，子どもの言葉に耳を傾けたりすることも，子どものこころのケアに有益である．

|3| 乳幼児を抱えた人，障害者

　乳幼児を抱えた人やもともと心身に障害をもつ人に対しても，それぞれケアのニーズを評価し，より個別的な情報提供を行い，地元の社会的支援と連携する．精神障害者においては，災害の体験そのものを契機に原病の精神症状が悪化したり，被災地の医療システムの破綻や通信網・交通網の分断に伴い，必要な治療を継続できなくなったりすることがある．大切なのは，こうした人が見過ごされないようきめ細かく情報収集することである．また，PTSDや抑うつ，物質使用障害を合併するリスクも高い．こうした背景を理解し，地域の精神保健サービスと連携し，介入を行う．

③ 災害の修復期以降の支援

　災害の修復期以降は，こころのケアは地域の精神保健サービスが主に行うことになる．PTSD，うつ病，アルコールを含む物質使用障害，不安障害などを呈する人が出現することを想定し，広く情報提供を行うとともに，個別の見守りを続けるなど，息の長い活動が必要となる．

5　災害支援者へのサポート

　災害時のこころのケアの対象には，地域の自治体職員，医療従事者，救急隊員，ボランティアなどの災害支援者も含まれる．災害支援者には，強い使命感や責任感のもと，自己犠牲をいとわず過重労働となっても支援にあたる人もいる．しかし，精一杯行っている支援が不十分に感じられたり，行っている支援や対応を被災者から非難されたりすることもある．さらに，災害支援者自身が被災者である場合もある．このような状況は，災害支援者のメンタルヘルスに多大な悪影響を与え，燃え尽き症候群やうつ病，不安障害などの契機となり得る．

　災害支援者へのこころのケアには，**休息・休養**をとる重要性，自身の**メンタルヘルス**にも注意を払う必要性の認識を共有することがまずは重要である．所属する組織がこのことを認識し，災害前に体制を準備し，セルフヘルプの研修を行うことは有用である．また，災害が起こった際には，組織内でコミュニケーションを密にとり，互いにねぎらい合い，良い人間関係を維持することが支援者のこころのケアに重要である．

コラム　東日本大震災でのこころのケア活動

　2011（平成23）年の東日本大震災の発生の際，勤務していた精神科病院からこころのケアチームを派遣することが決まった．筆者は第2班のメンバーとして，発災1カ月後に10日間活動した．主な活動は，ほかの医療班や福祉班からのケースの相談への介入，避難所を巡回してこころのケアチームの広報活動，持参した向精神薬の管理などを行った．幅広い活動といえば聞こえはいいが，やれる活動を手当たり次第行ったというのが実感であった．

　発災から日が浅く，被災した方々は自分や家族の生死や生活のことが最優先であり，こころのケアどころではなかった．そのため，避難所では門前払いされた

り，被災者から叱責を受けることも少なくなかった．メンバーの看護師長と「がれきの撤去を手伝ったほうが，よほど感謝されるかもしれない」と呟き合った．

　こころのケアは，目に見えないものを相手にするため，けがが治るように，目に見えて成果が出るものではない．自分がもてる力（これまで自分が実践してきた看護）を精一杯駆使するほかない．そして，ケアをするもの同士でケアをし合うことが大切だ．不謹慎かもしれないが，この活動の中で被災地で活動する看護師に必要なものは"ユーモア"であると感じた．絶望的な状況の中にあっても，笑顔でいるために，チームメンバー同士のきずなとユーモアは欠かせないといえる．

コラム　新型コロナウイルス感染拡大時の医療従事者のメンタルヘルス

　2019年，中国武漢から始まった**新型コロナウイルス感染症（COVID-19）**は，2020年に入ると日本，欧州，北米をはじめ全世界に広がり，この感染拡大は「生物災害（bio-disaster）」と呼ばれる事態に発展した．感染拡大当初，このウイルスに関して多くのことが不明であった．どのくらい感染力があるのか，どのような経路で感染するのか，肺炎以外にどのような合併症をもたらすのか，正しい感染予防策は何か，有効な治療法はあるのかなどの情報はほとんど得られなかった．世界各国で都市封鎖が行われ，日本でも不要不急の外出の自粛が求められた．

　多くの人々がこの未知のウイルスによる生物災害に直面し，心理的ストレスを強いられた．心理的ストレスは，特にCOVID-19患者に直接対応する医療従事者に強く認められ，医療従事者の多く（約4人に1人）が不安，抑うつを呈した[1]．精神的不調のリスク因子として，若年者，女性，看護師，COVID-19患者への接触の多さ，差別などが報告されている[2]．

　こうした医療従事者へのサポートで有効とされるものは，現実的な問題の解決（感染防御具の充足，過重

労働の回避など），適切な情報提供（感染予防や起こり得る心理的反応などに関する情報）などである．また，家族や社会，所属する組織からの支援も，医療従事者の心理的ストレスを緩和する[1,3]．

　COVID-19のような感染症拡大に際して医療従事者に起こり得る心理的反応やサポートの内容とその重要性は，一般の災害時における心理的反応やこころのケアとほぼ同様であるといえる．

引用・参考文献

1) Salari, N. et al. The prevalence of stress, anxiety and depression within front-line healthcare workers caring for COVID-19 patients: a systematic review and meta-regression. Hum Resour Health. 2020, 18, 100. https://doi.org/10.1186/s12960-020-00544-1, （参照2022-06-14）.
2) De Kock, JH. et al. A rapid review of the impact of COVID-19 on the mental health of healthcare workers: implications for supporting psychological well-being. BMC Public Health. 2021, 21, 104. https://doi.org/10.1186/s12889-020-10070-3, （参照2022-06-14）.
3) Vizheh, M.et al. The mental health of healthcare workers in the COVID-19 pandemic: A systematic review. J Diabetes Metab Disord. 2020, 19, 1967-1978. https://doi.org/10.1007/s40200-020-00643-9, （参照2022-06-14）.

引用・参考文献

1) 災害精神保健医療マニュアル．平成22年度厚生労働科学研究費補助金 障害者対策総合研究事業（精神障害分野）大規模災害や犯罪被害等による精神科疾患の実態把握と介入手法の開発に関する研究．平成23年3月．https://www.ncnp.go.jp/nimh/seijin/H22DisaManu110311.pdf，（参照2023-06-21）.

2) 日本赤十字社．災害時のこころのケア．http://www.jrc.or.jp/saigai/pdf/care2.pdf，（参照2023-06-21）.
3) Goldmann, E. et al. Mental Health Consequences of Disasters. Annual Review of Public Health. 2014, 35, p.169-183.

重要用語

心理的ストレス
急性期
反応期
修復期
急性ストレス障害
心的外傷後ストレス障害（PTSD）

災害時のこころのケア
災害派遣精神医療チーム（DPAT）
災害精神保健医療情報支援システム
　（DMHISS）
現地スタッフとの連携
配慮を必要とする人へのケア

休息・休養
メンタルヘルス
こころのケア活動
新型コロナウイルス感染症（COVID-19）

8 救急医療現場における患者支援と精神的関わり

学習目標

◒ 救急医療現場での精神科的対応と看護の留意点を理解する.

◒ 自殺未遂者への初期対応について理解する.

◒ 急性薬物中毒の初期対応と治療について理解する.

1 自殺企図により救急搬送される患者

1 自殺企図者に対する救急医療機関の役割

　自殺未遂者は，**自殺企図**を繰り返した後に自殺既遂で死に至る可能性が有意に高いことが知られている[1]．また，自殺企図者の多くが，なんらかの精神障害に罹患していることが明らかになっている[2]．自殺の危険性が高い精神障害は，うつ病などの気分障害，統合失調症，アルコール依存症，ストレス関連障害，パーソナリティ障害が多く[3]，アルコール依存症とうつ病などの複数の精神障害を抱えている患者は，自殺企図の危険度はさらに高くなる[2]．

　一方で，うつ病は抗うつ薬による治療が非常に有効な疾患で，回復すると**自殺念慮**は消失し，通常の精神状態に回復する．統合失調症の治療においても新たなタイプの薬が開発され，社会復帰している患者が増えている[4]．そのため自殺未遂者が多く搬送される救急医療機関は，精神障害に罹患している自殺企図者を救命するだけでなく，自殺の再企図を予防し，精神科医療へ支援がつながるように調整することで，将来の再企図の回避や社会復帰にも貢献できる重要な場所ととらえられている．

plus α

**自殺関連行動を
表す用語**

自殺企図：実際に自殺行為に及ぶこと．
自殺既遂：自殺行為の結果，死に至ること．
自殺未遂：自殺行為の結果，生存していること．
自傷行為：自殺の意図はなく，故意に損傷を加える行為．
自殺念慮：自殺という能動的な行為で人生を終わらせようという考え方．
希死念慮：死にたいと思っているが自殺までは考えていない．

2 自殺未遂者への初期対応

■ 救急医療現場での身体的治療・検査

　自殺企図者が搬送されたら，まずバイタルサインを確認して救急処置を施す．身体的治療と精神科的対応を並行して行うが，身体の重症度が高い場合は，身体的治療を優先する．X線撮影やCT撮影，12誘導心電図などの検査を行い，身体的合併症の有無を確認する．さらに，尿中薬物検査やアルコール濃度など，精神作用物質の有無を調べる．また，複数の自殺の手段を用いているケースやリストカットなどの**自傷行為**を繰り返しているケースもあるので，全身を身体検索する．

　全身状態が重症の場合は，集中治療室への入院となるが，軽症や身体合併症がない場合は，十分に精神状態を評価した後，帰宅させるか精神科医療機関に転院することになる．

② 救急医療現場での精神科的対応

|1| 情報収集

　身体的治療をしている間の精神科的対応としては，まず情報収集から始める．付き添ってきた家族や救急隊，警察官などの関係者，あるいは直接本人から，自殺企図の手段や発見したときの状況，精神科への通院歴，自殺企図歴，生活状況，家族や支援者の有無，遺書の存在，推測される動機などについて詳細に聞き取る．家族や知人など自殺企図の発見者は，非常に動揺していることが多いので，情報収集するときは，落ち着いた態度で応対することも重要であ

る．自殺企図者と家族が互いに心理的葛藤を抱えていることもあり，中立的な態度で，どちらの気持ちにも配慮した対応を心掛ける．

|2| 自殺企図の鑑別

犯罪被害や事故が原因の可能性もあるので，関係者から搬送に至った経緯を聴取する．自らの意思で自殺企図に至ったのか，明確な自殺の意図があったのか，自殺の手段が致死的か，致死性の予測はあったかどうかについても質問する．また，遺書や電子メールの伝言など，客観的に自殺の意思が判断できる物の存在を確認する．

|3| 再企図の可能性の確認

患者の精神状態を把握し，自殺の再企図の危険性を評価するために，自殺念慮や**希死念慮**，再企図の計画性について確認する．落ち着いた口調で，「今も死にたいと思っていますか」と積極的に質問し，いつごろから死にたくなったのかや，どのようなときに死にたいと思うのかについても尋ねる．

3 救急医療現場での自殺未遂者に対する看護

■1■ 看護師の役割

自殺未遂患者に対する救急医療現場の看護師の役割は，安全を確保しながら，患者の気持ちに寄り添い，再企図予防の援助をすることである．精神科医がいない施設の場合は，精神科医療機関へつないで支援が途切れないように調整する役割も求められている．

■2■ 再企図の予防の援助

|1| TALKの原則

自殺を図った気持ちに焦点を当てて，「TALKの原則」（表8-1）で対応する．誠実な態度で話しかけ（Tell），自殺について率直に尋ねる（Ask）．自殺に関する質問は，患者につらい記憶を思い出させ，再企図のリスクを高めるようで聞きにくいかもしれないが，質問されることによって患者はつらい気持ちを語ることができ，「死ぬしかない」という思いが徐々に和らいでいく．再企図の危険性を評価するためにも重要なので，自殺に関する話題を避けてはならない．

質問するときは，受容的な態度で，「大変な思いをされたのですね」「話せる範囲でいいので話していただけますか」などと語りかけるようにする．そして患者の苦悩を理解し，支持しようとする姿勢で，患者の訴えをひたすら傾聴する（Listen）．的確なアドバイスをしようとする必要はなく，真剣に話を聴くことで，患者は「自分を理解しようとしてくれている」と感じて安心する．時には，沈黙も，非言語的コミュニケーションの一つとして活用する．また，来院したことや気持ちを吐露してくれたことに対して，ねぎらうことも重要である．多くの自殺未遂者は，さまざまな問題を抱えて，疲

表8-1　TALKの原則

Tell；誠実な態度で話しかける
Ask；自殺についてはっきりと尋ねる
Listen；相手の訴えを傾聴する
Keep safe；安全を確保する

労困憊の果てに自殺企図に至っており，ねぎらいの言葉をかけることは，自殺企図に至るまでの患者の苦悩への理解を示すことにもつながる．

救急搬送された直後の自殺未遂者は，身体的にも精神的にも重症な場合が多い．衝動的に自殺を図る可能性があるので，自殺企図の手段につながる危険物を周囲から取り除き，一人にしないようにして安全を確保する（**Keep safe**）．

|2| 両価性を理解する

多くの自殺企図者は，「死にたい」と「生きていたい」，あるいは「このまま死なせてほしい」と「助けてほしい」などの相反する願望を同時に抱いており（**両価性**），双方の間で揺れ動いている．苦しい状態に耐えられないから自殺を図るのであり，本当に死にたいわけではないことが多い．衝動的に自殺を実行してしまう危険性があるが，支援を受けて，「生きたい」という思いが強くなれば，再企図の可能性を低減できることも理解しておく．

|3| 支援を伝える

「力になりたい」と支援を伝える．患者の置かれた状況に応じて，あいまいな表現はせず，具体的にこれからの支援の内容を説明する．また，一方的に話さず，相手の反応を確認しながら伝えるようにする．

|4| 専門家につなぐ

特に自殺念慮が強く，再企図の危険性が高い患者や，幻覚などの精神症状が活発な患者は，精神科医療機関での治療が必要である．精神状態が安定しているようにみえても，自傷行為で**カタルシス***が得られているだけの場合もあるので，安易に希死念慮がないと評価せず，精神科医療につなぐことを第一の役割として対応する．自殺企図者の背景には，さまざまな問題が複雑に絡まっていることが多く，支援も複雑になるので，一人で問題を解決するのは困難である．精神科ソーシャルワーカーなどの患者を支援する専門家と連携してチームで対応する．

❸ 自殺未遂者へしてはならないこと

|1| 具体性を欠く励まし

自殺企図者の心理状態は，柔軟な考えができず，問題を合理的に解決できなくなっているという特徴がある．さらに，複雑な問題を抱え追い詰められて自殺企図に至る場合もあるので，「頑張ればなんとかなる」などのあいまいな励ましや一般論は，孤立感や焦燥感をあおり，「理解されない」という思いを一層強めることになる．励ます場合は，何をどのように頑張れば，どのような結果が得られるのかを具体的に説明する[5]．

|2| 患者を批判すること

救急領域の医療者は，特に自殺企図を繰り返す患者に対して，徒労感や無力感，怒りなどの陰性感情を抱き，否定的な言葉や態度を表すことがある．しかし，このような態度は，患者に孤立感や「見捨てられた」という感情を強くさ

plus α
スーパー救急病棟

精神科救急入院料病棟のことで，精神科の入院料の中では最上位の施設基準であり，精神科急性期治療病棟をしのぐという意味で「スーパー救急病棟」と呼ばれる．以下の施設基準などが定められている．
● 精神保健指定医　病棟常勤1名以上，病院常勤5名以上
● 精神保健福祉士　病棟常勤2名以上
● 医師　16:1
● 看護師　10:1
● 個室（保護室含む）半数以上
● 非自発入院　入院患者の6割以上
● 新規患者　入院患者の4割以上
● 入院患者の6割以上が入院3カ月以内に在宅移行

用語解説 *
カタルシス

ギリシャ語で「浄化」を意味し，不安や抑うつ感などの精神症状が一時的に緩和されること．

せ，より致死性の高い手段を用いて自殺既遂へのリスクを高めてしまう．たとえ周囲の関心を引くための自傷行為であっても，それは精神障害の症状であることや，自殺企図者の多くが精神障害に罹患していることから，理性で自殺企図を繰り返しているのではないことを理解する．そして，否定的な感情が生じても，言葉や態度に表さずに対応するよう努める．また，自殺企図を繰り返す患者に対する陰性感情をどのように処理したらよいか，多職種間でカンファレンスをもつことも有効である[6]．

|3| 一方的に説き伏せること

自殺企図に至った背景や，苦痛の感じ方は患者一人ひとりで異なるので，「命を粗末にしてはいけない」というような自分の価値観や道徳的評価は，「理解してもらえない」という患者の思いを強くさせるだけで，再企図防止には逆効果である．

事例 ❶

患者の突然の自殺企図に対して，激しく動揺している家族への対応

- **症例**：40代，女性．夫，中学生と小学生の子どもとの4人暮らし
- **診断名**：高所からの飛び降りによる急性硬膜下血腫，頭蓋骨骨折，血気胸，骨盤骨折，腎損傷，顔面骨骨折．
- **現病歴**：数カ月前から，口の渇きや手足の震え，食欲不振の症状がみられるようになった．病院で検査をしたが異常所見はなく，心療内科を受診する予定だった．某日，自宅マンション7階のベランダからの飛び降りによる外傷で，救命救急センターへ搬送された．救命処置や止血術を施したあと，集中治療室に入室した．

- **救急現場での家族への対応**

救急車に同乗してきた夫から患者に関する情報を聞き取る際に，心配を重ねてきたと思われる夫に共感し，「これまで大変でしたね」「原因がわからず心配だったでしょう」と，ねぎらった．夫は非常に動揺していたため，患者の病状や治療経過，治療方針について，ゆっくりと落ち着いた態度で説明した．病状説明の途中で，夫は「子どもになんて説明したらいいのか」「失業して経済的に苦しく，苦労をさせた」「もっと早く精神科に診せればよかった」と泣き崩れた．

家庭内の問題や経済的な問題も含めて相談に応じることや，一人で悩まず相談してほしいことを伝えた．また，生活面や経済面の問題について具体的な助言ができるソーシャルワーカーがいることについても説明した．

- **集中治療室入室後の家族への対応と家族の変化**

夫が面会に来たときは，患者の病状や治療について説明し，夫の体調の確認や，子どもの養育についても話題として取り上げるようにした．入院直後からソーシャルワーカーが夫と面談し，社会的・経済的な問題について話し合った．夫は次第に現状を受け止め，自分の考えを整理できるようになり，体調を崩すことなく，落ち着いて面会できるようになった．

- **家族への関わりのポイント**

- 突然の出来事に，家族は精神的に非常に疲れているので，医療者は家族に対しても，患者と同程度の精神的ケアを提供するよう心掛ける．

- 家族を評価したりせず，誠実な態度で家族の話を傾聴する．そして，家族の苦しみや不安を理解しようとする態度を示す．家族が患者に対し自責感を抱いていることもあるので，これまで支援してきたことに対して，ねぎらいの言葉を掛けることも重要である．

- 急な生活の変化で，精神的に疲労し，物事を冷静に判断できないことも多い．ゆっくりと落ち着いた態度で接し，正確な情報を提供することで，家族は安心し，気持ちの整理が次第にできるようになる．

8

救急医療現場における患者支援と精神的関わり

- 自殺企図者の家族は，日常生活上の困難や経済的な問題，子どもの養育など，さまざまな問題を複合的に抱えていることが多い．患者の治療以外に，社会的な相談にも対応できることを医療スタッフから説明し，協力して問題の解決に努める姿勢を示す．
- ソーシャルワーカーや外部相談機関の支援が必要であると判断した場合は，医療スタッフが連絡を取り，面談の場を設定する．

2 急性薬物中毒で救急搬送される患者

1 急性薬物中毒の救命率

　救急医療機関に搬送される自殺未遂者の中で，自殺の手段のおよそ半数が，薬物の過剰摂取や毒物の摂取による**急性薬物中毒**である．急性薬物中毒は自殺の手段の中では救命率が高いほうであるが，薬毒物の種類や摂取量によって救命率は異なる．パラコートや有機リンをはじめとする農薬，一酸化炭素や硫化水素などの有毒ガスは救命率が比較的低いが，向精神薬などの処方薬や市販薬は救命率が高い．また同一の薬毒物でも摂取量が多ければ救命率は低く，摂取量が少なければ救命率は高くなる．

2 急性薬物中毒と精神障害

　統合失調症，アルコール依存症，重症うつ病の患者は，農薬や有毒ガスなどの毒性が強い薬毒物を選択し，摂取量も多く，真剣に死を目指した自殺であることが多い．一方，軽症うつ病や適応障害，境界性パーソナリティ障害，解離性障害の患者は，処方薬や市販薬などの毒性が弱い薬毒物を選択し，摂取量も少なく，自殺念慮が低いことが多い．

3 急性薬物中毒の初期対応

1 薬物中毒の原因物質と摂取量の確認

　救急搬送された患者に薬物中毒が疑われた場合は，救命処置と並行して，中毒の原因物質の特定を行う．現病歴や服薬歴，救急隊が現場から持ってきた薬毒物や空（から）の包装・容器を確認し，摂取した原因物質の種類や量を推測する．かかりつけ医に問い合わせて処方歴を確認することもある．また，搬送されたときのにおいや，口の周り・衣類への付着物，吐物も原因物質を推定するのに役立つ．意識レベルや瞳孔所見，神経所見も参考になる．

2 自殺企図との鑑別

　過量服薬が中毒の原因でも，「症状が改善せず，摂取量を増やしてしまった」というケースや，犯罪被害に遭遇している場合もあるので，自殺を意図して服用したのかどうかを患者に確認する．

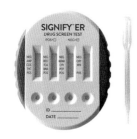

【検出できる薬物】

AMP：アンフェタミン類　　OPI：モルヒネ系麻薬
BAR：バルビツール酸類　　OXY：オキシコドン類
BZO：ベンゾジアゼピン類　PCP：フェンシクリジン
COC：コカイン系麻薬　　　PPX：プロポキシフェン類
THC：大麻　　　　　　　　TCA：三環系抗うつ剤
MDMA：メチレンジオキシメタンフェタミン類

過量服薬の判定に使用する尿中の乱用薬物などの検出が可能なキット.
尿検体を各検体添加部に滴下する.
（写真提供：シスメックス株式会社）

図8-1　薬物中毒検出用キット（SIGNIFY™ ER）

❸ 他疾患との鑑別

　意識障害が強い場合は，脳神経系疾患などの身体合併症を除外するための検査も同時に行う．過量服薬の際にアルコールも多量に飲んでいることがあるので，アルコール血中濃度も測定することが多い.

4 原因物質の特定

　原因物質を特定するための血液濃度測定は，分析結果を得るまでに時間がかかるため，すぐに中毒の治療を始める際には不向きである．そのため，救急医療の現場では，迅速に結果が得られる検査キットや試薬を用いることが多い.
毒物では青酸化合物やパラコート，ヒ素などの検査キットや試薬があり，精神作用物質が疑われる中毒では，薬物中毒検出用キット（図8-1）を用いる．約5分で複数の精神作用物質を同時に検出できるので，救急の現場ではよく使われている.

　しかし，危険ドラッグのように検査キットで検出できない成分が含まれている薬物もあるので，陰性を示しても中毒が否定されたわけではないことを理解しておく．また，日ごろから向精神薬を服用している患者では，普段飲んでいる薬の成分で陽性を示しても，治療を要するとは限らないし，風邪薬には覚醒

plus α

中毒症候群（トキシドローム）

特定の毒薬物が呈する症状や徴候をさす．バイタルサインや意識レベル，瞳孔所見，振戦・けいれんの有無，分泌物の増加，呼気臭などの症状から，原因物質を推定して治療を開始することがある．例えば，縮瞳，流涙，流涎，排尿，徐脈，嘔吐など副交感神経活性化の症状を認めた場合，有機リン農薬の中毒を疑う.

🔖 コラム　　**原因物質の対応の相談**

　自殺企図で使われる毒薬物は，医薬品以外に，農薬や家庭用洗剤，工業用品など多岐にわたる．原因物質が特定できても治療方法がわからないことがあり，日本中毒情報センターに問い合わせることがある.

　日本中毒情報センター（Japan Poison Information Center：JPIC）は，急性中毒に関する電話相談での情報提供を行っている公益財団法人であり，一般市民には，受診の必要性，起こり得る中毒症状，応急手当などについて，医療機関には，症状や治療などの専門的な情報を提供している.

　公益財団法人日本中毒情報センター：中毒110番（https://www.j-poison-ic.jp）.

剤のような成分が含まれていることがあるので，陽性を示しても（疑陽性），違法薬物を摂取したとは限らない．

　したがって，原因物質の特定は，検査結果だけでなく，中毒による症状や複数の関係者から得た情報（特に摂取した薬の種類や量，摂取した時間）をもとに推定して，治療をすることが多い．

5 治　療

　急性薬物中毒の治療においても，全身管理が最も優先される．治療には全身管理のほかに，吸収の阻害や排泄の促進を目的とした処置，解毒薬・拮抗薬の投与があるが，予後を左右するエビデンスが乏しかったり，適応が限られたりする．

1 全身管理

　急性薬物中毒の患者が搬送されたら，気道を確保し，呼吸や循環が安定するように救命処置を行う．急性薬物中毒は，一般に救命率が高いが，摂取した薬物によっては短時間で呼吸停止に至るものや，心室性不整脈，けいれん重積*などの致死的な結果に至ることもある．薬剤に反応しない不整脈や，救命可能と判断した心肺停止に対して，体外式膜型人工肺（ECMO）を施行することがある．

　また，重篤な合併症を併発することがあり，特に誤嚥性肺炎や非外傷性挫滅症候群*，低体温症*は致命的になることがあるため，注意が必要である．

2 吸収の阻害

1 活性炭の投与

　活性炭（図8-2）は，消化管に吸収されずに多くの物質を吸着するので，薬毒物が血液中に吸収されるのを防ぐ目的で投与する．吸着されない物質の摂取や，腸閉塞などの禁忌を除き，急性薬物中毒の治療の第一選択となっている．活性炭は，胃管を挿入して注入することが多い．

2 胃洗浄

　薬毒物が胃内にとどまる時間を過ぎると回収率が低下するため，胃洗浄は摂

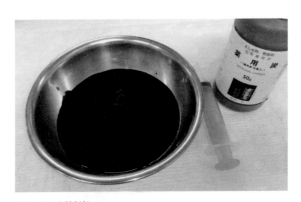

図8-2　活性炭

取してから 1 時間以内のケースに実施する．ただし，腸蠕動を低下させる薬物や，胃壁に長時間付着する農薬を摂取した場合では，1 時間以上経過しても有効なことがある．胃洗浄は誤嚥性肺炎を起こす危険性が高い上，石油製品や有機溶剤などの揮発性有機化合物では化学性肺炎の危険があり，酸やアルカリの強い腐食性物質では穿孔の危険性があるので，実施する機会は限られている．

| 3 | 腸洗浄

徐放剤や腸溶剤の過量服薬に対しては，腸洗浄を行うことがある．多量の洗浄液を上部消化管から投与して腸管を洗い流し，未吸収の薬毒物の排出を早める方法である．洗浄液は，電解質異常を起こしにくいポリエチレングリコール電解質液で，胃管を挿入して投与する．

❸ 排泄の促進

原因物質が強い毒性をもつ場合や，腎・肝障害で代謝機能による排泄が期待できない患者に対して，血液浄化法を行う．血液浄化法には，血液灌流法と血液透析法がある．

❹ 解毒薬・拮抗薬の使用

解毒薬・拮抗薬は，薬毒物の毒性を減弱させる効果があり，適切な全身管理をした上で使用すると，予後を改善させる可能性がある．原因物質が特定され，解毒薬や拮抗薬がある中毒では早急に投与する．

6 看護の留意点

①医療者に対して攻撃的な態度や無視するような態度がみられても，意識障害によることが多い．「性格が悪い」などと短絡的に解釈せず，中毒症状の可能性を考慮して対応する．また，入院前の患者の様子について家族から聴取し，現在の状態と比べるようにする[5]．

②急性薬物中毒では致死的になることは少ないが，繰り返されることで支援者も疲弊してくる．患者はさらに孤立感を募らせて再企図を繰り返し，より致死性の高い手段に変えて，死に至ることもある．自殺の意図がない自傷行為でも軽視せず，精神科医療機関へつなげるようにする．

事例 ❷

自殺企図による急性薬物中毒で救急搬送された患者との関わり

◉症例：50代，男性． ◉診断名：急性薬物中毒

◉現病歴：単身赴任中の夫のメールの内容から，様子がおかしいと感じた妻が110番通報し，アパートに駆けつけた警察官が，室内で倒れている本人を発見し，救急隊を要請した．救急隊が現場に到着したとき，患者の周囲には薬の空容器が散乱していたため，急性薬物中毒による意識障害が疑われ，救命救急センターへ搬送された．救急隊が現場から持ってきた薬の空容器や，薬物中毒検出用キットの判定結果，症状などから，向精神薬の多量服薬による急性薬物中毒と診断され，集中治療室に入室した．

● 救急現場での対応と結果

　薬物中毒の治療と並行して，多量の薬を自分で飲んだのか，なぜ飲もうとしたのかや，薬の入手経路などを確認した．その結果，「人事異動後の部署で目標達成ができず，眠れなくなった．好きなゴルフもしたいとは思わなくなった」「家族に秘密で受診した精神科医院で，うつ病と診断され，抗うつ薬や睡眠薬を処方された」「そのころから『死んでしまいたい』と思うようになり，処方薬を一気に飲んだ」と話した．

　患者が自殺企図に至った経緯や動機について話している間，つらい気持ちに焦点を当てて，「新しい職場で大変だったのですね」「目標が達成できなかったのはつらかったですね」と共感的に声を掛けた．

　入院後，精神科医の診察を受けたときには，妄想や幻覚，思考停止はみられず，理路整然と話していた．また，「大丈夫です」と話していたが，多弁な印象があり，カタルシスの状態が疑われたため，精神科の介入の継続が必要と判断された．家族と相談した結果，単身赴任先から戻って自宅近くの精神科で治療を受けることになった．本人とは自殺の再企図はしないと約束して，家族には自殺予防に関する情報を提供して退院となった．

● 関わりのポイント

- 身体の話題だけでなく，今回の行動が自殺企図であったのかどうかを確認し，自殺企図に至った動機や経緯をはっきりと尋ねる．これは，自殺の再企図のリスクを測る上で非常に重要なので，必ず確認する．さらに共感に努め，ストレスや不調を感じ始めたところまでさかのぼって話を聴く．これらの対応が，精神的なサポートを行うための基礎となる．
- 救急現場では患者を一人にせず，そばに付き添うことで，再企図防止や，転倒防止を図る．患者がいきなり動こうとするときは，声を掛けながら落ち着いた態度で安静を促すようにする．
- 患者の「大丈夫」という言葉をうのみにせず，退院後も確実に精神科受診ができるように段取りを進めておく．
- 家族は，自殺企図の治療や対応について知識が乏しい場合が少なくない．具体的な情報を提供することで，自殺の再企図を予防するだけでなく，治療やケアを患者や家族自身が選択することが可能となる．
- 患者本人と自殺しないと約束することは，一定の抑止効果がある．

 引用・参考文献

1）Zahl, D.L. et al. Repetition of deliberate self-harm and subsequent suicide risk：long-term follow-up study of 11,583 patients. Br J Psychiatry. 2004, 185, p.70-75.
2）Cavanagh, J.T. et al. Psychological autopsy studies of suicide：a systematic review. Psychol Med. 2003, 33, p.395-405.
3）平田豊明ほか編．精神科救急医療ガイドライン2015年版．日本精神科救急学会監修．https://www.jaep.jp/gl/2015_all.pdf，（参照2023-06-21）．
4）上條吉人．精神障害のある救急患者対応マニュアル：必須薬10と治療パターン40．宮岡等監修．医学書院，2007.
5）日本臨床救急医学会．自殺未遂患者への対応：救急外来（ER）・救急科・救命救急センターのスタッフのための手引き．2009.
6）日本臨床救急医学会．来院した自殺未遂患者へのケアQ&A：実践編2011．2011.
7）上條吉人．急性中毒診療レジデントマニュアル．第2版，相馬一亥監修．医学書院，2012.

■ 重要用語

自殺企図	希死念慮	カタルシス
自殺念慮	TALKの原則	急性薬物中毒
自傷行為	両価性	

9 事例に学ぶ看護の実際

学習目標

◉ 精神科の病棟に入院している患者の実際の生活の様子，出来事を見ながら，病棟の中で，看護師はどんな関わりや付き合いができるのか考えていく．

◉ 統合失調症（急性期・慢性期）・パーソナリティ障害・うつ病・パニック障害・摂食障害・被虐待児症候群といった疾患名がついている患者の特徴を考えながら，それぞれの看護について考える．

1 統合失調症（急性期）患者の看護の実際

事例

サマリー：20代男性のAさんは，不眠・抑うつ・焦燥感が出現し，飲酒後のトラブルをきっかけに精神科病院に入院することになった．入院当初は，ほかの患者に傷を負わせたり，自殺企図を起こしたりするなど治療の難しい状態が続いていたが，看護師がAさんの母親に家族教室への参加を勧め，その後も母親との面接を重ねることで，母親の変化とともに，やがてAさんも落ち着きを取り戻すようになった．家族への働きかけによって，次第に患者が回復に向かっていったケースをみていこう．

1 事例の紹介と経過

1 入院までの経過

Aさんは，20代前半の男性である．色白で目がぱっちりとし，ぽっちゃりした体形をしている．父親，母親，妹の4人家族で，幼いころから両親に気を使い，我慢強い性格であったと母親は言う．父親はタクシーの運転手をしており，アルコール依存症のため精神科病院に入院していたことがある．母親は専業主婦，妹は会社員である．Aさんは高校卒業後，実家近くのアパートで一人暮らしをし，アルバイトをしていたが，このころから，**不眠，抑うつ，焦燥感**が現れるようになった．ある日，飲酒後にトラブルを起こして警察に保護され，その後，統合失調症と診断され精神科に入院することになった．

2 入院後の経過

入院後ほどなく，Aさんは，被害妄想から同室の患者を殴り重傷を負わせてしまい，治療目的で大学病院に転院することになった．その後，しばらくは落ち着いて過ごしていたが，ほかの患者を鉛筆で突き刺すという事件を2度起こし，保護室で生活する日々が続いた．あるとき，Aさんが前院でほかの患者に重傷を負わせたことが今の入院先の患者の間で噂になり，それからAさんは，「警察が来て死刑になる」「スタッフに体罰を受けそうな気がする」などの被害妄想や幻聴が強くなり，服薬も拒むようになった．

ある日，Aさんは，ベッド柵にヘッドホンステレオのイヤホンを結びつけ，自殺未遂を起こした．この出来事をきっかけに，Aさんに電気けいれん療法が開始されたが，症状の改善はみられなかった．個別作業療法の導入なども試みられたが，Aさんの状況は変わらず，意思疎通のできない状況が続いた．

看護師はまず，Aさんの安全の確保を第一に，定期的にAさんの部屋を訪室することはもちろん，毎日一定の時間をAさんの傍らで共に過ごすことにした．Aさんの言葉数は少なく，表情も乏しかったが，看護師は黙ってAさんを見守った．食事量や飲水状況，排泄状況，睡眠状況の観察も行い，時に入浴の介助を行った．精神症状が強いときには，普段できているような日常生活行動

plus α

統合失調症の前駆症状

統合失調症の発症前には「なんとなくおかしい」といった感じはあるが，明らかな症状に乏しい前駆期があることが多い．夜眠れない（昼夜逆転パターンに変化），部屋に閉じこもるようになる，イライラしやすくなる，身なりに構わなくなるなどの前駆症状がみられる．

もできないことがあり，声を掛けながら，Aさんの負担にならないようにゆっくりとしたペースで日常生活行動の援助を行った．

　担当看護師は，週に1回ほど面会に来ていたAさんの母親に，病棟で開催されている**家族教室**への参加を勧めた．教室に参加した母親は，Aさんに回復の兆しがみえてこないことへの不安や戸惑いを強く訴え，母親自身が，Aさんに対してどう関わってよいかわからないといったいら立ちや，自責的な傾向を強く表すようになり，時には混乱して取り乱すこともあった．

　そこで，家族教室を担当した看護師たちが，母親に面接を申し入れると，母親は，涙を流しながら「ありがとう」と言って，面接の提案を受け入れた．その後，月に3，4回，面接室で，看護師と母親の面接が行われた．

|1| Aさんの母親との面接

　初回の面接で，母親はせきを切ったように自分の生いたちを語り出した．母親は，幼い時に戦争で両親を亡くし，その後，厳格な祖母に育てられたが，まもなく養女に出され，人に甘えられず生きてきたという．夫との結婚も自ら望んだものではなかったが，さらに，夫の家族から統合失調症の義兄の世話を押し付けられるなど苦労の多い生活の中で，ある宗教と出合い信仰するようになった．

　母親は「Aには反抗期がなく，私が病気にさせた」と自責的な言葉を繰り返すと同時に，「Aは私と同じで，家族に遠慮して我慢している」とも語り，母親とAさんとの強い**同一化**が示された．一方で「Aは親を見下していて憎らしい」と言い，自責感にさいなまれながらも，Aさんに愛情を注ぐことのできない母親の葛藤が浮かび上がってきた．

　アルコール依存の傾向のある夫との関係は希薄で，日常的な問題や母親の愚痴は，すべてAさんに向けられ，Aさんは小さいころから母親の相談役になっていた．また，父親がアルコール依存症で入院したときには，両親に代わって妹の世話もしていた．

　看護師が母親との面接を始めてしばらくすると，Aさん本人も「子どものころ，母から暴力を受けていた．無理やり宗教の会合に行かされて嫌だった」と担当看護師に語った．また，母親自身が「うそがつけない」と言うとおり，自分の不安や混乱した感情をAさんに対してもそのまま出してしまうことがしばしばあった．

　また，母親は，Aさんが鉛筆でほかの患者を傷つけ保護室に入れられたということ

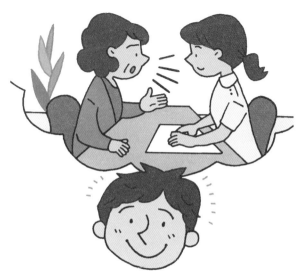

plus α
家族教室
患者の家族を対象とした心理教育の一つで，治療法，社会資源の活用，症状への対応法など，疾患の理解を深めてもらうことを目的とする．家族の対応により，患者の再発率に差がみられるというデータもある．また，孤立しがちな家族同士が互いに支え合うセルフヘルプグループとしての機能も期待される．

plus α
同一化
自己が他者のさまざまな特性を獲得する過程．発達過程に応じて，両親や友人，教師に対して起こり，超自我や同一性の形成に影響するほか，自我の防衛機制としても働く．精神障害では他者に対し異常に強い同一化がみられたり，逆に，極度に同一化を恐れて他者との距離をとったりする場合がある．

に関しては，「病院側の過失で自分たちは被害者だ」と病院への不信感をあらわにした．母親が今後に対する不安をもっていたため，主治医との面接を設定したところ，その席上でAさんの再度の転院の可能性を告げられた途端パニックに陥り，「Aさんが人をあやめてしまうのではないか」と語った．このことから，本人以上に母親が警察を恐れていることがわかった．

|2| Aさんと母親の変化

母親との面接開始後まもなく，Aさんの「警察が来る」「死刑にされる」という訴えはなくなり，大部屋に移室し問題なく過ごせるようになった．また，作業療法や**病棟プログラム**にも積極的に参加し，笑顔でほかの患者と交流する姿が増えた．それに伴い，「働くことができるのか」と将来への具体的な不安も訴え始め，自ら障害年金受給を希望するなど，自発的な発言がみられるようになり，薬も内服するようになった．

Aさんの変化に伴い，母親も自責的な言葉や病院への不信感の訴えは少なくなり，面接開始から半年が過ぎたころには，Aさんへの対応で不安なときは，看護師に確認してから行動に移すようになった．

そして，Aさんの自宅外出が計画され，スタッフ同伴のもと実現した．Aさんは強く外出を希望するようになり，そのことで困惑していた母親には，できないことは断り，父親に協力を求めるなどのアドバイスをした．その後，両親とAさん3人の外出が実現し，母親も自信をつけ，Aさんは自宅に外泊することができるようになった．外泊を繰り返し，その後，Aさんは無事に退院することができた．

plus α

病棟プログラム

プログラムアクティビティともいう．治療の場で，目的をもって行われる集団活動で，音楽療法，動物や植物の世話，創作活動などがある．

2 アセスメントと看護目標

保護室でのAさんは，自殺企図を起こすなど精神的に追い詰められた状況で，看護師との関わりがもてない状況が続いていた．また，不安や精神症状が強く，日常生活行動が自立できていなかった．これらのことから，看護師は，Aさんの日常生活を整えるために，必要な援助を行うことを基本方針とするとともに，精神症状をアセスメントしながら，安心して過ごせるような関わりを重視する必要があると考えた．

母親も，家族教室での様子から，Aさんの状態に呼応するように混乱していることがみてとれた．看護師は，このような状態に追い込まれている母親に対して，家族教室だけでなく，個別的に関わり援助することが必要ではないかと考え，家族教室を担当していた3人の看護師たちが，母親と定期的な面接を試みることにした．

> **Aさんに対する看護目標**
> ①安全な環境で，日常生活を送ることができる．
> ②服薬の必要性を自覚し，自宅への退院を目指す．

3 看護の実際

■1 患者が示す表現，非言語的なサインを観察する

患者が示す感情表現は，無視，不安，怒りなど，さまざまである．関わりを拒否する患者に対しても，拒否という表現自体が，言葉にならない（できない）彼らの意思表示の一つとみるべきである．表情や顔色，身振りなどを注意深く観察し，患者の変化を把握するとともに，非言語的なサインが何を意味しているのかをアセスメントする．

■2 服薬管理

拒薬する患者には，その理由を聞く，場合によっては，持続効果が長いデポ薬（持効性注射薬）という方法もあるので，医師の診察・指示の上，投与方法を工夫する．

■3 日常生活行動の援助

著しい精神症状がある場合にも，生活障害のレベルをアセスメントし，日常生活行動への援助を行う．ケアを通して，患者とのつながりを保てる．

■4 多職種との連携

多職種と情報交換をしながら患者への理解を深め，ケアにあたる．

■5 家族への関わり

患者本人に関わることが難しい場合には，家族への働きかけを行う．家族もまた傷つき，問題やストレスを抱えていることが多い．患者の現在抱えている問題を，生活史や家族関係といったさまざまな視点から考えることで，患者自身が家族の中でどのような役割を担っていたか，IP*としての患者の姿を理解することができる．

家族は，精神症状が悪化しているときの患者のイメージをぬぐえず，患者にどう接すればよいかわからないといった不安を抱えていることがある．ケースによっては，看護師が付き添いながら外出や外泊，レクリエーションに参加し，回復した患者の姿を家族に見せる機会をつくる．それをきっかけに，患者に関わることへの「不安」から「できる確信」へと，家族の思いが変化することがある．また，患者が家族の中で何に傷つき，怒りまたは喜びを感じていたかを知ることができる．

用語解説 *

IP
identified patient

家族療法の視点からとらえた患者の見方で「問題を表している人，症状を表している人」という意味である．さまざまな病理や問題を抱える家族全体の代表者であり，患者としての役割を担った人ととらえる．家族療法の創始者であるサティア（Satir, V）が提唱した．

4 事例からの学び

1 Aさんと母親に何が起こっていたのか

　看護師たちは，Aさんの母親との面接を通して，母親自身の生い立ちと自責感との関係について，また，親に甘えたくても甘えられなかった自らの姿と，両親に気を使うAさんの姿との間に強い同一化を起こしていたことを理解した．母親の自責感は，時にAさんに対する怒りへと変化し，Aさんを虐待するという行動に結びついたのである．Aさんは，宗教にのめり込む母親と，アルコールに依存する父親との間で，強いストレス状態に置かれていたことは想像に難くない．

2 看護師の関わりの可能性

　看護師たちは，母親のたたみかけるような話し方や話の内容のまとまりのなさなどから，母親との面接の後は，ひどく疲れを感じた．しかし，回数を重ねるうちに，母親との同一化という共生関係*にありながら，一方で虐待されていたAさんの戸惑いや混乱を，少しずつくみ取れるようになった．

　看護師たちは，家族教室の場で混乱する母親を見て，まず母親の状態を落ち着かせようと面接を始めたが，結果として，変化はAさんにも現れた．看護師が面接という機会を通して，母親の怒りや不安を受け止めたことにより，母親からAさんへの圧力が弱まり，母親とAさんとの関係性に変化が起こったことが，Aさんの症状の改善につながったと考えられる．

用語解説 *
共生関係
乳幼児と母親との間の相互依存的な関係の心理的側面を表す．

重要用語

前駆症状　　　　　　　　　同一化　　　　　　　　　　IP（identified patient）
家族教室　　　　　　　　　病棟プログラム

---

2 統合失調症（慢性期）患者の看護の実際

事例

サマリー：60代女性のBさんは，20代前半から現在に至るまで長期入院している患者である．日常生活行動は自立し，手のかからないBさんだが，看護師が始めたグループ活動への参加を通じて，次第に心の内を表現するようになってきた．長期入院患者が抱える思い，その語りに寄り添う治療的な場としてのグループ活動の一例を紹介する．

1 事例の紹介と経過

　Bさんは，60代の小柄な女性．10代のときに職場の上司に性的関係を強要

され，妊娠し中絶した後に不安定となり，以後，現在までずっと精神科病院に入院している．両親はすでに他界しており，身内は兄と義姉の二人だけだが，ほとんど面会に来ない，いわゆる**社会的入院**である．日常生活行動は自立しており，病棟内の患者やスタッフのうわさ話をよく知っている．

Bさんの入院している男女混合開放病棟では，週1回，女性患者対象のお茶会グループを看護師が主催して実施していた．テーマは特に決めず茶話会形式で，毎回8人前後の患者が参加しており，Bさんはその常連メンバーであった．

2 アセスメントと看護目標

Bさんは，治療経過は長いが訴えが少なく，比較的自立した患者であったため，看護師は，Bさんが日常生活の中で何を感じているのか，本当に必要としている援助は何かを，なかなか把握できずにいた．自分自身の気持ちについてあまり語らず，Bさんは援助要請ができていない可能性があった．

そこで看護師は，Bさんの生育歴や社会背景，これまでどのように生きてきたのかなどをあらためて見直すことで，Bさんの現在の言動を理解することにつながり，Bさんへの看護援助への一助になるのではないかと考えた．

> **Bさんに対する看護目標**
> ①気負わずに自分の気持ちを率直に語ることができる場を設ける．
> ②自分が何を感じ考えているのか，必要としている援助は何かを言語化できる．
> ③ほかの患者や看護師と，感情の交流を通してつながりをもつことができる．

3 看護の実際

1 グループの集いとBさんの言動

グループが開始されてまもなく，病棟の一大イベントである文化祭が近づき，その話題でもちきりになった．Bさんは，メンバーが少しでも家族の悩みなど深刻なことを語ろうとすると，すぐに遮って話題を変えてしまい，**コンダクター**の看護師は，グループ本来の目的から話題をそらし，から騒ぎの中心にいるBさんに対し，いら立ちを感じるようになっていった．

あるときBさんは，「私のお母さんは71歳で脳梗塞で死んだ．お父さんはお酒飲んで，酔っぱらってくだまいて，どうしようもなくってさ．自分の病いで亡くなってしまった」と，初めて自分のつらい過去について語った．

また，自慢話ばかりしてグループ活動でも孤立していた年下のメンバーに対して，Bさんはしばしば，「○ちゃん，猫ちゃんに似てるね」と声を掛けた．孤立

コンダクター

グループの開始と終了を告げる役割をもつが，グループを仕切るわけではない．メンバー同士の自発的な交流を促し，そこからできるだけ豊かな反応を引き出せる触媒のような働きを担う．

コ・リーダー

対等の立場でグループのリーダーとしての責任を分かち合う役割をもつ．決して「サブ」という意味ではない．コ・リーダーはできるだけリーダーとは異質の性格やモノの見方をする人のほうがよい．

ファシリテーター

グループの相互交流を促進するという要素を強調して，リーダーをコンダクターではなくファシリテーター（促進者）と呼ぶこともある．

しているメンバーを，なんとかぬくもりのある世界に誘い込みたいという，Bさん流の配慮と思われた．Bさんはそのメンバーを料理教室に誘ったが，彼女がすげなく「わからん」と答えると，Bさんは「わからんじゃないよ！ 私なんか，見てみなよ．朝から掃除やって，灰皿洗って，前なんか風呂掃除や便所掃除もやってた！」と珍しく語気を強めた．そのときのBさんは，自分を認めて欲しいと叫んでいるようだった．

*　*　*

年末が近づき，しんみりとした雰囲気が漂う回があった．Bさんが「入院して43年」と言うと，同年代のメンバーは「私は5年．なんかこう浮かんできてね．悲しいこと，うれしいこと，悔しいこと，あるけど我慢」と振り返った．Bさんはいつものように，テレビの話題に話をそらした．ところが，芸能人が亡くなった話をきっかけに，親の死の話題になった．するとBさんが「この前，△ちゃんが来たんだよね．お母さんががんなんだって．それで，手術に立ち会うんだって」と話した．Bさんは，グループの参加メンバーの一人である若い△さんの苦境を気にかけていたのだった．その後Bさんは，病気や死を連想させる出来事に敏感に反応するようになった．

*　*　*

あるときBさんが，「このごろ，うち，来ないや，あんまり」とつぶやいた．兄も義姉も面会に来ないというのである．Bさんは，「洋服の入れ替えのとき，来るだけだ．後は，もう来ないよ」と続けた．病棟きっての情報通で人のことはよく話すBさんが，自分の家族について話すのは珍しく，看護師は，面会を待ちわびるBさんの気持ちと寂しさに初めて気付かされた．

退院を目前に控えたメンバーが，「寂しい．一人暮らしする自信がない」と語り，「退院したら一人ぼっち…」とうなだれていると，Bさんは話をそらさず，「途方に暮れるよね」と，退院するメンバーの気持ちを代弁するように言葉にした．

*　*　*

グループ活動はいったん終わることになり，3カ月前にグループで看護師がそのことをメンバーに告げると，メンバーは次々に「続けてほしい」と声を上げた．このころ，Bさんは「昔さあ，あれやらなかった？ だっこちゃん，だっこちゃんってさあ」と，だっこちゃんの話を突然，興奮気味に語った．看護師には，何かにしがみつきたい衝動がBさんの中にあるように思われた．

*　*　*

グループの終了が1カ月後に迫ると，Bさんは突然，「めでためでた～の高砂や～，これでせがれも社会人～明日の，明日の日本を背負っておくれ～」と村田英雄の『祝い節』を歌い出した．このグループを始めてくれた看護師が去って行くことへのはなむけのように聞こえた．看護師が「Bさんは私の門出を祝ってくれてるの？」と聞くと，Bさんは「うん」とうなずき，メンバーの笑いを誘った．

グループの集まりの最終回に，看護師がBさんに「グループはどうだった？」と聞くと，「グループもよかったね．もうこれで終わりかと思うと，なんだか寂しい気がするね…」と言った．看護師も急に寂しい気持ちが押し寄せてくるように感じた．「Bさん，入院してて，いろんな別れを繰り返してるんじゃない？」と看護師が聞くと，Bさんは歴代の卓球コーチの名前を挙げたり，「一番印象に残るのは，○○ちゃんと□□ちゃんが亡くなったことと，あとねえ，△△ちゃん」と亡くなった患者のことを懐かしむように話をしたりした．そして「何も，何もかも…生き別れって，やだね．生き別れって…」と口にした．

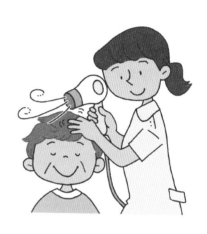

　コンダクターの看護師は，Bさんの言動に対し，いら立ちをおぼえることも多かったが，気付けばBさんはいつもグループに参加し，看護師の傍らにいる存在だった．こうして約1年半続いたグループは幕を閉じた．

2 Bさんへの日常生活援助を通して

　Bさんは，しばしば足腰の痛みを訴えて，入浴日に看護師に「体洗ってよ」と頼んでくることがあった．日常生活は自立しているBさんだが，病棟が慌ただしくなると訴えが多くなり，自分の存在をアピールしているようでもあった．看護師は時間の許すかぎり，Bさんの背中や髪を洗うのを手伝った．

　また，別の日，看護師がBさんの足浴をしていると，前日に，敷地内にある火事で亡くなった人の慰霊塔に行き供養をしたと語りだした．Bさんは「慰霊塔の供養だよ，看護師さん．昨日，供養．こうやって，慰霊塔に」と両手を合わせた．その姿を見て看護師は，Bさんの抱えている寂しさの一端に触れた気がした．

3 看護学生との関わり

　あるとき，看護学生が実習でBさんを2週間受け持った．学生は，Bさんと一緒に散歩に行ったり，便秘気味のBさんの腹部マッサージをしたり，洗髪や足の爪切りを手伝ったりと，Bさんのそばにいて日常生活を援助した．そんな学生に，Bさんは「今日はレポートに，洗髪，爪切りって書けるね」と言い，まるで母親が子どもに対して「宿題ができてよかったね」と言っているかのようだった．Bさんは，自分の娘と会話しているかのような気持ちになっていたのではないだろうか．若い看護学生が，生活体験の違いや年齢差を超えて，懸命にBさんの語ることに耳を傾け，Bさんのために何かしたいという気持ちが伝わったのだろう．

4 事例からの学び

　グループでのBさんの変化や，看護師による日常生活援助の関わり，看護学

生とBさんの関わりを振り返りながら，長期間入院をしている統合失調症患者への理解と看護についてみてきた．

患者のそばにいて，**患者の語り**に寄り添うことで，グループは，患者が自分の感情を表出することを可能にする治療的な場となり得る．また，Bさんがほかの患者やコンダクターを気遣ったように，グループは患者のもっている治療的能力が引き出される機会ともなる．

グループが終わると知ったBさんが，「だっこちゃん」を話題にして，何かにしがみつきたい気持ちを表現したように，患者の何気ない語りの断片が，これまで抑え込まれていた患者の感情を知る手掛かりになることがある．看護師は，患者の発する言葉を注意深く聴き，患者の感情を推し量れるようにありたい．

これまで，Bさんにとって耐え難い別れが何度もあったが，そのつらさに直面し，言語化することができるようになったように，別れの経験も治療的機会となり得る．また，爪切り，洗髪，足浴，手浴などの日常生活行動の援助は，人間の基本的欲求に応え，かつ，こころに働きかける大切なケアである．身体的な欲求が満たされたという満足感が愛着を形成し，援助者に対する信頼感へと結びつく．これは身体的なケアを通して，人間関係を深められることを表している．このとき，患者の気持ちの変化だけでなく，援助者自身の気持ち（こころから手伝おうと思ったのか，「甘えている」と嫌な気持ちになったのかなど）を振り返ってみることが大切である．それにより，何が人間関係に変化を起こすきっかけになったのかを振り返ることができる．

多くの患者は，人との関わりの中で傷ついてきたという体験をもっている．具体的な援助をすることだけでなく，看護師がそばにいるという安心感や心地よさを感じられるだけで治療的な働きかけになり得る．

一見，治療とは関連がないと思われても，何気ない会話の中から患者の人となりがみえてくることも多い．そこから患者が何に関心をもち，どのような希望をもっているのか，スタッフや看護学生にどんな感情を抱いているのかなどを知ることができる．

長期入院患者は，入院以前にさまざまな喪失体験をしている．そうした背景を深く理解することは，患者たちがこれからの人生をどう生きていくかを共に考える上で非常に重要である．

 重要用語

社会的入院　　　　　　　　コンダクター
グループ　　　　　　　　　患者の語り

3 パーソナリティ障害患者の看護の実際

事例

サマリー：20代女性のCさんは，過呼吸発作を繰り返し精神科病院に入院となった．
スタッフは，感情や行動が激しく変化するCさんとの関わりに疲れ，看護に困難を
感じていた．同世代の患者がグループで自分の話を始めたのをきっかけに，Cさん
も自分のつらい体験を語り出した．患者同士の相互作用が発展する場としてグルー
プが機能し始めた事例をみていこう．

1 事例の紹介と経過

1 パーソナリティ障害患者の特徴

　短期間に入退院を繰り返す思春期から青年期の患者層のうち，主に女性患者
の中に，リストカットやパニック発作など，さまざまな行動上の問題を起こ
し，病棟で目を引く存在となる場合がある．このような患者が病棟に一人でも
いると，その激しい感情表現にスタッフはみな翻弄され，お手上げ状態になっ
てしまう．

　こうした患者の多くは，パーソナリティ障害と診断されるが，人間関係を築
くことの難しさや患者が感じている生きにくさが，治療を難しくしていること
が多い．中には，深刻な心的外傷体験を背景にもつ人もあり，薬物治療だけで
は回復が難しいケースが多い．また，家族の中に複雑な問題を抱えているため
に入院が長期化したり，いくつもの病院を転々としたりして，いわゆる「沈殿
患者*」となっている人も少なくない．

2 入院時〜その後の経過

　20代女性のCさんは，繰り返される過呼吸発作をきっかけに精神科病院に入
院し，パーソナリティ障害と診断された．Cさんは足の親指が化膿していたた
め，毎日，看護師が処置室で足のケアを行っていた．ケアの最中に，Cさん
は，好きな歌手や洋服のこと，学生時代のこと，時には，複雑な家族のことを
朗らかともいえる口調で語った．看護師は，語られるCさんの生い立ちのあま
りの過酷さに驚かされたが，彼女の明るいあっけらかんとした口調とのギャッ
プに何か腑に落ちないものを感じていた．

　Cさんは，普段は年上の入院患者とも如才なく付き合っていたが，家族や友
人，スタッフとのやりとりで，いったん気持ちが揺さぶられると，病棟内でリ
ストカットや過呼吸発作を繰り返した．さらに，自分の意に沿わないことがあ
ると，ミーティングの場でスタッフを罵倒し，自分が見捨てられると感じるよ
うな出来事があると，激しく怒りをぶつけてきた．またCさんは，同年代の若
い入院女性患者が入ってくると，行動を共にして上機嫌でいたかと思うと，そ
の反動のように一気に精神状態が悪化した．彼女はまるで台風の目のように病

用語解説*

沈殿患者

退院の見込みのないまま
長期間入院している患者．

棟全体を巻き込み，周囲の空気を揺るがした．

　Cさんの行為には，看護師や周囲の患者たちの関心や注目を自分に引き付けたいという激しい情動が感じられ，看護師たちは，なんともいえない不快さを感じた．看護師たちは，自分たちの気持ちを互いにカンファレンスで話し合ったが，Cさんに対するやるせなさやあきらめの気持ちは募り，Cさんの満たされない思いや怒り，不信といった感情に触れながら看護する困難さと厳しさを感じていた．

2　アセスメントと看護目標

　Cさんの入院した精神科病院は，人とのつながりを治療の中心に据える**治療共同体**の方法を取り入れており，**コミュニティーミーティング**など病棟内に複数のグループがあり，看護師も多くのグループを運営していた．

　担当看護師は，年代や疾患，看護師，患者という枠を超え，お互いに同じ女性同士という立場で集うことのできる場があれば，Cさんはじめ，女性患者たちが共通の苦しみや痛みを分かち合うことができ，彼女たちの生きにくさも軽減するのではないかと考えた．また看護師自身が，まず一人の「娘」として，看護師－患者の関係を超えて相互的に交流することができれば，深刻な葛藤を抱える彼女たちの生きにくさについて，今まで見えなかったことが理解できるのではとの思いももった．Cさんも，そのような交流を通して，自分を理解してもらえたという感覚をもつことができれば，少しずつ感情が安定し，ほかの人たちとの関係性が改善されるかもしれないと看護師は考えた．

Cさんに対する看護目標
①適切な場で，自分の感情を言葉にして表現することができる．
②自分の弱さを表現し，他者とのつながりを体感できる．
③安定した人間関係を築くことができる．

3　看護の実際

１　グループの運用方法

　担当看護師はもう一人の同僚とで「娘グループ」を立ち上げ，病棟の女性患者に口頭とポスターで呼びかけた．週に１回集まる曜日を決め，午前中に40分程度，診察室のソファで，特にテーマは定めず自由に話し合う茶話会形式とした．グループ終了後は，毎回コンダクターの二人で30分程度の**レビュー***を行い，不安やとまどいなど，互いの率直な気持ちを共有した．また，グループで語られた内容を，適宜，病棟カンファレンスの場で伝え，患者理解に役立つよう情報を共有した．グループに参加していないスタッフからもコメントをも

---

plus α

**治療共同体と
コミュニティー
ミーティング**

精神疾患や精神障害を，生活や人間関係といった社会的な文脈の中でとらえ，生活の中での学習を治療の基本とする考え方から生まれた．病院あるいは病棟を一つの共同生活社会とみなし，そこで起こってくるあらゆる問題を話し合いによって解決しようとする治療共同体の核は，コミュニティーミーティングと呼ばれる話し合いの場である．

用語解説*

レビュー

参加したスタッフ全員で，グループでどのようなことが起き，どう感じたかを振り返る時間．一人では気付かなかった発言の意味や患者同士の相互作用に気付くことができる．

らったり情緒的サポートを受けたりし，安心して継続できるようにした．

❷ 「娘グループ」の集い

娘グループには20代から70代の女性患者が集まり，参加人数は毎回7～8人であった．参加者からは，それぞれの親のことや子ども時代のことなどが話題にされたが，淡々と事実が語られるだけで，そのときどう感じたのかといったことまでは，なかなかみえてこなかった．

Cさんは，初回から仲のよい患者仲間のXさん（40代）と一緒に参加した．Cさんはグループの常連メンバーとなり，ほぼ毎回参加した．Cさんは，中学生のときに両親が離婚して自ら父親についていったことを語った．Cさんは，父親のことはよく話したが，母親のことには触れたがらなかった．父親は経済的に困窮しており，Cさんの入院費の支払いも滞っていた．

|1| もつれあった関係

グループが始まってしばらくすると，CさんとXさんの関係に不協和音が生じた．二人は親子といってもよいほどの年の差があったが，同室で，一緒におしゃれをして外出するなど，行動を共にしていた．ところが，CさんはXさんを気にかける「いい子」として振る舞いつつ，わざわざ告げ口をしてXさんを不安にさせることもあった．そんなCさんとの関係に振り回されて，Xさんは不調を訴え，自ら希望して隔離室に移室した．こうした二人のもつれ合った関係は，それぞれの家族関係を反映しているようだった．

|2| 母親との深刻な葛藤

ある回，看護師が，自分の母親の重かった更年期のことを語ると，Cさんが「更年期はまだまだだけど，母親の更年期が重くて，イライラしたりヒステリーになっていたから，自分もそうなるんじゃないかと怖い」と，初めて母親のことを語った．

その次の回，休息入院*をしていたYさん（20代）が初めてグループに参加した．濃い化粧と露出の多い服装で，太ももと腕に痛々しいリストカットの痕が残り，それを隠すこともなく見せていた．そして，躊躇なく自分の話を始めた．

Yさん「もう40～50年分生きた感じがする．うれしいことも，つらいことも…．小さいときから遺産相続で家がごたごたして，それは今でも続いている．小学校でもずっといじめられて，除光液を無理やり飲まされたこともある．中1でリストカットするようになって…．母から虐待があって，中学に入ってからは私が母親を虐待するようになって…．先生に家から離れたほうがい

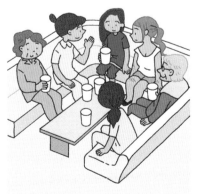

9

事例に学ぶ看護の実際

用語解説*
休息入院

退院して社会復帰した後に，職場や家庭，地域など社会生活の中で疲れを感じたときに，自分の意思で入院すること．

いって言われて，家を出て生活保護で一人暮らしをした」

Cさん「私も，同じ．包丁を振り回したこともある．学校ではいじめにあってた．階段から突き落とされたり，屋上に閉じ込められたり…．家に帰ると，母親から暴力を受けてた．私が10歳でインフルエンザになった時，母親は男と駆け落ちした．私を見捨てて出て行った．父親は仕事仕事で，あまり家に帰ってこなかった…」

看護師「いじめは，女の子から？」

Cさん，Yさん「そんなことをするのは，女だよ」

淡々としたYさんの語りに，周りのメンバーはしんと聞き入っていた．それに刺激されたのか，Cさんも自分のことを語り出した．この回のCさんの語りは，現実の体験からくるすごみがあった．

3 言葉と裏腹な思い

やがてCさんは退院したが，引き続きこの「娘グループ」に参加することを希望し，早朝のアルバイトの後に，グループにやって来た．Cさんの参加が影響してか，グループはにぎやかだった．ある冬の日，Cさんはアルバイトのことを「楽しいよ，トイレ掃除から始まるからね．で，朝礼やってお客様のお出迎え，今日は欠員が出たから一人でやってって言われて，部屋の温度を震えながら測ったりとか」と笑いながら早口で話し始めた．それは，楽しいという言葉とは裏腹に，仕事の過酷さについての告白のようであった．看護師が「でも，重労働だね」と言い，Xさんも「寒いからね」と言うと，Cさんの話すトーンが下がった．それまで順調にいっている話ばかりしていたが，「年末の仕事は気が重い」と本音を漏らすようになった．

4 注目してほしい傷

グループでは，メンバー同士で青あざやケロイドの痕，湿疹など，お互いの身体の傷を見せ合い，傷の自慢大会のようになったことが何度かあった．具合が悪いことを競い合うように，そのアピールがエスカレートしていき，Cさんが「呼吸のリズムが整わず，呼吸器科を受診しようと思っている」と，パニック発作をほのめかしたこともあった．

5 弱さをさらす

Cさんは，しばらくグループに顔を出さなかったが，2カ月ぶりに参加した．Cさんは，珍しく化粧もせず素顔のままで，左手首に包帯を巻いていた．それを目ざとく見つけたXさんが「どうしたの？」と聞くと，Cさんは「台所でボールを取ろうとしたら，包丁にぶつかった」と言った．看護師は，Cさんはリストカットの痕を隠していたのかもしれないと思った．

この回，Cさんは，「職場の人間関係がちょっと…」と，初めて具体的な悩みを口にした．Cさんは，「女性主任のスタッフに対する対応があからさまに

違う」のだと語った．するとXさんが「いま一番何に困ってるの？」と，まるで治療者がするような質問をした．Cさんは「職場で私だけがつらく当たられてるわけじゃないけど，明らかに差別されているのがわかる」と答えた．母親から暴力を受けていたときのことが思い浮かび，年上の女性とのやりとりに難しさを感じる自分に初めて気付かされたようだった．

4 事例からの学び

　パーソナリティ障害の患者は，過去につらい体験を繰り返し，過酷な幼少時代を送っていることが多い．まず，その患者の生育歴，家族歴といった背景を把握し，症状の背後にある葛藤やストレスを見落とさないようにする必要がある．

　同じような境遇や背景をもつ患者同士が集まるグループという場では，その相互作用が深く発展することにより，患者同士が互いに癒し合う存在となる可能性がある．また看護師が自分の母親のことを語ったように，看護師も専門職としてのみならず，一人の人間として患者と向き合うことが求められる．

　パーソナリティ障害の患者は，対人関係の中で信頼関係を築くことが難しく，看護師も患者に対して，怒りや不安など，さまざまな**陰性感情***を抱くことが多い．そのような看護師の感情を，カンファレンスの場などで率直に話し合い，共有して，看護師自身の感情のケアを行うことが何より大切である．カンファレンスの場は，その発言に対して，誰からも批判や非難をされない安全な場である必要がある．それが看護師の感情のサポートとなり，看護師がゆとりをもって患者に接することを可能にし，患者理解を深めることにつながる．

用語解説*
陰性感情
なんらかの理由で相手に対して嫌悪感が生じ，その人を尊重する気持ちや敬意を保つのがむずかしくなること．

9

事例に学ぶ看護の実際

🔖 **重要用語**

治療共同体	レビュー
コミュニティーミーティング	陰性感情

4 うつ病患者の看護の実際

事 例

サマリー：50代後半の女性Dさんは，仕事にも家庭にも全力を尽くしてきたが，勤務先での異動をきっかけにうつ病を発症し，休職して入院した．Dさんは，清拭や足浴などの最中に，看護師に自分のことをぽつぽつと語るようになった．退院後も不安定だったDさんは，さりげなく寄り添ってくれる友人に支えられ，危機を乗り越えつつある．

1 事例の紹介と経過

1 入院までの経過

50代後半の女性，Dさんは，福祉施設に勤務している．Dさんは，大学を卒業してからずっとこの施設で働いており，中間管理職という立場だった．20代で大学時代の同級生だった夫と結婚し，息子二人を授かり，近所に住む自分の両親に育児を手伝ってもらいながら，子育てと仕事を両立させてきた．責任感が強く，几帳面でまじめなDさんは，仕事も家事も手を抜かず，週に一度音楽サークルに通うことが唯一の息抜きだった．

息子二人も独立して家を離れたころ，勤務先でDさんの異動があった．直属の上司は女性で，威圧的な態度をとる一方で，はっきりした理由を告げないまま急に欠勤したり早退したりすることが多かった．異動してきたばかりのDさんは，その影響を直接受けて予定外の仕事が増え，残業が多くなった．昼休みも20分程度しかとれず，帰宅時間が22時を過ぎることもたびたびあった．若いころから続けていた趣味の音楽サークルにも通えなくなり，なんのために仕事をし，生きているのかがわからなくなっていった．

このころ，出勤しようと家を出ると頭痛がひどくなることが続き，仕事も休みがちになった．これまで大病をしたことがなく，内科や外科を受診し検査をしても，何も問題はないと言われるばかりだった．しかし，頭痛だけだった症状も，次第にめまいや耳鳴り，吐き気も加わり，ひどくなる一方であった．Dさんは食欲もなくなり，2カ月で体重が4kg減った．もともと不眠がちであったが，朝まで眠れない日もあった．

若いころから付き合いのある，音楽サークルの友人と久しぶりに会ったDさんは，職場の悩みを話しながら，ほろほろと泣き出した．看護師でもあるその友人に付き添われ，精神科を受診すると，うつ病と診断された．すぐに抗うつ薬の服薬治療が開始され，定期的に精神科に通院するようになった．

しかし，症状の改善はほとんどみられなかった．何回目かの受診の際に，医師から「死にたい」気持ちの有無を問われ，Dさんはか細い声で「ずっと死にたいと思っていた」と答えたまま，無表情となり動かなくなってしまった．医

師から入院を勧められ，Dさんは精神科病棟に入院することになった．このとき，最初に頭痛の症状が現れてから1年が経っていた．仕事は休職することになった．

2 入院後の経過

個室に入院したDさんは，当初は入浴する気力もなく，担当看護師が声を掛けてDさんの体を拭く清潔ケアが続いた．時には希望を聞きつつ，Dさんの足浴や足のマッサージをすることもあった．かたくなに口を閉じ，硬い表情のままケアを受けていたDさんであったが，日々の身体的ケアを通して，次第に看護師に打ち解けていった．また，抗うつ薬の副作用から便秘になることがあり，看護師は，清潔ケアと同時に腹部を聴診し，必要があれば，腹部マッサージを行った．

Dさんの軽い倦怠感はずっと続いていたが，看護師がそばにいて声を掛けながら入浴したり，着替えたり，たまには買い物に付き添ったりしながら，日常生活行動はほぼ自立して行えるようになっていった．

Dさんは看護師に，足浴などのケアの最中に，これまでの自分自身のことをぽつぽつと語るようになった．初めのうちは，発病のきっかけともなった女性の上司に対する不満や愚痴などであったが，次第に，2年前に亡くなった認知症の母親のことも話し始めた．母親はDさんに過干渉で，かつ気分に波があり，不機嫌なときにはDさんに八つ当たりすることもよくあったという．Dさんは，認知症になったとはいえ，そんな母親を施設に入所させたことに強い罪悪感を抱いていたという．

Dさんは徐々に，ほかの入院患者とも交流するようになり，表情も和らぎ，時にはリラックスして新聞を読む姿もみられた．そのころから，ほかの患者とともに服薬教室に参加するようになった．

3 退院後の経過

3カ月後にDさんは退院したが，万全の調子というわけではなかった．外来受診には看護師の友人が付き添ってくれたが，二人で一緒に食事をするのが精いっぱいで，帰宅後はくたくたになっていた．

このころのDさんは，付き添ってくれる友人はいるものの，仕事で挫折したと自己評価が低く，夫は仕事で帰宅も遅く，Dさんに対して腫れ物に触るような態度のため，Dさんは周りの人が離れていく感じを常に抱いていた．家事は休職中のDさんが行っていた．

退院して2年目になると，友人と車で行ける範囲の外出が可能となった．気晴らしにと，看護師の友人がドライブに誘ってくれるのが唯一の息抜きになった．混んだ電車に乗ることや夜の外出は，怖くてできなかった．このころのDさんは，人の言葉に傷つきやすく，友人と話をしていても，たわいない話題で涙ぐむことがあった．体重はほぼ戻っていたが，長らく休職していた職場を退職することにした．

2 アセスメントと看護目標

Dさんの当面の課題は，「死にたい」気持ちがなかなか消えないことだった．抗うつ薬の薬物療法が始まったが，目に見えるような変化はなく，Dさん自身も気分が安定せず苦しい日々が続いていた．現実を受け止め，今後のことを考えられることができるようになるためには，まずDさんが安心して休養できる環境を整える必要がある．同時に，日常生活を整え，規則正しい生活を送ることができるように，心身の状態と，どの部分に介助が必要かを観察することが重要である．

Dさんに対する看護目標
①家事の負担から解放され，休養する．
②規則正しい生活を送ることができる．
③日常生活行動を行うことができる．
④睡眠状態が改善し，食欲が戻る．
⑤退院へ向けて，再発予防の重要性を認識する．

---

3 看護の実際

1 休養できる環境の整備

うつ病の患者は，まじめに頑張って生きてきたという人が多い．そのため，安易な励ましは禁物である．必死にやってきた結果，うつ病となるケースが多いからである．人の声，光，物音などの刺激となるものを取り除き，安心して休養できる環境を整える．

2 身体的ケア

無為自閉状態に陥ってしまったうつ病の患者に対し，言語的な交流は難しいが，身体的ケアの場をコミュニケーションの機会とする．清拭などの身体的ケアは，非言語的ではあるが，精神的ケアにつながる．温かいタオルや看護師の手が皮膚に触れる直接的なケアは，タッチの効果を伴い患者に安心感を与える．また洗髪も，不安を鎮め慰安の意味がある「毛づくろい行動」に通じると考えられており，大切なケアの一つである．自分の体が大切に扱われ，世話されるといった体験を通して，自分が愛されていることを再認識できるという意味で精神的ケアに結びつくのである．精神科看護師は，このような身体的ケアの意味をよく理解しておく必要がある．

身体的ケアを通して，Dさんは，女性上司に対する怒りや，過干渉だった母親に対する罪悪感を，看護師に語るようになった．Dさんは，生前自分に不機嫌に八つ当たりしてきた母親への怒りを，無意識に抑えこんできた．その母親

plus α

無為自閉

意志や欲動が著しく欠如し，何もやる気がなくなり周囲への関心や感情的反応が乏しくなることを無為という．その結果，人と関わりをもたない自閉の状態になる．

に対する怒りの感情が，女性上司に対する怒りともなっていたことに気がついた．看護師との対話を通して，この怒りの感情や罪悪感が言語化されたことが，Dさんのうつからの回復につながったと考えられる．

3 感情の容器としての役割と看護師のストレスマネジメント

うつ病患者のネガティブな感情に寄り添い，それを受け入れる（「**感情の容器**」となる）ことも，精神科看護師の大切な役割である．Dさんのつらい気持ちを帳消しにすることはできないが，Dさんが抱える感情を少し軽くして，耐えやすいものにしたのである．しかし，Dさんの話を聴き，その重い感情を受け止めることに，看護師たちは疲れや不全感を覚えるようになった．

そこで，カンファレンスでDさんに対する看護師の気持ちを吐き出す機会を設け，それぞれの思いを互いに共有することにした．率直に語る機会を得た看護師たちは，気持ちを新たに，Dさんのケアに臨むことができるようになった．個々の看護師がそのストレスに耐え得るためには，チームの中で，そのつらさややりきれなさといった感情を率直に表現し合い，看護チームで共有する場が必要である．共有することで，看護師個々の精神的負担を軽くし，気持ちの整理をつけることができる．

4 服薬管理

再発予防のために，Dさんが自分で服薬管理を行うことは重要である．看護師は，服薬の必要性をDさんに伝えるために，服薬教室への参加を促した．Dさんはほかの患者とともにプログラムに参加し，服薬の必要性を実感できるようになった．

plus α

感情の容器

自分一人では抱えきれない感情を，容器に投げ入れるようにほかの人に受け止めてもらうことで，つらい状況に耐えられることがある．このとき，受け止める人は「容器」となっていると考えられる．

4 事例からの学び

退院して3年目には，Dさんは友人と車で一泊の温泉旅行に出かけることが可能になった．友人から好きだった音楽会に誘われたが，オーケストラなど楽器の演奏は聴くことができても，合唱など人の声を聴くのはまだつらい状況であった．しかし，病気になるまでの職場や家庭のことを振り返りながら「私は完璧主義でまじめすぎて自分の限界が判断できなかった」と語った．

時々不眠になることがあるが，現在は睡眠薬の服用のみで，抗うつ薬の処方がなくても安定した状況が続いている．薄紙をはがすように，Dさんは一歩一歩，回復への道を歩みつつあるところである．

Dさんの友人が発病後もDさんに寄り添ったように，人とのつながりが患者の回復に与える影響は計り知れない．Dさんは，その友人の存在によって危機を乗り越えたと考えられる．

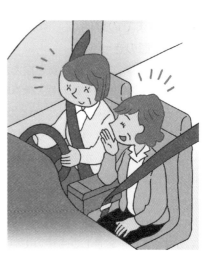

5 パニック障害患者の看護の実際

事　例

サマリー： 30代男性のEさんは，高校生の時に確認癖が始まり，電車に乗ると心臓が
ドキドキし，冷や汗が出るなどの発作が起きるようになった．ある日，友人と出か
けたスーパー銭湯でパニック発作に襲われ，その後も発作を繰り返すようになり入
院した．Eさんの症状の背景には，Eさんの思春期にさかのぼる母親の飲酒問題が関
係していた．

1 事例の紹介と経過

　パニック障害は，なんの前触れもなく突然，外出中や電車の中などで胸が苦
しくなる，息ができないなど，本人にとっては生命の危機を感じるほどの深刻
な症状を経験する．そのような症状がたびたび起こると，本人の不安や苦しみ
は大きくなり，生活障害を引き起こす要因ともなる．しかし，その症状は，救
急車で運ばれ病院に着くころには自然になくなっていたというように，一定の
時間を経て自然に消失することが多い．そのため「演技的である」などと受け
取られることもあり，彼らの苦しみが周囲には理解されにくく，それがパニッ
ク障害を抱えて生きる人たちの悩みをさらに深刻なものにしている．

　Eさんは，一見温和で人好きのする印象を与える30代の男性で，現在は一般
企業で事務の仕事をしている．両親とEさんの3人家族で，父親は自営業を営
んでおり，母親は父親の事業を手伝っている．

1 入院までの経過

|1| 不安感のきっかけ

　Eさんが初めて大きな不安を抱えたのが，高校2年生のときだった．Eさん
の苦手な数学の試験が終わり，休み時間に，ふいに，解答用紙の名前欄に名前
を書いたかどうか確信がもてなくなり，不安感が押し寄せ，心臓の鼓動が高
まった．そのときは勇気を振り絞り，職員室に行って，数学の先生に解答用紙
に名前が書いてあるかを確認した．先生は，少し不審そうな顔をしたが，解答
用紙を見て「名前は書いてあるよ」と教えてくれた．しかし，Eさんが安心し
たのはほんの一時で，帰宅しても，「本当に名前は書いてあったのか」「先生
は，ほかの学生の名前と間違えて確認したのではないか」という思いがどうし
てもぬぐえず，息苦しさも続いていた．このことをきっかけに，Eさんの確認

癖はエスカレートしていった.

次の日の時間割を見ながら，学生かばんに教科書，ノート，体操服などを準備する行為をいくら繰り返しても，ちゃんとかばんに入っているのか不安になり，何度も時間割を確認することで睡眠時間が削られていった．朝は，なんとか学校に行くと，今度は自宅のテレビを消したかどうかが不安になり，Eさんは，授業を聞く集中力を極度に失っていった．

通学のため電車に乗ると，急に心臓がドキドキと波打ち，全身から冷や汗が出てきて，いてもたってもいられず，今にも叫び出しそうな不安に襲われるようになった．このような症状はひどくなる一方で，ついには，電車に乗るとまた発作が起こるのではないかという**予期不安**にかられ，高校に通えなくなり，自室にこもるようになった．

2│家族背景

Eさんがこのような危機状態になる少し前から，母親に異変が起こっていた．母親は，Eさんが中学校のころまでは，朗らかに父親の仕事を手伝っていた．しかし，Eさんが高校に進学したころ，不況で事業の経営状態が思わしくなくなり，それまで父親の晩酌に付き合う程度で飲んでいた母親のアルコールの量が，一気に増えていった．母親は，二日酔いで朝食の支度ができなくなることや，夕食の準備をしながら飲むことも当たり前となり，休日に飲酒することもたびたびだった．そんな母親に，父親は最初は注意や叱責をしていたが，変わらないどころか飲酒量が増える一方の母親に暴力を振るうことも増えていった．母親は，トイレや天井裏にウイスキーのボトルを隠すなどして，1日中飲酒をするようになっていった．

3│精神科クリニックを受診

Eさんは，高校2年生から不登校になりつつも，なんとか高校を卒業することはできた．自宅で勉強して大検（現在の「高卒認定」）の資格を取り，調子のよいときはアルバイトをし，バイクの免許を取るなどができるようになった．しかし，電車に乗るとパニック発作に襲われるという状態は続き，いったん調子を崩すと外出もままならなくなり，定職に就くことができないまま数年が過ぎ，20代半ばになっていた．

そんなある日，インターネットで近隣にある精神科クリニックを探し出したEさんは，勇気を振り絞ってクリニックを受診した．そしてEさんは，自分自身のこれまでのパニック症状と母親の飲酒問題を，初めて家族以外の人に打ち明けた．話を聞いた精神科医は，Eさんに薬を処方すると同時に，母親の飲酒問題に対して，**AA（アルコホーリクス・アノニマス）**という自助グループへの参加を勧めた．

Eさんは定期的にクリニックのカウンセリングを受けるようになり，パニック症状は少し落ち着いてきた．そこで，紹介されたAAに母親を連れて行った．Eさんは，自助グループのミーティングを初めて目の当たりにし，その雰

予期不安

広い意味では，直面せざるを得ない困難な状況を目のあたりにしたとき，誰でも生じる不安状態をいうが，通常，予期不安とは，神経症的な不安を指す．たまたま失敗した状況に再び直面せざるを得ない場合に感じる強い不安，または絶えず不安があり，生じる偶然の出来事にそれが容易に結びつくといった不安の様態をいう．

**アルコホーリクス・アノニマス
AA**

Alcoholics Anonymous．さまざまな職業・社会層に属している人々が，アルコールを飲まない生き方を手にし，それを続けていくために，自由意思で参加する自助（セルフヘルプ）グループ．同じ悩みをもつ人々が集まり，共感的やりとりのなかで自己洞察を深め，対人学習を進めていくことができる．アノニマスは「匿名の」という意味で，本名を名乗らず愛称で参加するため，この名称がある．

囲気や，「言いっぱなし，聞きっぱなし」で，持ち帰りたいことだけ持ち帰るという自助グループの進め方を見て，驚くと同時に新鮮さを感じた．

｜4｜入院のきっかけ

母親の飲酒は相変わらず続いていたが，Eさんの確認癖やパニック症状は少しずつ和らぎ，友人と出かけることができるようになっていった．そんなある日，友人に誘われて地元のスーパー銭湯に行ったEさんは，サウナから出た後，急に心臓がバクバクする発作に襲われた．久しぶりにパニック発作が起こったことにショックを受け，動転したEさんは，このまま死ぬかもしれないという恐怖感に襲われ，友人に救急車を呼んでもらった．その後，Eさんはこのようなパニック発作を繰り返し，精神科病院に入院することになった．

２ 入院後の経過

精神科に入院するのが初めてであったEさんは，緊張した面持ちで精神科病棟の入口をくぐった．病棟を案内する看護師の話は，ほとんど耳に入らないようだった．「何か心配なことはありますか？」と担当看護師に尋ねられたとき，「また発作が起こってしまうかと思うと，いてもたってもいられません…」と答えた．

こうして入院したEさんは，１週間もたつと入院生活のペースにも慣れてきた．処方された薬もEさんの体に合っているようだった．入院した病棟の中で，24時間決められたスケジュールのもとで暮らしていくのは，それまで自分のペースで暮らしていたEさんにとってとまどいもあったが，慣れてくると次第になじんでくるようになった．

Eさんが入院した病棟は，３カ月で退院する患者が多い急性期病棟だったが，Eさんと同年代の患者もいれば，両親と同年代の患者もいた．そんな患者たちと会話を楽しむEさんの姿がみられた．

そのころ，担当看護師から，アルコール依存症者の家族のための自助グループについて聞いたEさんは，その自助グループへの参加を考え始めた．以前に一度だけ，母親をAAに連れて行ったことはあったが，家族のための自助グループに参加するのには不安があり，担当看護師に相談してみた．担当看護師から「最初は一緒に行ってみようか」と提案されたEさんは，担当看護師とともに，家族のための自助グループのミーティングに参加したのだった．

2 アセスメントと看護目標

担当看護師は，Eさんの家族背景から，Eさんは思春期以降，アルコール依存症の母親の影響を受け，そのつらい思いが今の症状につながっているのではないかと考えた．

Eさんは，これまで他者に助けを求めることがなかなかできず孤立無援感を覚えていたが，その自覚のないことが問題ではないかと担当看護師はとらえた．そして，まずEさんには，一人ではないと実感することや，母親の飲酒問

題でこれまで苦しんできたということを自分自身で認識する必要があるのではないかと考えた.

そのためには, 同じ仲間と不安や孤独感を共有することにより, 自分の苦しみを解放する場に足を向ける必要がある. パニック症状による行動範囲の制限は, 信頼する人が同行するなど, 安心できる状況で外出することができれば, その成功体験をもとに活動範囲を少しずつ拡大させられる可能性がある.

Eさんに対する看護目標
①ほかの患者と交流することで, 苦しんでいるのは自分一人ではないと実感できる.
②つらさを共有することのできる自助グループにつながり, 相談してもよいことを学び, 自己洞察を深めることができる.
③不安なく日常生活を成り立たせるための外出ができる.

---

3 看護の実際

1 患者の苦しい思いに共感的に関わる

パニック発作は, 本人にとっての症状の深刻さ (心臓が苦しい, 息が苦しい, 意識がなくなりそう) に反し, 一般に理解されにくい病気である. 患者自身が自分をおかしいと感じていることも多く, 症状を隠そうとすることもある. また, 周囲に理解されないつらさに悩み, 閉じこもる場合もある. 一見大げさに見える症状は, 数分後には消失することも多いため, そのことが周囲の理解を妨げる原因にもなっている. しかし, 患者本人にとってはこの苦しみは現実である. そのことを看護師は理解し, 共感的に関わる必要がある.

患者は, 症状のつらさのほかに「どうなってしまうのか」というやり切れなさや焦りを抱えている. その気持ちをくみ取りながら, 共感的, 受容的な姿勢で患者の語りを聞くことが大切である.

2 安心できる環境を提供する

病棟の雰囲気が患者の回復に大きな影響を与える. 看護師をはじめスタッフに見守られ, 受け入れられていると患者が思える安心感のある環境は, 患者の気持ちを開放的にし, 他者との交流を促す力となる. そのような共感的な環境の中で, 患者は周囲の人たちに支えられながら, 自分の弱さを受け入れ, 向き合うことができるのである.

不安感が強く, そのことで外出が制限されている場合は, 本人が安心できる人と身近なところに出かけるようにする. その経験を積み重ねながら外出の範囲を広げられるように支援する.

3 自助グループへつなぐ

同じ苦しみを抱く当事者同士の支え合い (自助グループ) が, 患者自身の回復に大きな役割を果たす. 同じ状況で悩んでいる仲間がいることで, 自己洞察

が深まり，何より「苦しんでいるのは自分一人ではない」「現実を隠さずありのまま受け止めてもらえる」という発見は，患者を力づけ，回復に向かわせる．看護師は，自助グループについての知識をもち，患者にその存在を伝え，患者がそこにつながるための工夫や支えが求められる．

4 事例からの学び

　Eさんは，間もなく精神科病棟を退院したが，その後も，家族のための自助グループには定期的に通うようになった．そして，少しずつパニック発作のこと，母親のこと，家族のことを率直に語ることができるようになった．自分の気持ちを隠さずに語り，それを受け止め共有してくれる仲間がいることは，Eさんに安心感と勇気をもたらした．そして，繰り返されるパニック発作には，アルコール依存症の母親との葛藤が関連していたのもしれないという自己洞察に至るようにもなった．

　その後，Eさんは就職活動に挑戦し，無事に職に就くことができた．母親は，認知症の症状が出現しはじめてからお酒を飲むことはなくなったが，症状は徐々に進行している．そんな母親を，同居する父親とともに世話をする日々である．母親の介護や仕事のことで将来が不安になり，パニック発作に陥りそうなこともあるが，そんなときは，自助グループで自分の気持ちを語るようにしている．Eさんは，自分が母親の飲酒問題で傷ついていたこと，その事実に気付き，それに対して正面から向き合えたこと，そして同じ症状に苦しむ仲間と出会えたことに感謝している．

　何よりもEさんを力づけたのは，入院している患者たちであった．これまで病気に苦しんでいるのは自分一人だけだと思い込んでいたEさんにとって，症状こそ違っても目に見えない病気で苦しんでいる仲間がいることは，驚きであり，励みにもなった．眠れない夜や食事のときに，そんな仲間たちとたわいない話をしたり，悩みを打ち明けたり，あるときには，年下の患者の悩みを聴くといった体験を通して，これまで閉じていたEさんのこころが少しずつ開かれていったと考えられる．

　Eさんは，自助グループに参加することで，自分以外にも家族の飲酒問題で苦しんでいる人が多くいることを知った．依存症者が引き起こす家族のトラブルや葛藤について，ありのままを隠さず赤裸々に語る人たちや，Eさんと同じように，母親のアルコール依存に苦しみパニック障害に陥っていると語る人たちのいるところに，Eさんは，これまで感じたことのないような安堵感と居場所を見つけることができたのである．

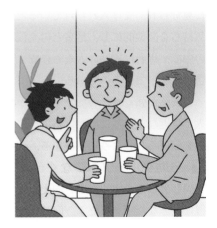

6 摂食障害患者の看護の実際

事 例

サマリー：17歳のFさんは，中学生の時にダイエットを始め，徐々に拒食となり，その後は過食嘔吐するようになった．食べ物を万引きしたこともある．Fさんは，誰かに悩みを相談するなど他人を頼ることがなく，看護師はFさんとの関係がうまくもてずにいたが，定期的に話す機会をつくるように心掛けた．

1 事例の紹介と経過

　Fさんは，17歳女性，高校2年生．両親，5歳上の姉の4人家族．思春期病棟に入院中．

1 入院までの経過

　両親は自営業で忙しく，幼いころは祖母がFさんの面倒をみていた．母親から「私は仕事が忙しいから，おばあちゃんの言うことを聞きなさい」と言われて育った．乳幼児期における発達には特に問題はなかった．Fさんは，いつもにこにこしていて，友人も多く，自分の意見を言うよりは周囲に合わせることが多かった．家でも，親に反抗することはなかった．姉とは，小さいころは仲がよかったが，姉が家から遠い大学に進学し下宿してからは行き来はなかった．姉はそのまま大学の近くの会社に就職を予定している．

　Fさんは，中学校から大学までの一貫教育の私立中学に入学．中学3年生の時，友人から「少し太っている」と言われたことをきっかけに，ダイエットを始めた．徐々に**拒食**となったが，一転して**過食**と隠れて**嘔吐**するようになった．両親とも仕事が忙しく，中学2年のときに祖母が亡くなってからは，掃除と炊事をFさんがするようになった．仕事が忙しい両親と一緒に食事をすることがなく，Fさんが上手に料理を作っていたため，両親は，Fさんがやせてきていることを気にかけながらも，Fさんが「自分も食べている」と言うため，何も言わなかった．

　高校2年の夏休み，過食のための食べ物を万引きして補導された．それまでも，何回か食べ物を万引きしたことがあるとのことだった．万引きの理由を「吐く食べ物にお金を費やすことがもったいない．万引きは一種のスリルがあって，計画的に行っていた」と語った．このことをきっかけとして，両親の説得と，夏の暑さでFさん自身も身体がだるく生活が思うようにできなくなっ

たこともあり，入院治療に同意し，総合病院の精神科病棟に任意入院をして，摂食障害の治療をしていくこととなった.

2 入院時

　両親は，仕事のため家でFさんのことをきちんとみられないことを，しきりに主治医に訴えていた．Fさんは，そのような両親の訴えを無表情に聞き，入院の説明時も，おとなしく従順だった.

|1| 入院時の身体のデータ

身長160cm，体重36.2kg，BMI 14.1（中等度リスク）.

採血結果（総タンパク5.1g/dL，アルブミン3.3g/dL，ナトリウム135mmol/L，カリウム3.7mmol/L）.

心拍数50回/分，血圧82/35mmHgで低血圧.

　治療上の枠組みを以下のように設定した.

第1期　食事は1,400kcalでスタートし，60分以内に全量食べること，病院の食事以外の食べ物（おやつや差し入れ）は禁止．ベッド上安静.

第2期　血液データが正常になり，かつ体重が38kg以上になれば，1,600kcalの食事を全量摂取．ベッド上安静を解き，週に1回，主治医の診察日の両親の面会で，両親と1時間程度近隣への外出を許可.

第3期　体重が40kgになれば，1,800kcalの食事を全量摂取．週1回，両親との3時間程度の外出，週末に自宅への外泊も両親の見守りの下で許可.

第4期　血液データの維持，体重43kg（BMI 16.8）で退院，外来通院.

　全身状態の安定と体重増加によってベッド上安静から院内で静穏に生活（運動したり歩き回ったりしない），両親の面会を増やし，外出，外泊と，体重によって行動枠を広げていく行動療法を行うこととした.

　夏休みの残り3週間程度だけでは，身体上の危機的な状況を脱するには間に合わないことが予想され，2学期に入っても入院を継続する必要があることが最初に説明された．Fさんは，「留年になるので嫌だ」と言ったが，身体のだるさが改善されないと学校生活は送れないこと，過食嘔吐がある程度改善されないと**窃盗癖（クレプトマニア）**も改善したとみなされないことが説明され，しぶしぶ同意した.

　両親の，これまでのFさんに対する半ば無関心な状態を改善する必要性が高いため，退院後に両親がFさんを看病する準備を整えることを目的に，面会の際に，Fさんを含めて，主治医，受け持ち看護師との家族面談を実施した.

　Fさんは，食事の全量摂取や体重43kgでの退院目標については，「それは…考えられません．全量なんて，とても食べられない」と言っていたが，身体のだるさをとっていくためには，この栄養は最低限必要であり，また生理も1年くらい来ていないため，体重を増やすことが何より大事であると主治医から説明され，しぶしぶ了解した.

plus α

クレプトマニアと摂食障害

クレプトマニア（➡p.94 plus α 参照）は，摂食障害の一症状としても併存する．神経性過食症では，過食と嘔吐を繰り返すため，食費がもったいないという理由で，盗む量も大量であることが多い.

3 入院後の経過

　食事がなかなか進まないことがあったが，全量摂取できなければ点滴を行うとの説明を受け，全量を60分以内で食べるようになった．入院5日後には，血圧，心拍数も安定した．しかし**リフィーディング症候群***と思われる足背等の浮腫が著明になり，「食べたから太った」という発言が時々みられたが，診察で浮腫の説明を受け，食事の拒否はなかった．

　院内での生活が自由になり，同じ疾患をもつほかの患者とおしゃべりする様子もみられたが，看護師に対しては，あいさつや「全量おいしく食べられました．治ってきている気がします」といった優等生的な発言のみが目立った．

　面会には父親だけが来ることが多く，母親は仕事を理由にほとんど来ることがなかった．主治医から注意を受けると両親がそろって来ることもあったが，それも毎回ではなかった．父親との面会では，会話もほとんどなく，本や洋服の差し入れをもらうくらいだった．受け持ち看護師がFさんに母親のことを聞くと「お母さんは忙しいし，私はあの人は当てにしていないから大丈夫です」と語った．

　Fさんには，入院後目立った問題はないが，受け持ち看護師との関係は希薄な状態が続き，看護を必要としない態度であり続けていることに，受け持ち看護師をはじめ看護スタッフは戸惑いを感じていた．身体のだるさや食事など，Fさんにとっての関心事を話題とし，状態の把握や関係を築くために，受け持ち看護師による週1回の定期的な面接を行うことにした．

|1| 入院後1カ月

　1カ月を過ぎたころ，体重が40kgを前後するようになり，Fさんが「出席すればまだ学校を留年しなくても済むので，退院して外来に通ってきたい」と言った．そこで，Fさん，両親を交えて，主治医と受け持ち看護師とでFさんの希望について話し合った．両親は「まだ早い」と退院には消極的だったが，Fさんは「どうしても学校に復帰したい．このまま休んで留年したくない」と強く訴えたため，主治医が，病院から学校に通うことを提案した．体力的な問題から，しばらくは送迎があったほうがよいという提案に対して，両親は，どちらが送迎するかで，医療者やFさんのいる前で言い争いになったが，「仕事が忙しい」の一点張りの母親ではなく，父親が都合をつけて送迎することになった．43kgの体重での退院という目標は変更されなかった．

　学校に行く日が近づくと，Fさんは「ちゃんと行けるかな？　万引きのことはみんな知っているかな？　病気のことも知っているかな？」と，受け持ち看護師に不安を表出するようになった．また，「本当は，中学3年生くらいから両親はほとんど口をきかず，離婚しそうな感じがずっと家の中に漂っていたんだよね……お母さんはどうも私のことなんてどうでもいいような気がする」とポツリと不安そうに話した．このため，復学についての不安や，どのように学校で過ごすかなどを，受け持ち看護師と話し合うこととなった．

用語解説 *

リフィーディング症候群

長期的な低栄養状態の患者に急激な栄養補給を行うことで生じる症状．特に浮腫が多い．急速に炭水化物を摂取することで短時間に大量にリンやビタミンB₁が消費されることで起こる低リン血症や低ビタミンB₁血症は重篤である．リンが不足した場合は心不全，ビタミンB₁が不足した場合はウェルニッケ-コルサコフ症候群など，深刻な状態が生じる[2]．

2 アセスメントと看護目標

　Fさんは，これまで表面上は他者との人間関係で問題がないように生活してきたが，誰にも悩みを相談することなく，自分で不安やストレスに対処してきたようである．そのため，看護を必要としないという態度をとり，看護師との関係性構築を困難にしていた．不安やストレスへの自己対処として，過食嘔吐や万引きをしていたとも考えられた．過食嘔吐やクレプトマニア（窃盗症）をしないで済むようになるには，それについて共に考える他者を受け入れる必要があることをFさんに伝え，Fさん自身に認知してもらうことが大切である．

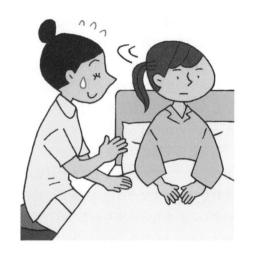

　しかし，Fさんにとって認知の修正は苦痛を伴うため，タイミングをみて慎重に介入しないと，治療そのものを拒否し，今後症状が悪化しても治療を受け入れなくなる可能性もある．さらに，母親を当てにしないというFさんの発言や，母親の消極的な治療参加から，母親の疾患への理解と，治療枠組みにおける母親としての適切な役割がとれるような介入が必要である．摂食障害の患者がIP（➡ p.305 用語解説参照）と家族の機能不全を表すといわれるが，Fさんの家族も両親の不仲がFさんから語られたこともあり，FさんがIPの可能性もある．この場合，Fさんが摂食障害から回復すると両親の不仲やそれによる家族の機能不全が顕在化するために，Fさんが両親の不仲を取り持つために，摂食障害を悪化させ病者となることが考えられる．そのために継続して家族と関わり，支援をし，必要があれば，家族療法を勧める．

　できるだけ入院期間を短く設定しつつ，治療の動機付けを高める必要がある．Fさんが希望するとおり，留年しなくて済む時期の復学を，医療者，家族とともに支援することが，今回の入院における目標である．社会生活（学校生活）を維持すること，また，そのためには過食嘔吐をできるだけ抑える方法を医療者や家族に相談し，他者に頼るという経験を通して，今後の治療の動機付けや過食嘔吐・万引きの衝動のコントロールにつながることを期待したい．

Fさんに対する看護目標
①自分の身体感覚に頼りながら，無理なく通学できる．
②万引きをしないで生活できる．
③過食嘔吐をしないで生活できる．
④過食嘔吐や万引きの背景にある自分の感情や考え（特に母親との関係性）を理解し，これらを防ぐための方法を，周囲の人の助言を受けながら考えることができる．
⑤上記のことを実行できる．

3 看護の実際

1 観察項目

- 身体的データ：身長，体重，BMI，血液データ（総タンパク，アルブミン，赤血球，白血球，Hb，血糖値，アミラーゼ，リン，カリウム，ナトリウムなど）
- 食事量，飲水量，食事に要する時間，排泄（便秘や下痢）
- 行動：過度に体を動かす，ひきこもり，ほかの患者の物を盗むなど
- ほかの患者との付き合い方，スタッフと話す内容

2 受け持ち看護師が行うこと

- 短時間でも定期的に，身体のだるさを中心に，生活の困りごとや将来について話し合う機会をもつ．
- Fさんのストレス対処方法について話し合う．学校生活でのストレス対処方法で使えるもの（例：深呼吸など）を一緒に考える．
- 行動枠を徐々に広げていくよう提案し，その方法について話し合う．初めは午前中だけ学校に行くなど徐々に身体を慣らしていくことや，昼食はしばらくの間，病院でとる必要があるかどうかを話し合う．
- 学校で昼食をとるようになったら，何を食べるのか，食べる時間をどうするのか，友人と一緒に食べるのか，Fさんにとって何がいいのかを一緒に考える．
- 過食や嘔吐がなかったか，友人との関係で気になったことや学校での出来事で気になったこと，翌日のプランなどを，日勤の終わりにその日の受け持ち看護師と10分程度話す．
- 受け持ち看護師と週に1回程度，その週の出来事やFさんにとっての過食嘔吐，万引きの意味を話し合う．過食嘔吐や万引きに代わるFさんのストレスの発散方法として，社会で容認される行動を一緒に考える．この**代替行動の実践**を勧め，評価をする．
- 病棟でのSSTや集団療法にできるだけ参加するように勧め，ほかの患者の発言を聞いたり，助言したり，自分の気持ちや考えをその場で表出したりすることを促す．

3 医療チームで行うこと

- 医療チームで治療目標，看護目標を共有し，できるだけ一貫した対応を行う．判断に迷うときは，受け持ち看護師に情報を集約し，チームで対応を考え実践する．
- これらの状況をカンファレンス等で話し合い，課題を明確化し，適切な判断ができるように調整する．
- 病棟で行ってきた看護実践を外来の看護師にも伝え，外来受診日に日常生活での困りごとやその対処，過食嘔吐や万引きへの誘惑について，外来看護師に10分程度，話をしてもらうように依頼し，調整する．

- ソーシャルワーカーと連携して自助グループを紹介する.
- 家族関係の調整,両親へのサポートを,ソーシャルワーカーと連携しながら行う.

4 事例からの学び

　Fさんは,２週間程度,毎日半日学校に通い,その後,終日通えるようになった.しかし,昼食はとることができなかったり,サラダだけだったりしたため,治療者からの助言もあり,母親が,油抜きの食材で作った弁当を持たせた.そして,１カ月半後に体重が43kgになり,退院した.

　入院当初は,治療やケアに否定的で,主治医とは話をするが,看護師とは治療や問題行動について話すことを拒否するFさんに,受け持ち看護師や看護スタッフは,戸惑いや無力感を覚えていた.しかし,Fさんが表面上望まなくても,受け持ち看護師がFさんの困っている身体のだるさを中心に,定期的に話す機会をもつように心掛けたことが,最終的に復学への不安を受け持ち看護師に表現できることにつながったと考えられる.

　Fさんと家族を含め,入院中の治療目標を医療チームで共有することは必須である.また,社会性を保つことを重視し,本人の「留年しないうちに学校に戻りたい」という希望を尊重し,それに両親の協力（父の送迎,母の弁当）が得られたことで,Fさんの「他人は頼るべきではない」という思いから,「頼ることができる」という思いに少しずつ変化が生じたのではないかと考えられる.

　さらに,週に１回程度,日中に行われるSSTや集団療法への参加を促したことで,ほかの患者に肯定的なフィードバックをしたり,「過食嘔吐はできることならやめたいが,やめるのが難しくてどうしようか困っている」という発言をミーティングメンバーに静かに聞いてもらえたりして,Fさんは,他者に相談するという意識と体験を得ることができた.

　これらの環境設定を看護師が意図的に実施したことで,今後のFさんへのケアの方向性が明確化した.今後もFさんと同じような患者に応用できるケアとして,スタッフ間で共有できたことは,このケースの学びであった.

　一方で,Fさんの家族の問題（特に両親の不仲,母親との関係の希薄さ）は改善できたとは言い難く,医療チームも積極的に家族と関われなかったことは今後の課題である.しかし,復学について家族の協力を得られたことを評価しつつ,今後は家族へのケアにおける看護職の役割を考えていきたい.

■ 引用・参考文献

1) 河本康信. クレプトマニア（窃盗症）について：嗜癖行動障害としての検討. 精神科治療学. 2012, 27（6）, p.707-714.

2) 西園文. 摂食障害 心と身体のケア アドバイスブック. 精神看護出版, 2005.

3) 武井麻子. 精神看護学ノート. 第2版, 医学書院, 2005, p.114.

| 摂食障害 | 過食嘔吐 | リフィーディング症候群 |
| 拒食 | 窃盗症（クレプトマニア） | 代替行動の実践 |

7 被虐待児症候群，解離性障害患者の看護の実際

事例

サマリー：12歳のGくんは，3年ほど前から母親の虐待を受けていた．児童相談所の介入で一時保護所に入所したが，年少患児への暴力や器物破損を起こしたことを本人が覚えていないことがあり，解離性障害*が疑われ入院することになった．受け持ち看護師は攻撃的なGくんへの対応に苦慮したが，スタッフ間の感情の共有と統一した対応に努めることで，Gくんは徐々にイライラや怒りの感情を言葉で表現できるようになっていった．

1 事例の紹介と経過

Gくんは，12歳男児，小学校6年生．母と義父と小学4年生の妹の4人暮らし．児童・思春期病棟に入院中．

1 入院までの経過

幼少時の発達に異常はなかった．5歳のときに両親が離婚し，母親に引き取られた．母親は介護福祉士として介護施設で働いており，義父は会社員である．8歳のときに母親が再婚した．

妹はかわいがられているが，Gくんは小学校3年くらいから，母親から暴言やたたく，蹴るなどの**虐待**を受けていた．また，再婚後は義父からもしばしば叩かれたり，殴られたりしていた．妹だけを連れて外食に行き，Gくんには夕食が与えられないこともしばしばあったが，母親は，Gくんが妹に暴力を振るうので，注意の意味でのしつけだと言っていた．Gくんが学校で足を引きずっていたため，担任教師が理由を聞くと，「お母さんに車で足をひかれた．お母さんは気が付いていたと思うけれど，そのまま仕事に行ってしまった」と答えたことから，母親のGくんへの虐待を疑い，保健室に相談し受診した．骨折はしていなかったが，児童相談所が介入し，母親に事実を確認したところ，「そんなことはない．この子はうそをついている．よくうそをついて困っている」と否定した．

Gくんは，児童相談所のスタッフに「帰ったらお義父さん，お母さんに叩かれるから，帰りたくない」と訴え，一時保護所に入所した．その後，ほかの入所児童への暴力や器物破損が時々あったが，Gくんはそれについては覚えていないことがあり，**解離性障害**が疑われることから精神科病院の児童・思春期病

---

plus α
被虐待児症候群

親などから虐待を受けた子どもにみられる精神的，身体的な障害をいう．暴行による外傷や育児放棄による栄養不足，情緒・精神的発達障害など，虐待が日常化することで深刻な障害が引き起こされることがある．

用語解説 *
解離性障害

意識や記憶，自我同一性など，本来は一つにまとまっている感覚が一時的に失われる状態を解離という．ストレスや心的外傷が関係しているといわれる．

plus α
医療ネグレクトへの対応

親が子どもに必要とされる医療を受けさせないことを医療ネグレクトという．医療ネグレクトにより子どもの生命や身体に重大な影響があり，その安全を確保するために必要な医療機関による医療行為（精神科医療も含む）を行うことに親の同意が得られない場合，児童相談所長または施設長は，児童福祉法に基づく親権停止もしくは緊急措置により監護措置として医療を受けさせることができる．

棟に入院することになった．

2 入院後の経過

　入院後，Gくんは病院に隣接する特別支援学校の分教室に転校した．学校に行くことを渋りながらも，スタッフの促しでなんとか通えていた．学校から帰ってくると，看護スタッフにまとわりついたり，げんこつで叩いたりするなど，ころころと態度が変わった．看護師が叩く行為を叱ると，ボーッとして目の焦点が合わなくなることもあり，スタッフは，まるで自分がGくんに虐待をしているような気持ちになり，適切に注意ができずにいた．

　病棟では，ほかの患児の持ち物を窓から放り投げたり，ゴミ箱に捨てたりする行為が頻繁にあった．Gくんは否定したが，ほかの患児が見ていて，スタッフに質問されると泣いて謝った．しかし，そういった行為をやめることはなかった．また，それまで仲良く遊んでいるように見えたほかの患児と急に取っ組み合いのけんかをすることが時々あった．

　受け持ち看護師との面接では「…むしゃくしゃしたから，…（患児が）気にくわなかった」「…よく覚えていない」といった発言がみられる一方で，「やってないのに犯人にされる，自分だけ看護師から目の敵にされている，看護師は，僕以外の患者をえこひいきしている，そんなことを看護師がしていいのか」と批判することがあった．受け持ち看護師が話をしようとすると，揚げ足を取るなど，攻撃的，否定的な態度が多かった．これらの行為は時に，ほかの患児も巻き込み，集団で看護師を批判する行動に発展することもあり，問題行動が多くみられた．

　受け持ち看護師は，Gくんのこれらの問題行動をきつく叱ることもあれば，心を開かせようと優しく接することもあり，看護師自身がどのように対応してよいのか戸惑うといった発言がカンファレンスで聞かれた．またスタッフの何人かは，「急にほかの子どもに暴力を振るうし，看護師の言うことも聞かないし扱いにくい．ほかの子どもを煽動するような行動も取るし，かわいそうだと思っても関わるのが嫌になる」とGくんのことを嫌ったり避けたりしているように見え，それがさらに，Gくんがスタッフの言動の揚げ足を取る態度に拍車をかけた．一方で，Gくんは時々，誰彼となくスタッフにまとわりつくこともあり，多くのスタッフが対応に苦慮していた．

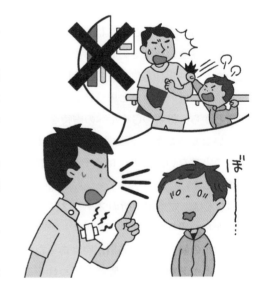

　特別支援学校でも，病棟同様に，年少の児童への暴力が報告され，教師への態度も，病棟の看護師への態度と同様だった．

　家族との面会や短期間の外泊を行ったが，夜中にゲームセンターにいるところを補導された．母親は，「もうこんな言うことを聞かない子どもの世話はした

くない」と言い，Gくんの養護施設への入所が決まった．Gくんは「養護施設
には行きたくない．家族4人で暮らしたい」と言ってみたり，「やっぱりあん
な両親と一緒に住みたくない」と言ったり，揺れる気持ちをスタッフに表現す
ることがあった．Gくんは「いつか自分が（義父や母親から）されたことに対
して仕返ししてやる」と息巻くこともあり，両親，特に母親に対してアンビバ
レントな感情を表出した．

2 アセスメントと看護目標

　Gくんは，イライラや怒りを言葉で表現できずに，年少の患児への嫌がらせ
を繰り返すという反社会的な行動で，自分でコントロールできない感情を表出
していると考えられた．ほかの患児に急に暴力的になる場面では，そばで見て
いたスタッフにも一緒に遊んでいた患児にもGくんが怒るような理由がわから
ないことが多く，これまでの義父や母親からの虐待というトラウマ体験の再演
と考えられる．さらに，大人である看護師への執拗な批判や攻撃も，「虐待し
た大人をやっつける」ことを意味し，虐待を乗り越えようとするGくんの防衛
反応とも考えることができる．一方で，ほかの患児やスタッフに対する暴力や
迷惑行為を叱る際にみられるボーッとした状態は，解離とみなすことができ，
ころころと行動や気分が変わる**離散型行動状態**は，解離しやすい脆弱な自己を
もっていると考えられる．

　Gくんは，怒りの感情を言語で表出し，運動など社会的に容認されるかたち
でのコントロールする方法を学ぶ必要がある．その教育的な指導が入院中の看
護の重要な鍵となる．そのためには，受け持ち看護師を中心に，大人が信頼し
てもよいと思われる存在となり，安心できる存在であるという感覚をGくんが
もてるように，共感的で見捨てないという**一貫した態度**をスタッフがとる必要
がある．Gくんの暴力等を過去のトラウマがよみがえってそれに対抗しようと
したとみなす**トラウマインフォームドケア**[3]の考え方でGくんを理解すること
は可能かを，スタッフ間で話し合うことが不可欠である．しかし，トラウマイ
ンフォームドケアアプローチを含み，共感的で見捨てない態度を持ち続けるこ
とは，スタッフにとって非常に困難である．

　スタッフもまた，Gくんに対し厳しくしたり優しく接したりして一貫した態
度がとれないのは，Gくんの離散型行動状態の投影によるとみて取ることもで
きる．また，心的外傷をもった子どもであるGくんを「なんとかしてあげたい」
と強く思うが，Gくんの問題行動にうまく対処できないことから**共感疲労**[*]が
生じて，疲れてしまったとも考えられる．心的外傷をもった子どものトラウマ
体験の再演を認識し，トラウマインフォームドケアアプローチを実践しつつ
も，防衛機制としての投影や共感疲労を理解した上で，スタッフが一貫してG
くんに温かく接し，注意すべきことは注意し，感情や考えを社会的に問題のあ
る行動ではなく言葉で表出できるように，教育的な関わりができるようにして

plus α

トラウマ体験の再演

過去の虐待などのトラウマ体験がにおいや音などをリマインダー（引き金）として，その過去の体験に引き戻され，今ここでその過去の体験が起こっているかのようにふるまうこと．その際，過去には無抵抗であっても抗うような態度に出ることがある．

plus α

離散型行動状態

手のひらを返すような子どもの行動パターンを指す．泣いていたかと思うと，すぐに笑う赤ん坊や幼児のように，行動や感情に一貫性がなく，ころころとスイッチが切り替わるような行動形式．乳幼児期の離散型行動状態は，安定した人間関係の中で受け入れられ成長していくにつれて，次第に一貫性をもった行動様式に変わっていくが，心的外傷体験をもつ人々の中には，成人になっても病的な離散型行動状態のままであることがある．

用語解説 *

共感疲労

苦しみ傷ついた人々を「何とかしてあげたい」と強く思い，ケアを続けていくうちに援助職が疲れ果て，抑うつ的になる状態を指す[1]．

いくことが肝要である．また，過去は代えられなくても，未来は変えることができるという希望を，Gくんに適時具体的に伝えることは，解離しやすいGくんの自我の統合を促す関わりとしても有効である．

コラム　トラウマインフォームドケア

　ある人（患者）が，その場にそぐわないような極端な怒りや恐怖，暴力行為などの反応を示しした際に，それを問題行動ととらえずに過去のトラウマ体験の再演かもしれないというトラウマの視点で理解を試み，それを踏まえたうえでその人の支援の方向性を明確化すること．患者と支援者双方がトラウマの視点で考えると，見えなかったものが見えてくる．支援者は「どうしてそんなことをしたのか」という批判的に患者に接するのではなく，「何が起きているの？」と尋ねる姿勢をもつことがトラウマインフォームドケアアプローチである．

　Gくんの場合，「暴力をコントロールできない児」か，トラウマの視点でみて「些細なことがきっかけで，過去のトラウマがよみがえってそれに対抗しようとした児」ととらえるのかによって，Gくんへの見方や接し方は変わってくる．トラウマインフォームドケアアプローチでは，後者の見方をとる．

コラム　小児期逆境体験（ACEs）

　小児期逆境体験（Adverse Childhood Experience：ACEs）は，トラウマインフォームドケアアプローチの基礎となる考え方である．小児期の逆境体験は，子どもの脳へのダメージやアタッチメント不全，社会的な逸脱行動に影響する．この逆境体験の数が多いほど，結果的に成人後の身体疾患や精神疾患，社会的問題行動を引き起こし，早死につながる．

　ACEスコア（逆境体験の数）は各国で訳されており，日本では①心理的虐待，②身体的虐待，③性的虐待，④心理的な養育の放棄，⑤身体的（物理的）な養育の放棄，⑥両親の別居（または離婚），⑦母親への暴力，⑧家族のアルコール依存・薬物乱用，⑨家族の精神疾患や自殺，⑩家族の服役，のうち，四つ以上であると，成人後に多様な問題を引き起こすとされている．

Gくんに対する看護目標
①怒りやイライラ，寂しさなどの感情をスタッフに言葉で伝えることができる．
②問題行動を起こしたときにクールダウンができる．
③クールダウンした後に，問題行動の原因やその予防的対策を，スタッフと一緒に考えることができる．
④予防的対策を実践できる．
⑤ほかの患児やスタッフと健康的に遊ぶ（活動する）ことができる．
⑥周囲から見て問題とみなされる行動（暴力など）をGくん自身がコントロールできたと表現できる．

3 看護の実際

1 観察項目

- Gくんの表情，言葉，行動から，暴力や迷惑行為に至る前の状態をつかむ。また，ボーッとした状態の有無によって解離性の症状を把握する。
- ほかの患児との関係，スタッフへの言動，クールダウンに要する時間やクールダウン後の言動，問題行動のコントロールや，コントロールに関する言動を観察する。

2 実施

Gくんの看護は，以下の三つの段階に分けて実施内容を考える[4]。

❶攻撃性や問題行動等の危機を認めない段階

- スタッフとの信頼関係を構築するために，レクリエーションや会話によって関係をとる。
- レクリエーション，SSTや集団療法の機会を用いて，ほかの患児と良好な関係性をもてるよう促す。
- 受け持ち看護師が中心となって，定期的に生活や思いについて話し合う機会をもつ。
- 上記の関わりからGくんの強みを見いだす。
  （例）年少の子どもの世話をさりげなくできる。気が進まなくても学校に行ける。ほかの患児とトラブルになりそうになったら，その場を離れる。

❷危機の徴候がある段階

- 受け持ち看護師が中心となって声掛けをし，感情の表出を促す。
- イライラへの対処法を一緒に考える。
- イライラのもととなるエネルギーを別のかたちで発散する。その時間帯にできる運動や活動をする，ゲームをする。
- 一人で考えたいときは，適切な場所を提供する。

❸自他に対する攻撃性が明らかに出現する段階

- ほかの患児も不安定になることが多いため，クールダウンとして，一人で部屋で過ごすことを指示する。
- クールダウン後に，暴力や迷惑行為に至りそうになった原因や，どのようにそれを防ぐかを話し合う。特に，イライラや怒りの直前の引き金になる出来事を振り返るなど，どのようにしたらその怒りをやり過ごせそうか具体的に話し合う。攻撃性がみられるのは，学校から戻ってきた後やスタッフの少ない準夜帯が多い。翌日の日勤帯などに，時間をとって話し合う。
- 自分がどれくらいイライラしているのか，疲れているのかを10段階で示してみる。感情を数値化することで客観的に自分をみることができるようになる。例えば，7以上のときは苦手な患児には近づかない。嫌いな科目の宿題をしない，スタッフと一緒に卓球や体操をするなどの対処法を決め，ス

タッフからも声を掛ける.

〈チームで対応を統一するためのカンファレンスの実施〉

● Gくんに対するスタッフの感情や看護を行う上での課題を，定期的にカンファレンスで検討し，チームで一貫した対応ができるよう工夫する．Gくんの病的な解離状態（離散型行動状態）に影響されて，スタッフの対応がバラバラになることを防ぐ．スタッフ同士でサポートすることを意識しながら実践する．スタッフがGくんに抱く感情の共有もカンファレンスで行う．
トラウマインフォームドケアの実施の評価も同時に行う．

> **トラウマ体験の再演としての問題行動への対応**
>
> 　この対応は，イライラや怒りの行動化とは区別する必要がある．トラウマ体験の再演としての問題行動は，急に起こることが多いため，本人もなぜ暴力などの行動をとったのかがわからないことが多い．また，再演を起こさせるリマインダー（引き金）が存在するが，これが何かを探る必要がある．トラウマ体験の再演を理解したスタッフが，クールダウン後に本人にその時にどんなことが頭に浮かんだのか，などを優しく聞き出す．その際は，「何が起きているの？」と本人の体験を尋ねる姿勢をもつ．その上で，そういうこと（トラウマ体験）が思い出されたのなら，怖く，つらい出来事だったこと，それに対して自分を守ろうとして行動を起こしたことは間違ってはいないことを伝える．さらに，それが今は起こってはいないこと，イライラや怒りなどを起こす前に，トラウマを思い出させる引き金が必ずあるので，それをスタッフと一緒に探そうと伝える．
>
> 　今後，その引き金があった時の対処方法（深呼吸など）も一緒に考えることを伝え，それらが実践できたかどうかを定期的に振り返り，落ち着いて行えるように対処方法を更新する．

　看護の実施にあたりいちばん大事なのは，攻撃性や問題行動等の危機を認めない段階である．ここでしっかり関わることが，Gくん自身も気付いていないかもしれない強みを引き出し，自己コントロール感を高めることに最もつながるからである．攻撃性や問題行動を危機と認めないときには，それがトラウマ体験の再演であることも考えられる．Gくんの思いを引き出すような関わりを繰り返すことが，大人への不信感や，スタッフがGくんにもつ戸惑いや陰性感情を軽減させることにもつながる．

4　事例からの学び

　Gくんは男性の受け持ち看護師との関係を少しずつ築き，嫌がらせや暴力に至ったときの気持ちをぽつりぽつりと話した．これまでは，イライラした気持ちを発散させたいということのみで，暴力を振るってからクールダウンのために一人でしばらく過ごすことが多かったが，徐々に，イライラして暴力や嫌がらせをしそうになったときに，スタッフにその気持ちを言えるようになって

いった．加えて，ほかの患児と遊んでいる時に急に暴力をふるった場面について「ほかの子どもに後ろから肩を押された時，義理のお父さんに後ろから殴られたことが急に思い出されて，（義理の）お父さんにやっつけられてたまるものかと思った．気がついたらその子を何度も殴ってて，みんなに理由を聞かれたけど，自分の頭がおかしくなったと思われそうで，こんなこと言えなかったんだ」と語った．つまり，ほかの患児への暴力行為の一部は，トラウマ体験の再演であったといえる．

　スタッフも，Gくんの暴力やほかの患児を巻き込んで行う迷惑行為，スタッフへの攻撃だけにとらわれず，トラウマインフォームドケアアプローチを学び，叱った時のボーッとした解離症状や，ころころと変わる行動や感情に注目し，それがスタッフに及ぼす影響（共感疲労や，離散型行動状態が関わるスタッフにも伝染すること）をスタッフ間で共有した．その大変さをスタッフ間で分かち合った上で，受け持ち看護師をサポートしつつ，できるだけ一貫した対応を心掛けたことが，Gくんの解離を最小限にし，暴力や迷惑行為という行動に至る感情を言葉にすることを促し，Gくん自らイライラや不安，悲しみといった感情をコントロールできるように支援することができた．同時にトラウマ体験の再演の可能性をGくんにも伝えて，虐待の影響をGくんが理解できるように促し，その際には支持的に関わった．これらは，Gくんの自己コントロール感を高め，ひいてはGくんの自我の統合の促進につながったと考えられる．

 引用・参考文献

1) Joinson, C. Coping with compassion fatigue. Nursing. 1992, 22 (4), p.116-122.
2) 亀岡智美. 子どもの虐待とトラウマケア：再トラウマ化を防ぐトラウマインフォームドケア. 金剛出版, 2020, p.87-92.
3) 野坂祐子. トラウマインフォームドケア：問題行動を捉えなおす援助の視点. 日本評論社, 2019.
4) 中西大介. "暴言・暴力対応マニュアルについて". 子どもの攻撃性と破壊的行動障害. 齋藤万比古編. 中山書店, 2009, p.164-169, （子どもの診療シリーズ, 7）.

重要用語

被虐待児症候群	離散型行動状態	トラウマインフォームドケア
解離性障害	一貫した態度	共感疲労

◆ 学習参考文献

❶ 西園文. 摂食障害 心と身体のケア アドバイスブック. 精神看護出版, 2005.
　摂食障害の看護について，実際の場面を想定した内容が盛り込まれ，摂食障害患者の特徴である治療に拒否的であることの背景を踏まえつつ，患者の視点に立ってまとめられている．

❷ 箱崎幸恵文，せきあやこ絵. 生きづらさから自由になる 気持ちのキセキ. 明石書店, 2008.
　たくさんの気持ちがかわいいイラストとともに書かれていて，自分の抱いている気持ちを言葉で表出することが困難である子どもの患者の気持ちを探り，表現することを助けるのに役立つ．

10 臨地実習から学ぶ

学習目標

- 精神疾患の病理と同時に，その人の健康な部分を理解することの意味を知る.
- 人間関係の中に成長と治療の要因があることを知る.
- 対人関係における自分自身の傾向を知る.

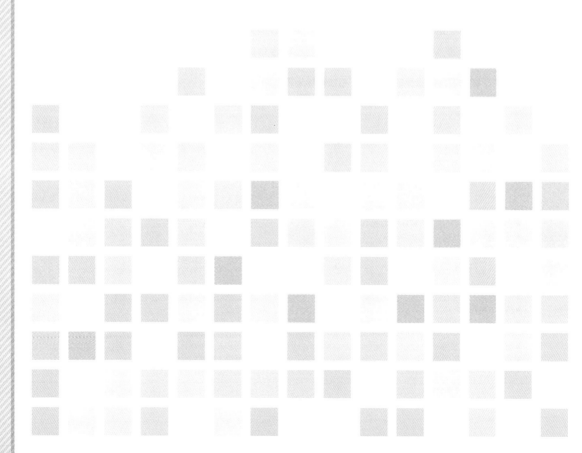

1 精神科看護実習への準備

　かつて，日本の精神障害者の多くは治療施設に入院して治療を受けていた．思春期の10代で入院して以来，何十年もの長い療養生活を送ってきた人もいる．しかし，少しずつ病院から地域へ生活の基盤を移す人も現れ，臨床現場でも退院調整，在宅調整という言葉が聞かれるようになってきた．大切なことは，入院中の患者も**いずれは地域に戻っていく生活者**であるという視点で彼らと関わっていくことである．一般診療科の疾患と同じく，精神疾患の患者も入院したときからリハビリテーションは始まっているのである．

　しかしそうはいっても，日本の社会ではまだまだ精神科医療についての情報は不足しており，精神障害者への偏見も根強く残っているのが現状である．多くの患者は入院治療を受けており，私たちもまた，日常生活の中で精神科の患者と接する機会はあまりない．精神科看護実習に行って初めて精神障害をもつ人を理解することになる．精神看護学の講義を受ける前の学生がもっていた精神障害者のイメージを**表10-1**に示す．

　一方，地域社会で生きていこうとする精神障害者への偏見は根強く残っており，まだまだ受け入れ先やソーシャルサポートは十分とはいえない現状がある．それでも精神障害をもちながら生きる人の中には，精神科病院での長い闘病生活の経験を乗り越え，就労支援センターや地域活動支援センターに通いながら地域生活を送る人たちが少なからずいるのも事実である．彼らは定期的に精神科病院に通って薬物療法を受け，自己と向き合いながら，生活パターンを

表10-1　精神看護学講義前の学生がもつ精神障害者のイメージ

精神看護学実習終了報告書　A大学看護学科より　　　　回答者数：31人，人数はのべ人数を示す

- 怖い，近寄りがたい　6（人）
- 突然おかしな行動をとる（暴れる，大声を出す）　6
- 何を考えているのかわからない　3
- その存在自体よくわからない　3
- 自分の世界にこもっている　2
- 心配しすぎたり優しすぎることで他の人が気にならないことを気にしてしまう　2
- ピュア　2
- どのように接したらよいのかわからない　2
- 何か言っても理解してもらえない　1
- 悩んでいる　1
- 何かを訴えている　1
- 何かにおびえている　1
- 病んでいる　1
- 心のよりどころがない　1
- 自分を責める　1
- 自分の思いを過剰に表現したり，あるいは逆に内にため込んでしまう　1
- 繊細な心の持ち主　1
- 芸術家タイプに多い　1
- ちょっとぼーっとして抜けているイメージ　1

- 許容量を超えた人に障害として出るのかなぁと思う　1
- 個性が強いだけで特別ではない　1
- 言葉や表情に表れることは少ないが，自我も感情もしっかりもっている　1
- 普通の人．精神障害者を嫌な目で見る人がいるのが腹立たしい　1
- 友人に精神科に通院している人がいるので，あまり特別には思わない　1
- ちょっとした不安が重なることで生じる身近なもの　1
- 普段は普通だけど，電車に乗れなかったりする　1
- 結構普通にいるのかもしれないと思う　1
- 隔離されている　1
- 機会がなければ接することがない人　1
- 周囲に隠している　1
- 周囲に障害があることを言えず，患者や家族は苦しんでいそう　1
- 病んだ原因が患者自身にあるとは限らないから，患者が悪いとも言えない　1
- 同じ人間だから理解できると信じる部分もある　1
- 多重人格者　1

工夫するなど，努力して再発を予防してきた．患者にとっては，入院中よりも退院してからのほうがずっと大変であると指摘する声もある．

　病院を退院して地域へ戻ろうとする患者は，実際にどのようなサポートを受け準備をするのだろうか．また，病院の看護師と医師や訪問看護師，ソーシャルワーカーなど他職種の間ではどのような調整が行われるのだろうか．

　精神科看護実習は大きく分けて，精神科病院などの治療施設と地域のリハビリテーション施設で行われる．これらの実習施設で学習する内容の違いについて説明する．

　まず，精神科病院での看護実習の概要からみてみることにする．

2　精神科病院の看護実習で学習すること

　講義を終えた後に行われる精神科看護実習は，実際に患者が生活する場での看護体験を通じ，精神看護学習の集大成となる貴重な機会である．

　講義で精神疾患や精神科患者についての基礎知識を習得していても，実際に実習に行くのは怖いと感じる学生も多い．拒否されたらどうしようなどと不安を抱いたり，自分の言動で患者を傷つけてしまうのではないか，と一歩引いてしまう学生もいる．しかしこれらの不安は，実習後には解消されることが多く，「接してみたら全然怖くなかった，知らなかったから怖かっただけ」「私たちよりよほど真剣に生きている」「取り越し苦労だったと思う」といった感想が聞かれ，学生は体験を通して実に多くのことに気付き，学習していることがわかる（表10-2）．

　これまでなんらかの傷つき体験をもって生きてきた患者にとっても，相手を気遣いながら関わる学生たちは，新鮮な雰囲気を運んでくれる貴重な存在となるのである．

1　実習の目標

　実習で精神疾患をもつ患者に接し，患者の生活に関わりながら何を体験学習することができるのだろう．実習の目標は，①目標を設定して，その目標に向かって援助し評価する**実践目標**と，②体験を重視し，その体験にどのような意味があったのかを考える**体験目標**とに大きく分けられる．

　体験目標では必ずしも良い結果を求めない．例えば，学生が患者と最後までうまく話すことができなかった，積極的に関われなかったというかたちで実習が終わったとしても，なぜ患者と関わることができなかったのかを学生自身が考えることが，貴重な学習内容となる．

　学生が精神科看護実習で担当するのは慢性期の患者が多く，中には入院生活が何年にも及ぶ人もいる．そのため，2〜3週間の実習期間では，援助の成果を求めたり，評価するまでに至らないこともある．現在までの患者の生活や家族との関係などを理解するには，人間関係も確立されなければならないし，ある程度の患者と関わる時間が必要である．そのような意味でも，精神科看護

表10-2　精神科看護実習前後の精神障害者のイメージ変化

精神看護学実習終了報告書　A大学看護学科より
回答者数：31人（人数はのべ人数）

実習後変化した学生の，精神障害者に対する変化前のイメージ

- 怖い，近づきにくい，何をされるかわからない　14（人）
- 幻覚や幻聴があり異常な行動をとる，陽性症状が出ている　6
- 接したことがなくイメージがつかめない　4
- コミュニケーションが難しい，話しかけても無視や拒否をされたりしそう　3
- 急に感情が変化して，突然怒り出したり笑い出したりする　2
- 自分とは違う世界の人，少し遠い存在　2
- 言ったことを理解してもらえない，会話が通じない　2
- 接したくない　2
- どのように接したらよいのかわからない　1
- 理解不能の存在　1
- 普通の人とは全く違っていて，見た瞬間にそれとわかる　1
- 周りを気にせず騒いだりして手がつけられない　1
- おかしな人々　1
- 接すると自分までおかしくなりそう　1
- ストレスにより発症している　1
- 普通の人と変わらない　1

実習後変化した学生の，精神障害者に対する変化後のイメージ

- 普通．自分や自分の周りの人と変わらない　6（人）
- 怖いというイメージはなくなった　5
- 優しい人々　4
- 繊細，気を遣いやすい，謙虚　4
- コミュニケーションがとれた，嫌がらず接してくれた　4
- 身近な存在，誰にでも起こり得る病気　2
- 暴れたり妄想的な発言も，疾患のためであると思えるようになった　2
- 実習前は怖いとか不安に思っていると思わなかったが，実際実習に行ってみて，どこかで怖いというイメージをもっていたことに気づいた　1
- 妄想なんて似たようなことを自分もするし，同じ「人間」だと思った　1
- より接しやすい存在となった　1
- 世の中にこういう人たちはたくさんいるのかもしれないと思うようになった　1
- 親しみやすかったり，話しかけにくかったりするのは，自分が人とコミュニケーションをとろうとするときと同じだった　1
- 見た目では何の病気かわからない人も多い　1
- それほど症状は出ていなかった　1
- 時々落ち着かないことがあるだけで理由なく暴れることはない　1
- 思考の過程などに少し病んでいる部分があるかもしれないが，健康な面も多くある　1
- 普段の生活の中に，本当に現実と妄想が混じり合って存在している　1
- 「人」とか「人生」について深く考えているすごい人たち　1
- 知識がある　1
- すごく魅力的な面をもっている，純粋な笑顔がすごくよい　1
- 病気にかかること自体とてもつらい経験であり，苦しんでいる　1
- 疾患によって生活が脅かされている状態を見て，治療の難しさを感じた　1
- 体の疾患もつらいが，心の疾患は本当に難しい　1
- 統合失調症は特異だが脳の病気である　1
- 社会の受け入れが悪い　1
- 病気のために長年社会から遠ざかり，戻ることができない切ない存在　1
- 孤独な人たちなのかもしれない　1
- 統合失調症の人もうつ病の人も，お互い理解して一緒に暮らしている　1
- 施設病になってしまった方と関わっていくのは難しかった　1
- 接していろいろズバッと言われ，自分自身が傷つくこともあったので，それがわかり少し怖くなった　1
- やはり理解できない行動をとる人もいたから，多少恐怖心も残ってしまった　1

実習前後で変化しなかった学生の，精神障害者に対するイメージ

- どこにでもいる人
- 普通のイメージ．心の病気があって行動に変化が出てしまっている
- 精神障害は誰にでも起こり得る．人は誰しも悩み，不安になり，イライラなどするものだから
- 優しい人．人間関係がうまくつくれなかったり，心が病んでいるけど本当は人を求めている
- 心を病んでしまった人．たくさんの不安や悩みを抱えていて，それらと一生懸命闘っている
- 私たちと比べると神経質．一つのことに集中しすぎる

実習においては，**患者を理解するプロセスそのものが看護である**といえる．

また，**対人関係における自己の傾向を知る**ことも学習の目標となる．ある学生は，「こんなことを聞いたら患者が傷つくかもしれない」と思い込み，しばらくの間は話すことができずにいたが，実際に話してみると患者自身から語ってくれ，「自分は不安から深読みをしていただけなんだと思った」と話していた．

このように，患者と関わることによって，自分自身の中にある傾向や偏見に気付くことができる．多くの情報を収集することや問題点を抽出することだけ

に専念するのではなく，患者との関係を振り返ったり，実習を通してどのような関係性が成り立っていたかをじっくりと振り返るといった，精神科ならではの学習の機会を大切にしたい.

2 実習指導者が学生に学んでほしいこと

筆者らが実習指導者に対して，「実習で学生に何を学んでほしいか」について聞き取り調査を行ったとき，病棟の複数の指導者たちが「学生さんが病棟に来るだけでも患者の雰囲気は変わるということを，学生たち自身が感じてほしい. また，毎日患者と接する中で自分との関係の変化を感じたり，患者自身の変化を見てほしい」と語っていた.

精神科実習の目標は，教育機関によってさまざまであるが，実際に精神科病棟で働く看護師たちの多くは，学校側が作成する実習目標は高いと感じるという. 対人関係に疲れを感じやすい精神疾患をもつ患者に対し，緊張感を与えず関われるようになるには，マニュアル通りにはいかない難しさがあることを知っておきたい.

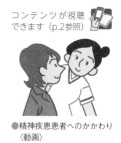

コンテンツが視聴できます（p.2参照）

●精神疾患患者へのかかわり〈動画〉

3 患者の生活史の理解

精神科病棟には，思春期に入院し，そのまま一度も退院することなく長い入院生活を送っている人，症状は軽減しているものの，社会に支えてくれる人がいないために退院することができないといった社会的入院を余儀なくされている人など，実にいろいろな人生経験をもった患者がいる. 若い学生の生活体験からは，想像もできないような暮らしをしてきた患者も少なくない. ここで学生が体験した例をみてみよう.

身だしなみには気を使っている患者が，極端にお風呂に入るのを嫌がることについて，毎日欠かさず入浴する習慣のある学生には，どうして入浴を嫌がるのか，その原因がわからなかった. 患者の退院後に家庭訪問の機会があり，その一家には入浴の習慣がないということを，そのとき初めて知ったのである.

また，ある学生は，患者から「自分のロッカーに何が入っているのかわからないので，整理をしてほしい」と頼まれた. そこに入っていたのは，封が切られていないCDと乾電池の入っていないカセットプレーヤーだった. 長い間，自分のロッカーでありながら，人の手を借りなければ中の物を取り出すこともできないという，その状態に，学生はショックを受けたと語っている. この学生は「自分なら，ロッカーの中に何が入っているのかわからないといったことはないし，まして不用な物をいつまでも置いたままにはしない. しかし，この患者は，自分が何を持っているかなどということは気にかけていない様子で，いつも明るい. もしかしたら，精神障害を抱えてこのような生活を送ってきたこの患者は，私なんかよりもずっと強い人なのではないだろうか」と感じたという.

このように，自分たちの想像を超えるような生き方や生活に触れることも，精神科実習の特徴といえる．

4 実習生と患者との関係性の変化

精神科病棟には何十年という長い病歴をもつ患者がいる．長期間入院しており，ほとんど外に出たことがない患者もいれば，入退院を繰り返す，いわゆる「回転ドア症候群」と呼ばれる患者もいる．彼らは慣れた病棟にいれば精神症状は落ち着いているが，退院して家に戻るたびに具合が悪くなって再入院してくるのである．そのため，病院で治療を受けていったん症状が落ち着くと退院するが，すぐにまた入院するという経過を繰り返す．

事例❶

家にいると家族に気を使いすぎてしまうといって，症状を悪化させ再入院してくる患者がいる．この人は周囲に極度に気を使う．しかし，家族はそのような患者の感情に気付かず，「以前はもっとカラッとした明るい性格だったのに，ふさぎ込むことが多くなった」と言う．その一方で，患者は受け持ちの学生に，継母に育てられたことや家を飛び出したことなど，徐々に生い立ちを語るようになった．担当の学生は「精神科では患者さんの人生が重く感じられる」と語った．

2週間足らずの実習では，ここまでの変化に立ち会うことはあまりないかもしれない．しかし，短期間であっても，患者と学生との関係はさまざまに変化しているのである．自分のために一生懸命に関わり，世話をしてくれる看護学生が自分のそばにいるという経験を患者が体感することにより，関係性の変化は生じているのである．

事例❷

「家族は何人ですか？」と尋ねても最初は答えてくれなかった患者が，一緒に散歩したり歌をうたったり，行動を共にして人間関係ができてくるに従い，「私の父親はとても怖い人だったのよ」などと，自分から語ってくれるようになった．

ともすれば，自分が聞きたいことを聞くことができれば，コミュニケーションが成り立っていると思いがちだが，精神科では患者が話したいことを話せる関係づくりが重要なのであり，患者の話に耳を傾けることが大切な看護となる．自らを患者のこころに添わせること，そして一緒の時間や場所を共有することによって，患者と学生の関係性が深化していくのである．

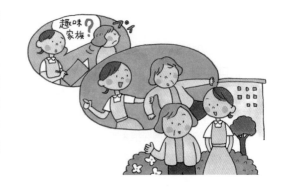

5 地域におけるリハビリテーション施設での実習

　近年，精神科看護の臨地実習は，精神科病棟での実習だけでなく，精神科ク
リニックのデイケアやさまざまな通所施設（就労移行支援，就労継続支援，地
域活動支援センター）などの精神障害者を支援する地域のリハビリテーション
施設での実習を併せて行うことが多くなってきている．

　デイケアなど一部の施設を除けば，リハビリテーション施設には診療録（カ
ルテ）はないので，通所しているメンバー個々の病歴，生育歴，治療薬などを
記録から情報収集することはほぼ不可能である．さらに，スタッフとして看護
師がいる施設はほとんどない．

　このような環境での実習は，看護学生にとって戸惑うことも多いかもしれな
い．また，施設での実習期間は，病棟実習と比較するとかなり短期間の実習と
なるだろう．しかし，リハビリテーション施設での実習は，実習生自身が積極
的に通所者やスタッフと関わることで，病棟実習のみでは得がたい，貴重な学
びの場となるはずである．ぜひ，意欲的に実習に取り組んでもらいたい．

　ここで，地域でのリハビリテーション施設ならではの臨地実習にどのような
意味があるのか，考えてみよう．

1 実習の目標

　精神障害者が通所する地域リハビリテーション施設で，スタッフ，通所して
いる障害者，その他の関係者の活動に共に参加し，その体験から地域リハビリ
テーションの意義について理解するとともに，この実習での体験を精神科病棟
での臨地実習での体験と統合し，精神医療福祉のありかたについて考察するこ
とが期待される．

2 実習で学んでほしいこと

　この実習で学んでおきたい内容について，大まかではあるが，以下のポイン
トを押さえておこう．

1 多職種チームによって支援が行われている場であることを体験から
　学ぼう

　精神科病棟での実習は，看護師や医師，作業療法士といった医療職種の活動
について見聞きする機会はあっても，福祉職種と関わる経験はできないことが
多い．地域のリハビリテーション施設は，デイケア以外は福祉サービスを提供
している機関なので，福祉職種の実践に触れることができる．

　具体的な支援の目標やアプローチの仕方は，施設によってさまざまである．
自分が実習するリハビリテーション施設の法制上の位置付けや特色について事
前学習をしてから実習に臨もう．

2 精神科病棟での治療で精神障害者へのケアが終了するわけではない
　ことを理解しよう

　精神疾患の多くは慢性的な転帰をとるため，精神科病棟を退院した後も，長

期的なリハビリテーションの支援が必要となることも多い．精神科病棟看護では，入院中から退院後の生活を見据えて，患者と共に退院後の目標を設定し，その実現に向けたリハビリテーションプログラムを患者，医師らと共に立案していくことも，重要なケアである．そのためには，看護師自身が地域におけるリハビリテーション施設がどのような支援を行っているのか関心をもち，日ごろから交流を図ることが望まれる．看護学生として，臨地実習において地域リハビリテーション施設での実習を体験していることは，入院治療で求められる看護ケア能力を育成するための第一歩にもなる．

　可能であれば，施設のスタッフに相談して，入院経験のある利用者の協力が得られるのであれば，彼ら自身の入院生活から退院後の今に至るまでの体験について話を聞く機会をつくってもらおう．

|3| 支援アプローチの医学モデルと生活モデルの違いを，具体的な支援の場を体験して理解しよう

　第7章において「医学モデルと生活モデルの比較」（➡p.236 表7.2-1参照）について学んだが，精神科病棟では，「病状の回復」「再発予防」のための看護ケアが優先されがちなため，看護師の目は，どうしても出現している症状に向けられがちである．ところが，同じような，さらにはそれよりも重い症状を呈している利用者に対して，リハビリテーション施設のスタッフたちは症状に関心を払いながらも，彼らの残存機能や強みに力点を置いた関わりを展開している場面に，おそらく遭遇するだろう．スタッフは，具体的にどのようなアプローチで利用者を支援しているのか，注目してみてみよう．さらに，もし可能であれば，どのような意図でそのようなアプローチ方法をとっているのか，スタッフから話を聞いてみよう．

2　患者からのさまざまな感情表出

　精神科看護実習では，こころを病んでいる人と1対1で関わる．したがって，時には患者から向けられるネガティブな感情に戸惑うこともあるかもしれない．また，そのような感情表出に対して，どのように対処すればよいのか判断できない，といった場面に遭遇することもあるだろう．次のいくつかの例をもとに，それぞれの対応の仕方をみてみよう．

1 セクシュアルな感情

　精神科閉鎖病棟で実習中の学生の様子を見に来た担当の教員が，ある女子学生があまりに元気がないことに気付いて声を掛けた.
教員「何かあった？」
学生「いえ」
教員「でも元気がなさそう……」
学生「手を握られました. 私が悪いのかもしれませんが……」

　教員は学生と一緒に，このことを看護主任に伝えた. 看護主任は学生に，そういうときは「はっきり嫌と言ってよい」と言ったが，学生は患者に直接言えず，看護主任が学生とともに患者と話すこととなった. その後，学生は患者との間に適切なこころの距離を取りながら関わり，無事に実習を終えることができた.

　患者の立場を考えると，閉鎖病棟という環境に，若い女性である学生が入ってきたこと自体が一つの刺激的な出来事だったといえる. しかし，患者だからといってどんな行動でも許されるわけではないこと，手を握られたことによって学生が不快な思いをしていることをきちんと伝え，自分の行為が学生にどのような影響を与えているかを患者が知る必要がある. もしここで，その学生が我慢して黙っていたら，この患者は次に受け持つ学生にも，同じようなことをしてしまう可能性もあるからである.

　このように，直接患者に言えずに困っていることがあれば，教員や臨床指導者など，必ず誰かに相談して対処していこう.

2 秘密の打ち明け

　実習期間も半ばを過ぎたころ，学生が50代の女性患者と散歩をしていたときに，「あなただけに話すんだけど」と打ち明け話をされた.

　「息子が友人に暴力を振るって高校を退学になったの. 今回もこのことがきっかけで，具合が悪くなって入院したんです. 実は，今その息子が裁判沙汰になっているの. でも裁判のことは誰にも話してないんです」

　いつもはよく発言するこの学生が，この日のカンファレンスでは黙っていて，表情も硬い. 患者に「あなただけに話す」と言われたので，そのことをスタッフや教員に報告することもできず，看護記録にも残せなかった. 学生の様子に気付いた教員から質問され，学生は誰にも相談できずにいたこの問題を教員に打ち明けた. その後患者にも，教員に話したことを打ち明けて謝ったところ，患者からも「私のほうこそ，ごめんなさい」という言葉が返ってきた.

　学生は翌日のカンファレンスで，病棟看護師にそのことを報告した. ところが

カンファレンスでは，看護師から次のような指摘を受けた．

「それは現実のことだろうか．妄想ではないのだろうか」

「情報はチームで共有するものだから，必ず報告してほしい」

　実習生は，患者から聞かされた内容を，妄想かもしれないなどとは思いもしなかったが，カンファレンスで話したことによって，そういう可能性もあることに気付かされた．しかし妄想であったとしても，患者が悩んでいたという事実は，患者自身にとってはつらい現実である．また「私だけに」話してくれたことを，皆に話してよかったものか，学生には引っかかりが残った．

　このようなケースの場合，患者のプライバシーにも関わるため，こうすればよいという明確な答えは出せないことが多い．記録から過去の患者の状況を知ることや，医師や看護師に相談することを勧めるのも一つの方法である．

　精神科の実習では，初めて体験することに出合い学生が判断に迷うことも多い．そのようなときには，答えを出すことを求めるのではなく，むしろこの出来事から学生が何を考え，何を感じたかという経験を大切にしたい．どんな問題も一人で抱え込まず，まずは一番相談しやすい人に話してみよう．

3 拒否や無視

　患者に会って「おはようございます」とか「こんにちは」と声を掛けても返事がなく，無視されているのではないかと不安になったり，顔をそむけられてどうしていいかわからなくなってしまうという場合もある．精神科病棟では，このように，拒否されてしまっているのではないか，と感じる経験は珍しいことではない．対象は精神の疾患を抱えている患者であり，一般にコミュニケーションが苦手である人が多い．無視という態度をとることで，学生との距離を測っていることもある．また，近づきたいが近づいてもよい相手であるかどうか，様子を見ている場合もある．

　コミュニケーションは言葉だけの関わりではない．無視されたと思うときでも，それが患者からの一つのサインであることもあり，そのような態度をとる患者とでも，時間と空間を共有することで，関係性が深まっていくことがある．

　臥床がちな患者の担当になった学生は，患者が寝ている横で，いすに腰掛けて一緒に居眠りをしてしまった．ところが，患者は目を覚ましたとき，隣で寝ている学生をうれしそうな顔で見ていた．まるで，おじいさんと孫のようで，ほほ笑ましかったと，この様子を見た看護師は語った．

　このケースは，言葉だけがコミュニケーションではないことを教えてくれる．

3 カンファレンスの意義

1 不安や疑問を表出し支え合う場

実習中は，一日の終わりに，その日の出来事を振り返って，実習生同士で話し合うカンファレンスの時間が設けられる．前述したように，病棟内の人間関係はさまざまである．学生も患者との関わりを通して，毎日新しい出来事に遭遇する．例えば，患者からのセクシュアルな感情表出，無視されたり拒否されたこと，また自分ではそれほど大切なこととは気付かなかった体験も，共有して話し合ってみることで，他のグループメンバーからの示唆によって改めて認識できることがある．

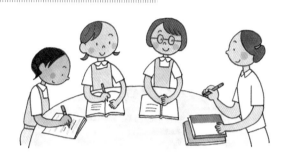

患者から拒否されたと感じた学生が，そのことを話したとき，看護師から次のような意見が出された．

「辛抱されるより，拒否されるほうがいいよ．辛抱されたら，患者さんの具合が悪くなってしまうこともある」「それは，拒否という形での患者さんの意思表示だよ．これから関係をもてるチャンスだよ」

これらの意見を聞いたことによって，この学生はずいぶん気持ちが楽になった．

実習期間中に体験したことは，つらいと感じた事例も含めて，カンファレンスで積極的に発表するようにしよう．また，お互いに批判的にとらえるのではなく，上記の例のように患者との関係性を見いだす場となるとよい．身構えることなく，なんでも話し合える場とすることが大切である．迷ったことや判断に困ったことなども，グループの中で話し合いながら解決していくことができるだろう．このようなグループの機能を体験することも，実習を通しての大切な学習となる．

2 グループのダイナミクスを学ぶ

実習には，学校から何人かのグループで参加する場合がほとんどだろう．学生が実習に臨むとき，グループの中で自由に気付いたことや感じたことをフィードバックし合うやりとりの中から，メンバー同士の相互作用の意味や自分や他者についての理解を体験的に深めようとすることで，このグループの中で生じる変化や発展を引き起こす力が期待できる．カンファレンスの様子も，

plus α
グループダイナミクス
心理学者のクルト・レヴィンによって研究された集団力学のことで，集団において，人の行動や思考は集団から影響を受け，また，集団に対しても影響を与えるというような集団特性のことを指す．

そのグループによってずいぶん変わってくる．グループリーダーのリーダーシップのありかたや，グループメンバー一人ひとりのグループへの参加姿勢が大きく影響する．

　　成績の優秀な，いわゆる優等生がリーダーシップをとっていたグループでは，きちんとした正解を出すことが必須条件とでもいうように，カンファレンスですでにまとめに入ってしまっていた．「こういうことではないか」「こんなことを思う」など，さまざまな意見が出される場ではなく，「これは，こういうことの現れです」と結論を出す場となっていた．

　精神科実習では，看護過程を展開すると同時に，一人ひとりの経験したことをグループで共有して考えること，そして試行錯誤しながら，その意味を考えることが学びにつながる．

　　学校の成績には自信がないと語っていた学生が，感情の不安定な患者のペースにうまく添いながら，毎日実にのびのびと楽しそうに実習を行っていた．そして最終的には周囲から見ていて安心でき，ほのぼのと温かい印象を受けるような人間関係を確立していった．精神科では，患者と一緒に楽しめることが，看護であり治療であるといえる．その学生は，知識に自信がないと自身で感じていた分，先入観をもたずに患者と関われたのがよかったのかもしれない．「統合失調症にはこのような症状があるはず」という姿勢ではなく，患者自身から症状を聞き，生活にどう影響があるのかを知るように努めたことが功を奏したのかもしれない．

　知識がないのがよいというわけではないが，自分の知識に患者を当てはめてしまわず，先入観をもたずに相互関係の中で患者と関わりをもてたことが，この学生の学習であったといえる．
　あるカンファレンスで，レクリエーション時の報告があったケースをみてみよう．

　　ある患者は消極的で，球技大会にも気乗りしないまま参加したような感じだった．ところが，始まってみると実に生き生きとしている．他のメンバーに話しかけるなど，笑顔もみられ，病室では見られない患者の顔がそこにあった．患者に対して学生たちが今まで抱いていたイメージが一変したことが，カンファレンスで話し合われた．また，これまで気付かなかった患者の一面が見えたことにより，いかに自分たちの先入観が患者本来の姿を見えにくくしていたかという点，今回はそれを思い知らされたといった意見交換が行われた．

このような経験を語り，聞くことによって，それぞれのメンバーが自分の担当患者に対して「こんなことができるかもしれない」「決めつけて見ているかもしれない」などと改めて考えることができる．一人で思考するだけでは得られないグループのダイナミクスを，カンファレンスの場で学び深めていってほしい．

3 カンファレンスの形態

カンファレンスの進め方としては，あらかじめテーマや担当者を決めて行われることもあるが，思ったことや考えたことなどをまず自由に出し合い，それを題材に，グループメンバー同士で話し合う形もあるだろう．

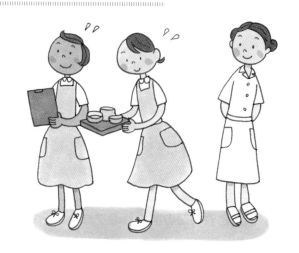

事前にテーマを決めて話し合う場合も，「いつもテーマを決めて行わなければいけない」といった枠にとらわれないようにしよう．例えば，「明日はレクリエーション計画を発表するから，皆の意見を聞かせてほしい」という具合に臨機応変に提案し，話し合って決定すればよい．順番に一言ずつ感想を述べて終わりにするのではなく，他のメンバーの話をよく聞き，その感想の中身について自分の考えや意見を述べるといった具合に，議論を発展させていくことが大切である．人任せではなく，グループメンバー全員でグループを運営しているという意識をもって，カンファレンスに参加したい．

失敗した場面や，患者との関係に行き詰まりを感じているといった内容の発言があったときは，それを批判したり責めたりするのではなく，その発言内容を皆で共有し，意見交換を行うよう心掛けてほしい．

4 教員・臨床指導者の役割

ある学生は，「患者から嫌われたのではないか」と悩んでいた．最初のころ，患者は「よろしくお願いします」とお茶まで出してくれていた．それが1週間経った今では，そのようなことを何もしてくれなくなったという．

カンファレンスで学生は「何がいけなかったんだろうか」「何か気に障ることでもしたのかしら」と話していた．そのとき教員から「それはあなたが環境の一部になったんだよ．患者があなたに気を使わなくてもよい存在になったということ．患者にあなたが溶け込んだということの表れではないかな」との一言があり，学生は安心することができたという．

実習中，教員や指導者は細かく指示をしてくれるわけではない．むしろ，学生が自主的に実習を進めることができるよう，側面から支援している．それは，たくさんのことを感じながら試行錯誤してほしいと願うからである．教員や指導者は，学生が実習をしやすいよう学習環境を整えたいといつも考えている．実習中に「患者と一緒にこんなことがしたい」というようなことが浮かんだら，遠慮せずに臨床指導者に話してみよう．自分から言い出したことは，それだけの責任を感じると同時に，情熱をもって取り組むことができるだろう．もし思うようにいかないことがあったとしても，うまくいかなかったのはどうしてかを考え，その結果から学ぶことはとても多い．教員や指導者たちには，学生に大切な点を伝え，必要なときに助言を行うという役割がある．安心して自主的に日々の行動を計画し，実習を進めよう．

4 実習の記録

1 看護場面の再構成

1 患者と看護師の関わりのプロセスを振り返る

ナーシングプロセス（看護過程）という概念は，オーランド（Orlando, I. J.）の『看護の探求』によって初めて日本に紹介された．この著書の中でオーランドが述べている看護過程は，現在，使われているような計画・実施・評価という広い概念ではなく，あくまで日常の臨床場面で患者と看護師が1対1でやり取りした，その相互作用のプロセスの範囲に限定したものである，と池田は述べている[1]．

オーランドが概念化したこの看護過程は，ウィーデンバック（Wiedenbach, E.）によって，相互作用の一場面を切り取り，**再構成**という形で活用されるようになった[2]．この再構成は，患者と看護師の関わりのプロセスを振り返り，患者との相互作用を分析することによって，看護師の援助技術を向上させる訓練法として確立された[1]．相互作用の中で特に注目されるのは，患者のニーズを正確に把握するために，患者との関わりの中で疑問に思ったことを，看護師が直接患者に聞いて確かめるという**応答能力**という援助技術である．この応答能力は看護師にとって重要な能力であり，訓練によって向上するとウィーデンバックは述べている．この訓練のために，再構成が有効であると考えられ，看護実習や現任教育の場で広く活用されている．

2 患者と看護師の相互作用をケアに活用する

一方で，この再構成の正しい活用方法について，共通理解がなされていない点も否めない．ここでは，ウィーデンバックが提案した看護場面の再構成の意義と活用方法について考えてみよう．

日ごろの看護場面において，私たちは自分の感じたことや考えたことをあま

plus α

看護過程の考え方

池田は，看護過程の考え方について，日本では「看護活動を実施する過程」という広義の解釈と「患者との直接的な相互作用のプロセス」という狭義の解釈があいまいになっている点を指摘している[1]．

り意識せずに，患者へケアを提供しているのではないだろうか．例えば，笑った患者の表情が自分の友人に似ていると感じて親しみを覚えたとしよう．そのときに感じた親しみの感情は，以降のその患者との会話や人間関係に影響を与えるものとなる．しかし私たちは，患者との関わりの中で感じたことや考えたことが，その後の患者との人間関係にどのように影響したのかを改めて振り返ることは

表10-3　再構成を自己評価する記述項目（ウィーデンバック）

1．なぜこの（特定の）出来事を再構成のために選んだのか．
2．患者の「援助を求めるニード」を見極めたり，患者の必要としている援助を与えるために，自分の知覚したこと，考えたこと，感じたことをどのように活用したか．
3．自分が言ったり行ったりしたことを通じて，どのような成果を得ようとしていたのか．
4．自分が実際に得た成果のために，特に自分が言ったり行ったりしたことは何か．
5．この再構成を書き，振り返ってみることによって，自分のやり方に対してどんな洞察を得たか．

あまりない．ウィーデンバックは，看護師の思考や感情も，訓練するに値する役割を担っていると述べている．このことは，看護が自分の考えや感情を活用して行われる技であることを示唆している．

　看護師がケアの場で考えたり感じたりしたことは，その後のケアや人間関係の構築に影響を与えるという意味で，看護技術とともに欠くことのできないものである．自分の考えや感じたことが患者へのケアにどのように作用したのかを，看護の目的に照らし合わせて考えることが，看護場面の再構成である．この再構成を自己評価できるよう，ウィーデンバックにより表10-3の5項目が提案されている．再構成の際に必ずこの5項目を記述し，活用するようにしよう．

　このように看護場面における再構成は，患者と看護師の相互作用を前提として行うべき作業だといえる．

2 プロセスレコードと再構成

　プロセスレコードは，ナーシングプロセスレコードの略で，関わりにおけるプロセスの記録を意味する．

　プロセスレコードの目的の一つは，観察の技術を高めることである．ペプロウ（Peplau, H.E.）は，看護の機能のうち観察の重要性に注目し，観察能力を高めるために自分が見たことを忠実に記録するプロセスレコードの活用を提案した．

　ペプロウは，まず最初に患者についてよく観察し，観察したことを詳細に記録することを勧めている．次に，看護師が感じたこと，考えたことを記録し，最後に自分の反応を記載して，そこにどのような相互作用が生じたのかを振り返ることを可能とした．記録様式は，①患者の反応，②看護師の反応，③分析と考察，の順に段階を追う記述方式としているが，このように順に患者と看護師との関わりの過程を詳細に記録したものをプロセスレコードと呼んでいる．つまり，プロセスレコードとは，相互作用を詳細に記録した記録物そのものを指す．

　ペプロウにより提案されたプロセスレコードの記録様式は，オーランド，

患者の反応	看護師の反応	看護師による分析と考察	看護の評価

図10-1　プロセスレコードの様式例

ウィーデンバックにより洗練され，看護師自身の知覚したことや感じたこと，考えたことに焦点が当てられている（図10-1）．看護記録の中から，関わりの一部分を切り取り，患者－看護師の相互作用を振り返り，分析することによって看護師の援助技術の訓練に活用しようとするのが再構成である．再構成とは，記録物そのものを指すのではなく，記録物を材料に看護の場面を振り返るための訓練方法を指す．

　このように，厳密に言えばプロセスレコードと再構成は，それぞれ異なる意味をもつものであるが，看護師の援助技術を訓練するという目的は同じである．

　実習後の記録例と，再構成を行う際の振り返り用紙を図10-2，図10-3に示す．

3 再構成の場面を選ぶ

　では，一連の看護場面の中で，どの部分を切り取り，再構成として活用するのがよいのだろうか．ケアの場は，すべて患者と看護師の相互作用の場であるため，どの場面を選んでも学習の糧となる．必ずしもスムーズに関われた場面を選ぶ必要はなく，結果の善しあしにかかわらず，気になった場面，納得がいかなかった場面を選ぶとよいだろう．

　例えば，精神科看護実習で再構成に取り組む際，場面の選定に迷う学生が多いが，「どうして患者があんな反応をしたのだろう」「どうして私は患者にあんなふうに言ってしまったのだろう」といった場面である．そして，「なぜその場面を選んだのか」についても記述するようにする．また，観察したことだけでなく，そのときに感じたことや考えたことについても，思い出せる範囲で必ず記述するようにしよう．さらに，カンファレンスに参加するメンバーの共通理解を促すためにも，その場面が病室であったのか，ホールであったのか，ケアの場面であったのか，レクリエーション時であったのかなど，状況についても記載する．

日付：5月某日
患者：20代女性，統合失調症

【吹き出し】読者が状況を理解しやすくするために，場面を補足説明する

場面：昼食前に受け持ち以外の患者も含めてジェンガをしていた．みんな疲れてきたため，休憩して続きは午後にしようという話をしていたが，受け持ち患者がまだやりたいと言って，何度も疲れている他の患者を誘うのであきらめるよう説得しているところ．

私（学生）が知覚したこと	私（学生）が考えたり感じたりしたこと	私（学生）が言ったり行ったりしたこと
【吹き出し】やり取りのあった順番にナンバリングする	① Bさん（受け持ち外の患者）はかなり疲れている様子だな．でもAさん（受け持ち患者）はまだやりたそうにしている．中断することに納得していないのかな？聞いてみよう．	②「じゃあ続きは午後にしましょうね．Aさん，それでいいですか？」 【吹き出し】その時使った言葉をそのままで表現してみる
③少し間をおいて「…ジェンガやりたい」	④え！？やっぱり納得してなかった！どうしよう…Bさんはもう疲れているから，なんとか説得しないと．	⑤「でも，もうすぐお昼ご飯だし，Bさんも疲れてますから，ちょっと休んでご飯を食べてからまた午後にしましょうよ」
⑥「え…でもジェンガしたい」「ねぇ，ジェンガしようよ」とBさんを誘うが，Bさんは首を振っている．	⑦あ〜，困ったな…なんて言えば納得してくれるんだろう…う〜ん，このままにしたらBさんにも迷惑かかっちゃうし，トラブルになったら大変だし… 【吹き出し】考えたことだけではなく，感じたことも書く	⑧「いや，でもAさんも疲れてませんか？まだ午後に時間があるし，またあとで一緒にやりましょう」
⑨「いえ，疲れてない．ねぇ，やろうよ」と再びBさんを誘う．	⑩あ〜，もうなんて言えばいいんだろう．同じようなことしか言えないよ．これ以上ごたごたしててAさんを怒らせたら怖いし…	⑪「う〜ん，でもAさんは感じていない疲れがあると思いますよ．楽しいと疲れを忘れてしまいがちになってしまうから，少しずつ休憩をはさまないとだめだと思いますよ」
⑫「いえ，でもやりたいです」	⑬あーどうしよう…少しずつ表情も強張ってきた気がする…	⑭「でも昼前はゆっくり休んだほうがいいですよ．あっちのいすで待ってましょう」と言って患者の背中に少し手を当てていすのほうへ誘導する
⑮「え…でも…」と言いながらも，いすのほうへ歩いて行って座る．	⑯あ，なんとなく納得してもらえたのかな．いや…納得していなさそうだ．あ〜，もう説得できない気がする．	⑰「じゃあ，ここで座って休みながら待ってましょう．もう5分くらいでお昼ですから，私もお昼に行ってくるので，午後に一緒に遊びましょうね」
⑱「あ，はい，またあとで.」	⑲うーん，このままお昼ご飯に行ってもいいのかな．でももうすぐご飯だからこのまま休んでると思うんだけど．Bさんも一緒にいて話したりしているから平気かな．	⑳「じゃあ，失礼しますね」と言ってその場を去る．

図10-2　実習後の記録例

氏名：＿＿＿＿＿＿＿＿＿

1）場面の背景（状況説明）

2）あなたはどんな理由で再構成のためにこの場面を選びましたか．

3）この再構成を書き，自分自身で振り返ることによってどんなことがわかりましたか．

図10-3　再構成を行う際の振り返り用紙

4 再構成の活用

1 患者のニーズを見極めるために応答能力を訓練する

看護の場では，患者が感じたことと看護師がとらえたことの間にずれが生じることがある．例えば「眠れないのです」と患者が訴えた場合，「眠れなかった」という言葉にとらわれ，そのときの患者の感情を想像してみるところまで意識していないことが多いのではないだろうか．患者のこの言葉の背後にどのような思いがあるのかを知るためには，「眠れない」と訴えた時の患者の表情や声，話し方などを観察する必要がある．語られた言葉だけでなく，その場で行われたやりとり全体を分析することが重要となる．

前述の場面の場合，「眠れない」という患者の言葉を聞いたある看護師は，「眠れなくてつらいのだろうか」と思うかもしれないが，別の看護師は「何か悩みがあるのかもしれない」と考えるかもしれない．この時点で看護師が思っていることや考えていることは，あくまでも想像でしかない．つまり，患者が訴えようとしていることと，看護師が受け止めようとしていることとの間には，ずれが生じる可能性が常に存在しているのである．

患者が「眠れないのです」という言葉を発した，その訴えの本当の意味を知るためには，看護師が「眠れないのはつらいですね，何か気になることがありますか」と患者自身に聞いて確かめる必要がある．患者のニーズを正しく把握することなしには，患者の期待に応える援助を提供することはできないからである．

再構成の実践時には，なぜその訴えが気になったのか，なぜ返答に困ったのかなど，そのときに感じたことや考えたことを丁寧に記述する．話し合いの場では，一つひとつのやり取りに関して意見を交換し，患者との関わりの中で知覚したことや考えたことが，どのように行動に影響したのかを分析する．これが，「自分の知覚したことを活用して患者と関わる」ということであり，このような振り返りを通して応答能力の技術は磨かれていく．再構成はそのための有効な手段となる．

2 会話を発展させるために自己の一致を意識する

医療の現場では，緊張を伴う場面も多く，そのようなときはじっくり患者と向き合う余裕がないこともあるだろう．また，緊張のあまりに意識しないままに，自分が感じていることとは違う言葉を発してしまうという場面もあるかもしれない．

ある朝，病室を訪ねた際に，患者さんから「眠れなかったよ」と言われたとしよう．このとき，「何か返事をしなければ……」「解決策を提示しなければ……」と焦ってしまい，「では，今夜は眠れるように先生に相談してみましょうか」などと返事をしてしまうケースもあるだろう．しかし，後から振り返ると，「夜明けまでを長く感じたのではないか」「ずっと眠れなくてつらかっただ

ろう」という患者の心理面に思いをはせていることも多いのである.

このケースの場合でも，患者の言葉を聞いたときに，看護師は自分の中に生じた感情を取り出し，感じたことをそのまま言葉にしてみる作業が大切となる．例えば，「眠れなかったんですか．夜は長かったでしょう．つらかったですね」など，看護師が感じたことを言葉にして患者に伝えることにより，患者も「本当に夜は長かったよ．よからぬことばかり考えたよ」といった本音を語ってくれるかもしれない．さらに，看護師が「よからぬことって，どんなことですか」と，患者の発した言葉を次の会話への糸口とすることができれば，その後の対話も進展していく．このやり取りのように，感情と言葉が同じレベルで表現されることを**自己の一致**という．

一方，眠れないと訴えられた看護師が，患者の眠れなかったつらさに思いを致したとしても，「医師に相談しましょう」という解決策を先に提示すると，そこで会話はストップしてしまう．感じていることと，行っていることの間に不一致が生じているのである．そして，患者の出したサインに気付くことなく，眠れない原因を突き止めることも，患者の本音を引き出すこともできなくなってしまう恐れがある．

再構成を行う際は，切り取った場面を振り返りながら，患者との会話において自己の一致がきちんと活用されていたかについても，確かめてみる必要がある．感情の部分を丁寧に振り返って自己理解を深め，感じたままを言葉にして治療の場の人間関係に生かすことも可能となるのである．

■ 引用・参考文献

1) 池田明子. "プロセスレコードの持つ意味". 看護記録ハンドブック. 紀伊国献三編. 第2版, メヂカルフレンド社, 1985, p.188.
2) Wiedenbach, E. "看護における援助技術". 臨床看護の本質：患者援助の技術. 池田明子ほか訳. 改訂第2版, 現代社, 1984.
3) Wiedenbach, E. 臨床実習指導の本質：看護学生援助の技術. 都留伸子ほか訳. 現代社, 1972.

 重要用語

精神科看護実習	グループダイナミクス	プロセスレコード
実践目標	ナーシングプロセス（看護過程）	自己の一致
体験目標	再構成	
カンファレンス	応答能力	

精神看護実習記録用紙

●受け持ち患者基本情報　　患者氏名（イニシャル）_____

住所／電話			
職場の住所			
年齢	性別	婚姻状況	
診断名		主訴	
入院の種類		入院年月日	
入院時のバイタルサイン			
身長 _____ cm	体重 ____ kg	体形	
アレルギーの有無　　　　　　有　（種類：　　　　　）　／　無			
身体的既往			

キーパーソン	性格
家族構成（ジェノグラムで示す．家族員の年齢，性格，職業などを含む）　　　　 ____ 年 ____ 月 ____ 日現在	

遺伝的要因	経済状況	宗教
ライフサイクル（主なライフイベントと生育歴，学歴，職歴などを含む）		
現病歴（発病してから，今回の入院に至るまで．何回目の入院になるかなども含む）		

現在の治療状況（薬物療法／精神療法／作業療法）
今後の治療方針
患者と家族への説明（説明時期や対象，説明内容とそのときの本人あるいは家族らの様子）

●記録用紙①受け持ち患者基本情報

●セルフケアに関するアセスメント

項目にあるような情報をもとに，セルフケアに関するアセスメントをしましょう．（情報源は明確にすること）

すべてに関して援助が必要か，部分的に手伝えばできるのか，声掛けが必要か，見守りが必要か，すべて問題なく自分でできるか．

1. 空気・水・食物

		過去最高レベル (入院前の最も健康的なとき)	入院前の具合が悪いとき　　入院から受け持ち開始まで　　受け持ち中	期待されるレベル (退院後の現実的に可能な生活)
呼吸	呼吸の状態			
	生活の場の換気状態			
	その他			
食物	回数（間食も）・量			
	種類			
	好き嫌い			
	満足感			
	準備や片付け			
	摂取の仕方（食べこぼし・早食い・誰とどこで）			
	栄養状態			
	体重			
	義歯			
	その他(食事への思い等)			
水分	量・種類			
	その他			
嚥下状態				
嗜好品				
その他				

2. 排泄

		過去最高レベル (入院前の最も健康的なとき)	入院前の具合が悪いとき　　入院から受け持ち開始まで　　受け持ち中	期待されるレベル (退院後の現実的に可能な生活)
排尿	回数・量・性状			
	排尿困難・痛み			
	場所・方法			
	処理			
	その他			
排便	回数・量・性状			
	排便困難・痛み			
	場所・方法			
	イレウスの徴候 (腸蠕動・排ガス・腹壁の緊張)			
	下剤服用の有無・頻度			
	処理			
	その他			
月経	周期			
	最終月経			
	その他			
嘔吐				
その他				

●記録用紙② セルフケアに関するアセスメント

3. 体温と個人衛生

		過去最高レベル (入院前の最も健康的なとき)	入院前の具合が悪いとき　　入院から受け持ち開始まで　　受け持ち中	期待されるレベル (退院後の現実的に可能な生活)
体温	バイタルサイン			
	発汗			
	その他			
衛生	季節や場所に適しているか			
	更衣 (日常着と寝衣・外出)			
	管理			
	歯磨き頻度・やり方			
	う歯，歯肉の炎症など			
	洗髪の頻度・やり方			
	整髪			
	入浴			
	爪切り			
	洗面			
	洗濯			
	自室・ベッド周囲の整頓			
	その他			
その他				

4. 活動と休息のバランス

		過去最高レベル (入院前の最も健康的なとき)	入院前の具合が悪いとき　　入院から受け持ち開始まで　　受け持ち中	期待されるレベル (退院後の現実的に可能な生活)
生活パターン	0時 18時　　6時 12時			
活動と休息	熟睡感			
	眠剤使用の有無・頻度			
	起床に伴う困難感			
	入眠困難			
	疲労・倦怠感			
	体の動き			
	その他 (活動に対する思いなど)			
その他				

●記録用紙③ セルフケアに関するアセスメント

5. 孤独とのつき合い

		過去最高レベル (入院前の最も健康的なとき)	入院前の具合が悪いとき　　入院から受け持ち開始まで　　受け持ち中	期待されるレベル (退院後の現実的に可能な生活)
他者との交流	家族とのつき合い・面会			
	他の患者とのつき合い			
	医療者とのつき合い			
	友人関係			
	その他			
対人パターン (自分から／誘われれば／ 気が向けば／参加しない)				
表情・話し方				
孤独感				
その他				

6. 安全を保つ能力

		過去最高レベル (入院前の最も健康的なとき)	入院前の具合が悪いとき　　入院から受け持ち開始まで　　受け持ち中	期待されるレベル (退院後の現実的に可能な生活)
自傷他害	自殺企図・自傷行為・希死念慮			
	暴力／暴言／衝動行為			
	危険物の管理			
	その他			
自己の存在価値の認識				
服薬	服薬状況			
	管理			
	服薬に対する思い			
	服薬についての知識			
病識				
その他				

● 記録用紙④ セルフケアに関するアセスメント

●情報の関連図　　患者さんの基本情報，各セルフケア要素などがどのようにつながっているのかがわかるように書いてみましょう.

●記録用紙⑤情報の関連図

●看護計画用紙
1. 看護目標

2. 援助計画

問題点	援助計画（５Ｗ１Ｈ）	評価と評価日

●記録用紙⑥看護計画用紙

※以下に掲載のない出題基準項目は，他巻にて対応しています．

＊該当ページの①は『情緒発達と精神看護の基本』，②は『精神障害と看護の実践』のページを示しています．

精神看護学

目標Ⅰ．精神保健の基本と保持・増進に向けた看護について基本的な理解を問う．

大　項　目	中項目（出題範囲）	小項目（キーワード）	本書該当ページ
1．精神保健の基本	A．精神の健康の概念	精神の健康の定義	①p.14
		精神障害の一次予防・二次予防・三次予防	①p.25
	B．心の機能と発達	精神と情緒の発達	①p.36，54
		自我の機能	①p.32　②p.152
		防衛機制	①p.43　②p.153
		精神力動	①p.32
		転移感情	①p.158
	C．精神の健康に関する普及啓発	精神保健医療福祉の改革ビジョン	①p.27　②p.234，240
		偏見，差別，スティグマ	①p.26，27
		自殺対策	①p.83　②p.292
	D．危機〈クライシス〉	危機〈クライシス〉の概念	①p.46
		危機〈クライシス〉の予防	①p.25
		危機介入	①p.48
		ストレスと対処	①p.37，195
		適応理論	①p.40
	E．災害時の精神保健	災害時の精神保健医療活動	②p.285
		災害時の精神保健に関する初期対応	②p.285
		災害派遣精神医療チーム〈DPAT〉	②p.286
		災害時の精神障害者への治療継続	②p.285
	F．精神の健康とマネジメント	心身相関と健康	①p.98
		身体疾患がある者の精神の健康	②p.108
		精神疾患がある者の身体の健康	②p.192
		患者と家族の精神の健康	①p.116
		保健医療福祉に従事する者の精神の健康	①p.190，193
		トラウマインフォームド・ケア〈TIC〉，逆境体験	②p.331
		性の健康に関する状態	①p.35

目標Ⅱ．主な精神疾患・障害の特徴と看護について基本的な理解を問う．

大　項　目	中項目（出題範囲）	小項目（キーワード）	本書該当ページ
2．主な精神疾患・障害の特徴と看護	A．症状性を含む器質性精神障害	症状と看護	②p.96，101
		臨床検査および心理検査と看護	②p.100，103，116，129
		薬物療法と看護	②p.100，104
	B．精神作用物質使用による精神・行動の障害	症状と看護	①p.125　②p.90，94
		臨床検査および心理検査と看護	②p.296
		薬物療法と看護	②p.92，95
	C．統合失調症，統合失調症型障害および妄想性障害	症状と看護	②p.39，302，306
		臨床検査および心理検査と看護	②p.119
		薬物療法と看護	②p.41，138
	D．気分〈感情〉障害	症状と看護	②p.45，316
		臨床検査および心理検査と看護	②p.47，52，129
		薬物療法と看護	②p.48，52，138，141
	E．神経症性障害，ストレス関連障害，身体表現性障害	症状と看護	②p.54，59，63，67，72，320，331
		臨床検査および心理検査と看護	②p.57，61，64，74，129

		薬物療法と看護	②p.57, 61, 65, 70, 74, 75, 76, 143, 144, 146
	F. 生理的障害および身体的要因に関連した行動症候群	症状と看護	②p.77, 82, 325
		臨床検査および心理検査と看護	②p.79, 82, 118
		薬物療法と看護	②p.84, 86, 138, 141, 144
	G. パーソナリティ障害	症状と看護	②p.105, 311
		臨床検査および心理検査と看護	②p.126
		薬物療法と看護	②p.106, 138, 141, 146
	H. 習慣および衝動の障害	症状と看護	①p.130 ②p.94, 325
		臨床検査および心理検査と看護	②p.325
		薬物療法と看護	②p.325
	I. 知的障害〈精神遅滞〉	症状と看護	②p.29, 96
		臨床検査および心理検査と看護	②p.124
		薬物療法と看護	②p.34, 36, 38
	J. 心理的発達の障害	症状と看護	②p.29
		臨床検査および心理検査と看護	②p.124
		薬物療法と看護	②p.34, 36, 38
	K. 小児期・青年期に発症する行動・情緒の障害	症状と看護	②p.29, 39
		臨床検査および心理検査と看護	②p.124
		薬物療法と看護	②p.34, 36, 38

目標Ⅲ．精神看護の対象の理解と支援のための概念について基本的な理解を問う．

大 項 目	中項目（出題範囲）	小項目（キーワード）	本書該当ページ
3．精神看護の対象の理解と支援のための概念	A. 援助関係の構築	信頼関係の基礎づくり	②p.181
		患者－看護師関係の発展と終結	②p.173
		プロセスレコードの活用	②p.173, 352
		共同意思決定，共同創造〈コプロダクション〉	②p.173
	B. セルフケアへの援助	食物・水分の摂取	②p.165
		呼吸	②p.165
		排泄	②p.165
		清潔と身だしなみ	②p.165
		活動と休息	②p.165
		対人関係	②p.165
		安全	②p.165
	C. 生きる力と強さに着目した援助	レジリエンス	①p.49
		リカバリ〈回復〉	①p.48, 120 ②p.269
		ストレングス〈強み，力〉	①p.50 ②p.244
		エンパワメント	①p.50 ②p.159

目標Ⅳ．精神疾患・障害がある者の生物・心理・社会的側面に注目した，多角的なアセスメントに基づく看護について基本的な理解を問う．

大 項 目	中項目（出題範囲）	小項目（キーワード）	本書該当ページ
4．精神疾患・障害がある者とその家族への看護	A. 脳の仕組みと精神機能	脳の部位と精神機能	①p.30
		神経伝達物質と精神機能・薬理作用	②p.137
		ストレス脆弱性	①p.23 ②p.39
		脳と免疫機能	①p.40
		睡眠と概日リズム〈サーカディアンリズム〉	②p.86
	B. 心理・社会的療法	個人精神療法	②p.150, 152
		集団精神療法，集団力動	①p.18 ②p.154, 349
		心理教育的アプローチ	①p.119
		認知行動療法	①p.196 ②p.151
		生活技能訓練〈SST〉	②p.158
	C. B以外の治療法	電気けいれん療法	①p.158 ②p.159

D. 身体状態に関する看護		身体合併症のある患者の看護	②p.209
		フィジカルアセスメントとケア	②p.209
E. 家族への看護		家族のストレスと健康状態のアセスメント	①p.118
		家族の対処力とソーシャルサポートのアセスメント	①p.111
		家族システムのアセスメント	①p.111
		家族への教育的介入と支援	①p.118　②p.154
		患者－家族関係の調整	①p.116
F. 社会復帰・社会参加への支援		リハビリテーションの概念	②p.234
		国際生活機能分類〈ICF〉	②p.236
		入院患者の退院支援，地域移行・地域定着支援	②p.269
G. 精神保健医療福祉に関する社会資源の活用と調整		精神障害にも対応した地域包括ケアシステム	①p.177　②p.257
		精神科デイケア，精神科ナイトケア	②p.252
		精神科訪問看護，訪問看護	②p.251
		精神科外来看護	②p.249
		アウトリーチ	②p.249
		行政との連携（保健所，市町村，精神保健福祉センター）	②p.255
H. 社会資源の活用とケアマネジメント		精神疾患・障害者ケアマネジメントの基本的考え方	①p.177　②p.246
		社会資源の活用とソーシャルサポート	②p.246
		セルフヘルプグループ，家族会	②p.261
		自立支援医療	②p.249
		居宅介護〈ホームヘルプ〉，同行援護および行動援護	②p.250
		重度訪問介護	②p.250
		生活介護	②p.250
		短期入所〈ショートステイ〉	②p.250
		生活訓練	②p.250
		就労移行支援	②p.250, 251, 259
		就労継続支援A型・B型	②p.250, 251, 259
		共同生活援助〈グループホーム〉	②p.250
		地域生活支援事業	②p.250
		精神障害者保健福祉手帳	①p.175　②p.265

目標Ⅴ. 精神疾患・障害がある者の人権と安全を守り，回復を支援する看護について基本的な理解を問う.

大　項　目	中項目（出題範囲）	小項目（キーワード）	本書該当ページ
5. 安全な治療環境の提供	A. 安全管理〈セーフティマネジメント〉	病棟環境の整備と行動制限	①p.135
		自傷行為，自殺企図，自殺予防	②p.136, 292
		攻撃的行動，暴力，暴力予防プログラム	②p.136
		災害時の精神科病棟の安全の確保	②p.220
6. 精神保健医療福祉の変遷と法や施策	A. 患者の権利擁護〈アドボカシー〉	当事者の自己決定の尊重	①p.134, 138
		入院患者の基本的な処遇	①p.185
		精神医療審査会	①p.174, 183
		隔離，身体拘束	①p.137, 185
	B. 精神保健医療福祉の変遷と看護	諸外国における精神医療の変遷	①p.147
		日本における精神医療の変遷	①p.147
		精神保健医療福祉における看護師の役割	①p.177
	C. 精神保健及び精神障害者福祉に関する法律〈精神保健福祉法〉の運用	精神保健及び精神障害者福祉に関する法律〈精神保健福祉法〉の基本的な考え方	①p.180
		入院形態	①p.183
		精神保健指定医	①p.180
7. 精神保健医療福祉における多職種連携	A. 多職種連携と看護の役割	連携する他職種（医師，歯科医師，保健師，助産師，精神保健福祉士，作業療法士，介護支援専門員，精神保健福祉相談員，ピアサポーター，薬剤師，公認心理師）の役割	②p.132, 267, 268
		多職種との調整・連携における看護の役割	②p.266
	B. コンサルテーションと連携	コンサルテーション事例の特徴	①p.201
		コンサルテーションを担う職種の役割	①p.199
		リエゾン精神看護	①p.198

精神障害と看護の実践

表紙デザイン：株式会社金木犀舎

本文デザイン：クニメディア株式会社

図版・イラスト：有限会社デザインスタジオEX
清水みどり，八代映子

ナーシング・グラフィカ 精神看護学②

精神障害と看護の実践

2004年 3 月15日発行　第 1 版第 1 刷
2008年12月20日発行　第 2 版第 1 刷
2013年 1 月20日発行　第 3 版第 1 刷
2017年 1 月15日発行　第 4 版第 1 刷
2022年 1 月20日発行　第 5 版第 1 刷Ⓒ
2024年 1 月20日発行　第 5 版第 3 刷

編　者　出口 禎子　鷹野 朋実
発行者　長谷川 翔
発行所　株式会社メディカ出版
　　　　〒532-8588
　　　　大阪市淀川区宮原 3 - 4 - 30
　　　　ニッセイ新大阪ビル16F
　　　　電話　06-6398-5045（編集）
　　　　　　　0120-276-115（お客様センター）
　　　　https://store.medica.co.jp/n-graphicus.html
印刷・製本　株式会社広済堂ネクスト

「ナーシング・グラフィカ」で学ぶ、自信

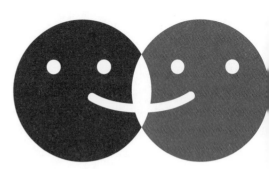

看護学の新スタンダード

NURSINGRAPHICUS

独自の視点で構成する「これからの看護師」を育てるテキスト

人体の 構造と機能	① 解剖生理学 ② 臨床生化学
疾病の成り立ち と回復の促進	① 病態生理学 ② 臨床薬理学 ③ 臨床微生物・医動物 ④ 臨床栄養学
健康支援と 社会保障	① 健康と社会・生活 ② 公衆衛生 ③ 社会福祉と社会保障 ④ 看護をめぐる法と制度
基礎看護学	① 看護学概論 ② 基礎看護技術Ⅰ コミュニケーション／看護の展開／ヘルスアセスメント ③ 基礎看護技術Ⅱ 看護実践のための援助技術 ④ 看護研究 ⑤ 臨床看護総論
地域・在宅看護論	① 地域療養を支えるケア ② 在宅療養を支える技術
成人看護学	① 成人看護学概論 ② 健康危機状況／セルフケアの再獲得 ③ セルフマネジメント ④ 周術期看護 ⑤ リハビリテーション看護 ⑥ 緩和ケア

老年看護学	① 高齢者の健康と障害 ② 高齢者看護の実践
小児看護学	① 小児の発達と看護 ② 小児看護技術 ③ 小児の疾患と看護
母性看護学	① 概論・リプロダクティブヘルスと 看護 ② 母性看護の実践 ③ 母性看護技術
精神看護学	① 情緒発達と精神看護の基本 ② 精神障害と看護の実践
看護の 統合と実践	① 看護管理 ② 医療安全 ③ 災害看護
疾患と看護	① 呼吸器 ② 循環器 ③ 消化器 ④ 血液／アレルギー・膠原病／感染症 ⑤ 脳・神経 ⑥ 眼／耳鼻咽喉／歯・口腔／皮膚 ⑦ 運動器 ⑧ 腎／泌尿器／内分泌・代謝 ⑨ 女性生殖器

NURSINGRAPHICUS EX

グラフィカ編集部SNS
@nsgraphicus_mc
ぜひチェックしてみてください！

X(旧Twitter)

Instagram

最新情報はこちら▶▶▶ ●「ナーシング・グラフィカ」オフィシャルサイト●
https://store.medica.co.jp/n-graphicus.html